中国针灸学会微创针刀专业委员会监制

针刀医学临床诊疗与操作规范（2021）

ZHENDAO YIXUE LINCHUANG ZHENGLIAO YU CAOZUO GUIFAN (2021)

主审　王　华

主编　吴绪平　彭　力　周　鹏

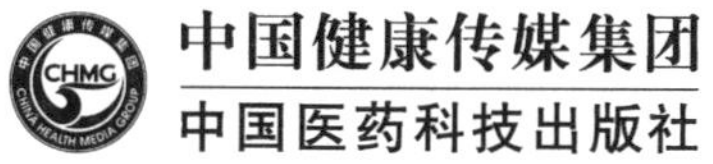

中国健康传媒集团

中国医药科技出版社

内容提要

本书为规范针刀医学临床诊疗与操作而编写，共分10章，计130种疾病，绘制针刀定点与治疗图349幅。第一章介绍针刀整体松解治疗慢性软组织损伤疾病；第二章介绍针刀整体松解治疗骨关节疾病；第三章介绍针刀整体松解治疗神经卡压综合征；第四章介绍针刀整体松解治疗常见内科疾病；第五章介绍针刀整体松解治疗常见妇科疾病；第六章介绍针刀整体松解治疗常见儿科疾病；第七章介绍针刀整体松解治疗常见五官科疾病；第八章介绍针刀整体松解治疗常见肛肠科疾病；第九章介绍针刀整体松解治疗常见皮肤科疾病；第十章介绍针刀整体松解治疗常见美容减肥与整形科疾病。

全书内容丰富，资料翔实，图文并茂，言简意赅，实用性强。适用于广大针刀临床医师，全国高等中医药院校针灸推拿学、骨伤科学及中医专业大学生、研究生阅读参考。

图书在版编目（CIP）数据

针刀医学临床诊疗与操作规范. 2021 / 吴绪平，彭力，周鹏主编. —北京：中国医药科技出版社，2021.10
ISBN 978-7-5214-2596-3

Ⅰ. ①针… Ⅱ. ①吴…②彭…③周… Ⅲ. ①针刀疗法－技术操作规程 Ⅳ. ①R245.31-65

中国版本图书馆CIP数据核字（2021）第120055号

美术编辑 陈君杞
版式设计 易维鑫

出版 **中国健康传媒集团** | 中国医药科技出版社
地址 北京市海淀区文慧园北路甲22号
邮编 100082
电话 发行：010-62227427 邮购：010-62236938
网址 www.cmstp.com
规格 889×1194mm 1/16
印张 20 1/4
字数 613千字
版次 2021年10月第1版
印次 2023年5月第2次印刷
印刷 三河市万龙印装有限公司
经销 全国各地新华书店
书号 ISBN 978-7-5214-2596-3
定价 82.00元

获取新书信息、投稿、为图书纠错，请扫码联系我们。

《针刀医学临床诊疗与操作规范（2021）》

编　委　会

主　审　王　华

主　编　吴绪平　彭　力　周　鹏

副主编　李　伟　裴久国　杨永晖　黄　斌

唐宏图　马晓明　杨宗斌　张　平

秦　烨　苏　广　崔晓峰　廖晓英

彭树刚　莫锐芳　崔清国

编　委（以姓氏笔画为序）

朱冠军　刘　明　刘　勤　刘佩东

苏　晶　李　美　李　梦　李雯睿

杨　光　吴　苗　吴洪阳　吴跃辉

张　佳　张　瑜　陈双平　易利利

周　琪　周朝进　赵志恩　夏启芝

阎路达　彭秀娟　蔡尚志　翟　亮

薛　莲

再版前言

《针刀医学临床诊疗与操作规范》第一版于 2012 年 4 月出版发行以来，深受广大针刀医学工作者的高度关注与青睐。该书文字精练，图文并茂，科学规范，实用性强。但随着科学技术日新月异，对疾病的诊断与治疗水平不断提高，针刀操作术式逐步更新与完善，为了适应广大读者的需求，经本书编委会专家讨论决定，对该书进行修订再版。修订后的《针刀医学临床诊疗与操作规范（2021）》与第一版相较，有如下特色与优势：

一是对疾病的分类进行调整，使其更加合理、规范化；二是删除针刀疗效较差和不适宜病种，如关节内骨折等；三是扩充针刀优势病种，并增加了美容减肥等内容；四是完善针刀整体松解操作术式在治疗疾病中的重要作用。本书经修订后在内容上体现了“全面、实用、安全、有效”四大特征。所谓“全面”，是指内容涵盖了现有针刀诊疗的常见疾病；所谓“实用”，是指从方便临床针刀医师的实际需要角度出发，着重阐述针刀医学对疾病的诊断依据、针刀治疗原则以及每一支针刀治疗疾病的全过程；所谓“安全”，是指将针刀整体松解治疗与人体弓弦力学解剖系统相结合，避免了针刀盲目操作所引起的针刀并发症及后遗症；所谓“有效”，是指充分发挥针刀整体松解术治疗常见疾病的优势，控制疾病发展的源头，从而提高临床疗效，减少复发率，巩固远期疗效。

本书共分 10 章，计 130 种疾病。第一章介绍针刀整体松解治疗慢性软组织损伤疾病；第二章介绍针刀整体松解治疗骨关节疾病；第三章介绍针刀整体松解治疗神经卡压综合征；第四章介绍针刀整体松解治疗常见内科疾病；第五章介绍针刀整体松解治疗常见妇科疾病；第六章介绍针刀整体松解治疗常见儿科疾病；第七章介绍针刀整体松解治疗常见五官科疾病；第八章介绍针刀整体松解治疗常见肛肠科疾病；第九章介绍针刀整体松解治疗常见皮肤科疾病；第十章介绍针刀整体松解治疗常见美容减肥与整形科疾病。

每种疾病按照范围、术语和定义、诊断、针刀整体松解治疗和针刀术后手法治疗等体例编写。其核心内容在于对每种疾病的诊断和针刀治疗操作进行规范。全书以人体弓弦力学系统及慢性软组织损伤病理构架的网眼理论为基础，从点、线、面的立体病理构架分析疾病的发生发展规律，制定临床常见病、多发病的针刀基础术式，如“T”形针刀整体松解术治疗颈椎病，“C”形针刀整体松解术治疗肩周炎，“回”字形针刀整体松解术治疗腰椎间盘突出症以及“五指定位法”治疗膝关节骨性关节炎等。将针刀治疗从“以痛为腧”的病变点治疗提升到对疾病病理构架整体治疗的高度上来，对规范针刀治疗部位有重要意义。同时，以人体解剖结构的力学改变为依据，阐述了每一支针刀治疗的全过程，包括定点、定向、针刀操作入路、常用针刀刀法，规范每一次针刀的治疗点、针刀治疗范围及其疗程，使针刀从盲视术式治疗变为非直视术式治疗，可从源头上杜绝针刀医疗事故的发生。

本书的阅读对象为各级医院的针刀临床医师。中青年医师用于掌握疾病规范化诊疗以及针刀整体松解治疗方法；高年资医师在查房以及临床病例讨论中可将本书内容作为依据，使疾病的临床诊疗更加规范；亦可适用于全国高等中医药院校针灸推拿学、骨伤科学及中医专业大学生、研究生阅读参考。由于本书所涉及的内容较广，任务量较大，不足和疏漏之处在所难免，敬请广大读者提出宝贵意见，以利再版时修订完善。

编　者

2021 年 3 月

目　　录

第一章
慢性软组织损伤疾病

第一节　头颈躯干部软组织损伤

一、帽状腱膜挛缩

1　范围

本《规范》规定了帽状腱膜挛缩的诊断和治疗。

本《规范》适用于帽状腱膜挛缩的诊断和治疗。

2　术语和定义

下列术语和定义适用于本规范。

帽状腱膜挛缩（Galeal contracture）　本病是头部浅表软组织慢性损伤后，在组织修复过程中帽状腱膜与周围组织发生的瘢痕化挛缩，卡压血管神经所引起的一组临床症候群。

3　诊断

3.1　临床表现

头部不适、紧箍感，通常为顶枕部胀痛发麻甚至放射至颞部，持续性钝痛，当受寒或挤压病损处时痛感加剧，可为针刺状。挛缩严重者可压迫枕大神经，引起相应症状。

3.2　诊断标准

（1）头部区域性胀痛发麻并有紧箍感。

（2）头部浅表有外伤或感染性疾病发作史。

（3）病损处有压痛点，受寒冷刺激或挤压损伤区痛感加剧。

（4）排除其他引起头痛的内外科疾病。

4　针刀治疗

4.1　治疗原则

依据人体弓弦力学系统解剖结构及疾病病理构架的网眼理论，应用针刀整体松解帽状腱膜的粘连瘢痕与挛缩，针刀术后手法进一步松解残余的粘连瘢痕，以达到治疗目的。

4.2　操作方法

（1）体位　坐位。

（2）体表定位

①用手触压头皮，在额、顶部寻找到 4 个病灶处的条索、结节状物，即为进针刀点（图 1-1）。

②后枕部枕外隆凸旁开 3cm（图 1-2）。

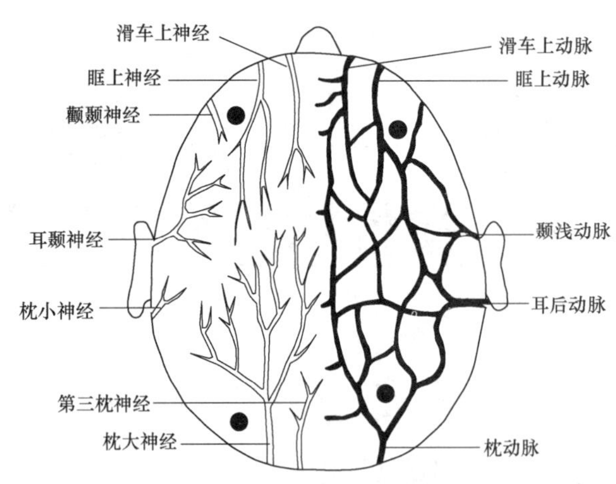

图 1-1　帽状腱膜挛缩针刀松解体表定位（1）

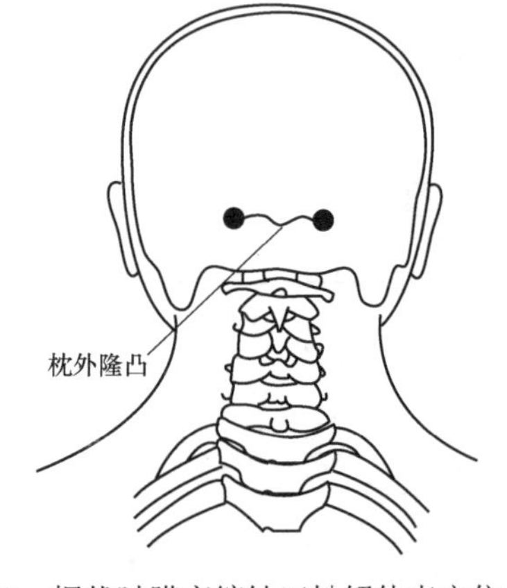

图 1-2　帽状腱膜挛缩针刀松解体表定位（2）

（3）消毒　在施术部位，用碘伏消毒 2 遍，然后铺无菌巾，使治疗点正对洞巾中间。

（4）麻醉　用 1%利多卡因局部浸润麻醉，每个治疗点注药 1ml。

（5）刀具　Ⅰ型 4 号直形针刀。

（6）针刀操作

①第一支针刀松解头右前顶部帽状腱膜的粘连瘢痕　针刀刀体与进针处颅骨骨面垂直，刀口线与帽状腱膜纤维走行方向一致，严格按照四步进针规程进针刀，刺入皮肤到达骨面后，纵疏横剥 3 刀，范围不超过 0.5cm。其他 3 支针刀操作方法参照第一支针刀操作方法（图 1-3）。

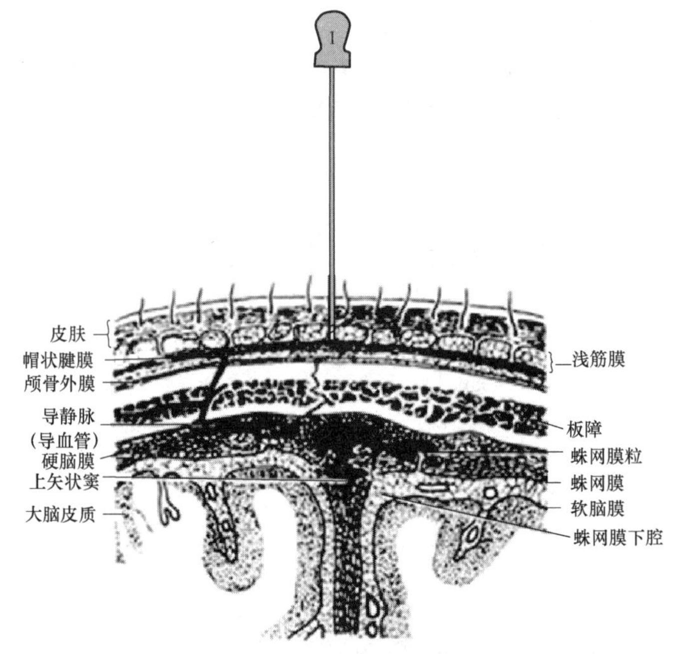

图 1-3　帽状腱膜针刀松解（1）

②合并卡压枕大神经时，第二支针刀松解右侧枕大神经的卡压，在枕外隆凸右侧平行旁开 2.5～3cm 作为进针刀点。刀口线与人体纵轴一致，针刀体向脚侧倾斜 90° 角，严格按照四步进针规程进针刀，针刀经皮肤，皮下组织，直达骨面，先纵疏横剥 3 刀，范围 0.5cm，然后调转刀口线 90°，针刀在枕骨面上铲剥 3 刀，范围 0.5cm。第三支针刀松解左侧枕大神经的卡压，针刀松解方法与右侧相同（图 1-4）。

术毕，拔出全部针刀，局部压迫止血 3 分钟后，创可贴覆盖针眼。

5 针刀术后手法治疗

拇指在痛点将头皮向周围推拉 2 次。

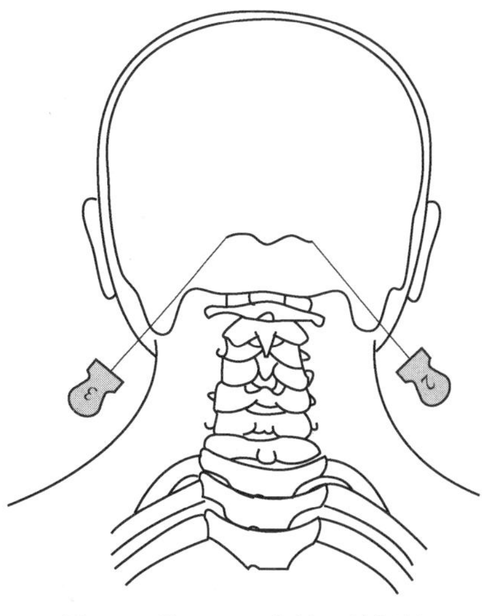

图 1-4 第二、三支针刀松解枕大神经卡压点（2）

二、斜方肌损伤

1 范围

本《规范》规定了斜方肌损伤的诊断和治疗。

本《规范》适用于斜方肌损伤的诊断和治疗。

2 术语和定义

下列术语和定义适用于本规范。

斜方肌损伤（Trapezius muscle injury） 斜方肌覆盖了颈肩后部，因颈部活动幅度较大，频率较高，故斜方肌上段损伤较多，其临床表现以颈肩部疼痛为主。

3 诊断

3.1 临床表现

多为缓慢发病，以单侧损伤多见。患侧颈、肩、背部酸痛沉紧，活动颈部时患处有牵拉感。颈项上部酸痛、僵硬，喜向患侧做后仰活动，甚至伴有头痛。按压、捶打患处有舒服感并可缓解症状。重者，低头、旋颈等活动障碍。有些患者只有肩背痛，如背负重物感。

3.2 诊断标准

（1）颈肩背部酸胀不适，沉重感，患者头部略向患侧偏歪。

（2）枕外隆凸下稍外部肌肉隆起处压痛，肌纤维变性，弹性减退。颈根部和肩峰之间及肩胛冈上、下缘可触及条索状物，压之酸胀或疼痛，可牵及患肩和患侧头枕部。

（3）固定患肩向健侧旋转患者头颈部，可引起疼痛。

（4）X 线片一般无明显变化，病程长者，枕后肌肉在骨面附着处可有骨赘生成。

4 针刀治疗

4.1 治疗原则

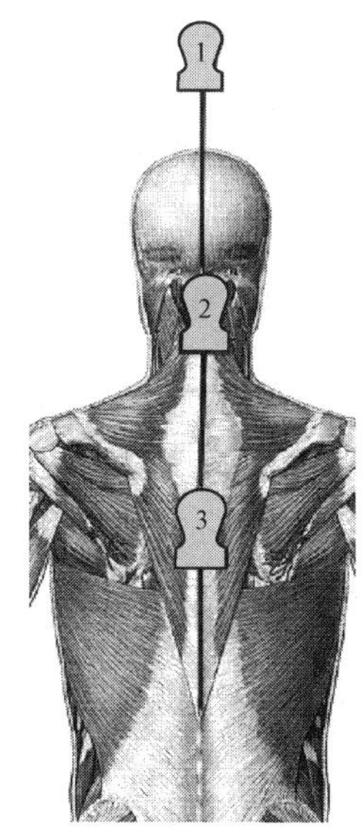

图 1-5 斜方肌起点的针刀松解

依据针刀医学关于人体弓弦力学系统的理论和网眼理论，斜方肌损伤部位位于斜方肌枕外隆凸、第七颈椎棘突、第十二胸椎棘突处的起点部和斜方肌肩胛冈止点部及肩峰止点部等弓弦结合部，由于斜方肌与背阔肌走行方向不一致，故斜方肌损伤后，斜方肌与背阔肌交界处发生摩擦，导致局部粘连瘢痕形成。运用针刀对损伤部位进行整体松解，一个疗程内即可治愈该病。

4.2 操作方法

4.2.1 第一次针刀松解斜方肌起点处的粘连瘢痕

（1）体位 俯卧位。

（2）体表定位 枕外隆凸、第七颈椎棘突、第十二胸椎棘突。

（3）消毒 在施术部位，用碘伏消毒 2 遍，然后铺无菌巾，使治疗点正对洞巾中间。

（4）麻醉 用 1%利多卡因局部浸润麻醉，每个治疗点注药 1ml。

（5）刀具 Ⅰ型 4 号直形针刀。

（6）针刀操作（图 1-5）

①第一支针刀松解斜方肌枕外隆凸部起点处的粘连瘢痕　在枕外隆凸上项线上定位，刀口线与人体纵轴方向一致，针刀体向脚侧倾斜 30°，按针刀四步进针规程进针刀，针刀刺入皮肤，经皮下组织，达枕外隆凸骨面，调转刀口线 90°，向下铲剥 3 刀，范围 0.5cm。

②第二支针刀松解斜方肌第七颈椎起点处的粘连瘢痕　在第七颈椎棘突处定位，刀口线与人体纵轴方向一致，针刀体与皮肤垂直，按针刀四步进针规程进针刀，针刀刺入皮肤，经皮下组织，达第七颈椎棘突顶点骨面，纵疏横剥 3 刀，范围 0.5cm。

③第三支针刀松解斜方肌第十二胸椎起点处的粘连瘢痕　在第十二胸椎棘突处定位，刀口线与人体纵轴方向一致，针刀体与皮肤垂直，按针刀四步进针规程进针刀，针刀刺入皮肤，经皮下组织，达第十二胸椎棘突顶点骨面，纵疏横剥 3 刀，范围 0.5cm。

4.2.2　第二次针刀松解斜方肌止点及斜方肌与背阔肌交界处的粘连瘢痕

（1）体位　俯卧位。

（2）体表定位　肩胛冈，肩峰压痛点，第六胸椎旁开 5cm 压痛点。

（3）消毒　在施术部位，用碘伏消毒 2 遍，然后铺无菌巾，使治疗点正对洞巾中间。

（4）麻醉　用 1%利多卡因局部浸润麻醉，每个治疗点注药 1ml。

（5）刀具　Ⅰ型 4 号直形针刀。

（6）针刀操作（图 1-6）

①第一支针刀松解斜方肌肩胛冈上缘止点的粘连瘢痕　在肩胛冈上缘定位，刀口线与斜方肌肌纤维方向一致，针刀体与皮肤垂直，按针刀四步进针规程进针刀，针刀刺入皮肤，经皮下组织，达肩胛冈上缘骨面，纵疏横剥 3 刀，范围 0.5cm。

②第二支针刀松解斜方肌肩胛冈下缘止点的粘连瘢痕　在肩胛冈下缘定位，刀口线与斜方肌肌纤维方向一致，针刀体与皮肤垂直，按针刀四步进针规程进针刀，针刀刺入皮肤，经皮下组织，达肩胛冈下缘骨面，纵疏横剥 3 刀，范围 0.5cm。

③第三支针刀松解斜方肌与背阔肌交界处的粘连瘢痕　第六胸椎旁开 5cm 定位，刀口线与斜方肌肌纤维方向一致，针刀体与皮肤垂直，按针刀四步进针规程进针刀，针刀刺入皮肤，经皮下组织，当刀下有韧性感或者酸胀感时，即到达斜方肌与背阔肌交界瘢痕处，纵疏横剥 3 刀，范围 0.5cm。

④第四支针刀松解斜方肌肩峰止点的粘连瘢痕　在肩峰处定位，刀口线与斜方肌肌纤维方向一致，针刀体与皮肤垂直，按针刀四步进针规程进针刀，针刀刺入皮肤，经皮下组织，达肩峰骨面，纵疏横剥 3 刀，范围 0.5cm。

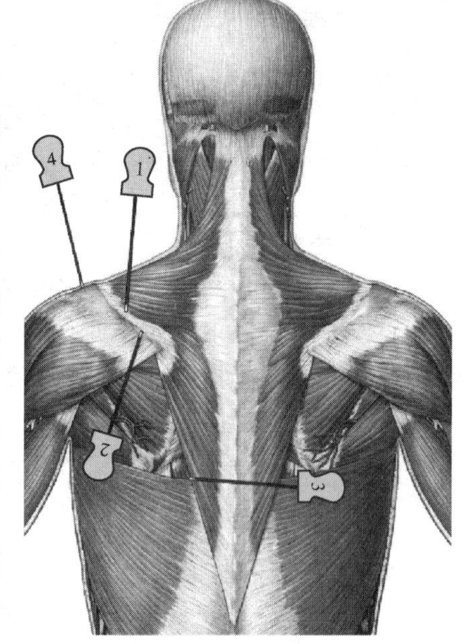

图 1-6　斜方肌止点及与背阔肌交界处针刀松解

术毕，拔出全部针刀，局部压迫止血 3 分钟后，创可贴覆盖针眼。

5　针刀术后手法治疗

每次针刀术后，患者正坐位，助手单膝顶在患者背部中间，术者站在患者前面，双手放在肩关节上方，固定肩关节，嘱患者抬头挺胸，在患者挺胸到最大位置时，术者双手突然放开，使斜方肌强力收缩 1 次即可。

三、胸锁乳突肌肌腱炎

1　范围

本《规范》规定了胸锁乳突肌肌腱炎的诊断和治疗。

本《规范》适用于胸锁乳突肌肌腱炎的诊断和治疗。

2 术语和定义

下列术语和定义适用于本规范。

胸锁乳突肌肌腱炎（Sternocleidomastoid tendinitis） 本病可能是劳损引起肌腱的慢性损伤，肌腱在不断地自我修复。白天头部活动频繁，血运良好，代谢较快；睡眠时，因头部停止活动，肌腱的局部血运较差，代谢减慢，加之睡眠姿势不良，可加重胸锁乳突肌的牵拉损伤，如果颈部保暖不好，会使肌腱血供进一步减少，使肌腱受损部位的坏死细胞、渗出物不能被排除，形成水肿，刺激神经末梢，而引起一系列临床表现。

3 诊断

3.1 临床表现

一般都于睡眠起身后，突然发作，患者颈部旋转活动受限，僵硬，勉强转颈会引起患侧颈部痉挛性疼痛。

3.2 诊断标准

（1）无明显外伤史，但有经常转颈、突然过度转头、睡眠姿势不良和颈部扭转斜置等劳损史。

（2）转颈受限，颈部僵硬。

（3）被动转颈或后伸颈部可引起胸锁乳突肌肌腱疼痛和胸锁乳突肌痉挛。

（4）胸锁乳突肌附着处有明显压痛。

4 针刀治疗

4.1 治疗原则

依据针刀医学关于人体弓弦力学系统及疾病病理构架的网眼理论，胸锁乳突肌受到异常应力刺激造成损伤后，人体在代偿过程中，在肌肉起止点及肌肉行经途中形成粘连、瘢痕和挛缩，造成颈部的力学平衡失调，而产生上述临床表现。胸锁乳突肌损伤的部位在胸骨体、锁骨胸骨端、乳突及枕骨上项线肌肉的起止点以及肌腹部。用针刀将其关键点的粘连松解、切开瘢痕，恢复颈部的力学平衡，此病就得到治愈。

4.2 操作方法

（1）体位　卧位，头偏向对侧。

（2）体表定位　胸锁乳突肌起止点，肌腹部压痛点。

（3）消毒　在施术部位，用碘伏消毒 2 遍，然后铺无菌巾，使治疗点正对洞巾中间。

（4）麻醉　用 1%利多卡因局部浸润麻醉，每个治疗点注药 1ml。

（5）刀具　Ⅰ型 4 号直形针刀。

（6）针刀操作（图 1-7）

①第一支针刀松解胸锁乳突肌胸骨头起点　触压到肌肉起点的压痛点，针刀线与胸锁乳突肌肌纤维方向一致，针刀体与皮肤呈 60° 角刺入，达胸骨肌肉起点处，调转刀口线 90°，与胸锁乳突肌肌纤维方向垂直，在骨面上向内铲剥 3 刀，范围不超过 0.5cm。

②第二支针刀松解胸锁乳突肌锁骨部起点　触压到肌肉锁骨头起点的压痛点，刀口线与胸锁乳突肌肌纤维方向一致，针刀体与皮肤呈 90° 角刺入，达胸锁乳突肌锁骨起点处，调转刀口线 90°，与胸锁乳突肌肌纤维方向垂直，在骨面上向内铲剥 3 刀，

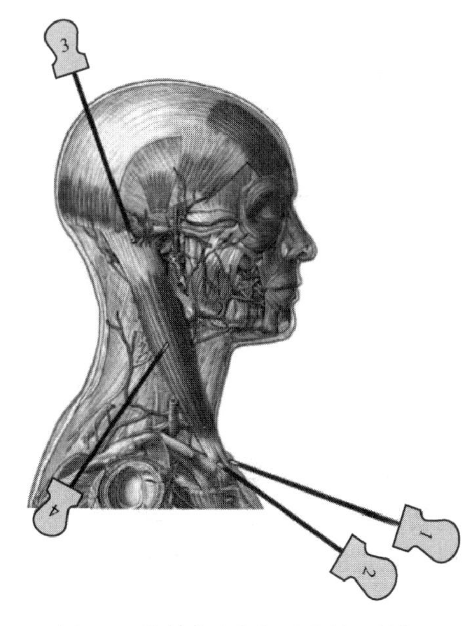

图 1-7　胸锁乳突肌肌腱炎针刀松解

范围不超过 0.5cm。

③第三支针刀松解胸锁乳突肌止点　针体与枕骨面成 90° 角刺入达乳突骨面后，调转刀口线 90°，在乳突骨面上向乳突尖方向铲剥 3 刀，范围不超过 0.5cm。

④第四支针刀松解肌腹部压痛点　在胸锁乳突肌肌腹部，刀口线与胸锁乳突肌肌纤维方向一致，针刀体与皮肤呈 90° 角刺入，有一落空感，再刺入肌肉内，纵疏横剥 3 刀，范围不超过 0.5cm。

术毕，拔出全部针刀，局部压迫止血 3 分钟后，创可贴覆盖针眼。

如果两侧胸锁乳突肌损伤同时出现症状，患者能够承受手术，可以在一侧手术完成后，将头转向对侧，再做另一侧手术。

（7）注意事项

①胸锁乳突肌胸骨头及锁骨部起点处松解时，针刀松解在骨面上进行，针刀不可偏离骨面，严格掌握松解范围，否则可能引起创伤性气胸。

②肌腹部松解时，针刀在肌腹内部寻找病变点，不可穿过肌肉，否则易引起出血。

5　针刀术后手法治疗

针刀术毕，一手前臂尺侧压住患侧下颌，另一手掌托在对侧枕部，将颈部转向对侧，用力牵拉下弹压数次，颈托固定 7 天。

四、头夹肌劳损

1　范围

本《规范》规定了头夹肌劳损的诊断和治疗。

本《规范》适用于头夹肌劳损的诊断和治疗。

2　术语和定义

下列术语和定义适用于本规范。

头夹肌劳损（The first clip muscle strain）　头夹肌在第七颈椎处和枕骨上项线处极易受损。经常挑担子者易患头夹肌劳损。第七颈椎的附着点处损伤后，因机化、增生形成瘢痕，造成第七颈椎处的圆形隆起，俗称“扁担疙瘩”。

3　诊断

3.1　临床表现

患侧枕骨缘的上项线或第七颈椎棘突处疼痛，转头或仰头受限，颈项部有僵硬感。热敷可使颈项松弛，但附着处疼痛始终存在。气候变化时，不适感加重。

3.2　诊断标准

（1）有外伤史或劳损史。

（2）在第七颈椎棘突处，或枕骨上项线单侧或双侧有压痛。

（3）用手掌压住颈后部，将颈部下压使其低头，再令患者努力抬头伸颈，可使疼痛加剧。

4　针刀治疗

4.1　治疗原则

依据针刀医学关于人体弓弦力学系统及疾病病理构架的网眼理论，头夹肌在下位颈椎和枕骨上项线损伤后，引起粘连、瘢痕和挛缩，造成枕项部的力学平衡失调，而产生上述临床表现。运用针刀将头夹肌起止点的粘连松解，切开瘢痕，使枕项部的力学平衡得到恢复。

4.2　操作方法

（1）体位　俯卧低头位。

（2）体表定位　肌肉起点：C_3～T_3棘突顶点；肌肉止点：上项线外侧端及乳突后缘压痛点。

（3）消毒　在施术部位，用碘伏消毒 2 遍，然后铺无菌巾，使治疗点正对洞巾中间。

（4）麻醉　用 1%利多卡因局部浸润麻醉，每个治疗点注药 1ml。

（5）刀具　Ⅰ型 4 号直形针刀。

（6）针刀操作（图 1-8）

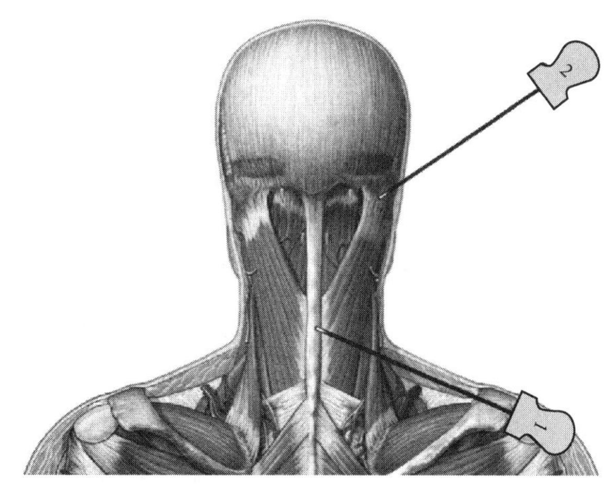

图 1-8　头夹肌起点与止点的针刀松解

①第一支针刀松解头夹肌起点　触压到肌肉起点的压痛点，刀口线与人体纵轴一致，针刀体与皮肤呈 90° 角刺入，达肌肉起点的颈椎棘突顶点及两侧，不可超过棘突根部，以免损伤神经或脊髓。紧贴棘突顶点及两侧纵疏横剥 3 刀，范围不超过 0.5cm。

②第二支针刀松解头夹肌止点　如疼痛、压痛点在肌肉止点，在患侧压痛点处进针刀，针刀体与枕骨面成 90° 角刺入，进针刀时应注意避开神经和血管，达骨面后，纵疏横剥 3 刀，范围不超过 0.5cm。

③对于病情较重，松解头夹肌起止点后，患者症状仍然存在的，需要作头夹肌行径路线中的针刀松解（图 1-9），一般松解 2 刀。刀口线与肌纤维方向一致，针刀体与皮肤呈 90° 角刺入，达肌肉时，有韧性感，作纵疏横剥 3 刀，范围不超过 0.5cm。

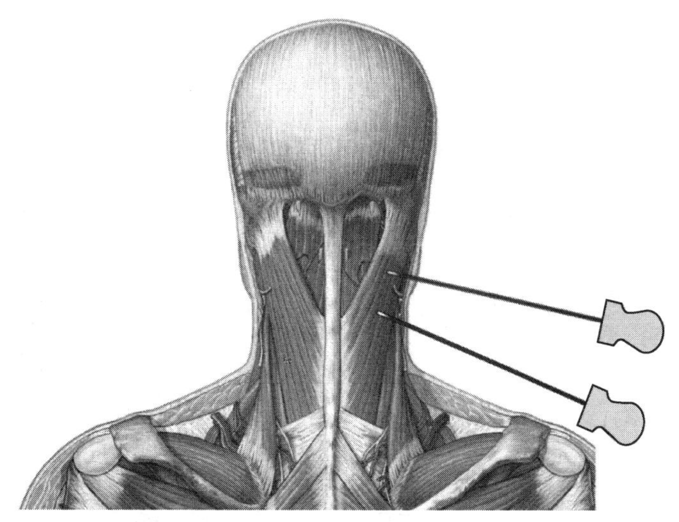

图 1-9　头夹肌行径路线中的针刀松解

术毕，拔出全部针刀，局部压迫止血 3 分钟后，创可贴覆盖针眼。

5　针刀术后手法治疗

针刀术毕，一手前臂尺侧压住患侧下颌，另一手掌托在对侧枕部，将颈部转向对侧，用力牵拉下弹压 2 次，颈托固定 7 天。

五、头半棘肌损伤

1　范围

本《规范》规定了头半棘肌损伤的诊断和治疗。

本《规范》适用于头半棘肌损伤的诊断和治疗。

2　术语和定义

下列术语和定义适用于本规范。

头半棘肌损伤（Semispinalis capitismuscle injury）　由于头颈部长期处于伸直位，使该肌产生疲劳，并与周围的肌肉如颈棘肌、胸棘肌、颈髂肋肌产生粘连、瘢痕、挛缩和堵塞，加之枕大神经及第三枕神经均通过该肌，该肌水肿、粘连和瘢痕必然卡压这两支神经，引发临床表现。

3　诊断

3.1　临床表现

后枕部、颈部及背部出现较广泛的疼痛，由于误诊，病程时间长，患者情绪紧张，多伴有失眠、焦虑等症状。颈部伸直时疼痛加重，颈项部及背部有紧张、紧束感，程度可轻可重。该肌的起止点以及肌肉行径路线有明显压痛。

3.2　诊断标准

通过临床表现可以确诊。

4　针刀治疗

4.1　治疗原则

根据针刀医学慢性软组织损伤病因病理学理论及慢性软组织损伤病理构架的网眼理论，运用针刀将头半棘肌起点与止点的粘连松解，切开瘢痕，使枕项部的力学平衡得到恢复。

4.2　操作方法

（1）体位　俯卧低头位。

（2）体表定位　头半棘肌起止点及肌肉局部压痛、硬结部。

（3）消毒　施术部位用碘伏消毒 2 遍，然后铺无菌洞巾，使治疗点正对洞巾中间。

（4）麻醉　用 1%利多卡因局部浸润麻醉，每个治疗点注药 1ml。

（5）刀具　使用Ⅰ型 4 号直形针刀。

（6）针刀操作（图 1-10）

①第一支针刀松解头半棘肌止点　在枕骨上、下项线之间的内侧部定点，术者刺手持针刀，刀口线与人体纵轴一致，针刀体与皮肤垂直，针刀经皮肤、皮下组织、筋膜直达枕骨面，纵疏横剥 2～3 刀，再调转刀口线 90°，向下铲剥 2～3 刀，范围 5mm。

②第二支针刀松解头半棘肌第七颈椎横突起点　在第七颈椎棘突旁开 2cm 定点，术者刺手持针刀，刀口线与人体纵

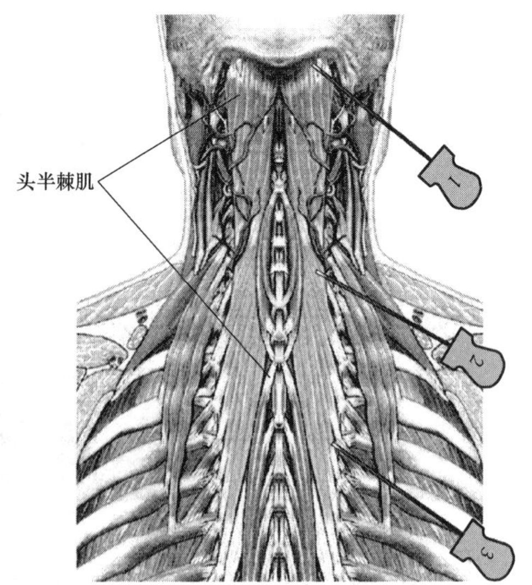

图 1-10　头半棘肌慢性损伤针刀操作

轴一致，针刀体与皮肤垂直，针刀经皮肤、皮下组织，达第七颈椎关节突骨面，再向外缓慢进针刀，当有落空感时，即到达第七颈椎横突外缘，针刀至横突尖部骨面，纵疏横剥 2～3 刀，范围 5mm。

③第三支针刀松解头半棘肌胸椎横突起点处的压痛点　在上 6 位胸椎横突部寻找压痛点为进针刀点。术者刺手持针刀，刀口线与人体纵轴一致，针刀体与皮肤垂直，针刀经皮肤、皮下组织，达相应胸椎横突骨面，在横突骨面上提插刀法切割 2～3 刀。

（7）注意事项　针刀松解均在骨面上进行，针刀不可偏离骨面，严格掌握松解范围，否则可能引起创伤性气胸。

5　针刀术后手法治疗

针刀术毕，嘱患者作颈部主动伸直和弯曲动作 3 次，颈托固定 7 天。

六、肩胛提肌损伤

1　范围

本《规范》规定了肩胛提肌损伤的诊断和治疗。

本《规范》适用于肩胛提肌损伤的诊断和治疗。

2　术语和定义

下列术语和定义适用于本规范。

肩胛提肌损伤（Levator scapulae injury）　本病多由突然性动作造成损伤，上肢突然过度后伸，使肩胛骨上提和向内上方旋转，肩胛提肌突然强烈收缩，由于肩胛骨周围软组织的影响，使肩胛骨与肩胛提肌不能同步运动，而造成肩胛骨脊柱缘内上角的肩胛提肌附着处的损伤。多发于上 4 个颈椎横突处（肩胛提肌的起点处），且损伤处瘢痕变性较明显。

3　诊断

3.1　临床表现

该病多累及单侧，双侧受累较少见。转为慢性后，迁延难愈。患侧上肢后伸受限，不能伸到背部搔痒。患侧肩胛骨脊柱缘内侧上端和颈上段疼痛，不敢舒展躯干上段。睡眠时健侧向下，翻身困难，白天常有患侧抬肩畸形。

3.2　诊断标准

（1）有突发性损伤史。

（2）在肩胛骨脊柱缘上端有 1～2 个压痛点。

（3）在上 4 个颈椎横突处有压痛点。

（4）上肢后伸，并将肩胛骨上提或内旋时，引起疼痛加剧，或不能完成此动作。

4　针刀治疗

4.1　治疗原则

依据针刀医学关于人体弓弦力学系统理论，肩胛提肌损伤后引起粘连、瘢痕和挛缩，造成颈背部的力学平衡失调，而产生上述临床表现。针刀整体松解治疗，就是通过对患侧肩胛提肌起止点以及附近的肌肉的粘连松解，才能使颈背部的力学平衡得到恢复，从而治愈该病。

4.2　操作方法

4.2.1　第一次针刀松解肩胛提肌起止点的粘连瘢痕

（1）体位　俯卧低头位。

（2）体表定位　肩胛提肌起止点。

（3）消毒　在施术部位，用碘伏消毒 2 遍，然后铺无菌巾，使治疗点正对洞巾中间。

（4）麻醉　用1%利多卡因局部浸润麻醉，每个治疗点注药1ml。

（5）刀具　Ⅰ型4号直形针刀。

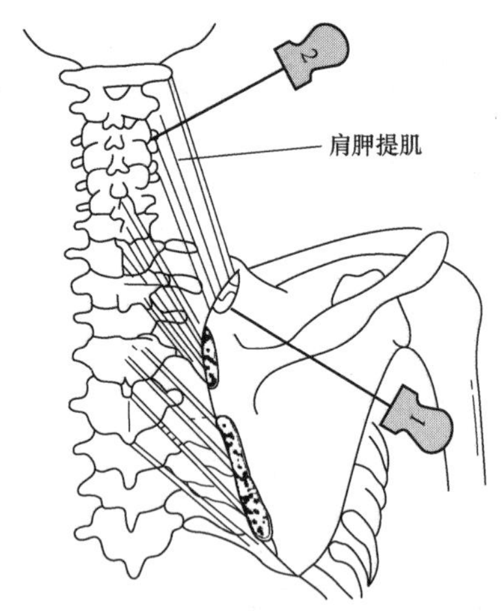

图1-11　肩胛提肌起点与止点针刀松解

（6）针刀操作（图1-11）

①第一支针刀松解肩胛提肌止点　在肩胛骨内上角的边缘，刀口线方向和肩胛提肌肌纤维方向平行，针刀体和背部皮肤成90°角，按照四步进针规程进针刀，针刀经皮肤、皮下组织，达肩胛骨内上角边缘骨面，调转刀口线90°，向肩胛骨内上角边缘骨面铲剥3刀，范围0.5cm。

②第二支针刀松解肩胛提肌起点　在肩胛提肌的起点处，在颈椎横突部进针刀，刀口线方向和颈椎纵轴平行，针刀体和颈部皮肤成90°角，按照四步进针规程进针刀，针刀经皮肤、皮下组织、筋膜达横突尖部时，先做纵行疏通，再做横行剥离（刀刃始终在横突尖部骨面上活动），范围0.2cm。

（7）注意事项

①止点松解　对肥胖患者，确定肩胛骨内上角困难时，让患者上下活动肩关节，医生用拇指先摸到肩胛冈，然后向上寻找到肩胛骨的内上角。如不能确定解剖位置，不能盲目做针刀松解，否则会造成创伤性气胸等严重后果。针刀操作时，铲剥应在骨面上进行，不能脱离骨面。

②起点松解　必须熟悉颈部的精细解剖和立体解剖，掌握局部神经血管的走向，否则会造成椎动脉损伤或者神经根损伤等严重并发症。

4.2.2　第二次针刀松解肩胛提肌肌腹部、大菱形肌与小菱形肌止点的粘连瘢痕

（1）体位　俯卧低头位。

（2）体表定位　肩胛提肌肌腹部、大菱形肌与小菱形肌止点。

（3）消毒　在施术部位，用碘伏消毒2遍，然后铺无菌巾，使治疗点正对洞巾中间。

（4）麻醉　用1%利多卡因局部浸润麻醉，每个治疗点注药1ml。

（5）刀具　Ⅰ型4号直形针刀。

（6）针刀操作（图1-12）

①第一支针刀松解肩胛提肌肌腹部的粘连瘢痕　在肩胛提肌走行路线上寻找压痛点，刀口线和肩胛提肌肌纤维走行方向平行，针体和背部皮肤成90°角刺入，按照四步进针规程进针刀，针刀经皮肤、皮下组织，达肩胛提肌肌腹纵疏横剥3刀，范围0.5cm。

②第二支针刀松解小菱形肌止点粘连瘢痕　在肩胛提肌止点内下方，摸准肩胛骨脊柱缘，寻找压痛点定位。刀口线和小菱形肌肌纤维走行方向平行，针体和背部皮肤成90°角刺入，按照四步进针规程进针刀，针刀经皮肤、皮下组织，达肩胛骨内侧骨面，然后针刀小心向内寻找肩胛骨内侧缘，当刀下有落空感时，即到小菱形肌止点骨面，调转刀口线90°，向内铲剥3刀，范围0.5cm。

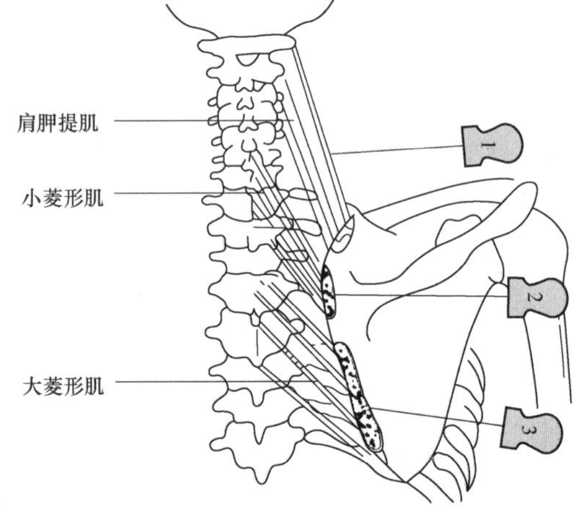

图1-12　针刀松解肩胛提肌肌腹部及大菱形肌、小菱形肌止点

③第三支针刀松解大菱形肌止点粘连瘢痕　在小菱形肌止点内下方，摸准肩胛骨脊柱缘，寻找压痛点定位。刀口线和大菱形肌肌纤维走行方向平行，针体和背部皮肤成90°角刺入，按照四步进针规程进针刀，针刀经皮肤、皮下组织，达肩胛骨内侧骨面，然后针刀小心向内寻找肩胛骨内侧缘，当刀下有落空感时，即到大菱形肌止点骨面，调转刀口线90°，向内铲剥3刀，范围0.5cm。

术毕，拔出全部针刀，局部压迫止血 3 分钟后，创可贴覆盖针眼。

5　针刀术后手法治疗

采用阻抗耸肩手法。针刀术毕，患者坐位，医生站在患者后面，双前臂压住患者的肩部，嘱患者向上耸肩，当患者耸肩到最大位置时，在不通知患者的情况下，医生突然放开双前臂，使肩胛提肌全力收缩，以拉开残余粘连，1 次即可。

七、菱形肌损伤

1　范围

本《规范》规定了菱形肌损伤的诊断和治疗。

本《规范》适用于菱形肌损伤的诊断和治疗。

2　术语和定义

下列术语和定义适用于本规范。

菱形肌损伤（Rhomboid muscle injury）　本病可因扛举或搬运重物、向前抛掷物品，力量过大或牵拉过度等，致菱形肌肌纤维撕裂出血、水肿、渗出、肌肉痉挛引起的急性损伤。或患者长期处于上肢外展位或外旋位工作，使菱形肌受到牵拉，产生渗出、水肿、出血等无菌性炎症，导致的积累性损伤。损伤引起软组织粘连、瘢痕，从而出现背痛症状。

3　诊断

3.1　临床表现

本病在菱形肌急性损伤症状缓和很长一段时间后才发病。急性发作时，在上背脊柱和肩胛骨缘之间都有一突出的痛点，有时局部肿胀，感到上背沉重，背上如负重物，严重者不能入睡，翻身困难。走路时患侧肩部下降，不敢持物和自由活动，以免加剧疼痛。

3.2　诊断标准

（1）患者多有菱形肌损伤史。

（2）将患侧上肢被动向前上方上举，引起疼痛加剧。

（3）痛点和压痛点在第五胸椎和肩胛下端的连线以上，大多数靠近肩胛骨的内侧缘。

4　针刀治疗

4.1　治疗原则

针刀整体松解菱形肌起止点的粘连、瘢痕及附近软组织的粘连、瘢痕，即可治愈该病。

4.2　操作方法

4.2.1　第一次针刀松解大菱形肌、小菱形肌起止点的粘连瘢痕

（1）体位　俯卧位。

（2）体表定位　大菱形肌、小菱形肌起止点的压痛点。

（3）消毒　在施术部位，用碘伏消毒 2 遍，然后铺无菌巾，使治疗点正对洞巾中间。

（4）麻醉　用 1%利多卡因局部浸润麻醉，每个治疗点注药 1ml。

（5）刀具　Ⅰ型 4 号直形针刀。

（6）针刀操作（图 1-13）

①第一支针刀松解小菱形肌起点的粘连瘢痕　摸准小菱形肌起点处的颈椎棘突，在棘突顶部定位，刀口线与脊柱纵轴方向一致，针刀体与皮肤呈 90° 角，按四步进针规程进针刀，针刀经皮肤、皮下组织、筋膜达颈椎棘突顶点骨面，纵疏横剥 3 刀，范围 0.5cm，然后分别沿棘突两侧向棘突根部提插切割 3 刀，

范围不超过 0.5cm。

②第二支针刀松解大菱形肌起点上部的粘连瘢痕　摸准大菱形肌起点上部的胸椎棘突，在棘突顶部定位，刀口线与脊柱纵轴方向一致，针刀体与皮肤呈 90° 角，按四步进针规程进针刀，针刀经皮肤、皮下组织、筋膜达胸椎棘突顶点骨面，纵疏横剥 3 刀，范围 0.5cm，然后分别沿胸椎棘突两侧向棘突根部提插切割 3 刀，范围不超过 0.5cm。

③第三支针刀松解大菱形肌起点中部的粘连瘢痕　摸准大菱形肌起点中部的胸椎棘突，在棘突顶部定位，刀口线与脊柱纵轴方向一致，针刀体与皮肤呈 90° 角，按四步进针规程进针刀，针刀经皮肤、皮下组织、筋膜达胸椎棘突顶点骨面，纵疏横剥 3 刀，范围 0.5cm，然后分别沿胸椎棘突两侧向棘突根部提插切割 3 刀，范围不超过 0.5cm。

④第四支针刀松解大菱形肌起点下部的粘连瘢痕　摸准大菱形肌起点下部的胸椎棘突，在棘突顶部定位，刀口线与脊柱纵轴方向一致，针刀体与皮肤呈 90° 角，按四步进针规程进针刀，针刀经皮肤、皮下组织、筋膜达胸椎棘突顶点骨面，纵疏横剥 3 刀，范围 0.5cm，然后分别沿胸椎棘突两侧向棘突根部提插切割 3 刀，范围不超过 0.5cm。

⑤第五支针刀松解小菱形肌止点的粘连瘢痕　在肩胛骨内上角，肩胛提肌止点内下方，摸准肩胛骨脊柱缘，寻找压痛点定位。刀口线和小菱形肌肌纤维方向平行，针体和背部皮肤成 90° 角刺入，按四步进针规程进针刀，针刀经皮肤、皮下组织，达肩胛骨内侧骨面，然后针刀小心向内寻找肩胛骨内侧缘，当刀下有落空感时，即到达小菱形肌止点骨面。调转刀口线 90°，向内铲剥 3 刀，范围 0.5cm。

⑥第六支针刀松解大菱形肌止点的粘连瘢痕　在小菱形肌止点下方，摸准肩胛骨脊柱缘，寻找压痛点定位。刀口线和大菱形肌肌纤维方向平行，针体和背部皮肤成 90° 角刺入，按四步进针规程进针刀，针刀经皮肤、皮下组织，达肩胛骨内侧骨面，然后针刀小心向内寻找肩胛骨内侧缘，当刀下有落空感时，即到达大菱形肌止点骨面，调转刀口线 90°，向内铲剥 3 刀，范围 0.5cm。

术毕，拔出全部针刀，局部压迫止血 3 分钟后，创可贴覆盖针眼。

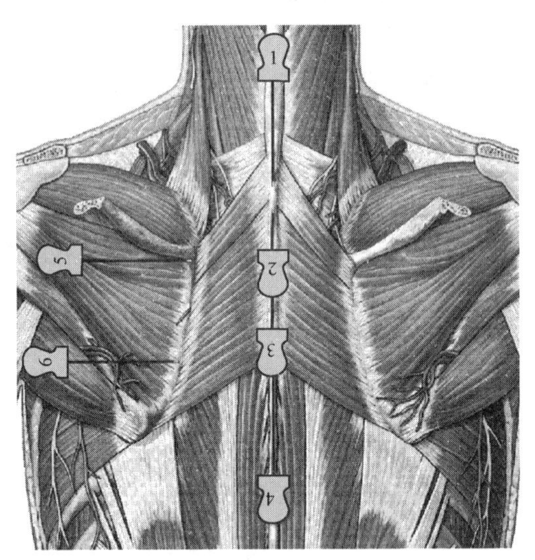

图 1-13　大菱形肌、小菱形肌起点与止点针刀松解

（7）注意事项　做肌肉起止点松解时，必须先确定骨性标志，尤其是肩胛骨脊柱缘的确定非常重要，方法是让患者上下活动肩胛骨，医生用拇指触摸到肩胛骨脊柱缘。切不可盲目做针刀松解，否则可能因为解剖位置不清，造成创伤性气胸等严重后果。针刀操作时，铲剥一定在骨面上进行，不能脱离骨面。

4.2.2　第二次针刀松解大菱形肌、小菱形肌肌腹部的粘连瘢痕

（1）体位　俯卧位。

（2）体表定位　大菱形肌、小菱形肌肌腹部压痛点。

（3）消毒　在施术部位，用碘伏消毒 2 遍，然后铺无菌巾，使治疗点正对洞巾中间。

（4）麻醉　用 1%利多卡因局部浸润麻醉，每个治疗点注药 1ml。

（5）刀具　Ⅰ型 4 号直形针刀。

（6）针刀操作（图 1-14）

①第一支针刀松解左侧小菱形肌肌腹部　根据压痛点定位或寻找痛性结节处定位。刀口线和小菱形肌肌纤维方向平行，针体和背部皮肤成 90° 角刺入，按四步进针规程进针刀，针刀经皮肤、皮下组织、筋膜，患者有酸、麻、胀感，或者针刀刺到硬结时，即到达小菱形肌病变部位，纵疏横剥 3 刀，范围不超过 0.5cm。

②第二支针刀松解左侧大菱形肌肌腹部　根据压痛点定位或寻找痛性结节处定位。刀口线和大菱形肌肌纤维方向平行，针体和背部皮肤成 90° 角刺入，按四步进针规程进针刀，针刀经皮肤、皮下组织、筋膜，患者有酸、麻、胀感，或者针刀刺到硬结时，即到达大菱形肌病变部位，纵疏横剥 3 刀，范围不超过 0.5cm。

③第三、四支针刀松解右侧大菱形肌、小菱形肌肌腹部的粘连瘢痕　针刀操作方法与左侧松解方法相同。

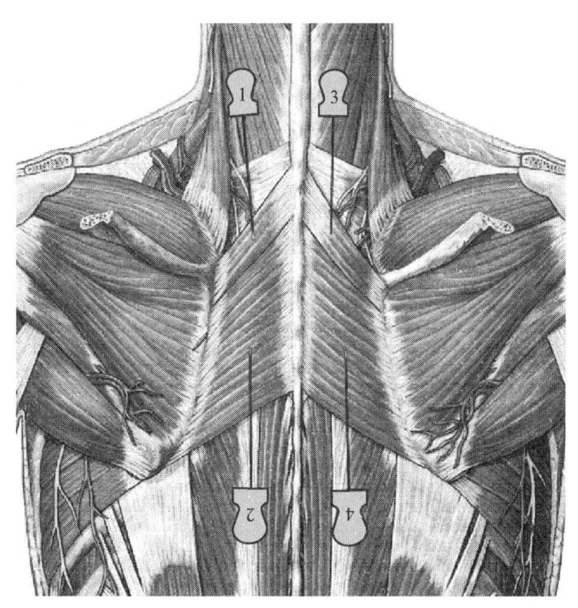

图 1-14　大小菱形肌肌腹部粘连瘢痕针刀松解

（7）注意事项　做肌腹部松解时，针刀在肌腹内操作，对损伤严重，或者菱形肌发达的患者，针刀可以缓解菱形肌与肋骨骨面的粘连，但针刀只能在肋骨面上操作，切不可深入肋间，否则可引起创伤性气胸等严重并发症。

4.2.3　第三次针刀松解肩胛提肌止点的粘连瘢痕

对病情严重，针刀松解大菱形肌、小菱形肌起止点及肌腹部后仍不能恢复的患者，应松解双侧肩胛提肌止点的粘连瘢痕。

（1）体位　俯卧位。

（2）体表定位　肩胛骨内上角压痛点定位。

（3）消毒　在施术部位，用碘伏消毒 2 遍，然后铺无菌巾，使治疗点正对洞巾中间。

（4）麻醉　用 1%利多卡因局部浸润麻醉，每个治疗点注药 1ml。

（5）刀具　Ⅰ型 4 号直形针刀。

（6）针刀操作（图 1-15）

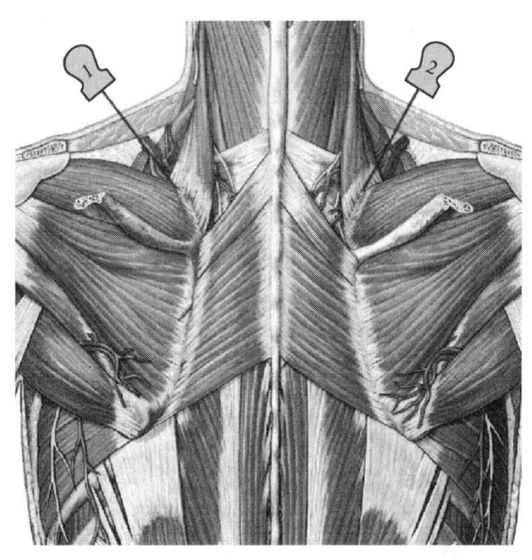

图 1-15　肩胛提肌止点处粘连瘢痕针刀松解

①第一支针刀松解左侧肩胛提肌止点的粘连瘢痕　在肩胛骨内上角的边缘，刀口线方向和肩胛提肌肌纤维方向平行，针体和背部皮肤成 90° 角，按四步进针规程进针刀，针刀经皮肤、皮下组织，达肩胛骨内上角边缘骨面，调转刀口线 90°，向肩胛骨内上角边缘方向铲剥 3 刀，范围 0.5cm。

②第二支针刀松解右侧肩胛提肌止点的粘连瘢痕　针刀松解方法与左侧相同。

术毕，拔出全部针刀，局部压迫止血 3 分钟后，创可贴覆盖针眼。

（7）注意事项　做起止点松解时，必须先确定骨性标志，尤其是肩胛骨脊柱缘的确定非常重要，方法是让患者上下活动肩胛骨，医生用拇指触摸到肩胛骨脊柱缘。切不可盲目做针刀松解，否则可能因为解剖位置不清，造成创伤性气胸等严重后果。针刀操作时，铲剥一定在骨面上进行，不能脱离骨面。

5　针刀术后手法治疗

采用阻抗扩胸手法，患者取坐位，双肩关节外展 90°，做好扩胸姿势，医生站在患者后面，双手推住患者的双肘关节后方，嘱患者扩胸，当扩胸到最大位置时，医生突然放开双手，使菱形肌全力收缩，以松解残余粘连。

八、前锯肌损伤

1　范围

本《规范》规定了前锯肌损伤的诊断和治疗。

本《规范》适用于前锯肌损伤的诊断和治疗。

2　术语和定义

下列术语和定义适用于本规范。

前锯肌损伤（Anterior Serratusmuscle injury）　本病患者多为举重运动员，究其原因可能是，举重量过大或举重运动的技术错误引起前锯肌损伤；而一般工作人员也常见到本病，多为经常做背扛劳动者。主要有两个方面的病理改变：一是腱损伤，即前锯肌（及肩胛下肌）在肩胛骨内侧面腱附着处的损伤；二是肩胛骨与胸壁间周围结构的损伤。

3　诊断

3.1　临床表现

有明显的受伤史，肩胛部麻木、疼痛并向胸大肌、肩臂部放射。向上举、背、扛重物、提秤称物时疼痛明显加重。在肩胛骨腹内侧及胸壁按压，常可压到痛点。锤击肩胛骨不同部位，也常可找到疼痛部位。如果损伤日久，前锯肌的起点和行径途中也可以找到压痛点。

3.2　诊断标准

（1）患者多有前锯肌受伤或劳损史。

（2）有上述临床表现和体征。

（3）可做诊断性肩胛骨腹面痛点局部封闭，如果症状消失或明显减轻，可帮助诊断。

4 针刀治疗

4.1 治疗原则

针刀应整体松解前锯肌起止点粘连瘢痕及附近软组织的粘连瘢痕；同时，由于病变侧的粘连瘢痕，导致病变侧软组织起止点的拉力增大，而对侧则会产生代偿性的张力增加，故应两侧同时作针刀松解，既解决了病变侧的拉力异常，又解决了对侧的张力异常，才能使颈背部的动态平衡得到恢复，从而治愈该病。

4.2 操作方法

4.2.1　第一次针刀松解前锯肌行径路线及起点的粘连瘢痕

（1）体位　健侧卧位，患侧肩关节外展 90°，手抱头部。

（2）体表定位　前锯肌行径路线及起点的痛性结节及压痛点。

（3）消毒　施术部位用碘伏消毒 2 遍，然后铺无菌洞巾，使治疗点正对洞巾中间。

（4）麻醉　1%利多卡因局部定点麻醉。

（5）刀具　使用Ⅰ型针刀。

（6）针刀操作（图 1-16）

①第一支针刀松解前锯肌行径路线的粘连瘢痕　在前锯肌行径路线上寻找压痛点定位。刀口线与人体纵轴方向一致，针刀体与皮肤呈 90° 角，按针刀四步进针规程进针刀，针刀经皮肤、皮下组织、筋膜达前锯肌痛性结节，纵疏横剥 2～3 刀，范围 0.5cm。

②第二支针刀松解前锯肌起点的粘连瘢痕　在前锯肌肋骨起点处寻找压痛点定位。刀口线与人体纵轴方向一致，针刀体与皮肤呈 90° 角，按针刀四步进针规程进针刀，针刀经皮肤、皮下组织、筋膜达肋骨骨面，在骨面上纵疏横剥 2～3 刀，范围 0.5cm。

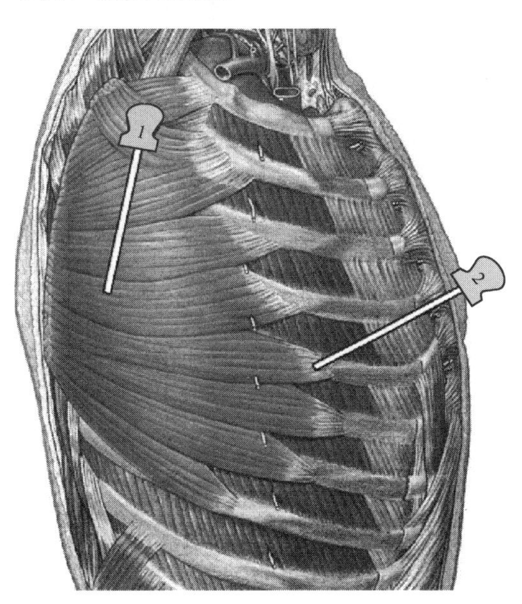

图 1-16　前锯肌行径路线及起点针刀松解

（7）注意事项　做针刀松解时，必须先确定骨性标志，尤其是肩胛骨脊柱缘的确定非常重要，方法是让患者上下活动肩胛骨，医生用拇指触摸到肩胛骨脊柱缘。切不可盲目做针刀松解，否则可能因为解剖位置不清，造成创伤性气胸等严重后果。针刀操作时，铲剥一定在骨面上进行，不能脱离骨面。

4.2.2　第二次针刀松解前锯肌止点的粘连瘢痕

（1）体位　俯卧位。

（2）体表定位　肩胛下角前锯肌止点。

（3）消毒　施术部位用碘伏消毒 2 遍，然后铺无菌洞巾，使治疗点正对洞巾中间。

（4）麻醉　1%利多卡因局部定点麻醉。

（5）刀具　使用 I 型针刀。

（6）针刀操作（图 1-17）

①第一支针刀松解左侧前锯肌止点的粘连瘢痕　在前锯肌止点处寻找压痛点定位。刀口线与人体纵轴方向一致，针刀体与皮肤呈 90° 角，按针刀四步进针规程进针刀，针刀经皮肤、皮下组织、筋膜达肩胛下角骨面，沿骨面向下，当刀下有落空感时，即到达肩胛前锯肌止点，退针刀至肩胛下角骨面，向下铲剥 2～3 刀，范围 0.5cm。

②第二支针刀松解右侧前锯肌止点的粘连瘢痕　在前锯肌止点处寻找压痛点定位。刀口线与人体纵轴方向一致，针刀体与皮肤呈 90° 角，按针刀四步进针规程进针刀，针刀经皮肤、皮下组织、筋膜达肩胛下角骨面，沿骨面向下，当刀下有落空感时，即到达肩胛下前锯肌止点，退针刀至肩胛下角骨面，向下铲剥 2～3 刀，范围 0.5cm。

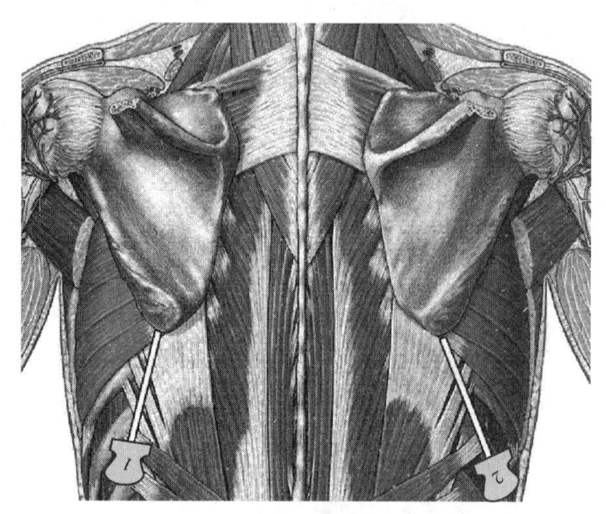

图 1-17　前锯肌止点粘连瘢痕针刀松解

（7）注意事项　做针刀松解时，必须先确定骨性标志，尤其是肩胛骨脊柱缘的确定非常重要，方法是让患者上下活动肩胛骨，医生用拇指触摸到肩胛骨脊柱缘。切不可盲目做针刀松解，否则可能因为解剖位置不清，造成创伤性气胸等严重后果。针刀操作时，铲剥一定在骨面上进行，不能脱离骨面。

5　针刀术后手法治疗

针刀术后，患者正坐，肩关节外展，术者将双手压在患者双上臂下段，嘱患者抬肩关节，当肩关节抬到最大位置时，术者突然松开双手，使肩关节瞬间上举到最大角度，以拉开前锯肌与周围软组织的粘连瘢痕。

九、胸大肌损伤

1　范围

本《规范》规定了胸大肌损伤的诊断和治疗。

本《规范》适用于胸大肌损伤的诊断和治疗。

2 术语和定义

下列术语和定义适用于本规范。

胸大肌损伤（Pectoralis majormuscle injury） 当人体在劳动中猛力牵拉，推举重物，或运动员在作吊环十字支撑及作引体向上等动作时，因胸大肌强力收缩或过度牵拉而致伤，或肩臂在准备活动不足、疲劳及气候寒冷等情况下，从事臂部大强度活动时，因胸大肌收缩用力失衡更易被拉伤，其损伤常见于胸大肌肌肉、肌腱结合处，引起肌腹及腱止点处的损伤或断裂。

3 诊断

3.1 临床表现

患者感到胸壁疼痛，肩关节活动受限，深呼吸或咳嗽时疼痛明显。疼痛部位肿胀，压痛明显，做上臂内收、内旋用力或扩胸运动时疼痛加重。胸大肌肌腱断裂者，局部肿胀疼痛较甚，伤处可触及腱断裂的凹陷和胸前臂肌肉收缩所致的膨大畸形。肩内旋、内收肌力明显减弱，患者做双臂侧平举、做抗阻力内收活动时，可感到伤侧肌肉膨大畸形明显和疼痛加重。

3.2 诊断标准

（1）患者在劳动或运动中，有明显的胸大肌外伤史。

（2）伤后感到一侧或两侧胸壁疼痛，深呼吸或咳嗽时疼痛明显，肩关节活动受限。

（3）检查时见胸大肌局部肿胀，压痛明显，做两臂平举抗阻力试验阳性。

4 针刀治疗

4.1 治疗原则

胸大肌损伤的部位主要是肌肉的起止点，部分患者累及胸大肌肌腹部，在胸大肌起止点等部位进行针刀整体松解，即可治愈本病。

4.2 操作方法

（1）体位 端坐位或者仰卧位。

（2）体表定位 胸大肌起止点及肌腹部定点（图 1-18）。

（3）消毒 施术部位用碘伏消毒 2 遍，然后铺无菌洞巾，使治疗点正对洞巾中间。

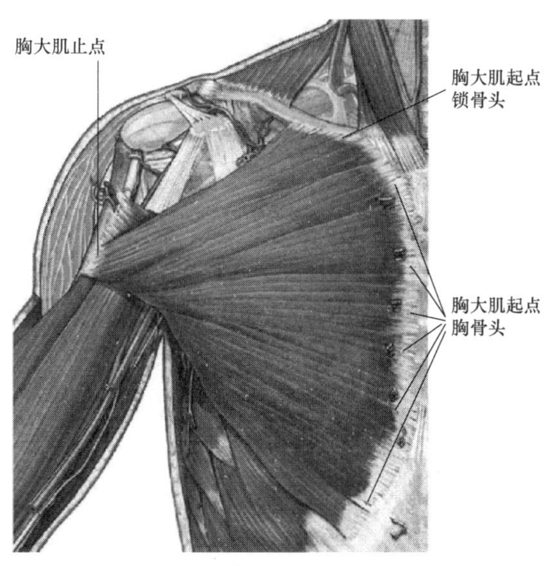

图 1-18 胸大肌损伤针刀体表定位

（4）麻醉 1%利多卡因局部定点麻醉。

（5）刀具 使用Ⅰ型针刀。

（6）针刀操作（图 1-19）

①第一支针刀松解胸大肌止点　在肱骨大结节嵴部胸大肌起点寻找压痛点定位，刀口线与上肢纵轴方向一致，针刀体与皮肤呈 90° 角，按针刀四步进针规程进针刀，针刀刺入皮肤，经皮下组织，达肱骨大结节嵴骨面，贴骨面向内铲剥 2～3 刀，范围 0.5cm。

②第二支针刀松解胸大肌肌腹部压痛点　在胸部胸大肌肌腹寻找压痛点定位，刀口线与胸大肌肌纤维方向一致，针刀体与皮肤呈 90° 角，按针刀四步进针规程进针刀，针刀刺入皮肤，经皮下组织、筋膜，达痛性硬结处，纵疏横剥 2～3 刀，范围 0.5cm。

③第三支针刀松解胸大肌起点锁骨头的粘连瘢痕　在锁骨内侧寻找压痛点定位，刀口线与锁骨走行方向一致，针刀体与皮肤呈 90° 角，按针刀四步进针规程进针刀，针刀刺入皮肤，经皮下组织，达锁骨骨面，贴骨面向下内铲剥 2～3 刀，范围 0.3cm。

④第四支针刀松解胸大肌起点胸骨头的粘连瘢痕　在胸骨外缘寻找压痛点定位，刀口线与胸骨走行方向一致，针刀体与皮肤呈 90° 角，按针刀四步进针规程进针刀，针刀刺入皮肤，经皮下组织，达胸骨骨面，贴骨面向外铲剥 2～3 刀，范围 0.3cm。

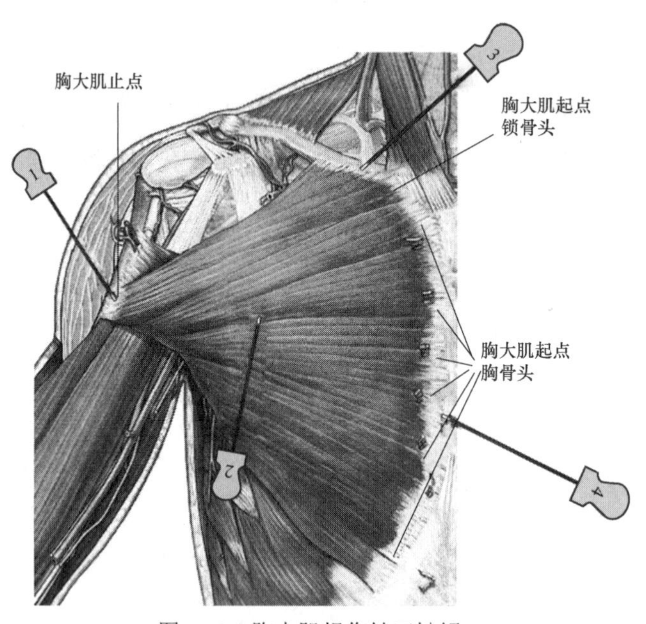

图 1-19　胸大肌损伤针刀松解

（7）注意事项

①初学者不宜作此手术，术者必须熟悉局部解剖。针刀松解胸大肌肌腹部时，严格按针刀四步进针规程进针刀。当刺穿胸大肌浅层筋膜时，针刀下落空感，此时已到达胸大肌，仔细寻找硬结，做小范围松解，不可进针刀太深，否则易引起气胸等严重并发症。

②在作胸大肌锁骨头及胸骨头针刀松解时，针刀一定贴骨面进行松解才是安全的，不可超过骨面，否则易引起气胸等严重并发症。

5　针刀术后手法治疗

针刀术后，患者正坐位，肩关节外展 90°，术者站在患者身后，双手握患者上臂，嘱患者做肩关节内收动作，将肩关节内收最大位时，术者突然松开双手，使患者胸大肌强力收缩 1 次。

十、胸小肌损伤

1　范围

本《规范》规定了胸小肌损伤的诊断和治疗。

本《规范》适用于胸小肌损伤的诊断和治疗。

2　术语和定义

下列术语和定义适用于本规范。

胸小肌损伤（Pectoralis minormuscle injury）　胸小肌损伤后，引起粘连、瘢痕和挛缩，造成胸肩部软组织的动态平衡失调，产生肩痛、胸痛等临床表现。慢性期急性发作时，病变组织有水肿渗出刺激神经末梢使症状加剧。喙突与胸小肌的后方有通到上肢的神经血管束。Wright 在 1945 年就发现正常人在上肢过度外展时出现神经血管束的压迫，这是因为神经血管束被拉紧同时又受胸小肌的压迫所致。受压的部位是在锁骨下动脉过渡到腋动脉的部分。当胸小肌损伤增厚进一步压迫神经血管束而产生压迫症状。

3　诊断

3.1　临床表现

肩痛、胸痛并有胀满感，前臂与手指有麻木及麻刺感等。胸小肌起止点有压痛，最明显的是在喙突下胸小肌压痛，在此处加压后可使前臂、手、手指麻木、麻刺等症状重复出现。

3.2　诊断标准

根据临床表现即可对本病做出诊断。

4　针刀治疗

4.1　治疗原则

慢性期急性发作时，病变组织有水肿渗出刺激神经末梢使症状加剧。胸小肌损伤的部位主要是肌肉的起止点，在胸小肌起止点等部位进行针刀整体松解，即可治愈本病。

4.2　操作方法

（1）体位　端坐位或仰卧位。

（2）体表定位　喙突胸小肌止点及第三至五肋该肌肉的起点（图 1-20）。

（3）消毒　施术部位用碘伏消毒 2 遍，然后铺无菌洞巾，使治疗点正对洞巾中间。

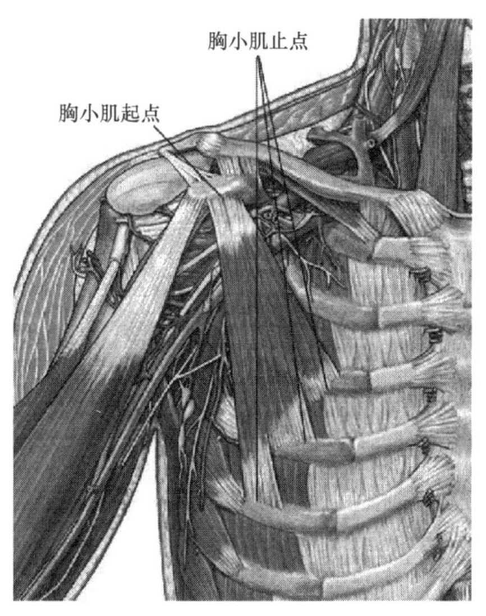

图 1-20　胸小肌损伤针刀体表定位

（4）麻醉　1%利多卡因局部定点麻醉。

（5）刀具　使用Ⅰ型针刀。

（6）针刀操作（图 1-21）

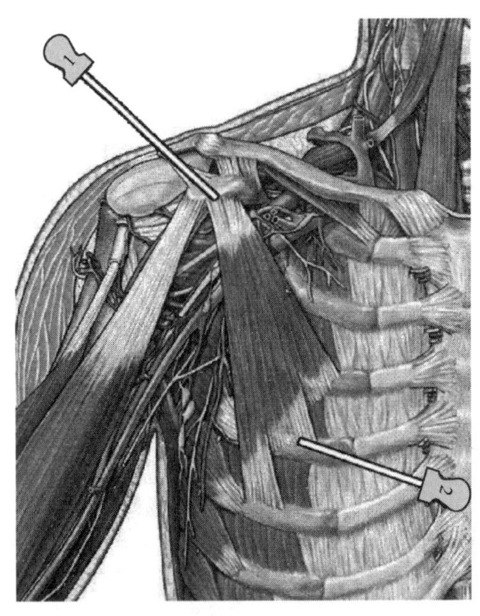

图 1-21　胸小肌损伤针刀松解

①第一支针刀松解胸小肌止点　在肩胛骨喙突寻找压痛点定位，刀口线与上肢纵轴方向一致，针刀体与皮肤呈 90° 角，按针刀四步进针规程进针刀，针刀刺入皮肤，经皮下组织，达喙突顶点骨面，继续向内下进针刀，当刀下有落空感时，即到达喙突内 1/3 胸小肌的止点，提刀到喙突内侧骨面，贴骨面向内下铲剥 2～3 刀，范围 0.5cm。

②第二支针刀松解胸小肌起点压痛点　在胸部第三至五肋胸小肌起点寻找深压痛点定位，刀口线与人体纵轴方向一致，针刀体与皮肤呈 90° 角，按针刀四步进针规程进针刀，针刀刺入皮肤，经皮下组织、筋膜、胸大肌，达肋骨骨面，向内铲剥 2～3 刀，范围 0.5cm。

（7）注意事项　初学者不宜作此手术，术者必须熟悉局部解剖，做胸小肌起点针刀松解时，针刀始终都在肋骨面上进行松解，不可超过骨面，如果进针刀太深，可能引起气胸或者胸腔内脏器官损伤等严重并发症。

5　针刀术后手法治疗

针刀术后，患者正坐位，肩关节外展 90°，术者站在患者身后，双手握患者上臂，嘱患者做肩关节内收动作，当肩关节内收至最大位时，术者突然松开双手，使患者胸小肌强力收缩 1 次。

十一、棘上韧带损伤

1　范围

本《规范》规定了棘上韧带损伤的诊断和治疗。

本《规范》适用于棘上韧带损伤的诊断和治疗。

2　术语和定义

下列术语和定义适用于本规范。

棘上韧带损伤（Supraspinal ligament injury）　脊柱的弯曲活动，常使其劳损或损伤，腰段的棘上韧带最易受损。突然受外伤也常使棘上韧带损伤。

3　诊断

3.1　临床表现

（1）有损伤史。

（2）拾物试验阳性。

（3）在腰椎棘突上有痛点和压痛点，且都在棘突顶部的上下缘，其痛点浅在皮下。

3.2　诊断标准

（1）腰背部有损伤史和劳损史。

（2）腰棘突疼痛，弯腰加重。

（3）病变棘突可触及硬结局部钝厚和压痛。

（4）拾物试验阳性。

（5）X 线检查无异常。

4　针刀治疗

4.1　治疗原则

依据针刀医学人体弓弦力学系统及疾病病理构架的网眼理论，棘上韧带损伤后，引起粘连、瘢痕和挛缩，造成腰部的力学平衡失调，棘上韧带损伤的部位主要是棘突的上下缘，沿棘突的矢状面，用针刀将粘连松解，切开瘢痕，可使腰部的力学平衡得到恢复。

4.2　操作方法

（1）体位　让患者俯卧于治疗床上，肌肉放松。

（2）体表定位　棘突顶点。

（3）消毒　在施术部位，用碘伏消毒 2 遍，然后铺无菌巾，使治疗点正对洞巾中间。

（4）麻醉　用 1%利多卡因局部浸润麻醉，每个治疗点注药 1ml。

（5）刀具　Ⅰ型 4 号直形针刀。

（6）针刀操作（图 1-22）　刀口线和脊柱纵轴平行，针刀体和背面成 90° 角，达棘突顶部骨面。将针刀体倾斜，如痛点在进针点棘突上缘，使针刀体向脚侧倾斜 45° 角，纵疏横剥 3 刀，如疼痛在进针点棘突下缘，使针刀体向头侧倾斜 45° 角，纵疏横剥 3 刀。

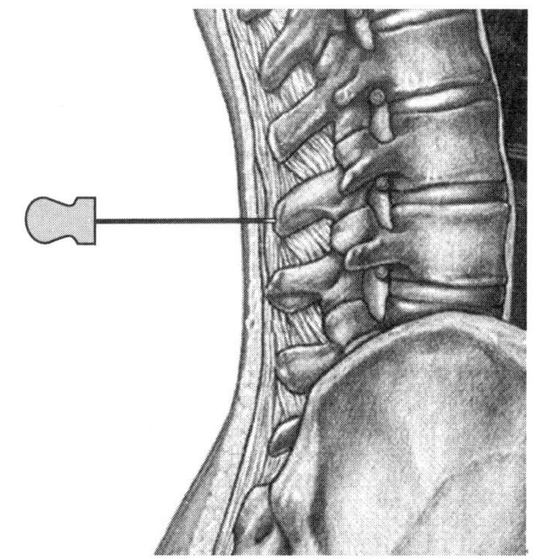

图 1-22　棘上韧带针刀松解

5　针刀术后手法治疗

针刀术后进行手法治疗，嘱患者腰过度屈曲 2 次即可。

十二、棘间韧带损伤

1　范围

本《规范》规定了棘间韧带损伤的诊断和治疗。

本《规范》适用于棘间韧带损伤的诊断和治疗。

2 术语和定义

下列术语和定义适用于本规范。

棘间韧带损伤（Injury of interspinal ligament） 棘间韧带对脊柱扭转起保护作用。韧带损伤的机会少于棘上韧带，在脊柱发生突然过度扭转时，易损伤。

3 诊断

3.1 临床表现

脊柱棘突间有深在性胀痛，患者不敢做脊柱旋转动作，卧床时多取脊柱伸直位侧卧。行走时，脊柱呈僵硬态。

3.2 诊断标准

（1）有脊柱扭转性外伤史。

（2）棘突间有深在性胀痛，但压痛不明显。

（3）脊柱微屈被动扭转脊柱，引起疼痛加剧。

4 针刀治疗

4.1 治疗原则

依据针刀医学关于人体弓弦力学系统及疾病病理构架的网眼理论，棘间韧带损伤后，引起粘连、瘢痕和挛缩，造成腰部的力学平衡失调，用针刀将粘连松解、切开瘢痕，使腰部的力学平衡得到恢复。

4.2 操作方法

（1）体位 让患者俯卧于治疗床上，肌肉放松。

（2）体表定位 棘突。

（3）消毒 在施术部位，用碘伏消毒2遍，然后铺无菌巾，使治疗点正对洞巾中间。

（4）麻醉 用1%利多卡因局部浸润麻醉，每个治疗点注药1ml。

（5）刀具 Ⅰ型4号直形针刀。

（6）针刀操作（图1-23）

在患者自诉疼痛的棘突间隙进针刀。刀口线和脊柱纵轴平行，针刀体与进针刀平面垂直刺入1cm左右，当刀下有坚韧感，患者诉有酸胀感时，即为病变部位，先纵疏横剥3刀，再将针刀体倾斜，与脊柱纵轴成90°角，在上一椎骨棘突的下缘和下一椎骨棘突的上缘，沿棘突矢状面纵疏横剥3刀，出针刀。

术毕，拔出全部针刀，局部压迫止血3分钟后，创可贴覆盖针眼。

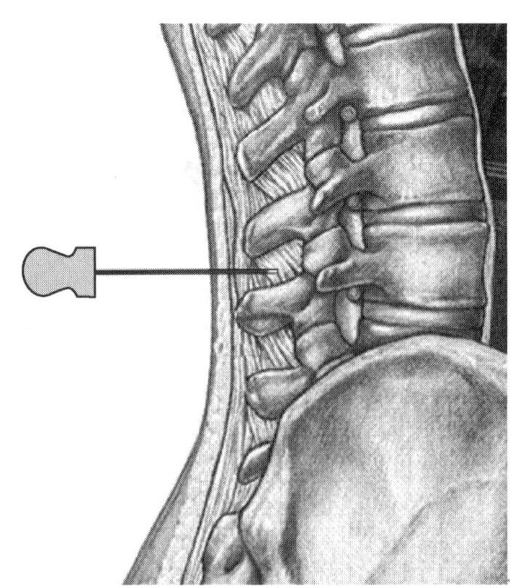

图1-23 棘间韧带针刀松解

5　针刀术后手法治疗

采用手法按揉松解。

十三、下后锯肌损伤

1　范围

本《规范》规定了下后锯肌损伤的诊断和治疗。

本《规范》适用于下后锯肌损伤的诊断和治疗。

2　术语和定义

下列术语和定义适用于本规范。

下后锯肌损伤（After muscle injury the next Saw）　本病常见于剧烈运动、突然转身、弯腰，或遇到其他不协调的活动，使呼吸节律突然打乱所致。损伤后都是肋部疼痛，呼吸受限，俗称“岔气”。陈旧性损伤用针刀治疗效果较好。

3　诊断

3.1　临床表现

急性损伤时，肋部疼痛剧烈者不敢深呼吸，强迫性气短，上半身向患侧侧弯后伸。卧床时不敢翻身，慢性期患侧肋外侧部疼痛。第一种是肌腱撕裂型，其疼痛点多在下后锯肌止点，下 4 条肋骨的外侧部，慢性期疼痛时发时止，不敢做肺活量大的工作和运动。第二种是屈曲卷折移位型，慢性期痛点多在下后锯肌中段 4 条肌束带上，如起初未得到正确治疗，症状多较严重，正常呼吸活动均受到影响，只是时重时轻，严重时呼吸均感困难，出现强迫性气短，痛点处常可触及条索状肿物。

3.2　诊断标准

（1）有突发性肋外侧疼痛的病史。

（2）在下 2 个胸椎、上 2 个腰椎至下 4 条肋骨的外侧面区域内有疼痛和明显压痛。

（3）呼气时疼痛明显加重。

4　针刀治疗

4.1　治疗原则

依据针刀医学人体弓弦力学系统及疾病病理构架的网眼理论，下后锯肌损伤引起粘连、瘢痕和挛缩，造成下胸上腰部的力学平衡失调，而产生上述临床表现。在慢性期急性发作时，病变组织有水肿渗出刺激神经末梢使症状加剧。用针刀将其肌肉起止点的粘连瘢痕松解，可使下胸上腰的力学平衡得到恢复。

4.2　操作方法

（1）体位　健侧卧位。

（2）体表定位　下 2 位胸椎和上 2 位腰椎棘突压痛点，下 4 位肋骨外面压痛点。

（3）消毒　在施术部位，用碘伏消毒 2 遍，然后铺无菌巾，使治疗点正对洞巾中间。

（4）麻醉　用 1%利多卡因局部浸润麻醉，每个治疗点注药 1ml。

（5）刀具　Ⅰ型 4 号直形针刀。

（6）针刀操作（图 1-24）

①第一支针刀松解下后锯肌起点　在下 2 位胸椎和上 2 位腰椎棘突压痛点定位，刀口线与人体纵轴一致，针刀体与皮肤呈 90° 角，针刀经皮肤、皮下组织，直达棘突顶点，纵疏横剥 3 刀，范围 0.5cm，然后，在棘突两侧贴骨面上下提插切法切割 3 刀，深度 0.5cm。以松解两侧下后锯肌起点。其他起点的松解方法与此相同。

②第二支针刀松解下后锯肌肋骨止点　在下 4 位肋骨外面压痛点定位，刀口线与人体纵轴一致，针

刀体与皮肤呈 90° 角，针刀经皮肤、皮下组织，直达肋骨，调转刀口线 45°，使之与肋骨走行方向一致，在肋骨骨面上左右前后方向铲剥 3 刀，范围 0.5cm。其他肋骨止点的松解方法与此相同。

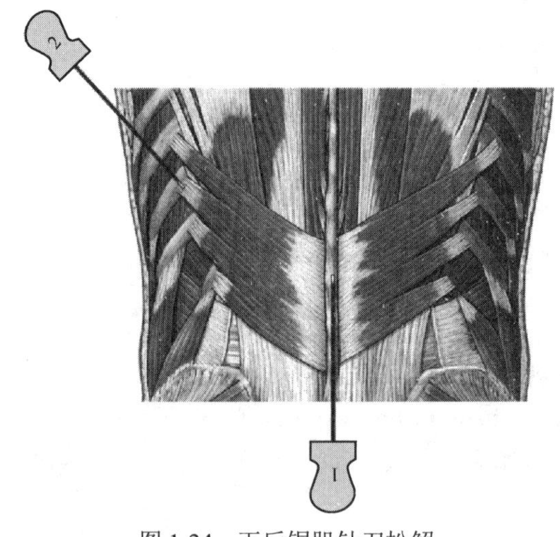

图 1-24　下后锯肌针刀松解

5　针刀术后手法治疗

患者正坐，若患侧在右，医生以右前臂自前向后插于腋下，以右前臂向上提拉（即拔伸）肩部，将移位的关节和痉挛的肌肉理顺。随后嘱患者用力吸气，医生以左手掌根叩击右胸背侧患处 1 次。再令患者做深呼吸，则疼痛即可消失。

十四、腹外斜肌损伤

1　范围

本《规范》规定了腹外斜肌损伤的诊断和治疗。

本《规范》适用于腹外斜肌损伤的诊断和治疗。

2　术语和定义

下列术语和定义适用于本规范。

腹外斜肌损伤（External oblique muscle injury）　腹外斜肌的损伤部位多在止点髂嵴前部，在人体屈曲并回旋脊柱时，由于突然或过度的回旋动作引起损伤。损伤在起点多诊断为肋痛，在止点多笼统诊断为腰肌劳损。在临床上分为急、慢性损伤两种，针刀治疗适宜于慢性损伤。

3　诊断

3.1　临床表现

起点损伤，多诉肋痛，止点损伤者多诉腰肌疼痛，腰部活动不便。单侧腹外斜肌损伤患者多是侧屈稍后伸姿势；双侧损伤，患者肋骨多下降，腰部呈稍前凸位姿势。

3.2　诊断标准

（1）在腰部屈曲位，有脊柱旋转性损伤史。

（2）下八肋腹外斜肌起点处有疼痛、压痛，或在髂嵴前部止点处有疼痛、压痛。

（3）侧屈位，嘱患者做脊柱旋转运动，疼痛加重。

4　针刀治疗

4.1　治疗原则

依据针刀医学人体弓弦力学系统及疾病病理构架的网眼理论，腹外斜肌损伤后，引起粘连、瘢痕和挛缩，造成髂嵴的力学平衡失调，而产生上述临床表现。用针刀将腹外斜肌髂嵴前部的粘连松解、切开瘢痕，使腰腹部的力学平衡得到恢复。

4.2　操作方法

（1）体位　腹外斜肌起点损伤，健侧侧卧位；腹外斜肌止点损伤，仰卧位。

（2）体表定位　肋骨外面压痛点，髂嵴前、中部压痛点。

（3）消毒　在施术部位，用碘伏消毒 2 遍，然后铺无菌巾，使治疗点正对洞巾中间。

（4）麻醉　用 1%利多卡因局部浸润麻醉，每个治疗点注药 1ml。

（5）刀具　Ⅰ型 4 号直形针刀。

（6）针刀操作

①松解腹外斜肌起点损伤　在压痛点附近的肋骨面上进针刀，刀口线和腹外斜肌纤维走向平行，刀体与皮肤呈 90° 角，经皮肤、皮下组织，达肋骨面，纵疏横剥 3 刀，出针刀（图 1-25）。

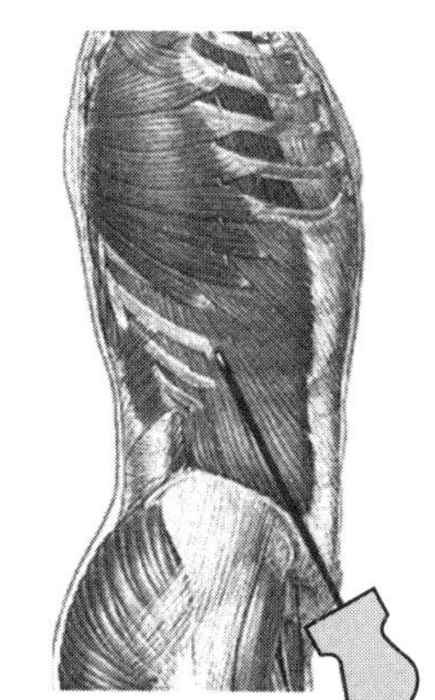

图 1-25　腹外斜肌起点损伤针刀松解

②松解腹外斜肌止点损伤（图 1-26）

a. 第一支针刀松解腹外斜肌髂嵴中份止点　在髂嵴中份压痛点定位，刀口线与腹外斜肌走行一致，针刀经皮肤、皮下组织，直达髂嵴骨面，在骨面上左右前后铲剥 3 刀，范围 0.5cm。然后贴骨面向髂嵴内缘进针刀 0.5cm，调转刀口线 90°，在骨面上左右前后铲剥 3 刀，范围 0.5cm，以松解相邻腹内斜肌的粘连。

b. 第二支针刀松解腹外斜肌髂嵴前份止点　在髂嵴前份压痛点定位，刀口线与腹外斜肌走行一致，针刀经皮肤、皮下组织，直达髂嵴前部骨面，在骨面上左右前后铲剥 3 刀，范围 0.5cm。

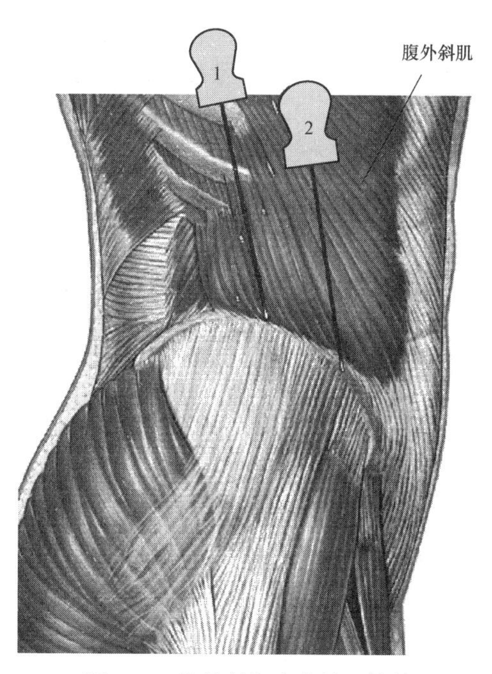

图 1-26　腹外斜肌止点针刀松解

（7）注意事项

①起点松解时，针刀一定在肋骨面上操作，如果进肋间隙，可引起胸腹腔重要器官的损伤。

②止点松解时，由于腹外斜肌和腹内斜肌止点很近，腹外斜肌损伤时，常引起附近的腹内斜肌止点也有损伤，故针刀在髂嵴上操作，松开腹外斜肌粘连以后，针刀贴骨面向髂嵴内缘进针刀 0.5cm，调转刀口线 90°，在骨面上左右前后铲剥 3 刀，范围 0.5cm，以松解相邻腹内斜肌的粘连。

5 针刀术后手法治疗

嘱患者垂直站立，两腿分开，弯腰并向健侧旋转 2 次。

十五、髂腰韧带损伤

1 范围

本《规范》规定了髂腰韧带损伤的诊断和治疗。

本《规范》适用于髂腰韧带损伤的诊断和治疗。

2 术语和定义

下列术语和定义适用于本规范。

髂腰韧带损伤（Iliolumbar ligament injury） 本病在临床上较为多见，但由于髂腰韧带因在第四、五腰椎横突和髂嵴内侧之间，有骨性组织覆盖。病变后，疼痛部位较深，且触压不到，给诊断和治疗带来一定的困难，多因诊断不够明确而被误诊。

3 诊断

3.1 临床表现

第五腰椎两侧或一侧深在性疼痛，患者只能指出疼痛部位，而指不出明显的痛点。腰部屈伸、侧屈、旋转活动受限。搬重物时容易引起剧痛。

3.2 诊断标准

（1）有腰部的外伤史或劳损史。

（2）在第四腰椎和第五腰椎外侧缘和髂骨内嵴之间的髂腰角处有深在性压痛。

（3）令患者正坐，向患侧背后转身，引起髂腰韧带处疼痛加剧。

（4）排除其他疾病。

4 针刀治疗

4.1 治疗原则

依据针刀医学人体弓弦力学系统及疾病病理构架的网眼理论，髂腰韧带损伤后，引起粘连、瘢痕和挛缩，造成髂腰的力学平衡失调，而产生上述临床表现。在慢性期急性发作时，病变组织有水肿渗出刺激神经末梢使症状加剧。髂腰韧带损伤的部位主要是髂腰韧带的起点和止点，用针刀将其粘连松解、切开瘢痕，使髂腰部的力学平衡得到恢复。

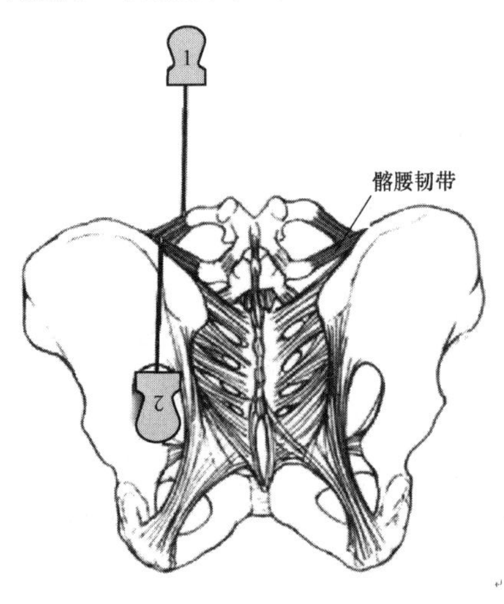

图 1-27 髂腰韧带针刀松解

4.2 操作方法

（1）体位 俯卧位。

（2）体表定位 L_4、L_5横突，髂嵴后份。

（3）消毒 在施术部位，用碘伏消毒 2 遍，然后铺无菌巾，使治疗点正对洞巾中间。

（4）麻醉 用 1%利多卡因局部浸润麻醉，每个治疗点注药 1ml。

（5）刀具 Ⅰ型 4 号直形针刀。

（6）针刀操作（图 1-27）

①第一支针刀松解髂腰韧带起点 以 L_4 横突为例。摸准 L_4 棘突顶点，在 L_4 棘突顶点旁开 3cm 处定位。刀口线与脊柱纵轴平行，针刀经皮肤、皮下组织，直达横突骨面，刀体向外移动，当有落空感时，即到 L_4 横突尖，在此用提插刀法切割横突尖的粘连、

瘢痕 3 刀，深度 0.5cm，以松解髂腰韧带起点、竖脊肌、腰方肌及胸腰筋膜。

②第二支针刀松解髂腰韧带止点　在髂后上棘定位，刀口线与脊柱纵轴平行，针刀经皮肤、皮下组织，直达髂后上棘骨面，针刀贴髂骨骨板进针 2cm，后用提插刀法切割髂腰韧带的粘连、瘢痕 3 刀，深度 0.5cm。

5　针刀术后手法治疗

用拇指按压第五腰椎患侧，嘱患者向对侧过度弯腰 3 次即可。

十六、竖脊肌下段损伤

1　范围

本《规范》规定了竖脊肌下段的诊断和治疗。

本《规范》适用于竖脊肌下段的诊断和治疗。

2　术语和定义

下列术语和定义适用于本规范。

竖脊肌下段损伤（Paraspinal muscle injury in the lower）　本病是腰肌劳损中的一种表现形式，依据针刀医学关于人体弓弦力学系统及疾病病理构架的网眼理论，竖脊肌下段损伤后，引起粘连、瘢痕和挛缩，造成腰骶部的力学平衡失调，产生腰骶部疼痛、弯腰困难等临床表现。

3　诊断

3.1　临床表现

腰骶部疼痛，弯腰困难，不能久坐和久立，不能持续做脊柱微屈体位的工作。患者喜欢用手或桌子的一角顶压腰骶部的疼痛部位。严重者上下床均感困难，生活不能自理。

3.2　诊断标准

（1）腰骶部有劳损史或暴力损伤史。

（2）骶骨或髂骨背部竖脊肌附着点处疼痛，且有压痛点。

（3）腰椎横突尖部或棘突下缘有疼痛和压痛。

（4）拾物试验阳性。

（5）让患者主动弯腰会使上述一些痛点疼痛明显加剧。

4　针刀治疗

4.1　治疗原则

针刀整体松解竖脊肌起点的粘连、瘢痕、挛缩和堵塞，使腰骶部的力学平衡得到恢复。

4.2　操作方法

（1）体位　让患者俯卧于治疗床上，肌肉放松。

（2）体表定位　竖脊肌起点、骶髂部压痛点。

（3）消毒　在施术部位，用碘伏消毒 2 遍，然后铺无菌巾，使治疗点正对洞巾中间。

（4）麻醉　用 1%利多卡因局部浸润麻醉，每个治疗点注药 1ml。

（5）刀具　Ⅰ型 4 号直形针刀。

（6）针刀操作（图 1-28）

①第一支针刀松解竖脊肌骶骨第三棘突结节　刀口线与脊柱纵轴平行，针刀经皮肤、皮下组织，直达骶正中嵴骨面，在骨面上纵疏横剥 3 刀，范围不超过 0.5cm。然后，贴骨面向两侧分别用提插刀法切割 3 刀，深度不超过 0.5cm。

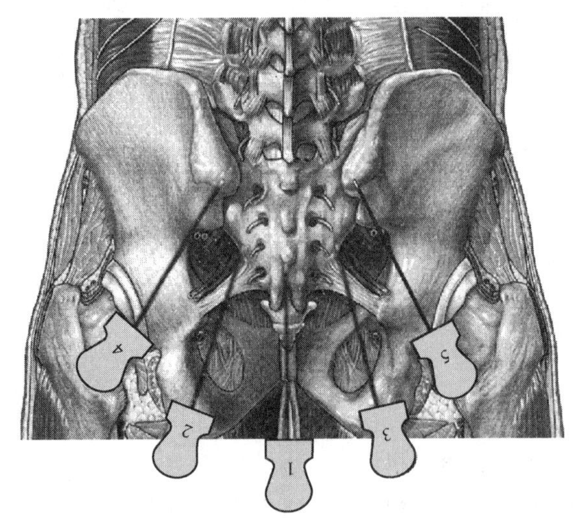

图 1-28　竖脊肌起点针刀松解

②第二支针刀松解竖脊肌骶骨背面左侧起点　在第一支针刀向左侧旁开 3cm，在此定位，从骶骨背面进针刀，刀口线与脊柱纵轴平行，针刀经皮肤、皮下组织，直达骶骨骨面，在骨面上纵疏横剥 3 刀，范围不超过 0.5cm。

③第三支针刀松解竖脊肌骶骨背面右侧起点　在第一支针刀向右侧旁开 3cm，在此定位，针刀操作方法参照第二支针刀。

④第四支针刀松解竖脊肌髂嵴背左内侧和左骶外侧嵴起点（骶髂部压痛点）　在第一支针刀松解竖脊肌骶正中嵴起点的基础上，从骶正中嵴左侧旁开 4cm，在此定位，从骶骨背面进针刀，刀口线与脊柱纵轴平行，针刀经皮肤、皮下组织，直达骶骨骨面，在骨面上纵疏横剥 3 刀，范围不超过 0.5cm。

⑤第五支针刀松解竖脊肌髂嵴背右内侧和右骶外侧嵴起点（骶髂部压痛点）　在第一支针刀松解竖脊肌骶正中嵴起点的基础上，从骶正中嵴右侧旁开 4cm，在此定位，从骶骨背面进针刀，刀口线与脊柱纵轴平行，针刀经皮肤、皮下组织，直达骶骨骨面，在骨面上纵疏横剥 3 刀，范围不超过 0.5cm。

5　针刀术后手法治疗

针刀术后进行手法治疗，嘱患者腰部过度屈曲 2 次。

第二节　上肢部软组织损伤

一、肩周炎

1　范围

本《规范》规定了肩关节周围炎的诊断和治疗。

本《规范》适用于肩关节周围炎的诊断和治疗。

2　术语和定义

下列术语和定义适用于本规范。

肩关节周围炎（Scapulohumeral periarthritis）　本病简称肩周炎，又称冻结肩，俗称肩凝症、五十肩、漏肩风。本病好发于 50 岁左右的人群，女性高于男性，多见于体力劳动者。肩关节活动时疼痛、功能受限为其主要临床表现。其基本病因是肩关节周围软组织的广泛粘连和瘢痕所致。

3　诊断

3.1　临床表现

3.1.1　症状

患者主诉肩部疼痛，活动时疼痛加剧，严重者肩关节的任何活动都受限制。某些患者的疼痛在夜间会加重，影响睡眠。

3.1.2　体征

肩关节肱二头肌短头的附着点喙突处、肩胛下肌在小结节止点处、肱二头肌长头经过结节间沟处、小圆肌的止点有明显压痛。

3.2　诊断标准

（1）患者多为 50 岁左右，以妇女多见。

（2）肩部疼痛，一般时间较长，且为渐进性。

（3）多无外伤史（有外伤史者多为肩关节陈旧性损伤）。

（4）肩部活动时，三角肌、冈上肌出现明显的肌肉痉挛，后期肩部外展、后伸功能受限。

（5）肩关节前后位 X 线片骨质无异常。

4　针刀治疗

4.1　治疗原则

依据针刀医学关于人体弓弦力学系统及疾病病理构架的网眼理论，针刀整体松解肩关节周围关键的粘连、瘢痕组织，恢复肩关节的力学平衡。

4.2　操作方法

4.2.1　第一次“C”形针刀整体松解术

（1）术式设计　从肩胛骨喙突中点横行向外经肱骨结节间沟，再向后最终到达腋窝皱折上方 5cm 的连线，恰似一个横“C”形，从前到后，“C”形线上分布有肱二头肌短头起点——喙突点；肩胛下肌止点——小结节点；肱二头肌长头腱结节间沟的骨纤维管道部——肱骨结节间沟点；小圆肌止点——肱骨大结节下面。

（2）体位　端坐位。

（3）体表定位　①喙突点。②肱骨小结节点。③肱骨结节间沟点。④肱骨大结节后面。将选定的治疗点用定点笔标明（图 1-29）。

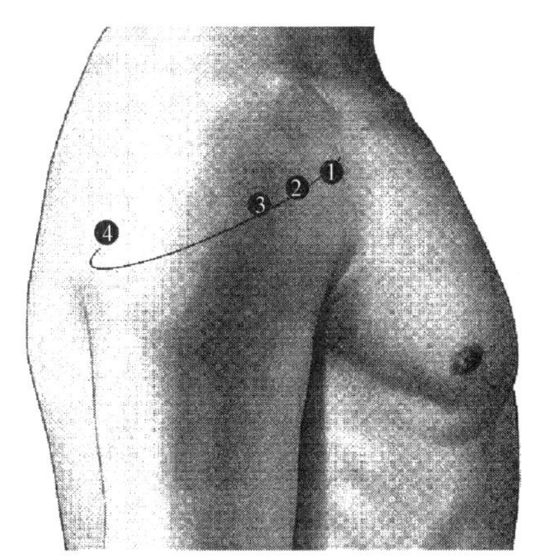

图 1-29　肩关节“C”形针刀松解术体表定位

（4）消毒　在施术部位，用碘伏消毒 2 遍，然后铺无菌巾，使治疗点正对洞巾中间。

（5）麻醉　用 1%利多卡因局部浸润麻醉，每个治疗点注药 1ml。

（6）刀具　Ⅰ型 4 号直行针刀。

（7）针刀操作（图 1-30）

①第一支针刀松解肱二头肌短头的起点——喙突顶点的外 1/3 处　针刀体与皮肤垂直，刀口线与肱骨长轴一致，按四步进针规程进针刀，直达喙突顶点外 1/3 骨面，纵疏横剥 3 刀，范围 0.5cm。

②第二支针刀松解肩胛下肌止点——肱骨小结节点　针刀体与皮肤垂直，刀口线与肱骨长轴一致，按四步进针规程进针刀，直达肱骨小结节骨面，纵疏横剥 3 刀，范围 0.5cm。

③第三支针刀松解肱二头肌长头在结节间沟处的粘连　针刀体与皮肤垂直，刀口线与肱骨长轴一致，按四步进针规程进针刀，直达肱骨结节间沟前面的骨面，先用提插刀法提插松解 3 刀，切开肱横韧带，然后顺结节间沟前壁，向后做弧形铲剥 3 刀。

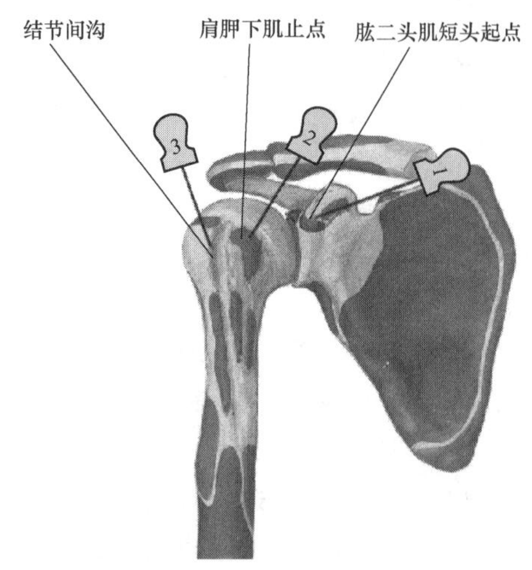

图 1-30　肩关节“C”形针刀松解部位（1）

④第四支针刀松解小圆肌止点——肱骨大结节后下方　针刀体与皮肤垂直，刀口线与肱骨长轴一致，按四步进针规程进针刀，达肱骨大结节后下方的小圆肌止点，用提插刀法提插松解 3 刀（图 1-31）。

出针刀后，全部针眼处创可贴覆盖。

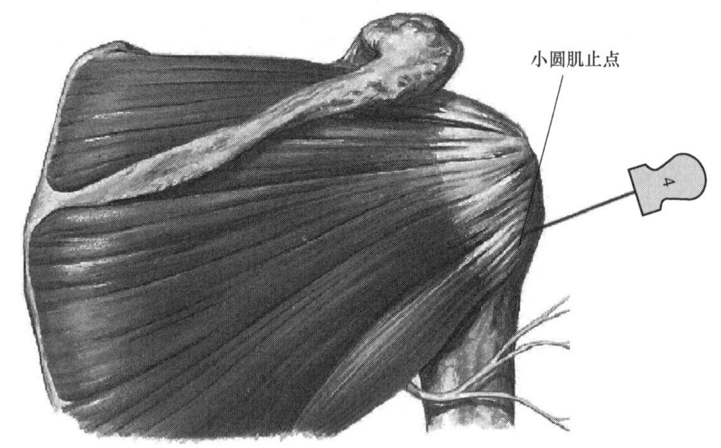

图 1-31　肩关节“C”形针刀松解部位（2）

（8）注意事项

①喙突处松解　喙突顶点范围只有 0.8cm 左右，但却有 5 个肌肉、韧带的起止点，针刀对肩周炎的喙突松解部位位于喙突的外 1/3 处，以松解到肱二头肌短头的起点。如果在中 1/3 或者内 1/3 松解，则难以起效，还可能损伤其他组织。

②防止头静脉损伤　头静脉起于手背静脉网的桡侧，沿前臂桡侧、上行至肘窝，在肱二头肌外侧沟内继续上行，经过三角肌胸大肌间沟，再穿锁胸筋膜汇入腋静脉或者锁骨下静脉。在做肱骨小结节处肩胛下肌止点松解及肱骨结节间沟处肱二头肌长头起点松解时，表面是头静脉的走行路线。预防头静脉损伤的方法是先摸清楚三角肌胸大肌间沟，旁开 0.5cm 进针刀，严格按照四步进针规程进针刀，即可避免损伤头静脉。

4.2.2　第二次针刀松解三角肌的粘连瘢痕

对肩关节外展功能明显受限的患者，可松解三角肌的粘连瘢痕。

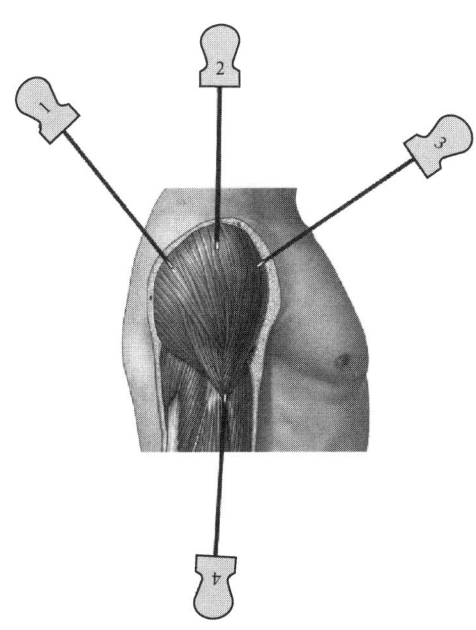

图 1-32　针刀松解三角肌的粘连瘢痕

（1）体位　端坐位。

（2）体表定位　三角肌前、中、后三束肌腹部及三角肌的止点。将选定的治疗点用定点笔标明。

（3）消毒　在施术部位，用碘伏消毒 2 遍，然后铺无菌巾，使治疗点正对洞巾中间。

（4）麻醉　用 1%利多卡因局部浸润麻醉，每个治疗点注药 1ml。

（5）刀具　Ⅰ型 4 号直形针刀。

（6）针刀操作（图 1-32）

①第一支针刀松解三角肌后束肌腹　针刀体与皮肤垂直，刀口线与肱骨长轴一致，按四步进针规程进针刀，针刀经皮肤、皮下组织、筋膜达三角肌肌腹的后束，纵疏横剥 3 刀，范围 0.5cm。

②第二支针刀松解三角肌中束肌腹针　刀体与皮肤垂直，刀口线与肱骨长轴一致，按四步进针规程进针刀，针刀经皮肤、皮下组织、筋膜达三角肌肌腹的中束，纵疏横剥 3 刀，范围 0.5cm。

③第三支针刀松解三角肌前束肌腹　针刀体与皮肤垂直，刀口线与肱骨长轴一致，按四步进针规程进针刀，针刀经皮肤、皮下组织、筋膜达三角肌肌腹的前束，纵疏横剥 3 刀，范围 0.5cm。

④第四支针刀松解三角肌止点　针刀体与皮肤垂直，刀口线与肱骨长轴一致，按四步进针规程进针刀，针刀经皮肤、皮下组织、筋膜，直达肱骨面三角肌的止点，纵疏横剥 3 刀，范围 1cm，刀下有紧涩感的，调转刀口线 90°，铲剥 3 刀，范围 0.5cm。

出针刀后，全部针眼创可贴覆盖。

5　针刀术后手法治疗

针刀术后应配合适当的手法治疗以增加疗效。以下 2 种手法可供选择：

5.1　上举外展手法

在仰卧位进行。医者站于患侧，患者应充分放松，左手按住患肩关节上端，右手托扶患肢肘关节，嘱患者尽量外展上举患肢，当达到最大限度，不能再上举时，右手迅速向上提拉肘关节，可听到患肩关节有“喀叭”的撕裂声，推弹速度必须要快，待患者反应过来时，手法已结束。

5.2　后伸内收手法

在坐位进行。医生站在患者背后，单膝顶在患者的脊背中央，双手握住患者的双肘关节，向后牵引到最大位置时，再向肩关节后内方弹压 1 次。

二、冈上肌损伤

1　范围

本《规范》规定了冈上肌损伤的诊断和治疗。

本《规范》适用于冈上肌损伤的诊断和治疗。

2　术语和定义

下列术语和定义适用于本规范。

冈上肌损伤（Supraspinatus muscle injury）　冈上肌位于肩关节囊中，是肩部应力集中的交叉点，故此肌常发生损伤。摔跤、抬重物，或其他体力劳动均可成为病因。损伤的部位绝大多在此肌起止点。

3 诊断

3.1 临床表现

外伤后，冈上肌发生肌腱断裂，有剧烈疼痛，肩关节外展受限（仅能达到 70°）。急慢性均有此临床表现。慢性期，有持续性疼痛，受凉加重，甚至影响睡眠。

3.2 诊断标准

（1）患者有明确的冈上肌外伤史或间接造成冈上肌受损的病史。

（2）在冈上肌肌腱或肌腹处有明显的压痛点。

（3）患者自主外展患侧上肢，引起压痛点处的疼痛加剧。

4 针刀治疗

4.1 治疗原则

依据针刀医学关于人体弓弦力学系统及疾病病理构架的网眼理论，运用针刀将其在骨面附着点处的粘连松解、切开瘢痕，使冈上肌的力学平衡得到恢复。

4.2 操作方法

（1）体位　端坐位。

（2）体表定位　冈上肌起点与止点。

（3）消毒　在施术部位，用碘伏消毒 2 遍，然后铺无菌巾，使治疗点正对洞巾中间。

（4）麻醉　用 1%利多卡因局部浸润麻醉，每个治疗点注药 1ml。

（5）刀具　Ⅰ型 4 号直形针刀。

（6）针刀操作（图 1-33）

①第一支针刀松解冈上肌起点　在冈上肌起点定位，刀口线与冈上肌纤维走行一致，针刀体与皮肤呈 90° 角，按针刀四步进针规程进针刀，经皮肤、皮下组织，达冈上窝骨面，纵疏横剥 3 刀。

②第二支针刀松解冈上肌止点　在肱骨大结节冈上肌止点处定位，刀口线与冈上肌肌纤维方向一致，针刀体与皮肤呈 90° 角，按针刀四步进针规程进针刀，直达骨面，纵疏横剥 3 刀。

③出针刀后，创可贴覆盖针眼。

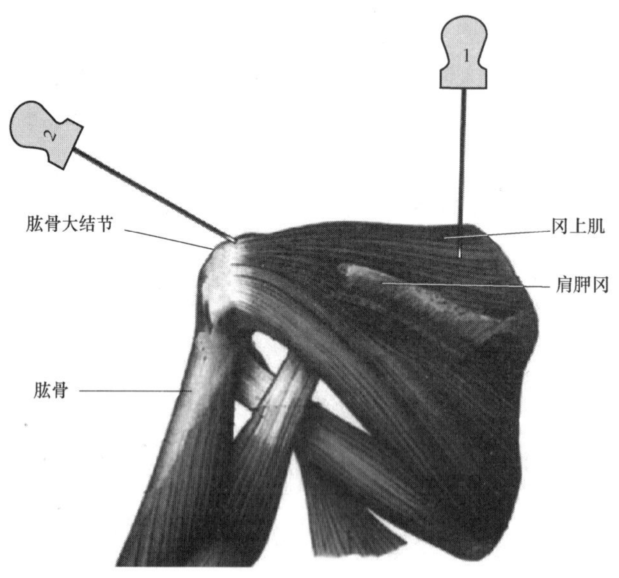

图 1-33　冈上肌损伤针刀松解

5　针刀术后手法治疗

（1）针刀术后，患者正坐位，在肩关节下垂并稍内收的姿势下，稍外展肩关节，医生一手托肘上部，一手在冈上肌处用大拇指按压 2 次，并过度内收患侧上肢 1 次，以牵拉冈上肌。

（2）患者正坐位，医生立于患者患侧与患者并排，面向前。医生以左手前臂自后侧插于患者腋下，右手持患者手腕，两手做对抗牵引。牵引时，将前臂向前旋转，徐徐下落。医生两膝分开屈曲，将患侧腕部夹于两膝之间。同时，医生用插于腋下的左前臂将患者上臂向外侧牵拉，使肱骨大结节突出。用右手拇指掌面压于肱骨大结节前下方，用力向后上部按揉、弹拨冈上肌肌腱。与此同时，两腿松开夹住的手腕，医生两手握住患者手腕向上拔伸，分别向前、后活动其肩关节 3 次。

三、冈下肌损伤

1　范围

本《规范》规定了冈下肌损伤的诊断和治疗。

本《规范》适用于冈下肌损伤的诊断和治疗。

2　术语和定义

下列术语和定义适用于本规范。

冈下肌损伤（Infraspinatus muscle injury）　本病在临床较为常见，且损伤多位于该肌起点。慢性期疼痛非常剧烈，患者常诉在肩胛冈下有钻心样疼痛。

3　诊断

3.1　临床表现

损伤初期，在冈下窝及肱骨大结节处多有明显胀痛，若在冈下肌起始部损伤，冈下窝处常发作钻心样疼痛。上肢活动受限，若被动活动患侧上肢，有时会引起冈下肌痉挛性疼痛。

3.2　诊断标准

（1）患者有明确的冈下肌外伤史或间接引起冈下肌损伤的病史。

（2）在冈下窝和肱骨大结节处疼痛且有压痛。

（3）让患者上肢自主内收外旋，引起疼痛加剧，或根本不能完成此动作。

4　针刀治疗

4.1　治疗原则

冈下肌损伤的部位主要是冈下窝、该肌在肱骨大结节上的止点。用针刀将其附着处的粘连松解、切开瘢痕，使冈下肌的力学平衡得到恢复。

4.2　操作方法

（1）体位　端坐位。

（2）体表定位　冈下肌起点与止点。

（3）消毒　在施术部位，用碘伏消毒 2 遍，然后铺无菌巾，使治疗点正对洞巾中间。

（4）麻醉　用 1%利多卡因局部浸润麻醉，每个治疗点注药 1ml。

（5）刀具　Ⅰ型 4 号直形针刀。

（6）针刀操作（图 1-34）

①第一支针刀松解冈下肌起点　刀口线和冈下肌肌纤维平行，针刀体和肩胛骨平面成 90° 角，按针刀四步进针规程进针刀，达骨面后，纵疏横剥 3 刀，范围 0.5cm。

②第二支针刀松解冈下肌止点　刀口线与冈下肌肌纤维方向一致，针刀体与皮肤呈 90° 角，按针刀四步进针规程进针刀，直达肱骨大结节后面骨面，纵疏横剥 3 刀，范围 0.5cm。

③出针刀后，创可贴覆盖针眼。

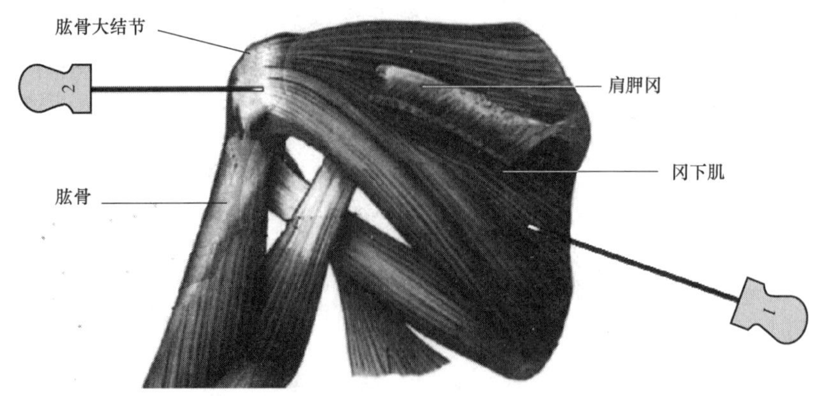

图 1-34　冈下肌损伤针刀松解

5　针刀术后手法治疗

应用阻抗抬肩手法：患者端坐位，医生用手掌压住患侧肘关节，嘱患者用力抬肩，当抬到最大位置时，医生突然放开按压的手掌，使冈下肌最大限度地收缩，1 次即可。

四、小圆肌损伤

1　范围

本《规范》规定了小圆肌损伤的诊断和治疗。

本《规范》适用于小圆肌损伤的诊断和治疗。

2　术语和定义

下列术语和定义适用于本规范。

小圆肌损伤（Teres minor muscle injury）　本病多见于投掷运动时引起局部急性损伤，人体在修复过程中形成粘连、瘢痕、挛缩和堵塞，影响肩关节功能。

3　诊断

3.1　临床表现

肩背部疼痛或酸痛，严重者伤侧不能卧位，在肩胛骨外缘该肌肌腹部会发生隆起、变硬，且压痛明显，以肱骨大结节后方小圆肌止点处的压痛为主。

3.2　诊断标准

（1）患者有明确的小圆肌损伤病史。

（2）肩胛骨外缘该肌肌腹变硬，压痛明显。

（3）将肩关节过度外展时，可于该肌触及条索状异物，按之可有疼痛。

4　针刀治疗

4.1　治疗原则

依据针刀医学关于慢性软组织损伤的理论，用针刀将其附着处及肌腹部的粘连松解、瘢痕刮除，使小圆肌的动态平衡得到恢复。

4.2　操作方法

（1）体位　端坐位。

（2）体表定位 肩胛骨外缘，肱骨大结节后下方。

（3）消毒 施术部位用活力碘消毒 2 遍，然后铺无菌洞巾，使治疗点正对洞巾中间。

（4）麻醉 1%利多卡因局部麻醉。

（5）刀具 使用 I 型针刀。

（6）针刀操作（图 1-35）

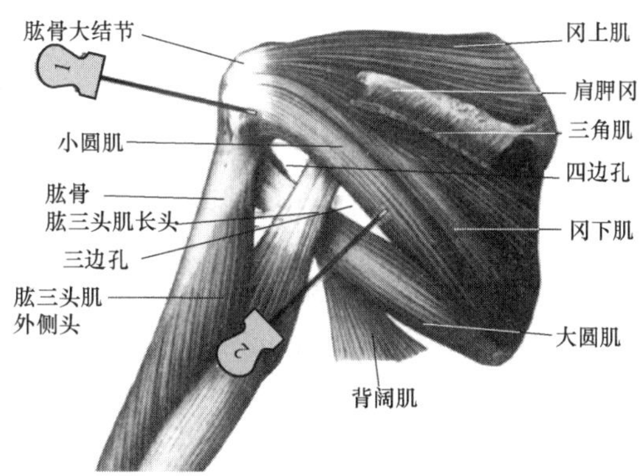

图 1-35 小圆肌损伤针刀松解

①第一支针刀松解小圆肌止点 刀口线和小圆肌肌纤维平行，针刀体与皮肤垂直，按针刀四步进针规程进针刀，经皮肤、皮下组织、筋膜、肌肉，达肱骨面后，铲剥 2～3 刀，范围不超过 0.5cm。

②第二支针刀松解小圆肌肌腹部 刀口线与小圆肌肌纤维方向一致，针刀体与皮肤垂直，按针刀四步进针规程进针刀，经皮肤、皮下组织、筋膜，达小圆肌腹部，纵疏横剥 2～3 刀，范围不超过 1cm。

③术毕，拔出针刀，局部压迫止血 3 分钟后，创可贴覆盖针眼。

5 针刀术后手法治疗

应用阻抗抬肩手法。患者端坐位，医生用手掌压住患侧肘关节，嘱患者用力抬肩，当抬到最大位置时，医生突然放开按压的手掌，使小圆肌最大限度地收缩。1 次即可。

五、肱二头肌短头肌腱炎

1 范围

本《规范》规定了肱二头肌短头肌腱炎的诊断和治疗。

本《规范》适用于肱二头肌短头肌腱炎的诊断和治疗。

2 术语和定义

下列术语和定义适用于本规范。

肱二头肌短头肌腱炎（Short head biceps tendinitis） 肱二头肌是上肢屈肌，由于肘关节频繁的屈伸、后旋，易发生劳损。

3 诊断

3.1 临床表现

患者多表现为肩部喙突处疼痛，也可蔓延到全肩部疼痛，肩关节外展后伸活动时疼痛加剧，内收、内旋位时疼痛可以缓解。随着疼痛的发展，肩关节逐渐僵硬，活动功能障碍，肩臂上举、外展、后伸及旋后摸背功能受限。

3.2 诊断标准

（1）肩部有急慢性损伤史。

（2）在喙突处有明显疼痛和压痛。

（3）上肢后伸，摸背和上举受限。

（4）注意和肩周炎及肩部其他软组织损伤疾患相鉴别。

（5）X线检查排除肩部其他病变。

4 针刀治疗

4.1 治疗原则

依据针刀医学关于人体弓弦力学系统及疾病病理构架的网眼理论，肱二头肌短头肌腱起点损伤后导致起点处发生粘连、瘢痕和挛缩，同时造成喙突部位相邻组织如喙肱肌、胸小肌的粘连瘢痕，引起肩关节的力学平衡失调，产生上述临床表现。在慢性期急性发作时，有水肿渗出刺激神经末梢，使上述临床表现加剧。肱二头肌短头肌腱损伤的主要部位是该肌腱在喙突外1/3处。用针刀将其附着点处的粘连松解、切开瘢痕，使局部的力学平衡得到恢复，该病即可得到治愈。

4.2 操作方法

（1）体位　端坐位。

（2）体表定位　肱二头肌短头起点的压痛点—喙突点。

（3）消毒　在施术部位，用碘伏消毒2遍，然后铺无菌巾，使治疗点正对洞巾中间。

（4）麻醉　用1%利多卡因局部浸润麻醉，每个治疗点注药1ml。

（5）刀具　Ⅰ型4号直行针刀。

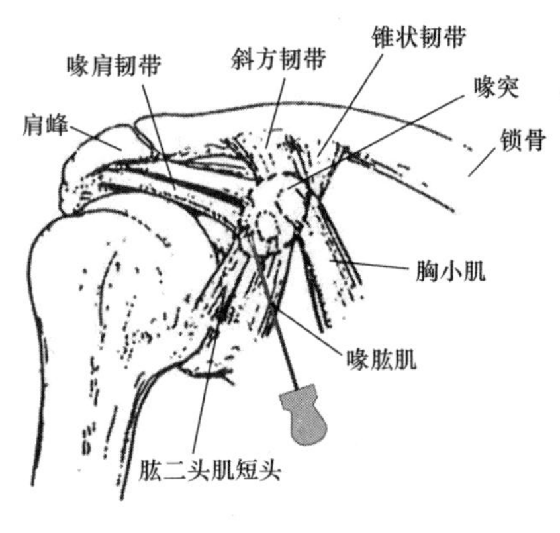

图1-36　肱二头肌短头起点针刀松解

（6）针刀操作（图1-36）　针刀松解肱二头肌短头的起点即喙突顶点的外1/3处：指压喙突压痛点，针刀体与皮肤垂直，刀口线与肱骨长轴一致，按针刀四步进针规程进针刀，直达喙突顶点外1/3骨面，纵疏横剥2刀，范围不超过0.5cm，然后针刀再向内下方向提插3刀，以松解肱二头肌短头与喙肱肌的粘连瘢痕。出针刀后，创可贴覆盖针眼。

5 针刀术后手法治疗

针刀术后，将肘关节屈曲，肩关节外展、后伸、略外旋，在肱二头肌短头肌腱拉紧的情况下，用另一手拇指在喙突部用弹拨理筋法。接着在局部按压5分钟，再摇动肩关节。治疗后，应鼓励患者做肩关节功能锻炼。

六、肱二头肌长头腱鞘炎

1 范围

本《规范》规定了肱二头肌长头肌腱炎的诊断和治疗。

本《规范》适用于肱二头肌长头肌腱炎的诊断和治疗。

2 术语和定义

下列术语和定义适用于本规范。

肱二头肌长头腱鞘炎（Biceps tendinitis）　本病是一种常见病，可影响患侧上肢提物和外展。此病发病缓慢，多为摩擦劳损所致，且迁延难愈。

3　诊断

3.1　临床表现

患病初期患肢活动时，在肩前内下方，约肩峰下 3cm 处，相当于肱骨结节间沟处疼痛不适。随病程的延长，症状逐渐加剧，疼痛明显，上肢活动受限，患肢携物、外展、内旋时，症状加剧，有时局部尚有轻度肿胀。

3.2　诊断标准

（1）有劳损史或外伤史。

（2）在肩前偏内下方约 3cm 处有疼痛或压痛。

（3）自主屈曲肘关节后，外旋、内旋上臂引起疼痛加剧。

（4）X 线检查排除肩部其他疾病。

4　针刀治疗

4.1　治疗原则

依据针刀医学关于人体弓弦力学系统及疾病病理构架的网眼理论，肱二头肌长头狭长的腱在上肢活动时，在骨纤维管道内上下滑动，当异常应力引起肱二头肌的运动状态改变，就可以引起肌腱在腱鞘内活动受限，引起临床表现。用针刀切开部分肱横韧带处的粘连瘢痕松解，使肱二头肌长头的力学平衡得到恢复，此病即可得到治愈。

4.2　操作方法

（1）体位　端坐位。

（2）体表定位　肩关节肱骨结节间沟处的压痛点。

（3）消毒　在施术部位，用碘伏消毒 2 遍，然后铺无菌巾，使治疗点正对洞巾中间。

（4）麻醉　用 1%利多卡因局部浸润麻醉，每个治疗点注药 1ml。

（5）刀具　Ⅰ型 4 号直形针刀。

（6）针刀操作（图 1-37）

针刀松解肱横韧带处的粘连和瘢痕，以结节间沟的压痛点为进针刀点，刀口线方向和肱二头肌长头方向平行，针体与皮肤呈 90° 垂直，按针刀四步进针规程进针刀，达结节间沟骨面，沿结节间沟前、后壁向后、向前分别铲剥 3 刀，以切开部分肱横韧带的粘连和挛缩。出针刀后，创可贴覆盖针眼。

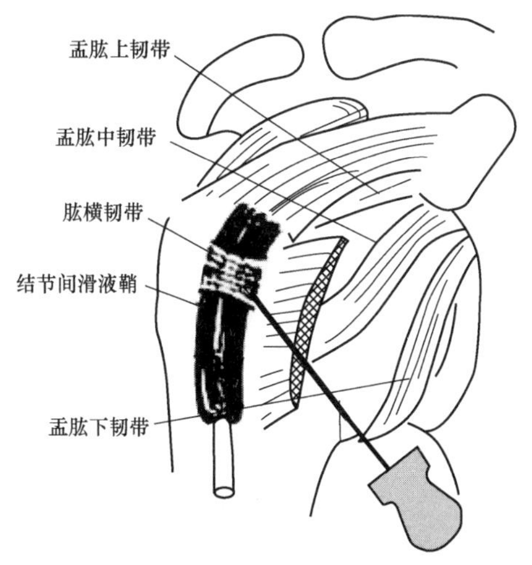

图 1-37　肱横韧带针刀松解

5　针刀术后手法治疗

针刀术后，用推、按、擦法作用于肩前部肱二头肌长头肌腱处，或于局部轻轻弹拨。令患者屈曲肘关节，医生握住患肢腕上部做对抗牵拉，将患肢拉至伸直位。

七、三角肌滑囊炎

1　范围

本《规范》规定了三角肌滑囊炎的诊断和治疗。

本《规范》适用于三角肌滑囊炎的诊断和治疗。

2　术语和定义

下列术语和定义适用于本规范。

三角肌滑囊炎（Deltoid bursitis） 外伤和劳损均可导致三角肌滑囊炎，因该滑液囊位于三角肌深面，痛点较深，患者主诉含糊，触诊不清楚，临床也常将三角肌滑囊炎误诊为肩周炎。

3 诊断

3.1 临床表现

患者主诉肩部酸痛不适，上肢上举、外展困难。慢性期，患者活动上肢时，肩部有摩擦音和弹响声。

3.2 诊断标准

（1）有外伤史和劳损史。

（2）在肩峰下滑囊下缘、肩关节下缘有摩擦音或弹响声。

（3）肩关节下缘三角肌中上部有轻度高起，皮肤发亮。

（4）让患侧上肢主动外展上举，可使患者肩部疼痛加重而拒绝做此动作。

4 针刀治疗

4.1 治疗原则

依据针刀医学关于人体弓弦力学系统及疾病病理构架的网眼理论，三角肌滑囊属于人体弓弦力学系统的辅助结构，滑囊损伤后，形成瘢痕堵塞滑囊，造成关节囊代谢障碍而产生上述临床表现。用针刀将滑囊切开，排出囊内液体，即可疏通堵塞，治愈该病。

4.2 操作方法

（1）体位　端坐位。

（2）体表定位　肩关节外侧明显隆起处、三角肌腹部的压痛点。

（3）消毒　在施术部位，用碘伏消毒 2 遍，然后铺无菌巾，使治疗点正对洞巾中间。

（4）麻醉　用 1%利多卡因局部浸润麻醉，每个治疗点注药 1ml。

（5）刀具　Ⅰ型 4 号直形针刀。

（6）针刀操作（图 1-38）　在定位处进针刀，针刀体与皮肤呈 90° 角，刀口线和三角肌纤维走向平，按针刀四步进针规程进针刀，当穿过三角肌时，有较明显的落空感，即到达三角肌滑囊，在此纵疏横剥 3 刀，范围 0.5cm。出针刀后，创可贴覆盖针眼。

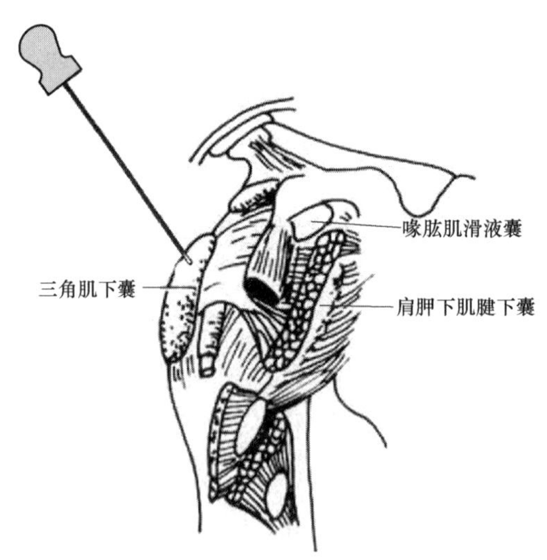

图 1-38　三角肌滑囊炎针刀松解

（7）注意事项　针刀在滑囊处剥离，不能到达骨面，否则影响疗效。

5 针刀术后手法治疗

用手指垂直下压滑囊，使囊内的滑液向四周扩散。

八、肱骨外上髁炎

1　范围

本《规范》规定了肱骨外上髁炎的诊断和治疗。

本《规范》适用于肱骨外上髁炎的诊断和治疗。

2　术语和定义

下列术语和定义适用于本规范。

肱骨外上髁炎（External humeral epicondylitis）　一般认为，伸肌总腱起始部（即肱骨外上髁部）的损伤或撕裂所产生的无菌性炎症，是引起本病的主要原因。也有学者认为，该病是肱骨外上髁部伸肌总腱起始处的慢性肌筋膜炎，还有学者通过开放性手术观察到穿出伸肌总腱处的血管、神经束受到卡压是本病的病因。

3　诊断

3.1　临床表现

一般起病缓慢，因急性损伤而发病者较为少见。发病后疼痛涉及肩前部和前臂，局部有时会出现轻度的肿胀，活动前臂后疼痛加重，不能做握拳、旋转前臂动作，握物无力，严重者握在手中的东西会自行掉落。

3.2　诊断标准

①一般无明显外伤史，但常见于有经常使用前臂活动的劳损史。

②肘关节旋转活动受限，肱骨外上髁处压痛明显。

③旋臂屈腕试验阳性。

4　针刀治疗

4.1　治疗原则

依据针刀医学关于人体弓弦力学系统及疾病病理构架的网眼理论，肱骨外上髁附着的肌腱损伤后引起代偿性的自我修复和自我调节，形成局部的粘连、瘢痕和挛缩，造成局部的力学平衡失调，产生临床表现。在慢性期急性发作时，有水肿渗出刺激神经末梢，而使上述临床表现加剧，用针刀将损伤的肌腱粘连松解、切开瘢痕，使局部的力学平衡得到恢复，此病可得到治愈。

4.2　操作方法

（1）体位　坐位，将肘关节屈曲 90° 平放于治疗桌面上。

（2）体表定位　肱骨外上髁顶点，肱骨外上髁远端 2cm 做伸指伸腕动作，找到桡侧腕长伸肌、桡侧腕短伸肌间隙定第二点，桡侧腕短伸肌与指总伸肌肌间隙定第三点。

（3）消毒　在施术部位，用碘伏消毒 2 遍，然后铺无菌巾，使治疗点正对洞巾中间。

（4）麻醉　用 1%利多卡因局部浸润麻醉，每个治疗点注药 1ml。

（5）刀具　Ⅰ型 4 号直形针刀。

（6）针刀操作（图 1-39）

①第一支针刀松解伸指伸腕肌总起点的粘连瘢痕　在肱骨外上髁压痛明显处定点，针刀刀口线和前臂纵轴方向一致，针体与皮肤呈 90° 垂直，严格按四步进针规程进针刀，针刀经皮肤、皮下组织，至肱骨外上髁顶点，先纵疏横剥 3 刀，然后向前沿肱骨外上髁前面的骨面紧贴骨面铲剥 3 刀，范围 0.5cm。

②第二支针刀松解桡侧腕长伸肌与桡侧腕短伸肌之间的粘连瘢痕　在第二定点处进针刀，针刀刀口线和前臂纵轴方向一致，针体与皮肤呈 90° 垂直，严格按四步进针规程进针刀，针刀经皮肤、皮下组织，达桡侧腕长伸肌与桡侧腕短伸肌肌间隙，纵疏横剥 3 刀，范围 0.5cm。

③第三支针刀松解桡侧腕短伸肌与指总伸肌之间的粘连瘢痕　在第三定点处进针刀，针刀刀口线和前臂纵轴方向一致，针体与皮肤呈 90° 垂直，严格按四步进针规程进针刀，针刀经皮肤、皮下组织，达

桡侧腕短伸肌与指总伸肌肌间隙，纵疏横剥 3 刀，范围 0.5cm。

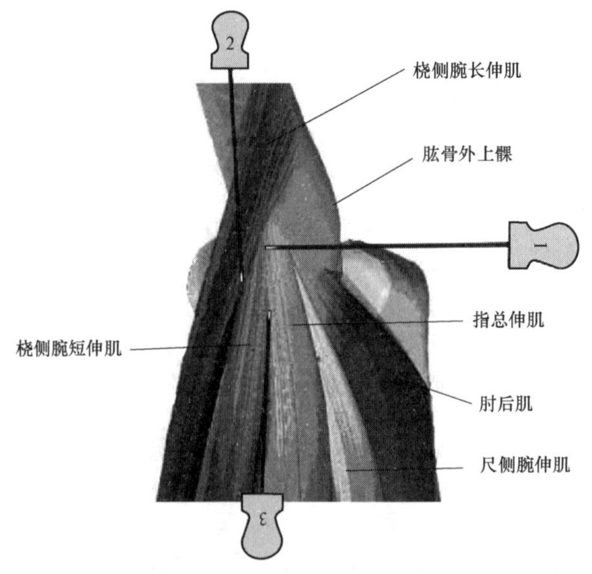

图 1-39　肱骨外上髁炎针刀松解

（7）注意事项　肱骨外上髁炎 3 次针刀治疗可痊愈，若 3 次针刀治疗后无明显疗效，就应考虑是否合并颈椎病，再仔细询问病史，检查患侧上肢有无感觉过敏或感觉迟钝，如有颈椎病等其他表现，应按颈椎病进行针刀治疗。

5　针刀术后手法治疗

患者正坐，医生坐于患者患侧，右手持患侧腕部使患者前臂处于旋后位，左手用屈曲的拇指端压于肱骨外上前方，其他四指放于肘关节内侧，医生以右手逐渐屈曲患者肘关节至最大限度，左手拇指用力按压患者肱骨外上前方，然后再伸直肘关节，同时医生左手拇指推至患肢桡骨头前面，沿桡骨头前外缘向后弹拨腕伸肌起点，术后患者有桡侧三指麻木感及疼痛减轻的现象。弹拨方法很多，亦可将患肢前臂旋后、屈肘，安置桌上，肘下垫以软物。医生以双手示指和中指将肱桡肌与伸腕肌向外扳，然后嘱患者将患侧前臂旋前，用拇指向外方推邻近桡侧腕长伸肌和桡侧腕短伸肌，反复数次。

九、肱桡关节滑囊炎

1　范围

本《规范》规定了肱桡关节滑囊炎的诊断和治疗。

本《规范》适用于肱桡关节滑囊炎的诊断和治疗。

2　术语和定义

下列术语和定义适用于本规范。

肱桡关节滑囊炎（Rachioradialis joint bursitis）　本病大多由肱桡关节滑液囊闭锁而成，因表现为肘部疼痛，常被误诊为肱骨外上髁炎。

3　诊断

3.1　临床表现

肘关节酸胀不适，夜间或休息时加重，变动体位也不能缓解，常影响睡眠。

3.2　诊断标准

（1）在肘关节横纹，肱二头肌腱与肱桡肌之间、肱骨外上髁前内侧和桡骨小头的内侧有压痛点。

（2）将上肢伸直，在肘关节的掌侧，桡骨粗隆处有明显压痛。
（3）肘关节运动功能正常。
（4）X 线检查，以排除肘关节骨质方面的病变。

4 针刀治疗

4.1 治疗原则

依据针刀医学关于慢性软组织损伤的理论和慢性软组织损伤病理构架的网眼理论，当肘关节伸直，前臂旋后位时，肱二头肌止点的应力集中，导致附着于肌肉止点附近的肱桡关节滑囊压力增高，引起肱二头肌止点与滑囊的粘连、瘢痕和挛缩，造成肘关节的力学平衡失调，从而出现一系列临床表现，针刀松解肱二头肌止点处的高应力点及与滑囊的粘连，此病可得到治愈。

4.2 操作方法

（1）体位　俯卧位，肩关节前屈 90°，肘关节保持伸直位并旋后。
（2）体表定位　肘关节平面，肱桡肌内侧深压痛点。
（3）消毒　在施术部位，用碘伏消毒 2 遍，然后铺无菌巾，使治疗点正对洞巾中间。
（4）麻醉　用 1%利多卡因局部浸润麻醉，每个治疗点注药 1ml。
（5）刀具　Ⅰ型 4 号直形针刀。
（6）针刀操作（图 1-40）　常规消毒铺巾，在定位点找到压痛最明显处，针刀刀口线和前臂纵轴方向一致，针体与皮肤呈 90°，按照针刀四步进针规程进针刀，针刀经皮肤、皮下组织，顺肌间隙，当刀下有韧性感时，即到达粘连点，先纵疏横剥 3 刀，范围 0.5cm，然后针刀达桡骨粗隆骨面肱二头肌止点处，纵疏横剥 3 刀，范围 0.5cm。5 天后还未愈，再做 1 次治疗。

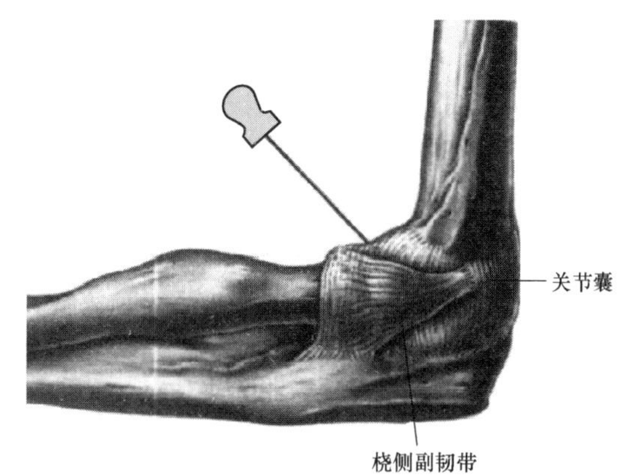

图 1-40　肱桡关节滑囊炎针刀松解

5 针刀术后手法治疗

过度伸肘关节 2 次。

十、肱骨内上髁炎

1 范围

本《规范》规定了肱骨内上髁炎的诊断和治疗。
本《规范》适用于肱骨内上髁炎的诊断和治疗。

2 术语和定义

下列术语和定义适用于本规范。

肱骨内上髁炎（Internal humeral epicondylitis） 本病常由损伤或劳损引起，表现为肱骨内上髁处及周围软组织疼痛。传统观念认为，本病多见于学生，又称学生肘。

3 诊断

3.1 临床表现

患者肘内侧疼痛，病情时轻时重。急性发作时，患肢肘关节屈曲和前臂旋前时疼痛加重，使肘关节活动受限，严重影响日常生活。

3.2 诊断标准

（1）多见于青壮年，有肘部急性损伤或肘部慢性劳损史。

（2）肱骨内上髁处有疼痛及压痛，有时可在肱骨内上髁处触及黄豆大小的硬性结节。

（3）肘关节屈曲和前臂用力旋前时，疼痛加剧。

4 针刀治疗

4.1 治疗原则

依据针刀医学关于人体弓弦力学系统及疾病病理构架的网眼理论，肱骨内上髁处附着的肌腱损伤后，引起粘连、瘢痕和挛缩，造成肘内侧端的力学平衡失调，产生上述临床表现。用针刀将肱骨内上髁附着点处的粘连松解、切开瘢痕，使肘内侧端的力学平衡得到恢复，此病可得到治愈。

4.2 操作方法

（1）体位　俯卧位，肩关节前屈 90°，肘关节屈曲 90°。

（2）体表定位　肱骨内上髁压痛明显处。

（3）消毒　在施术部位，用碘伏消毒 2 遍，然后铺无菌巾，使治疗点正对洞巾中间。

（4）麻醉　用 1%利多卡因局部浸润麻醉，每个治疗点注药 1ml。

（5）刀具　Ⅰ型 4 号直形针刀。

（6）针刀操作（图 1-41）　在定位点找到压痛最明显处，针刀刀口线和前臂纵轴方向一致，针体与皮肤呈 90°，按照四步进针规程进针刀，经皮肤、皮下组织，达肱骨内上髁顶点，先纵疏横剥 3 刀，然后调转刀口线，紧贴骨面铲剥 3 刀，范围 0.5cm。

（7）注意事项　治疗过程中注意勿伤及尺神经，如在施术过程中，患者前臂尺侧或者小指麻木，说明针刀碰到了尺神经，应将针刀退至皮下，稍调整角度后再进针刀（图 1-42）。

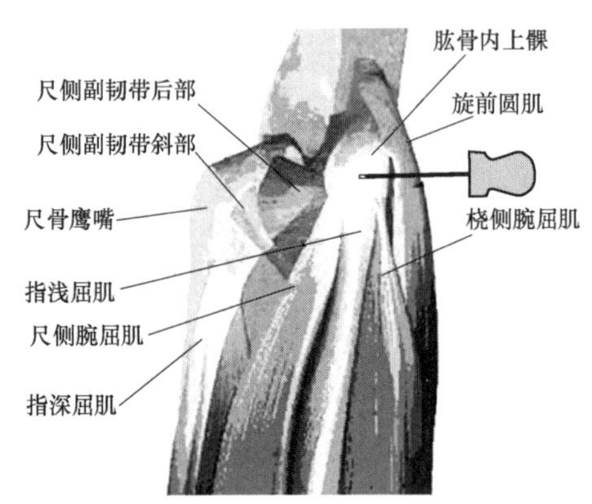

图 1-41　肱骨内上髁炎针刀松解

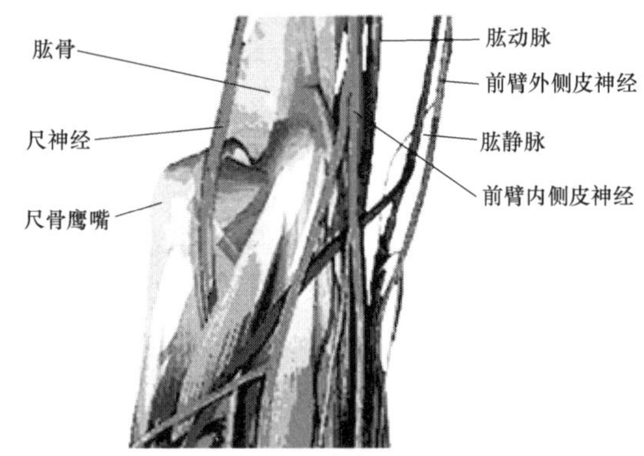

图 1-42　肱骨内上髁周围的重要神经与血管结构

5 针刀术后手法治疗

针刀术后行旋臂过伸理筋法治疗，病人取坐位。术者立于伤侧，用一手托握损伤肘部，另手握伤肢腕部，先将肘关节屈曲、前臂外旋，嘱患者充分伸腕，再用力托肘，将肘关节过伸；随后，在肘过伸位用中指和无名指推理、按压屈指肌腱数遍，以达舒筋理气之功效。

十一、尺骨鹰嘴滑囊炎

1　范围

本《规范》规定了尺骨鹰嘴滑囊炎的诊断和治疗。

本《规范》适用于尺骨鹰嘴滑囊炎的诊断和治疗。

2　术语和定义

下列术语和定义适用于本规范。

尺骨鹰嘴滑囊炎（Olecranon bursitis）　本病又称肘后滑囊炎，本病多发于矿工，故其又称为“矿工肘”。发病时，患肢肘关节功能严重受限，尤其是在作屈伸运动时，肘后的疼痛尤为明显。

3　诊断

3.1　临床表现

患侧肘关节背面胀痛，局部肿胀。肘关节呈半曲状态，伸肘时疼痛加剧。

3.2　诊断标准

（1）有外伤史或劳损史。

（2）肘关节背面疼痛，伸屈受限。

（3）可在肘关节背面扪及囊样肿物，质软，有轻度移动感，波动感，压痛轻微。

（4）注意与肱三头肌肌腱炎和尺骨鹰嘴骨折相鉴别。肱三头肌肌腱炎疼痛在肘关节背面，但无膨胀波动感，无囊样肿物，肱三头肌对抗阻力时疼痛加剧。尺骨鹰嘴骨折有明显外伤史，疼痛剧烈，压痛明显，可触及骨擦音，结合X线检查对该病的诊断有很大帮助。

4　针刀治疗

4.1　治疗原则

依据针刀医学关于人体弓弦力学系统及疾病病理构架的网眼理论，尺骨鹰嘴滑囊属于弓弦力学系统的辅助结构，滑囊损伤后，滑液囊由于瘢痕而闭锁，产生上述临床表现。肱三头肌及有关筋膜失去滑液囊的润滑而表现为肿痛，用针刀将囊壁粘连松解，使肘关节背面的力学平衡得到恢复，此病就得到治愈。

4.2　操作方法

（1）体位　坐位，患肢屈曲45°角。

（2）体表定位　尺骨鹰嘴压痛明显处。

（3）消毒　在施术部位，用碘伏消毒2遍，然后铺无菌巾，使治疗点正对洞巾中间。

（4）麻醉　用1%利多卡因局部浸润麻醉，每个治疗点注药1ml。

（5）刀具　Ⅰ型4号直形针刀。

（6）针刀操作（图1-43）

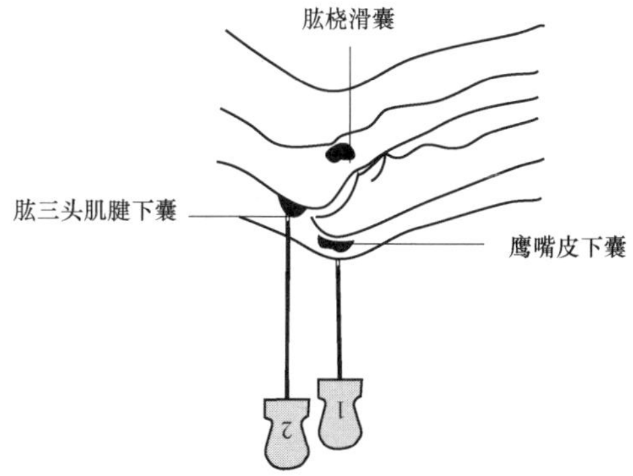

图1-43　尺骨鹰嘴滑囊炎针刀松解

①第一支针刀松解鹰嘴皮下囊痛点　如在肘关节背面皮下稍偏远侧者，为鹰嘴皮下囊。以痛点为进针点，针体与尺骨背面进针点的骨平面垂直，刀口线与肱三头肌走向平行，按照针刀四步进针规程进针刀，经皮肤、皮下组织，达骨平面，切勿刺入肘关节囊，以免损伤尺神经。纵行切开3刀，再横行剥离后出针，覆盖好无菌纱布块后，以拇指腹按压进针点片刻，并将患肢过伸，过屈2次即可。

②第二支针刀松解肱三头肌腱下囊或者鹰嘴腱内囊痛点　在鹰嘴尖部的关节间隙处，即是鹰嘴腱内囊或肱三头肌腱下囊，较浅的为前者，较深的为后者。在痛点处进针，针体与进针处皮肤平面约成90°

角，略向近侧倾斜，刀口线和肱三头肌走向平行，按照针刀四步进针规程进针刀，经皮肤、皮下组织，达鹰嘴尖部骨平面，较浅的不要达骨面，切勿刺入肘关节囊，以免损伤尺神经。做切开剥离3刀后出针，覆盖好无菌纱布块，以拇指腹按压进针点片刻，并将患肢过伸过屈2次即可。

5　针刀术后手法治疗

术后用力垂直下压滑囊，以排出囊内液体。

十二、桡骨茎突狭窄性腱鞘炎

1　范围

本《规范》规定了桡骨茎突狭窄性腱鞘炎的诊断和治疗。

本《规范》适用于桡骨茎突狭窄性腱鞘炎的诊断和治疗。

2　术语和定义

下列术语和定义适用于本规范。

桡骨茎突狭窄性腱鞘炎（De Quervain disease）　本病是指发生于桡骨茎突部骨-纤维管道的损伤性炎症，以该部位疼痛为主要表现，疼痛可放射到手指和前臂，多发生于新产妇及照顾婴幼儿的中老年妇女。

3　诊断

3.1　临床表现

一般发病缓慢，桡骨茎突周围疼痛，疼痛可放射到手指和前臂。常可见腕部有肿胀或肿块，拇指和腕部活动受限。

3.2　诊断标准

（1）桡骨茎突处压痛明显。

（2）握拳尺偏试验阳性　让患侧拇指内收屈曲放于掌心，握拳，再使腕部向尺侧倾斜，可引起桡骨茎突处剧烈疼痛。

4　针刀治疗

4.1　治疗原则

依据针刀医学关于人体弓弦力学系统及疾病病理构架的网眼理论，桡骨茎突部腱鞘损伤后，引起粘连和挛缩，造成鞘内外的力学平衡失调，而产生上述临床表现。在慢性期急性发作时，有水肿渗出刺激神经末梢，使上述临床表现加剧。用针刀切开部分腱鞘，使桡骨茎突部的力学平衡得到恢复，此病就可得到治愈。

4.2　操作方法

（1）体位　坐位，患者握拳将患侧腕部放于治疗桌面上。

（2）体表定位　在桡骨茎突压痛明显处定位。

（3）消毒　在施术部位，用碘伏消毒2遍，然后铺无菌巾，使治疗点正对洞巾中间。

（4）麻醉　用1%利多卡因局部浸润麻醉，每个治疗点注药1ml。

（5）刀具　Ⅰ型4号直形针刀。

（6）针刀操作（图1-44）针刀刀口线和桡动脉平行，针刀体与皮肤垂直刺入，感觉刀下有韧性感，用提插刀法在纤维鞘管上切3刀，然后针刀达骨面，在腱鞘内纵疏横剥3刀，出针刀后创可贴覆盖针眼。

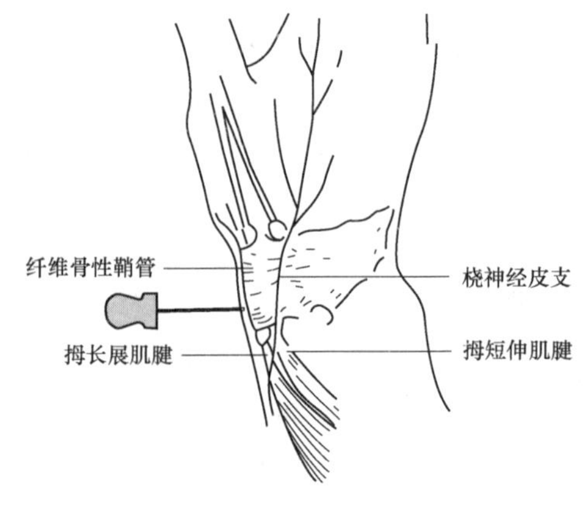

图1-44　桡骨茎突狭窄性腱鞘炎针刀松解

（7）注意事项

①找准解剖位置，勿伤及桡动脉。

②如肿胀粘连严重，应注意勿损伤桡神经皮支，方法是进针刀速度不可太快，只要按四步进针规范操作，在进针过程中，完全可以避开桡神经皮支。针刀治疗 1 次后，未治愈者，5 天后再做 1 次，一般不超过 3 次即可痊愈。

5　针刀术后手法治疗

先用拇指重点揉按桡骨茎突部及其上下方，达到舒筋活血的目的。然后一手握住患侧腕部，另一手示指及中指夹持拇指，其余手指紧握患者其他四指进行对抗牵引，并使患者腕部向尺侧和掌侧屈曲，同时，缓缓旋转推按桡骨茎突，重复操作 4 次。

十三、屈指肌腱腱鞘炎

1　范围

本《规范》规定了屈指肌腱腱鞘炎的诊断和治疗。

本《规范》适用于屈指肌腱腱鞘炎的诊断和治疗。

2　术语和定义

下列术语和定义适用于本规范。

屈指肌腱腱鞘炎（Flexor digitorum tenosynovitis）　由于手指伸屈频繁，屈指肌腱和腱鞘因摩擦劳损而发病，尤其以拇指和示指腱鞘炎最为常见。

3　诊断

3.1　临床表现

患指伸屈受限，多在指掌侧，指横纹处疼痛，或有肿胀，严重者不能执筷和扣纽扣，病程日久者，患者多诉指关节处有弹响声。在压痛点处多可触及条索状、块状硬结。

3.2　诊断标准

（1）手指损伤或劳损史。

（2）手指掌面指横纹处疼痛、压痛，夜间较甚。

（3）手指伸屈功能障碍。

4　针刀治疗

4.1　治疗原则

依据针刀医学关于人体弓弦力学系统及疾病病理构架的网眼理论，屈指肌腱鞘损伤后，引起粘连、瘢痕和挛缩，造成局部力学平衡失调，产生上述临床表现。该病的病理构架是一个半环状腱鞘卡压屈指肌腱，用针刀切开腱鞘纤维环，手指部的力学平衡就可得到恢复。

4.2　操作方法

（1）体位　坐位，拇指外展位，掌心向上平放于治疗台上。

（2）体表定位　在拇指及 2～5 指掌指关节掌侧触到串珠状硬节处定位，作为针刀闭合性手术进针点。

（3）消毒　在施术部位，用碘伏消毒 2 遍，然后铺无菌巾，使治疗点正对洞巾中间。

（4）麻醉　用 1%利多卡因局部浸润麻醉，每个治疗点注药 1ml。

（5）刀具　Ⅱ型 4 号斜刃针刀。

（6）针刀操作（图 1-45，图 1-46）

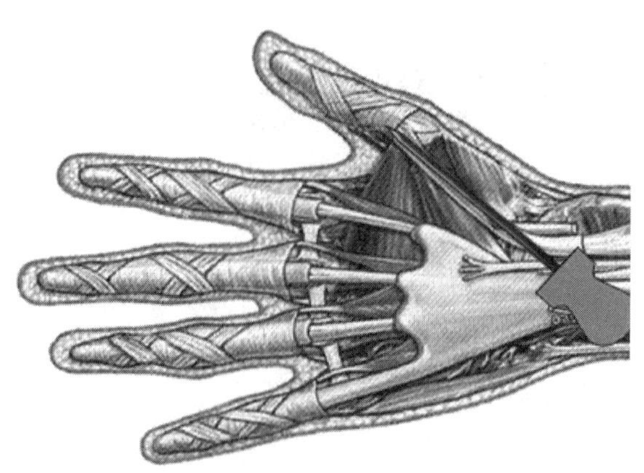

图 1-45　拇指屈指肌腱腱鞘炎针刀松解

①第一支针刀松解拇指屈指肌腱腱鞘　摸清楚增厚串珠状腱鞘，从串珠的近端进针，斜面刀刃向上，刀口线与拇指屈指肌腱走行方向一致，针刀体与皮肤呈 90° 角刺入。通过皮肤达皮下组织即有一落空感，此时，将针刀体向拇指近端倾斜，使针刀体与拇指皮肤面呈 0° 角，刀下寻找环形卡压腱鞘近侧后，将针刀推入腱鞘，边推边切，直到有落空感为止。

②第二支针刀松解示指的屈指肌腱鞘　摸清楚增厚串珠状腱鞘，从串珠的近端进针，斜面刀刃向上，刀口线与示指屈指肌腱走行方向一致，针刀体与皮肤呈 90° 角刺入。通过皮肤达皮下组织即有一落空感，此时，将针刀体向手指近端倾斜，使针刀体与手指皮肤面呈 0° 角，刀下寻找环形卡压腱鞘近侧后，将针刀推入腱鞘，边推边切，直到有落空感为止。

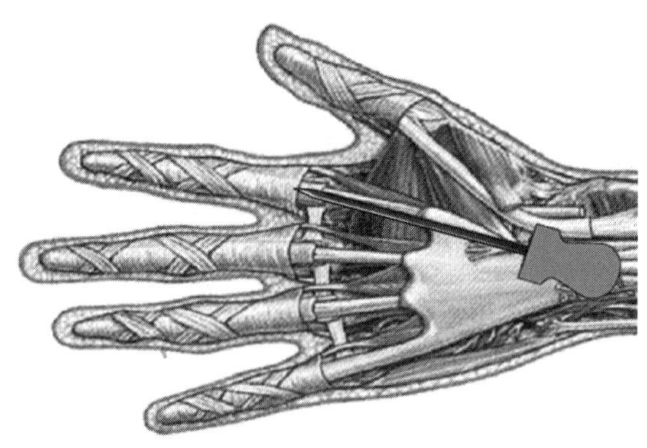

图 1-46　示指屈指肌腱腱鞘炎针刀松解

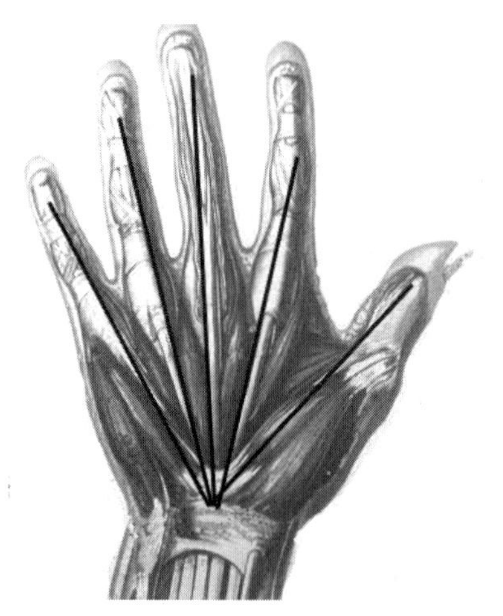

图 1-47　各屈指肌腱走行方向

（7）注意事项

①针刀松解拇指的纤维鞘时，由于拇指处于外展位，故拇指肌腱的走行方向与其他四指肌腱的走行方向是不一致的。所以，针刀体要与拇指的肌腱走行一致，而不能与其他四指的肌腱走行方向一致。反之，在做其他四指的纤维鞘切开时，针刀体要与四指的肌腱走行方向一致，而不能与拇指肌腱的走行方向一致，否则容易切断肌腱，导致针刀治疗失败，引起医疗事故的发生（图 1-47）。

②针刀不穿过肌腱到骨面进行切割，因为环形卡压纤维鞘较厚，如想通过在骨面上的纵疏横剥将卡压环铲开，针刀必然要经过肌腱到骨面，纵疏横剥对肌腱的损伤就会明显加大，造成术后反应加重，功能恢复的时间明显延长。

5　针刀术后手法治疗

嘱患者过度掌屈背屈手指 3 下。

十四、腕背侧腱鞘囊肿

1　范围

本《规范》规定了腕背侧腱鞘囊肿的诊断和治疗。

本《规范》适用于腕背侧腱鞘囊肿的诊断和治疗。

2　术语和定义

下列术语和定义适用于本规范。

腕背侧腱鞘囊肿（Dorsal wrist ganglion cyst）　腱鞘囊肿是指关节囊或腱鞘附近某些组织的黏液变性所形成的囊肿，有单房性和多房性之分，多见于手腕背侧。

3　诊断

3.1　临床表现

囊肿生长缓慢，患者自觉局部酸痛或疼痛，发生于皮下，呈圆形或椭圆形，大小不一，发生于腕部背侧的一般在 2～3cm。手握物或按压时疼痛。

3.2　诊断标准

（1）多见于青年和中年，女性多于男性。

（2）囊肿突起于皮面，质软而伴有张力感，呈圆形或椭圆形，大小不一，手握物或按压时疼痛。

4　针刀治疗

4.1　治疗原则

依据针刀医学关于人体弓弦力学系统及疾病病理构架的网眼理论，腕背侧腱鞘损伤后，引起粘连和挛缩，造成鞘内外的力学平衡失调，而产生上述临床表现。针刀切开部分腱鞘，并挤压囊肿，使囊肿内容物进入组织间隙，人体将其吞噬吸收，此病就可得到治愈。

4.2　操作方法

（1）体位　坐位，患肢屈腕位。

（2）体表定位　用定点笔在手指肿块突出处定位，作为针刀闭合性手术进针点。

（3）消毒　在施术部位，用碘伏消毒 2 遍，然后铺无菌巾，使治疗点正对洞巾中间。

（4）麻醉　用 1%利多卡因局部浸润麻醉，每个治疗点注药 1ml。

（5）刀具　Ⅰ型 4 号直形针刀。

（6）针刀操作（图 1-48、图 1-49）

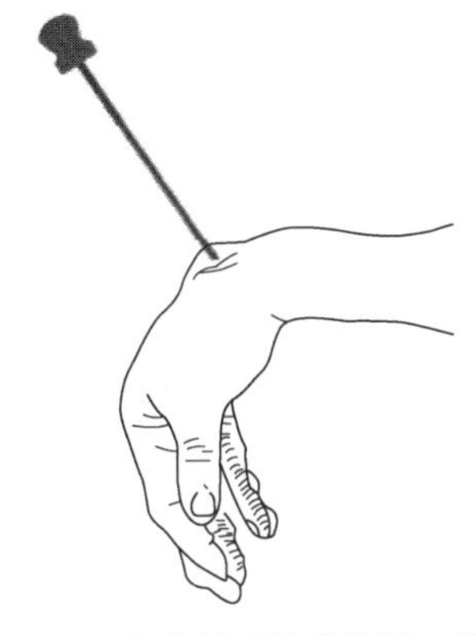

图 1-48　腕背侧腱鞘囊肿针刀进针点

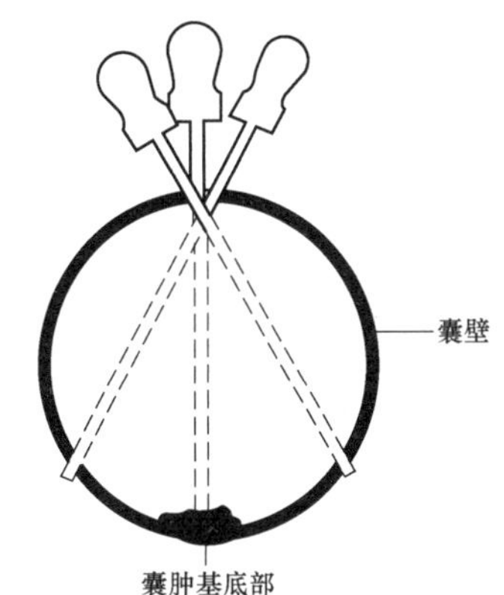

图 1-49　腱鞘囊肿针刀松解示意图

针刀于定位点进针，刀口线与伸指伸腕肌腱走行方向一致，针刀体与皮肤呈 90° 角刺入。通过皮肤达皮下组织，刺破囊壁，即有一落空感，此时缓慢进针刀，感觉刀下有轻微阻塞感时，即到了腱鞘囊肿的基底部，也是囊肿的生发组织层，纵疏横剥 3 刀，范围 0.5cm，以破坏囊肿的生发细胞层，然后稍提针刀，按“十”字形，分别穿破囊壁四周后出针刀。针眼以创可贴覆盖。

5 针刀术后手法治疗

针刀术后于屈腕位，医生用拇指强力按压囊肿 2 次，用纱布团压在囊肿表面，加压包扎 5 天后再松开。

十五、掌腱膜挛缩症

1 范围

本《规范》规定了掌腱膜挛缩症的诊断和治疗。

本《规范》适用于掌腱膜挛缩症的诊断和治疗。

2 术语和定义

下列术语和定义适用于本规范。

掌腱膜挛缩症（Dupuytren's contracture） 传统认为掌腱膜挛缩症系原因不明的进行性的掌腱膜挛缩。Plater 于 1610 年描述本病，1823 年 Cooper 首先确认此症，1832 年 Dupuytren 报告了本病病理和病因，此后称之为 Dupuytren 化挛缩。针刀医学认为：掌腱膜挛缩症是由于长期劳损，导致掌腱膜所构成的弓弦力学系统异常，引起掌腱膜的起止点及行径路线产生粘连和挛缩而致。

3 诊断

3.1 临床表现

发病早期，常在环指、示指关节平面掌侧皮肤出现小结节，皮肤增厚，皮下逐渐形成挛缩带，远侧掌横纹附近产生皮肤皱褶，并呈现月牙状凹陷。病变进一步发展，则出现掌指关节和近侧指间关节屈曲挛缩，而远侧指间关节很少受累。病变皮肤失去原有弹性，变得粗厚、坚韧，与深面挛缩之掌腱膜紧密粘连。最常受累的手指是环指，其次是小指，再次是中指，示指受累较少，拇指更少。约半数为双侧患病，病程进展大多数缓慢，有的发展较快。在同一病例，有时病程进展较快，有时出现停顿现象。本病一般无疼痛感，但有时局部可有发僵不适或轻微的疼痛和麻木感。

3.2 诊断标准

（1）病程进展大多数较为缓慢，本病一般无疼痛感，但有时在病变的局部区域可能有发僵不适或轻微的疼痛和麻木感。

（2）常会在环指掌指关节平面的掌侧皮肤出现小的结节，皮肤厚度增加，皮下逐渐形成一条挛缩带，远侧掌横纹附近产生皮肤皱褶，并呈现月牙状的凹陷区域。随着病变进一步发展，会在掌指关节和近侧指间关节处出现屈曲挛缩，而远侧指间关节则很少受累。病变皮肤失去原有弹性，变得粗厚、坚韧，与深面挛缩之掌腱膜紧密粘连。

（3）最常受累的手指是环指，小指其次，再次是中指，示指受累较少，拇指更少。

4 针刀治疗

4.1 治疗原则

依据慢性软组织损伤病理构架的网眼理论，应用针刀来松解掌腱膜起止点及掌腱膜纵束、横束的粘连、瘢痕点。

4.2 操作方法

4.2.1 第一次针刀松解部分掌腱膜起止点及部分横束

（1）体位　坐位，手放在手术台上，掌心向上。

（2）体表定位　腕横韧带远端，掌骨头条索状物。

（3）消毒　施术部位用碘伏消毒 2 遍，然后铺无菌洞巾，使治疗点正对洞巾中间。

（4）麻醉　用 1%利多卡因局部麻醉。

（5）刀具　使用Ⅰ型针刀。

（6）针刀操作（图 1-50）

①第一支针刀松解掌腱膜起始部　在腕横韧带远端掌腱膜起始部定位，刀口线与前臂纵轴平行，针刀体与皮肤呈 90° 角，按针刀四步进针规程，从定位处刺入，刀下有韧性感时，即到达掌腱膜起始部，继续进针刀 1mm，纵疏横剥 2～3 刀，范围不超过 0.5cm。然后调转刀口线 90°，提插切割 2～3 刀，刀下有落空感时停止切割。

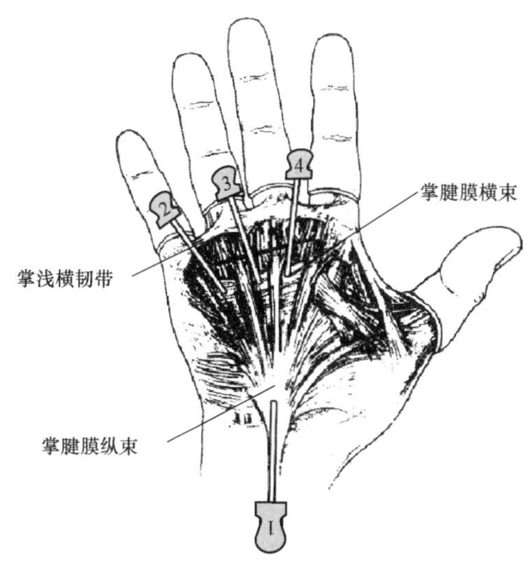

图 1-50　掌腱膜起止点及部分横束针刀松解

②第二支针刀松解环指、小指之间的掌腱膜横束部及止点　在环指与小指指蹼条索状物定位，刀口线与环纵轴平行，针刀体与皮肤呈 90° 角，按针刀四步进针规程，从定位处刺入，刀下有韧性感时，即到达掌腱膜横束部，继续进针刀 1mm，纵疏横剥 2～3 刀，范围不超过 0.5cm。然后继续进针刀，达掌骨头，调转刀口线 90°，贴骨面铲剥 2～3 刀，范围不超过 3mm。

③第三支针刀松解中指、环指之间的掌腱膜横束部及止点　在中指与环指指蹼条索状物定位，刀口线与中指纵轴平行，针刀体与皮肤呈 90° 角，按针刀四步进针规程，从定位处刺入，刀下有韧性感时，即到达掌腱膜横束部，继续进针刀 1mm，纵疏横剥 2～3 刀，范围不超过 0.5cm。然后继续进针刀，达掌骨头，调转刀口线 90°，贴骨面铲剥 2～3 刀，范围不超过 3mm。

④第四支针刀松解示指、中指之间的掌腱膜横束部及止点　在示指、中指指蹼条索状物定位，刀口线与示指纵轴平行，针刀体与皮肤呈 90° 角，按针刀四步进针规程，从定位处刺入，刀下有韧性感时，即到达掌腱膜横束部，继续进针刀 1mm，纵疏横剥 2～3 刀，范围不超过 0.5cm。然后继续进针刀，达掌骨头，调转刀口线 90°，贴骨面铲剥 2～3 刀，范围不超过 3mm。

（7）注意事项

①针刀松解掌腱膜起始部时，正中神经位于掌长肌的外侧，一般不会损伤此神经。在调转刀口线横行切割时，需切断部分掌腱膜，直至刀下有落空感为止，否则疗效不好。

②针刀松解掌腱膜横束部及止点时，应特别注意针刀始终在挛缩的腱膜中操作，必须到掌骨头骨面后，才能调转刀口线，在骨面上松解掌腱膜止点，否则容易引起指动脉损伤。

4.2.2　第二次针刀松解掌腱膜与周围软组织的粘连瘢痕及掌腱膜纵束

（1）体位　坐位，手放在手术台上，掌心向上。

（2）体表定位　腕横韧带远端，掌腱膜纵行条索状物。

（3）消毒　施术部位用碘伏消毒 2 遍，然后铺无菌洞巾，使治疗点正对洞巾中间。

（4）麻醉　用 1%利多卡因局部麻醉。

（5）刀具　使用Ⅰ型针刀。

（6）针刀操作（图 1-51）

①第一支针刀松解掌腱膜起始部桡侧与周围软组织的粘连　在腕横韧带远端，掌腱膜起始部桡侧条索部的边缘定位，刀口线与示指纵轴平行，针刀体与皮肤呈 90° 角，按针刀四步进针规程，从定位处刺入，仔细寻找挛缩的掌腱膜与周围软组织之间的间隙，在间隙中纵疏横剥 2～3 刀，范围不超过 0.5cm。然后提插切割 2～3 刀，刀下有落空感时，停止切割。

②第二支针刀松解掌腱膜起始部尺侧与周围软组织的粘连　在腕横韧带远端，掌腱膜起始部尺侧条

索部的边缘定位，刀口线与小指纵轴平行，针刀体与皮肤呈 90° 角，按针刀四步进针规程，从定位处刺入，仔细寻找挛缩的掌腱膜与周围软组织之间的间隙，针刀在间隙中纵疏横剥 2～3 刀，范围不超过 0.5cm。然后提插切割 2～3 刀，刀下有落空感时，停止切割。

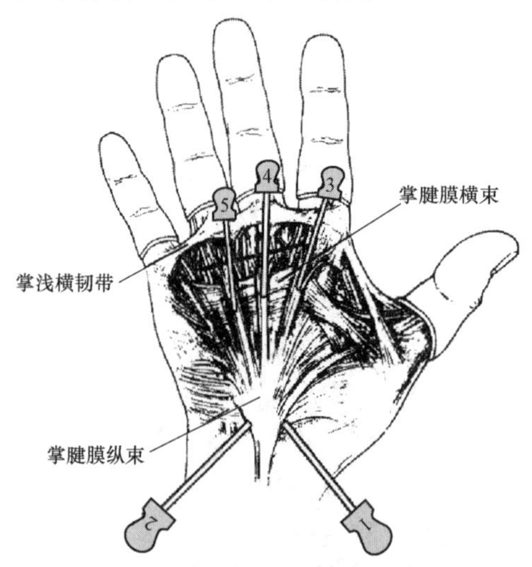

图 1-51　掌腱膜与周围软组织的粘连瘢痕及掌腱膜纵束针刀松解

③第三支针刀松解掌腱膜到示指方向的掌腱膜纵束部　在示指掌指关节与掌根部连线的纵斜形条索状物定位，刀口线与条索方向一致，针刀体与皮肤呈 90° 角，按针刀四步进针规程，从定位处刺入，刀下有韧性感时，即到达掌腱膜纵束部，纵疏横剥 2～3 刀，范围不超过 0.5cm。然后退针刀至掌腱膜纵束部表面，沿纵束内、外缘作扇形提插针刀 2～3 刀，范围不超过 0.5cm。

④第四支针刀松解掌腱膜到中指方向的掌腱膜纵束部　在中指掌指关节与掌根部连线的纵斜形条索状物定位，刀口线与条索方向一致，针刀体与皮肤呈 90° 角，按针刀四步进针规程，从定位处刺入，刀下有韧性感时，即到达掌腱膜纵束部，纵疏横剥 2～3 刀，范围不超过 0.5cm。然后退针刀至掌腱膜纵束部表面，沿纵束内、外缘作扇形提插针刀 2～3 刀，范围不超过 0.5cm。

⑤第五支针刀松解掌腱膜到小指方向的掌腱膜纵束部　在小指掌指关节与掌根部连线的纵斜形条索状物定位，刀口线与条索方向一致，针刀体与皮肤呈 90° 角，按针刀四步进针规程，从定位处刺入，刀下有韧性感时，即到达掌腱膜纵束部，纵疏横剥 2～3 刀，范围不超过 0.5cm。然后退针刀至掌腱膜纵束部表面，沿纵束内、外缘作扇形提插针刀 2～3 刀，范围不超过 0.5cm。

（7）注意事项

①针刀松解掌腱膜起始部桡侧与周围软组织的粘连时，应摸清楚桡动脉搏动，在桡动脉内侧进针刀，刀口线方向始终与 2～5 指纵轴平行，就不会损伤桡动脉。

②针刀松解掌腱膜起始部尺侧与周围软组织的粘连时，应摸清楚尺动脉搏动，在尺动脉外侧进针刀，刀口线方向始终与 2～5 指纵轴平行，就不会损伤尺动脉。

4.2.3　第三次针刀松解掌侧骨间肌的粘连瘢痕

（1）体位　坐位，手放在手术台上，掌心向上。

（2）体表定位　2～5 掌骨体。

（3）消毒　施术部位用碘伏消毒 2 遍，然后铺无菌洞巾，使治疗点正对洞巾中间。

（4）麻醉　用 1%利多卡因局部麻醉。

（5）刀具　使用Ⅰ型针刀。

（6）针刀操作（图 1-52）

①第一支针刀松解第三骨间肌与掌骨的粘连　在第五掌骨体中部定点，刀口线与小指纵轴平行，针刀体与皮肤呈 90° 角，按针刀四步进针规程，从定位处刺入，达第五掌骨体骨面桡侧，纵疏横剥 2～3 刀，范围不超过 0.5cm。然后提插切割 2～3 刀，范围不超过 0.5cm。

②第二支针刀松解第二骨间肌与掌骨的粘连　在第四掌骨体中部定点，刀口线与环指纵轴平行，针刀体与皮肤呈 90° 角，按针刀四步进针规程，从定位处刺入，达第四掌骨体骨面桡侧，纵疏横剥 2～3 刀，范围不超过 0.5cm。然后提插切割 2～3 刀，范围不超过 0.5cm。

③第三支针刀松解第一骨间肌与掌骨的粘连　在第二掌骨体中部定点，刀口线与示指纵轴平行，针刀体与皮肤呈 90° 角，按针刀四步进针规程，从定位处刺入，达第二掌骨体骨面尺侧，纵疏横剥 2～3 刀，范围不超过 0.5cm。然后提插切割 2～3 刀，范围不超过 0.5cm。

4.2.4　第四次针刀松解掌指关节及近节指间关节的粘连瘢痕

（1）体位　坐位，手放在手术台上，掌心向上。

（2）体表定位　2～5 掌指关节及近节指间关节。

（3）消毒　施术部位用碘伏消毒 2 遍，然后铺无菌洞巾，使治疗点正对洞巾中间。

（4）麻醉　用 1%利多卡因局部麻醉。

（5）刀具　使用Ⅰ型针刀。

（6）针刀操作（图 1-53）

骨间掌侧肌

图 1-52　掌侧骨间肌的粘连瘢痕针刀松解

①第一支针刀松解掌指关节桡侧副韧带的粘连　在掌指关节桡侧定点，刀口线与手指纵轴平行，针刀体与皮肤呈 90° 角，按针刀四步进针规程，从定位处刺入皮肤后，刀下有韧性感时，即到达掌指关节桡侧副韧带粘连处，纵疏横剥 2～3 刀，范围不超过 0.3cm。然后提插切割 2～3 刀，范围不超过 0.3cm。

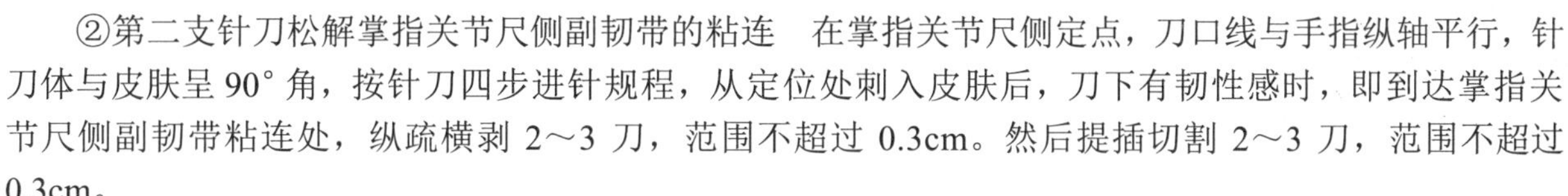

②第二支针刀松解掌指关节尺侧副韧带的粘连　在掌指关节尺侧定点，刀口线与手指纵轴平行，针刀体与皮肤呈 90° 角，按针刀四步进针规程，从定位处刺入皮肤后，刀下有韧性感时，即到达掌指关节尺侧副韧带粘连处，纵疏横剥 2～3 刀，范围不超过 0.3cm。然后提插切割 2～3 刀，范围不超过 0.3cm。

③第三支针刀松解近节指间关节桡侧副韧带的粘连　在近节指间关节桡侧定点，刀口线与手指纵轴平行，针刀体与皮肤呈 90° 角，按针刀四步进针规程，从定位处刺入皮肤后，刀下有韧性感时，即到达近节指间关节桡侧副韧带粘连处，纵疏横剥 2～3 刀，范围不超过 0.3cm。然后提插切割 2～3 刀，范围不超过 0.3cm。

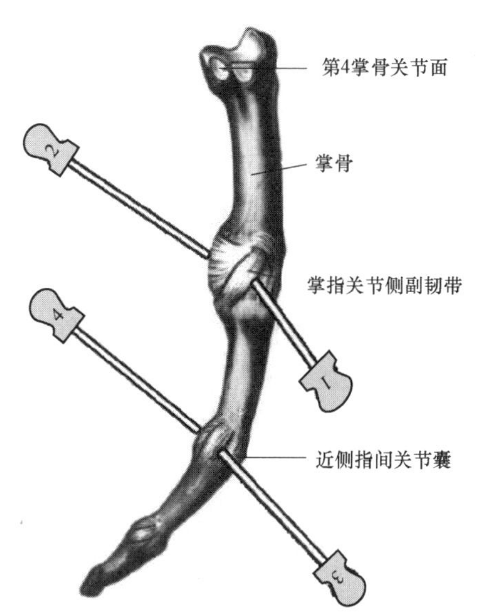

图 1-53　掌指关节及近节指间关节的粘连针刀松解

④第四支针刀松解近节指间关节尺侧副韧带的粘连　在近节指间关节尺侧定点，刀口线与手指纵轴平行，针刀体与皮肤呈 90° 角，按针刀四步进针规程，从定位处刺入皮肤后，刀下有韧性感时，即到达近节指间关节尺侧副韧带粘连处，纵疏横剥 2～3 刀，范围不超过 0.3cm。然后提插切割 2～3 刀，范围不超过 0.3cm。

（7）注意事项　指动脉、指神经通过手指的前侧面到达手指远端，所以不能将手指的前侧面作为进针刀点，手指内外侧面中点没有大的神经血管，在此处进针刀，不会损伤指动脉、指神经。

5　针刀术后手法治疗

每次针刀术后，过度掌屈背伸掌指关节及手指 2～3 下。

第三节　下肢部软组织损伤

一、弹响髋

1　范围

本《规范》规定了弹响髋的诊断和治疗。

本《规范》适用于弹响髋的诊断和治疗。

2　术语和定义

下列术语和定义适用于本规范。

弹响髋（Snapping hip）　本病是指髋关节在做屈曲、内收或内旋等动作时，紧张的筋膜束在大粗隆的隆凸上滑动，在髋的外侧可听到甚至可触到弹响。临床上以后者多见，故在习惯上一般将关节外原因引起者称为弹响髋或阔筋膜紧张症。本病的发病率很高，好发于青壮年，尤其是女性，常为双侧性，多由慢性劳损引起髂胫束的后缘或臀大肌肌腱的前缘增厚等病理改变所致。

3　诊断

3.1　临床表现

本病临床一般无特殊症状，只是活动时髋部有弹响。有时伴轻度酸胀感，患者常常感到精神紧张。弹响的产生可成随意性或习惯性，后者常出现疼痛。患者主动屈曲、内收或内旋髋关节时，可以触觉到大转子部有肥厚腱性组织的弹跳感。绝大多数患者没有自觉症状，少数患者在发出声响时有轻微钝痛。部分合并大粗隆滑囊炎患者，局部可有压痛。

3.2　诊断标准

（1）成年人一般有慢性劳损史，儿童弹响髋多因先天缺陷所致。

（2）髋关节在屈曲、内收、内旋等动作时，出现弹跳动作，并有响声。

（3）股骨大粗隆处可触及或见到一粗而紧的纤维带。

（4）患者一般无疼痛或轻度疼痛，但无剧痛。

（5）X 线检查一般无异常，少数有骨关节病变。

（6）注意与先天性髋关节脱位、卡嗒髋、骨关节疾病相鉴别。

4　针刀治疗

4.1　治疗原则

依据针刀医学关于人体弓弦力学系统及疾病病理构架的网眼理论，该病是由髋部软组织的慢性劳损引起髂胫束的后缘或臀大肌肌腱的前缘增厚挛缩，引发临床表现，应用改造型弹响髋专用针刀，切断增厚及挛缩的部分肌腱及纤维结缔组织，从而恢复髋关节的力学平衡。

4.2　操作方法

4.2.1　第一次针刀松解臀大肌与髂胫束之间的粘连和瘢痕

（1）体位　健侧卧位，患侧在上。

（2）体表定位　股骨大转子。

（3）消毒　在施术部位，用碘伏消毒 2 遍，然后铺无菌巾，使治疗点正对洞巾中间。

（4）麻醉　用 1%利多卡因局部浸润麻醉，每个治疗点注药 1ml。

（5）刀具　改造型弹响髋专用针刀。

（6）针刀操作（图 1-54）

①第一支针刀松解臀大肌与髂胫束的结合部前部的瘢痕挛缩点　将髋关节置于最大内收位，在股骨大粗隆上后方找到圆形的粘连、挛缩点的前部。刀口线与髂胫束走行方向一致，针刀经皮肤、皮下组织，刀下有坚韧感时，即到达臀大肌与髂胫束结合挛缩点的前部，此时，调转刀口线 90°，向后提插刀法切割粘连挛缩部，直到刀下有松动感。一般切割范围为 2cm，这是病变最关键的粘连瘢痕点，必须在第一次手术时完全松解。

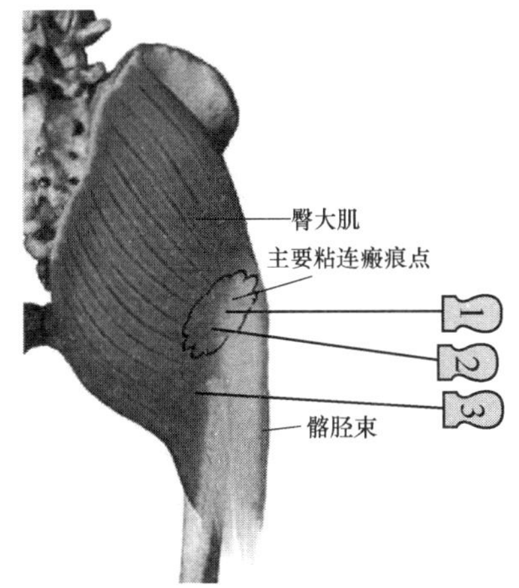

图 1-54　臀大肌与髂胫束之间粘连和瘢痕针刀松解

②第二支针刀松解臀大肌与髂胫束的结合部后部的瘢痕挛缩点　将髋关节置于最大内收位，在股骨大粗隆上后方找到圆形的粘连、挛缩点的后部。刀口线与髂胫束走行方向一致，针刀经皮肤、皮下组织，刀下有坚韧感时，即到达臀大肌与髂胫束结合部的挛缩点的后部，此时，调转刀口线 90°，向前提插刀法切割粘连挛缩部，直到刀下有松动感。一般切割范围为 2cm，这是病变最关键的粘连瘢痕点，必须在第一次手术时完全松解。

③第三支针刀松解臀大肌止点的挛缩点　在股骨的臀肌粗隆部定位。刀口线与髂胫束走行方向一致，针刀经皮肤、皮下组织、髂胫束，到达股骨骨面，纵疏横剥 3 刀，范围为 2cm。

4.2.2　*第二次针刀松解髂胫束的粘连瘢痕*

（1）体位　健侧卧位，患侧在上。

（2）体表定位　髂胫束行径路线。

（3）消毒　在施术部位，用碘伏消毒 2 遍，然后铺无菌巾，使治疗点正对洞巾中间。

（4）麻醉　用 1%利多卡因局部浸润麻醉，每个治疗点注药 1ml。

（5）刀具　Ⅰ型 3 号直形针刀。

（6）针刀操作（图 1-55）

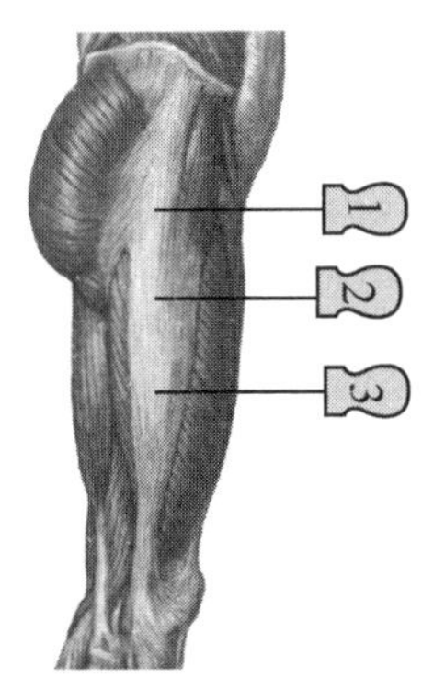

图 1-55　针刀松解髂胫束的粘连和瘢痕

①第一支针刀松解髂胫束在股骨大转子部的粘连瘢痕　在股骨大转子尖部定位。刀口线与髂胫束走行方向一致，针刀体与皮肤垂直，针刀经皮肤、皮下组织、当刀下有韧性感时，即到达髂胫束，再向内刺入 1cm，纵疏横剥 3 刀，范围为 0.5cm。

②第二支针刀松解髂胫束中上段的粘连瘢痕　在大腿外侧中上段定位。刀口线与髂胫束走行方向一致，针刀体与皮肤垂直，针刀经皮肤、皮下组织、当刀下有韧性感时，即到达髂胫束，再向内刺入 1cm，纵疏横剥 3 刀，范围为 0.5cm。

③第三支针刀松解髂胫束中段的粘连瘢痕　在大腿外侧中段定位。刀口线与髂胫束走行方向一致，针刀体与皮肤垂直，针刀经皮肤、皮下组织、当刀下有韧性感时，即到达髂胫束，再向内刺入 1cm，纵疏横剥 3 刀，范围为 0.5cm。

（7）注意事项

①第一次针刀治疗　针刀必须松解到位，判断是否彻底松解臀大肌延续为髂胫束时的挛缩点的标志是针刀松解后髋关节的内收和屈髋功能几乎恢复正常，弹响声消失。未达到功能角度，则需在硬膜外麻醉下继续松解，否则，第二次及以后的针刀松解都在局部麻醉下进行，很难达到预期松解效果。

②熟悉局部解剖　准确掌握髂胫束、臀大肌的起止点及行径路线是手术成功的基础。

5　针刀术后手法治疗

针刀治疗后，手法拔伸牵引髋关节并旋转髋关节数次，当髋关节在最大内收内旋位时，术者再向相同方向弹压 2 次。在病床上进行间断下肢牵引 1 周，牵引重量 30kg，以进一步拉开残余的粘连和瘢痕。

二、臀中肌损伤

1 范围

本《规范》规定了臀中肌损伤的诊断和治疗。

本《规范》适用于臀中肌损伤的诊断和治疗。

2 术语和定义

下列术语和定义适用于本规范。

臀中肌损伤（Gluteal muscle injury） 本病有急、慢性两种。急性损伤者，局部肿痛显著，无复杂的临床症状，极少数病例因损伤较重，内出血太多，影响附近的神经和血管，出现臀部麻木、发凉等症状。慢性者，肿胀不显著，但出现的症状较为复杂，除局部疼痛麻木外，还常常引起坐骨神经疼痛，行走受限。

3 诊断

3.1 临床表现

臀中肌损伤可根据臀中肌损伤所波及的范围和病理变化，分为 2 型：即单纯型和臀梨综合型。

（1）单纯型　臀中肌本身受损，并未波及其他软组织，臀中肌有 1～2 个单纯的压痛点，多不引起牵涉痛。患者疼痛较局限，下肢有轻微的疼痛和麻木感。

（2）臀梨综合型　臀中肌本身有痛点，压痛波及梨状肌，做梨状肌牵拉试验，引起臀中肌疼痛加重，梨状肌上有压痛点，但都较轻微，且疼痛范围不清楚，或有下肢疼痛。

3.2 诊断标准

（1）有损伤史。

（2）臀中肌附着区有疼痛和压痛，梨状肌无压痛患侧下肢或有轻微痛麻感觉；让患侧下肢主动做外展运动，引起疼点处疼痛加剧，为臀中肌损伤单纯型。

（3）臀中肌附着区有疼痛、压痛，位置偏于下侧且梨状肌表面投影区也有疼痛和压痛，痛点和臀中肌上的痛点相邻，且两痛点模糊不清，很难分清，连成一片，做梨状肌牵拉试验引起疼痛加剧，下肢麻木感不明显，即为臀中肌损伤的臀梨综合型。

（4）臀中肌附着区有疼痛和压痛，并牵涉下肢沿坐骨神经干痛麻不适，梨状肌表面投影区有疼痛，并（或）引起下肢沿坐骨神经干痛麻加剧。患者走、站均感下肢疼痛不适，此为臀中肌损伤混合型。

4 针刀治疗

4.1 治疗原则

依据针刀医学关于人体弓弦力学系统及疾病病理构架的网眼理论，臀中肌损伤后，引起臀中肌起止点的粘连、瘢痕和挛缩，造成臀部的力学平衡失调，而产生上述临床表现。用针刀将其粘连松解、切开瘢痕，使臀中肌的力学平衡得到恢复。

4.2 操作方法

（1）体位　侧俯卧位，患侧在上。

（2）体表定位　臀中肌起止点。

（3）消毒　在施术部位，用碘伏消毒 2 遍，然后铺无菌巾，使治疗点正对洞巾中间。

（4）麻醉　用 1%利多卡因局部浸润麻醉，每个治疗点注药 1ml。

（5）刀具　Ⅰ型 3 号直形针刀。

（6）针刀操作（图 1-56）

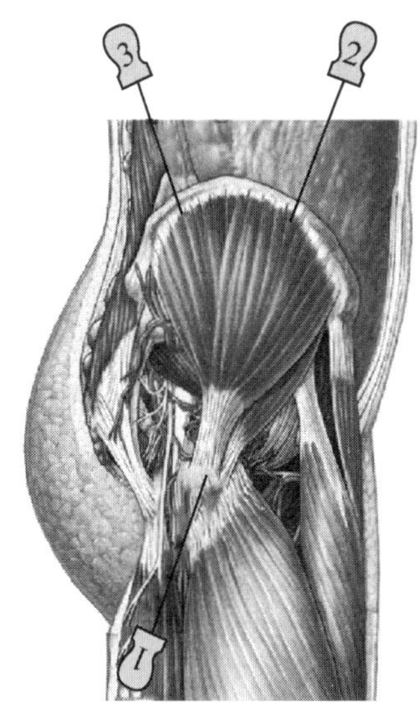

图 1-56　臀中肌针刀松解

①第一支针刀松解臀中肌止点　在大粗隆尖臀中肌止点定位，刀口线与髂胫束走行方向一致，针刀体与皮肤垂直，针刀经皮肤、皮下组织、髂胫束，到达股骨大粗隆尖骨面，调转刀口线 90°，在骨面上铲剥 3 刀，范围为 0.5cm。

②第二支针刀松解臀中肌前中部起点　在髂嵴中点定位，刀口线与臀中肌走行方向一致，针刀体与皮肤垂直，针刀经皮肤、皮下组织、髂嵴骨面，调转刀口线 90°，在髂骨外板的骨面上向下外铲剥 3 刀，范围为 0.5cm。

③第三支针刀松解臀中肌后中部起点　在髂嵴中后 1/3 定位，针刀操作与第二支针刀操作相同。

④如合并梨状肌损伤，其针刀松解参照梨状肌综合征的针刀操作。

（7）注意事项

①由于臀中肌起点广阔，故做起点松解时，应在臀中肌的髂嵴中点起点和髂嵴中后 1/3 分别用两支针刀松解。

②臀中肌损伤针刀术后血肿的防治　臀上动脉为髂内动脉第一大分支，发出后贴盆腔走行，经梨状肌上缘出坐骨大孔，进入臀部后分深浅两支，深支在臀中肌深面走行，支配臀中肌和臀小肌，浅支经梨状肌和臀中肌间穿出后分数支，呈扇形分布于臀大肌上半部。臀上动脉出坐骨大孔处的体表投影在髂后上棘与大粗隆连线的中上 1/3 交界处。臀下动脉为髂内动脉另一大分支，经梨状肌下缘出坐骨大孔，供养臀大肌下半部。臀上动脉与臀下动脉有丰富的吻合。另外，髂内动脉的各分支在盆腔内与盆腔外相互间均有丰富的吻合。一般情况下，通过对臀中肌起止点的针刀松解，完全可以使肌肉的粘连和瘢痕的关键点得以松解，加上术后的手法，可将肌肉中间病变的粘连拉开。如对局部解剖结构不熟悉，常引起臀上动脉的损伤，出现针刀术后臀部的血肿。故尽量不要用针刀在臀中肌肌腹部松解，如果臀中肌肌腹部压痛明显，确有病变点存在，应避开臀上动脉的走行路线。

5　针刀术后手法治疗

患者仰卧位，患侧下肢屈髋屈膝，医生将手压在膝关节髌骨下缘，向对侧膝关节猛压一下即可。

三、臀肌挛缩症

1　范围

本《规范》规定了臀肌挛缩症的诊断和治疗。

本《规范》适用于臀肌挛缩症的诊断和治疗。

2　术语和定义

下列术语和定义适用于本规范。

臀肌挛缩症（Gluteal muscle contracture）　本病是由于臀部肌肉注射等多种原因引起的臀肌及其筋膜纤维变性、挛缩，引起髋关节功能受限所表现的特有步态、体征的临床症候群。

3　诊断

3.1　临床表现

根据患者不同的症状、体征，将臀肌挛缩症分为 3 度：

Ⅰ度：同时屈髋、屈膝 90° 时，强力内收，双膝可以并拢，但双侧股部无法交叉到对侧（跷“二郎腿”）。尖臀畸形不明显。Ober 征弱阳性。

Ⅱ度：生活能自理，行走时可不表现出“八字步”，但上下楼或跑步时“八字步”明显。同时屈膝、屈髋 90°，双膝无法并拢，不会跷“二郎腿”。臀部外上方塌陷，有明显“尖臀”畸形，Ober 征阳性。

Ⅲ度：行走时呈明显的“八字步”，跑步困难，难以自己穿上裤袜，下蹲时髋关节被迫强力外展外旋，呈“蛙式腿”，Ober 征强阳性。髋关节必须在强力极度外展位，才能同时屈膝、屈髋达 90°，臀部萎缩明显，有严重的“尖臀”畸形。骨盆变窄、变长，股骨颈干角增大。

3.2　诊断标准

（1）根据以上临床表现。

（2）结合体格检查及影像学特征

①“二郎腿试验”阳性。

②“划圈试验”阳性及“蛙腿征”阳性。

③“弹跳征”阳性。

④交腿试验阳性。

⑤Ober 征阳性。

⑥X 线检查：骨盆 X 线片骨质无异常改变，两侧病变可见“双侧假性髋外翻”，股骨颈干角＞130°，股骨小转子明显可见。单侧病例可引起骨盆倾斜，患侧髋外翻畸形，肢体假性增长；健侧出现髋内收畸形，股骨头假性半脱位。

4　针刀治疗

4.1　治疗原则

根据针刀医学关于软组织损伤的病理构架的网眼理论，臀肌挛缩征是由于臀部的软组织损伤后引起的肌肉、筋膜、韧带的广泛粘连、瘢痕和挛缩引起动态平衡失调而引发的临床表现。针刀闭合性手术在几乎不损伤正常组织的情况下，对疾病的粘连、瘢痕和挛缩组织进行整体松解，达到治疗的目的。

4.2　操作方法

4.2.1　第一次针刀松解臀大肌止点及周围的粘连瘢痕点

（1）体位　健侧卧位。

（2）体表定位　臀大肌与髂胫束在股骨大粗隆上后方圆形挛缩点，臀大肌止点，臀中肌止点，外侧髋关节穿刺点。

（3）消毒　施术部位用碘伏消毒 2 遍，然后铺无菌洞巾，使治疗点正对洞巾中间。

（4）麻醉　第一次在硬膜外麻醉下进行，第二次及以后针刀治疗用 1%利多卡因局部浸润麻醉，每个治疗点注药 1ml。

（5）刀具　使用Ⅱ型直形和弧形针刀。

（6）针刀操作（图 1-57）

①第一支针刀松解臀大肌延续为髂胫束时形成的挛缩点　将髋关节置于最大内收位，在股骨大粗隆上后方找到圆形的粘连、挛缩点的后方。刀口线与髂胫束走行方向一致，针刀经皮肤、皮下组织，刀下有坚韧感时，即到达臀大肌圆形挛缩点的后方，此时，调转刀口线 90°，向前提插刀法切割粘连挛缩部，直到刀下有松动感。一般切割范围为 2～5cm，这是病变最关键的粘连瘢痕点，必须在第一次手术时完全松解。

②第二支针刀松解臀大肌止点的挛缩点　在股骨的臀肌粗隆部定位。刀口线与髂胫束走行方向一致，针刀经皮肤、皮下组织、髂胫束，到达股骨骨面，纵疏横剥 2～3 刀，范围为 1～2cm。

③第三支针刀松解臀中肌止点的挛缩点　在大粗隆臀中肌止点定位。刀口线与髂胫束走行方向一致，针刀经皮肤，皮下组织，髂胫束，到达股骨大粗隆骨面，调转刀口线 90°，在骨面上铲剥 2～3 刀，范围为 1～2cm。

④第四支针刀松解髋关节囊的挛缩点　在外侧髋关节穿刺点定位。刀口线与髂胫束走行方向一致，刀体与股骨干颈角方向一致，针刀经皮肤、皮下组织、髂胫束，当有落空感时，即已到髋关节囊，调转刀口线 90°，针刀体向上与纵轴一致，提插刀法切割 2～3 刀，范围为不超过 1cm。

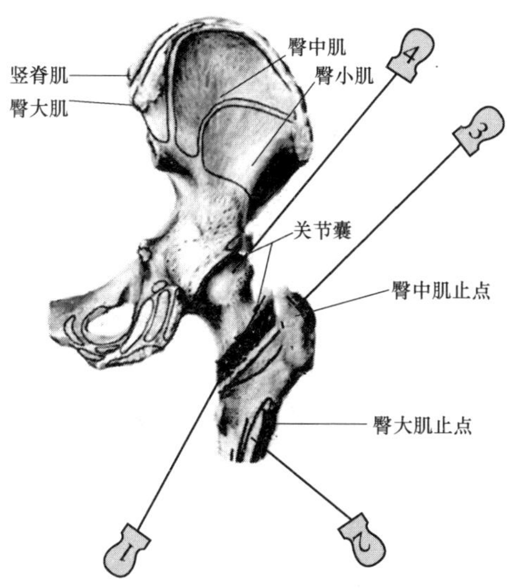

图 1-57　臀肌挛缩针刀松解（1）

4.2.2　第二次针刀松解臀大肌、臀中肌起点及周围的粘连瘢痕点

（1）体位　健侧卧位。

（2）体表定位　髂嵴与髂骨翼结合部。

（3）消毒　施术部位用碘伏消毒 2 遍，然后铺无菌洞巾，使治疗点正对洞巾中间。

（4）麻醉　1%利多卡因局部浸润麻醉，每个治疗点注药 1ml。

（5）刀具　使用Ⅰ型 3 号直形针刀。

（6）针刀操作（图 1-58）

①第一支针刀松解臀大肌起点后部的挛缩点　在髂骨翼臀后线之后找到臀大肌的起点定位。刀口线与臀大肌肌纤维走行方向一致，针刀经皮肤、皮下组织、到达髂骨翼骨面，向下铲剥 2～3 刀，范围为 1cm。

②第二支针刀松解臀大肌起点前部的挛缩点　以第一支针刀前方 3cm 定点，针刀操作方法同第一支针刀操作方法。

③第三支针刀松解臀中肌起点后部的挛缩点　在髂骨翼上髂嵴最高点向后 5cm 处定位。刀口线与臀中肌肌纤维走行方向一致，针刀经皮肤、皮下组织、到达髂骨翼骨面，调转刀口线 90°，向下铲剥 2～3 刀，范围为 1cm。

④第四支针刀松解臀中肌起点中部的挛缩点　在髂骨翼上髂嵴最高点向后 3cm 处定位。刀口线与臀中肌肌纤维走行方向一致，针刀经皮肤、皮下组织、到达髂骨翼骨面，调转刀口线 90°，向下铲剥 2～3 刀，范围为 1cm。

⑤第五支针刀松解臀中肌起点前部的挛缩点　在髂骨翼上髂嵴最高点处定位。刀口线与臀中肌肌纤维走行方向一致，针刀经皮肤、皮下组织、到达髂骨翼骨面，调转刀口线 90°，向下铲剥 2～3 刀，范围为 1cm。

（7）注意事项

①第一次针刀治疗的第一支针刀必须松解到位，判断是否彻底松解臀大肌延续为髂胫束时的挛缩点的标志，是针刀松解后髋关节的内收和屈髋功能几乎恢复正常。未达到功能角度，则需在硬膜外麻醉下继续松解，否则第二次及以后的针刀松解都在局部麻醉下进行，很难达到预期松解效果。

②在做臀大肌、臀中肌起点松解时，铲剥范围不宜太大，否则可能引起臀上血管的损伤，形成局部血肿。

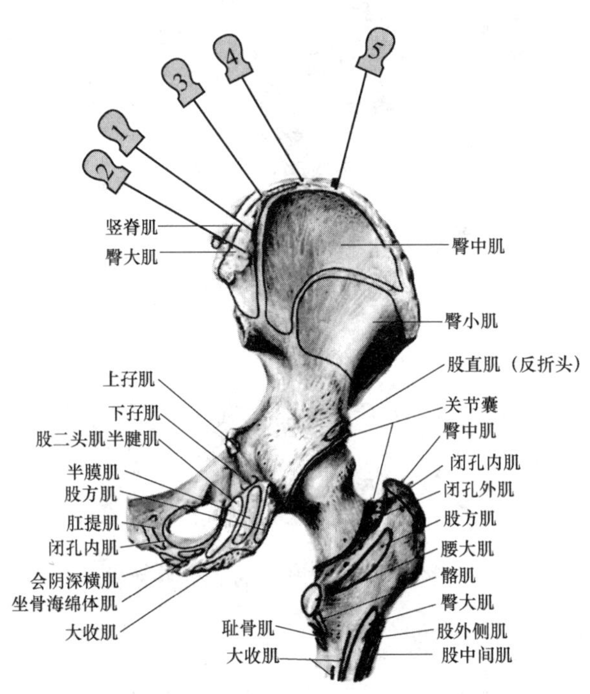

图 1-58 臀肌挛缩针刀松解（2）

5 针刀术后手法治疗

针刀术后，立即做被动髋关节内收、屈曲运动，在髋关节内收和屈曲最大位时，向相同方向做 1～2 次弹压手法。

四、股内收肌损伤

1 范围

本《规范》规定了股内收肌损伤的诊断和治疗。

本《规范》适用于股内收肌损伤的诊断和治疗。

2 术语和定义

下列术语和定义适用于本规范。

股内收肌损伤（Adductor femorismuscle injury） 本病较为常见，一般是指大腿内收肌群受到强力的牵拉或挫伤后，引起的肌纤维断裂，局部充血、肿胀等病理改变。本病可单独发生，亦可以和腰髋部及其周围组织损伤同时存在。本病多见于足球、骑马、体操、蛙泳等运动员。

3 诊断

3.1 临床表现

大腿内侧疼痛，尤其是耻骨部位疼痛厉害，可以是持续性胀痛，牵扯样疼或撕裂样疼。患者行走呈摇摆步态，不敢迈大步，伤肢足尖外撇，用足底内侧着地跛行，疼痛向下可沿腿内侧传至股骨内上髁部，严重者甚至传至小腿内侧。大腿内侧损伤处有明显的肿胀或皮下瘀血。耻骨部位内收肌起点处压痛明显，并可摸到断裂部位有凹陷存在。当受损肌肉相邻的其他肌肉发生保护性痉挛时，可以触摸到质硬而呈条索状的病变组织。病久内收肌变硬，发生骨化性肌炎，髋关节内收、外展时剧痛，活动受限。“4”字试验呈阳性。X 线片显示内收肌部出现钙化阴影。

3.2　诊断标准

（1）大腿内侧疼痛、肿胀、功能障碍。患侧膝、髋呈半屈曲状的被动体位。大腿外展和前屈功能受限。

（2）患者行走呈摇摆步态，内收抗阻试验阳性，内收肌部可触摸到条索状物，压痛明显。

（3）X 线检查一般无异常改变。晚期耻骨肌起点处可有骨质增生。

4　针刀治疗

4.1　治疗原则

依据慢性软组织损伤病理构架的网眼理论，应用针刀松解内收肌起止点及行经途中软组织的粘连，瘢痕点。

4.2　操作方法

4.2.1　第一次针刀松解内收肌起点的粘连和瘢痕

（1）体位　仰卧位。

（2）体表定位　耻骨上支、耻骨下支。

（3）消毒　施术部位用碘伏消毒 2 遍，然后铺无菌洞巾，使治疗点正对洞巾中间。

（4）麻醉　用 1%利多卡因局部浸润麻醉，每个治疗点注药 1ml。

（5）刀具　使用Ⅰ型 3 号、4 号直形针刀。

（6）针刀操作（图 1-59）

①第一支针刀松解耻骨肌起点　在耻骨上支触摸到成条索状的耻骨肌起点处的压痛点，刀口线与耻骨肌纤维方向一致，针刀体与皮肤垂直刺入，达肌肉起点处，调转刀口线 90° 与耻骨肌肌纤维方向垂直，在耻骨上支骨面上向内铲剥 2～3 刀，范围不超过 0.5cm。

②第二支针刀松解长收肌起点　在耻骨结节处摸到条索状的长收肌起点处的压痛点，刀口线与该肌肌纤维方向一致，针刀体与皮肤呈 90° 角刺入，针刀经皮肤、皮下组织，直达骨面，在骨面上向内铲剥 2～3 刀，范围不超过 0.5cm，以松解肌肉与骨面的粘连和瘢痕。

③第三支针刀松解短收肌和股薄肌起点　在耻骨下支处摸到条索状的短收肌和股薄肌起点后定位，刀口线与两肌肌纤维方向一致，针刀经皮肤、皮下组织，达骨面，在骨面上向内铲剥 2～3 刀，范围不超过 0.5cm，以松解肌肉与骨面的粘连和瘢痕。

4.2.2　第二次针刀松解内收肌行径途中的粘连瘢痕

（1）体位　患侧卧位。

（2）体表定位　内收肌行径路线。

（3）消毒　施术部位用碘伏消毒 2 遍，然后铺无菌洞巾，使治疗点正对洞巾中间。

（4）麻醉　用 1%利多卡因局部浸润麻醉，每个治疗点注药 1ml。

（5）刀具　使用Ⅰ型 3 号直形针刀。

（6）针刀操作（图 1-60）

①第一支针刀松解短收肌止点　在大腿中上段内侧触摸到成条索状的短收肌止点处的压痛点，刀口线与下肢纵轴方向一致，针刀体与皮肤垂直刺入，达肌肉在股骨的止点处，贴骨面向内后铲剥 2～3 刀，范围不超过 0.5cm。

②第二支针刀松解长收肌止点　在大腿中上段内侧触摸到成条索状的长收肌止点处的压痛点，刀口线与下肢纵轴方向一致，针刀体与皮肤垂直刺入，达肌肉在股骨的止点处，贴骨面向内后铲剥 2～3 刀，范围不超过 0.5cm。

③第三支针刀松解大收肌止点　在大腿中段内侧触摸到成条索状的大收肌止点处的压痛点，刀口线与下肢纵轴方向一致，针刀体与皮肤垂直刺入，达肌肉在股骨的止点处，贴骨面向内后铲剥 2～3 刀，范围不超过 0.5cm。

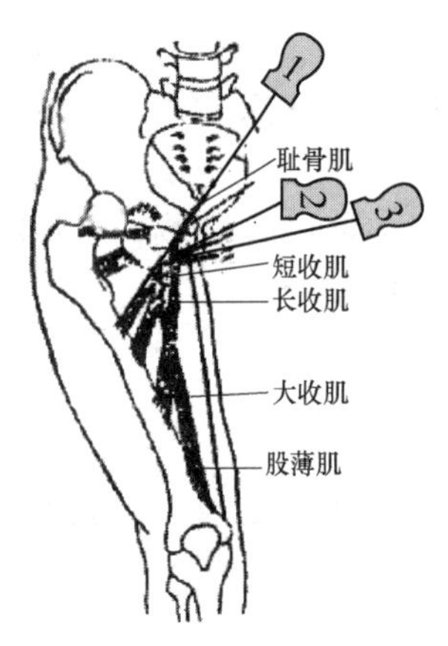

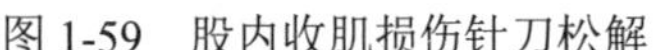

图 1-59　股内收肌损伤针刀松解

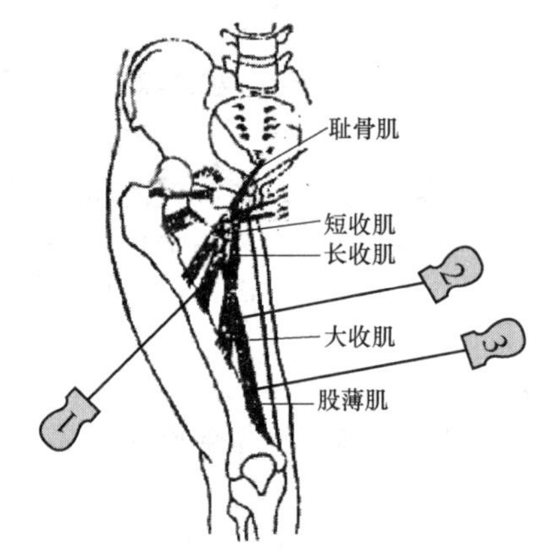

图 1-60　短收肌、长收肌、大收肌止点针刀松解

5　针刀术后手法治疗

针刀术后，立即做被动髋关节内收、内旋运动，在髋关节内收和屈曲最大位时，向相同方向做 1～2 次弹压手法。

五、髂胫束损伤

1　范围

本《规范》规定了髂胫束损伤的诊断和治疗。

本《规范》适用于髂胫束损伤的诊断和治疗。

2　术语和定义

下列术语和定义适用于本规范。

髂胫束损伤（Iliotibial tractinjury） 急性损伤多因大腿急剧后伸，外展用力过猛而引起。长期反复屈膝、经常弯腰或久坐使髋关节处于屈曲位，引起阔筋膜张肌挛缩，髂胫束挛缩、肿痛，局部代谢产物滞留而产生疼痛及无菌性炎症。

3　诊断

3.1　临床表现

臀外侧及大腿外侧酸痛，患肢发沉，行走无力，走路抬腿髋部疼痛明显，上下楼时疼痛、乏力加重，不能单腿负重。重者大腿外侧有筋缩感，或突然跪地，病久者臀外侧及大腿外侧有麻木感，可因天气变化而加重。髂前上棘下方、股骨大转子上方，有明显压痛点，臀外侧广泛压痛，大腿外侧可摸到横向索条状物，压痛剧烈，直腿抬高受限，部分病人腰部前屈，后伸困难。部分患者 Ober 征阳性，X 线检查可见少数患者膝轻度骨质增生。

3.2　诊断标准

（1）臀外侧及大腿外侧酸痛，患肢发沉，行走无力。

（2）可因天气变化而加重。

（3）大腿外侧中段或中下 1/3 髂胫束处常可触及痛性肌肉挛缩硬结。

（4）部分患者 Ober 征阳性，X 线检查可见少数患者膝轻度骨质增生。

4　针刀治疗

4.1　治疗原则

依据网眼理论，髂胫束损伤后，引起粘连、瘢痕和挛缩，造成局部的动态平衡失调。依据上述理论，用针刀分别松解髂胫束起止点及行径途中的粘连瘢痕，从而恢复局部的动态平衡。

4.2　操作方法

4.2.1　第一次针刀松解髂胫束浅层附着部的粘连和瘢痕

（1）体位　健侧卧位，患侧在上。

（2）体表定位　髂嵴。

（3）消毒　施术部位用碘伏消毒2遍，然后铺无菌洞巾，使治疗点正对洞巾中间。

（4）麻醉　用1%利多卡因局部浸润麻醉，每个治疗点注药1mL。

（5）刀具　使用Ⅰ型4号直形针刀。

（6）针刀操作（图1-61）

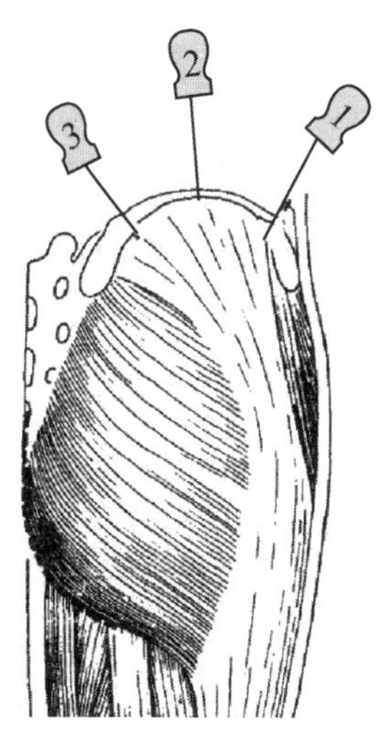

图1-61　髂胫束浅层针刀松解

①第一支针刀松解髂胫束浅层附着区前部的粘连瘢痕　在髂前上棘后2cm定位。刀口线与髂胫束走行方向一致，针刀体与皮肤垂直，针刀经皮肤、皮下组织，达髂嵴前部髂胫束浅层附着区前部骨面，调转刀口线90°，在髂骨翼骨面上向下铲剥2～3刀，范围为1～2cm。

②第二支针刀松解髂胫束浅层附着区中部的粘连瘢痕　在髂嵴最高点定位。刀口线与髂胫束走行方向一致，针刀体与皮肤垂直，针刀经皮肤、皮下组织，达髂嵴髂胫束浅层附着区中部骨面，调转刀口线90°，在髂骨翼骨面上向下铲剥2～3刀，范围为1～2cm。

③第三支针刀松解髂胫束浅层附着区后部的粘连瘢痕　在髂嵴最高点向后2 cm定位。刀口线与髂胫束走行方向一致，针刀体与皮肤垂直，针刀经皮肤、皮下组织，达髂嵴髂胫束浅层附着区后部骨面，调转刀口线90°，在髂骨翼骨面上向下铲剥2～3刀，范围为1～2cm。

4.2.2　第二次针刀松解髂胫束行径路线的粘连瘢痕

（1）体位　健侧卧位，患侧在上。

（2）体表定位　髂胫束。

（3）消毒　施术部位用碘伏消毒2遍，然后铺无菌洞巾，使治疗点正对洞巾中间。

（4）麻醉　用1%利多卡因局部浸润麻醉，每个治疗点注药1ml。

（5）刀具　使用Ⅰ型3号、4号直形针刀。

（6）针刀操作（图1-62）

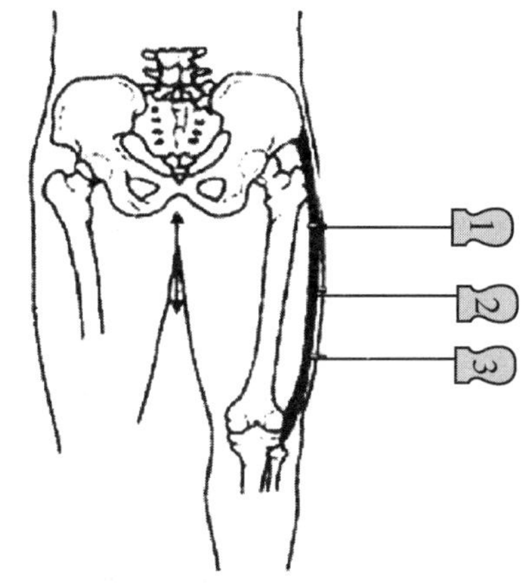

图1-62　髂胫束行径路线针刀松解

①第一支针刀松解髂胫束上段的粘连瘢痕　在大腿外侧上段定位，刀口线与髂胫束走行方向一致，针刀体与皮肤垂直，针刀经皮肤、皮下组织、当刀下有韧性感时，即到达髂胫束，再向内刺入1 cm，纵疏横剥2～3刀，范围为1～2cm。

②第二支针刀松解髂胫束中段的粘连瘢痕　在大腿外侧中段定位，刀口线与髂胫束走行方向一致，针刀体与皮肤垂直，针刀经皮肤、皮下组织、当刀下有韧性感时，即到达髂胫束，再向内刺入1 cm，纵疏横剥2～3刀，范围为1～2cm。

③第三支针刀松解髂胫束下段的粘连瘢痕　在大腿外侧下段定位，刀口线与髂胫束走行方向一致，针刀体与皮肤垂直，针刀经皮肤、皮下组织、当刀下有韧性感时，即到达髂胫束，再向内刺入1 cm，纵疏横剥2～3刀，范围为1～2cm。

5　针刀术后手法治疗

患者仰卧位，在患侧下肢在最大屈髋屈膝位时，医生将手压在膝关节髌骨外下缘，向对侧肩关节方向弹压1～2次。

六、坐骨结节滑囊炎

1 范围

本《规范》规定了坐骨结节滑囊炎的诊断和治疗。

本《规范》适用于坐骨结节滑囊炎的诊断和治疗。

2 术语和定义

下列术语和定义适用于本规范。

坐骨结节滑囊炎（Ischial tuberosity bursitis） 本病是指位于两侧坐骨结节部位的滑囊炎，因外伤或劳损所致的一种无菌性炎症。多见于老年人及长期从事坐位工作的人，由于坐骨结节滑囊长期被压迫摩擦而发生炎症，导致囊壁慢慢增厚或纤维化，又称“脂肪臀”。

3 诊断

3.1 临床表现

主要为局部压痛，疼痛位于坐骨结节部，特别当端坐时尤甚，局部肿胀，臀肌收缩时也可产生疼痛并放射至臀部。当坐骨神经受刺激时，可出现坐骨神经痛症状，腘绳肌主动收缩或被动牵拉常可诱发疼痛。检查可发现坐骨结节部肿胀、压痛，仔细触诊，在坐骨结节部深层可触及边缘较清晰的椭圆形肿块或条索状物。

3.2 诊断标准

（1）长期坐位工作史。

（2）坐骨结节部局部压痛，端坐时尤甚。

（3）疼痛部位触诊可扪及边缘较清晰的椭圆形肿块或条索状物，压之疼痛。

（4）坐骨结节部 X 线检查无异常。

4 针刀治疗

4.1 治疗原则

依据针刀闭合性手术理论理论，用针刀刺破滑囊壁，让滑囊积液流入组织间隙，被人体当作异物吸收，同时通过手法，使两层滑囊壁之间产生粘连，以防复发。

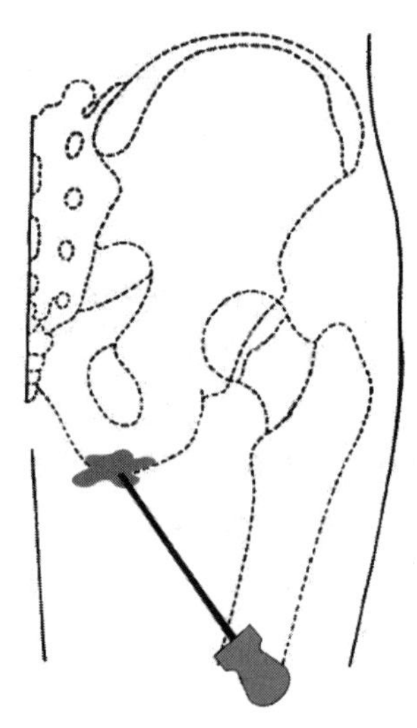

图 1-63 坐骨结节囊肿针刀松解

4.2 操作方法

（1）体位 仰卧位，双髋屈曲 90°。

（2）体表定位 坐骨结节囊肿处。

（3）消毒 施术部位用碘伏消毒 2 遍，然后铺无菌洞巾，使治疗点正对洞巾中间。

（4）麻醉 用 1%利多卡因局部浸润麻醉，每个治疗点注药 1ml。

（5）刀具 使用Ⅱ型直形针刀。

（6）针刀操作（图 1-63） 在坐骨结节囊肿处定位刀口线与下肢纵轴方向一致，针刀经皮肤、皮下组织，刀下有阻力感时，即到达囊肿壁，穿破囊壁，阻力感消失，缓慢进针刀，当刀下有粗糙感时，即到达囊肿的基底部生发层，此时，纵疏横剥 2～3 刀，范围 2～3 cm，以破坏囊肿部生发层的分泌细胞，然后稍提针刀分别向囊肿的前后左右刺破囊壁后出针刀。

5 针刀术后手法治疗

针刀术后，让助手进一步屈曲患髋，术者用拳头用力顶压囊肿，一是使囊液通过针刀刺破的囊壁，到达囊肿周围的组织间隙，由人体将其作为异物加以吸收，二是使囊壁之间进一步粘在一起，以防止复发。手法术毕，局部加压包扎。

七、膝关节内侧副韧带损伤

1 范围

本《规范》规定了膝关节内侧副韧带损伤的诊断和治疗。

本《规范》适用于膝关节内侧副韧带损伤的诊断和治疗。

2 术语和定义

下列术语和定义适用于本规范。

膝关节内侧副韧带损伤（Injury of medial collateral ligament of knee joint） 本病是由于内侧副韧带受撞击、挤压、牵拉或其他各种外伤引起部分韧带撕裂，如果没有得到正确及时的治疗，会转为慢性损伤。

3 诊断

3.1 临床表现

患者膝部内侧疼痛，活动后加重。患腿伸直受限，跛行，严重时不能行走，下蹲困难。在股骨内侧髁或胫骨内侧髁，有时可摸到小的皮下结节。

3.2 诊断标准

（1）患者有轻重不同的外伤史，常以小腿外翻扭伤多见。

（2）病程较长。

（3）在股骨内侧髁和胫骨内侧髁都可找到明显的压痛点。

（4）患腿伸直受限，跛行，严重时不能行走，下蹲困难。

（5）在股骨内侧髁或胫骨内侧髁，有时可摸到小的皮下结节。

（6）内侧副韧带分离试验阳性。

（7）X 线检查可对本病进行辅助诊断，并排除膝关节其他病变。

4 针刀治疗

4.1 治疗原则

依据针刀医学关于人体弓弦力学系统及疾病病理构架的网眼理论，膝关节受到异常应力的刺激，引起内侧副韧带起止点及行径路线上形成粘连和瘢痕，用针刀松解韧带起止点及行经途中的粘连、瘢痕，使膝部的力学平衡得到恢复，本病可得到根本性的治疗。

4.2 操作方法

（1）体位 仰卧位，膝关节屈曲 60°。

（2）体表定位 膝内侧韧带起止点。

（3）消毒 在施术部位，用碘伏消毒 2 遍，然后铺无菌巾，使治疗点正对洞巾中间。

（4）麻醉 用1%利多卡因局部浸润麻醉，每个治疗点注药 1ml。

（5）刀具 Ⅰ型 4 号直形针刀。

（6）针刀操作（图 1-64）

①第一支针刀松解鹅足囊 针刀体与皮肤垂直，刀口线与小腿纵轴平行，按四步进针规程进针刀，经皮肤、皮下组织达鹅足

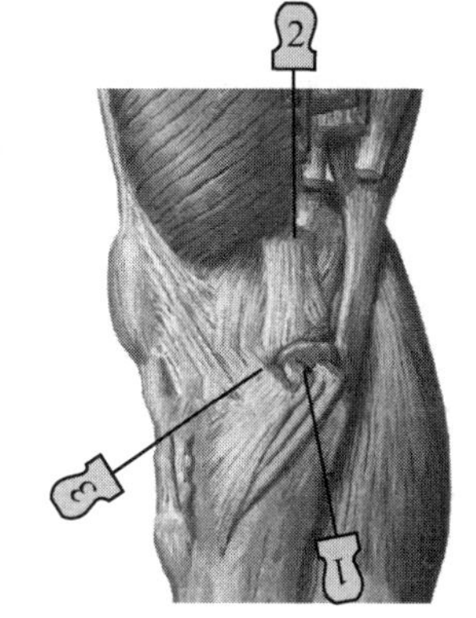

图 1-64 膝关节内侧副韧带损伤针刀松解

囊部骨面，调转刀口线 90°，铲剥 3 刀，范围 0.5cm。

②第二支针刀松解膝内侧副韧带起点　针刀体与皮肤垂直，刀口线与大腿纵轴平行，按四步进针规程进针刀，经皮肤、皮下组织到达韧带起点骨面，向上、向下各铲剥 3 刀，范围 0.5cm。

③第三支针刀松解膝内侧副韧带止点　针刀体与皮肤垂直，刀口线与大腿纵轴平行，按四步进针规程进针刀，经皮肤、皮下组织到达胫骨内侧髁内侧面该韧带止点的骨面上，铲剥 3 刀，范围 0.5cm。

（7）注意事项　膝内侧副韧带损伤时，位于韧带止点附近的鹅足滑囊也有粘连和瘢痕，故做侧副韧带松解时，需同时松解鹅足滑囊。

5　针刀术后手法治疗

患者仰卧，患肢伸直并外旋。医生在损伤部位及其上、下方施揉、摩、擦等手法。新损伤肿痛明显者手法宜轻；日后随着肿胀的消退，手法可逐渐加重。

八、髌韧带损伤

1　范围

本《规范》规定了髌韧带损伤的诊断和治疗。

本《规范》适用于髌韧带损伤的诊断和治疗。

2　术语和定义

下列术语和定义适用于本规范。

髌韧带损伤（Patellar ligament in jury）　髌韧带上起自髌尖及其后方的粗面，向下止于胫骨结节，长约 8cm，髌韧带的中部即为关节平面。由于长期频繁屈伸膝关节，易导致髌韧带损伤。

3　诊断

3.1　临床表现

髌韧带的附着点—胫骨粗隆处有明显疼痛。膝关节不易伸直，走路跛行。

3.2　诊断标准

（1）患者有外伤史。

（2）髌韧带附着点—胫骨粗隆处有疼痛或压痛。

（3）股四头肌收缩时，引起疼痛加剧。

（4）X 线检查可对本病辅助诊断，并排除膝关节其他病变。

4　针刀治疗

4.1　治疗原则

依据针刀医学关于人体弓弦力学系统及疾病病理构架的网眼理论，髌韧带损伤后，韧带起止点及行径路线上形成粘连、瘢痕。用针刀将其精确松解，恢复膝部软组织的力学平衡，从而治愈疾病。

4.2　操作方法

（1）体位　仰卧位，膝关节屈曲 60°。

（2）体表定位　髌韧带。

（3）消毒　在施术部位，用碘伏消毒 2 遍，然后铺无菌巾，使治疗点正对洞巾中间。

（4）麻醉　用 1%利多卡因局部浸润麻醉，每个治疗点注药 1ml。

（5）刀具　Ⅰ型 4 号直形针刀。

（6）针刀操作（图 1-65）

①第一支针刀在髌骨下缘髌韧带起点处定位　刀口线与下肢纵轴方向一致，按四步进针规程进针

刀，经皮肤、皮下组织，针刀紧贴髌骨下缘骨面，当刀下有韧性感时即到达髌韧带起点，此时调转刀口线 90°，铲剥 3 刀，范围 0.5cm。

②第二支针刀在髌骨下缘和胫骨粗隆之间的压痛点上定位　刀口线与下肢纵轴方向一致，按四步进针规程进针刀，经皮肤、皮下组织，当刀下有韧性感时即到达髌韧带，在此处再进针刀 0.5cm，纵疏横剥 3 刀，范围 0.5cm。

③第三支针刀在胫骨粗隆中点定位　刀口线与下肢纵轴方向一致，按四步进针规程进针刀，经皮肤、皮下组织，当刀下有韧性感时即到达髌韧带，穿过髌韧带，达胫骨粗隆骨面，调转刀口线 90°，铲剥 3 刀，范围不超过 0.5cm。

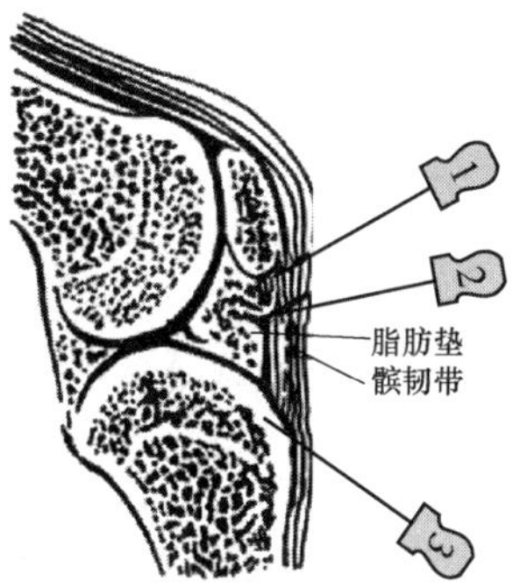

图 1-65　髌韧带损伤针刀松解

5　针刀术后手法治疗

患者仰卧，术者双手握持小腿上部，嘱患者尽量屈膝，在屈膝至最大限度时，术者向相同方向弹压膝关节 2 次。

九、鹅足滑囊炎

1　范围

本《规范》规定了鹅足滑囊炎的诊断和治疗。

本《规范》适用于鹅足滑囊炎的诊断和治疗。

2　术语和定义

下列术语和定义适用于本规范。

鹅足滑囊炎（Pes anserinus bursitis）　缝匠肌、股薄肌及半腱肌经膝关节内侧止于胫骨结节内侧，相当于内侧膝关节间隙下 8cm 处，其外形类似鹅足而因此得名。鹅足的深面与膝内侧副韧带之间有一恒定的滑液囊，即鹅足滑囊。当膝关节内侧受到直接打击，或膝关节反复屈伸、扭转造成摩擦劳损，或肌肉的反复牵拉，均可造成鹅足滑囊的无菌性炎症，称为鹅足滑囊炎。

3　诊断

3.1　临床表现

本病在临床上表现为膝关节内侧，相当于胫骨结节水平处出现肿胀、疼痛。用力屈膝时，疼痛加重，严重者可出现跛行。被动伸直、外展及外旋膝关节时，局部疼痛加重，有时可有波动感。

3.2　诊断标准

（1）患者膝关节内侧相当于胫骨结节水平处有肿胀、疼痛。用力屈膝时疼痛加重。

（2）严重患者可出现跛行。

（3）被动伸直、外展及外旋膝关节时，局部疼痛加重，有时可有波动感。

（4）X 线检查　X 线检查对本病可辅助诊断，并可排除其他膝关节病变。

4　针刀治疗

4.1　治疗原则

依据针刀医学关于人体弓弦力学系统及疾病病理构架的网眼理论，鹅足滑囊是弓弦力学系统的辅助结构，鹅足损伤后，在局部形成瘢痕，不能润滑肌肉止点，造成上述症状。用针刀松解粘连、切开瘢痕，通过人体的自我代偿，恢复滑囊的功能，从而使膝部的力学平衡得到恢复。

4.2　操作方法

（1）体位　仰卧位，膝关节屈曲 60°。

（2）体表定位　胫骨上段内侧部。

（3）消毒　在施术部位，用碘伏消毒 2 遍，然后铺无菌巾，使治疗点正对洞巾中间。

（4）麻醉　用1%利多卡因局部浸润麻醉，每个治疗点注药1ml。

（5）刀具　Ⅰ型4号直形针刀。

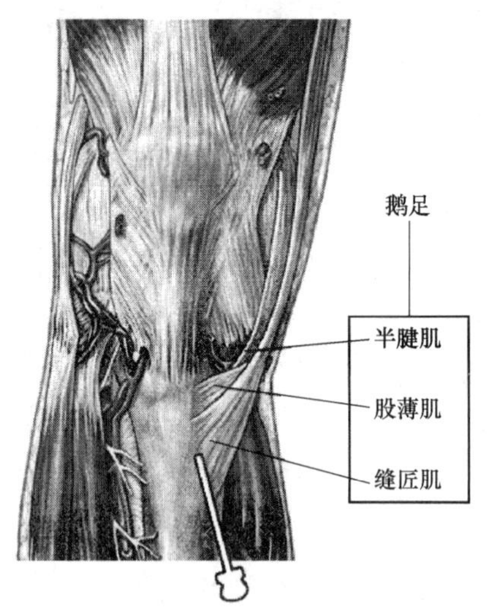

图1-66　鹅足滑囊炎针刀松解

（6）针刀操作（图1-66）

针刀松解鹅足的挛缩点在胫骨上段内侧部定位，刀口线与下肢纵轴方向一致，针刀经皮肤、皮下组织，到达胫骨内侧骨面，先提插刀法切割3刀，然后贴骨面分别向上、中、下做扇形铲剥3刀，范围为0.5cm。

5　针刀术后手法治疗

针刀术后，患者仰卧，膝关节取伸直位，一助手按住股骨下端外侧，医生一手握持踝部，一手弹压膝关节外侧3次。

十、踝关节陈旧性损伤

1　范围

本《规范》规定了踝关节陈旧性损伤的诊断和治疗。

本《规范》适用于踝关节陈旧性损伤的诊断和治疗。

2　术语和定义

下列术语和定义适用于本规范。

踝关节陈旧性损伤（Old injury of ankle）　踝关节扭伤是指踝关节韧带损伤或断裂的一种病证。可发生于任何年龄，尤以运动员发病较多，急性损伤后引起局部出血、水肿，通过人体的自我修复和自我调节，最终形成粘连瘢痕、韧带挛缩，引起踝关节功能障碍。

3　诊断

3.1　临床表现

（1）外侧韧带损伤　由足部强力内翻引起。因外踝较内踝长和外侧韧带薄弱，使足内翻活动度较大，临床上外侧韧带损伤较为常见。外侧韧带损伤多为部分撕裂伤，表现为踝外侧疼痛、肿胀、走路跛行；有时可见皮下瘀血；外侧韧带部位有压痛；使足内翻时，引起外侧韧带部位疼痛加剧。

（2）内侧韧带损伤　由足部强力外翻引起，发生较少。其临床表现与外侧韧带损伤相似，但位置和方向相反。表现为踝关节内侧及前侧疼痛、肿胀、压痛，足外翻时引起内侧韧带部位疼痛。X片也可发现有撕脱骨折。

3.2　诊断标准

①多有急性外伤史，踝关节反复扭伤史。

②踝关节内外侧疼痛、肿胀、压痛。

③X片排除骨折和脱位。

4　针刀治疗

4.1　治疗原则

依据针刀医学关于人体弓弦力学系统及疾病病理构架的网眼理论，踝关节陈旧性损伤是踝关节软组织受到异常应力刺激后，人体对踝关节损伤的不断修复和调节过程中所形成的粘连和瘢痕，破坏了踝关节的力学平衡，运用针刀整体松解、剥离粘连瘢痕及挛缩组织，配合手法治疗，恢复关节力平衡。

4.2　操作方法

4.2.1　第一次针刀松解趾长伸肌腱鞘和𧿹长伸肌腱鞘的粘连瘢痕

（1）体位　仰卧位。

（2）体表定位　踝关节前侧。

（3）消毒　在施术部位，用碘伏消毒 2 遍，然后铺无菌巾，使治疗点正对洞巾中间。

（4）麻醉　用 1%利多卡因局部浸润麻醉，每个治疗点注药 1ml。

（5）刀具　Ⅰ型 4 号直形针刀。

（6）针刀操作（图 1-67）

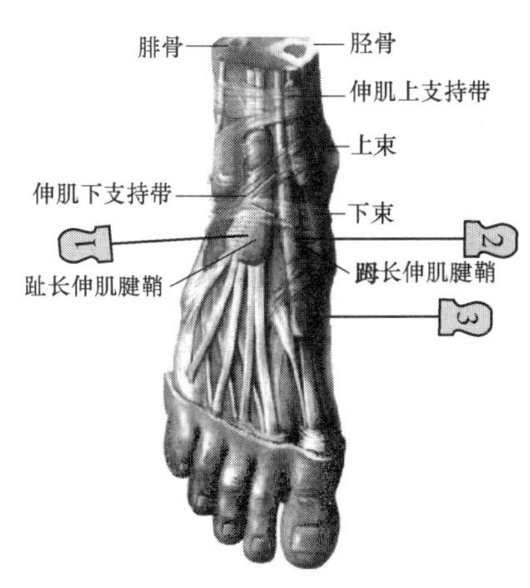

图 1-67　针刀松解趾长伸肌腱鞘和拇长伸肌腱鞘粘连瘢痕

①第一支针刀松解趾长伸肌腱鞘的粘连瘢痕　在踝关节平面，足背动脉外侧 1cm 处定位。刀口线与 2～5 趾长伸肌腱方向一致，针刀体与皮肤呈 90° 角，按四步进针规程，从定位处刺入，针刀经皮肤，皮下组织，当刀下有阻力感时，即到达趾长伸肌腱鞘的粘连瘢痕，继续进针刀 1mm，纵疏横剥 3 刀，范围 0.5cm。

②第二支针刀松解踇长伸肌腱鞘上部的粘连瘢痕　在踝关节平面，足背动脉内侧 1cm 定位。刀口线与踇长伸肌腱方向一致，针刀体与皮肤呈 90° 角，按四步进针规程，从定位处刺入，针刀经皮肤，皮下组织，当刀下有阻力感时，即到踇长伸肌腱鞘上部的粘连瘢痕，继续进针刀 1mm，纵疏横剥 3 刀，范围 0.5cm。

③第三支针刀松解踇长伸肌腱鞘下部的粘连瘢痕　在第二支针刀远端 2cm、足背动脉内侧 1cm 处定位。刀口线与踇长伸肌腱方向一致，针刀体与皮肤呈 90° 角，按四步进针规程，从定位处刺入，针刀经皮肤，皮下组织，当刀下有阻力感时，即到踇长伸肌腱鞘下部的粘连瘢痕，继续进针刀 1mm，纵疏横剥 3 刀，范围 0.5cm。

（7）注意事项　针刀术前必须先将足背动脉的走行路线标记出来，在动脉的内外侧各 1cm 作为进针刀点。否则可能损伤足背动脉，造成严重的并发症。

4.2.2　第二次针刀松解伸肌下支持带的粘连瘢痕

（1）体位　仰卧位。

（2）体表定位　踝关节前侧。

（3）消毒　在施术部位，用碘伏消毒 2 遍，然后铺无菌巾，使治疗点正对洞巾中间。

（4）麻醉　用 1%利多卡因局部浸润麻醉，每个治疗点注药 1ml。

（5）刀具　Ⅰ型 4 号直形针刀。

（6）针刀操作（图 1-68）

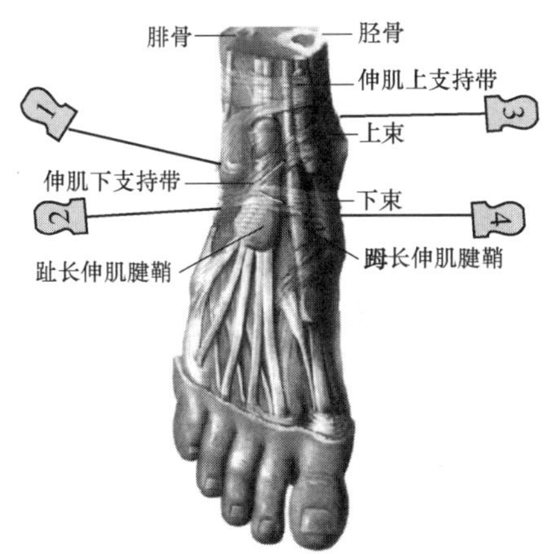

图 1-68　针刀松解伸肌下支持带粘连瘢痕

①第一支针刀松解伸肌下支持带外侧上部的粘连瘢痕　在外踝尖定位。刀口线与小腿纵轴方向一致，针刀体与皮肤呈 90° 角，按四步进针规程，从定位处刺入，针刀经皮肤，皮下组织，当刀下有阻力感时，即到达伸肌下支持带上部的粘连瘢痕，提插刀法切割 3 刀，深度达骨面，然后纵疏横剥 3 刀，范围 0.5cm。

②第二支针刀松解伸肌下支持带外侧下部的粘连瘢痕　在第一支针刀远端 1cm 处定位。刀口线与小腿纵轴方向一致，针刀体与皮肤呈 90° 角，按四步进针规程，从定位处刺入，针刀经皮肤，皮下组织，当刀下有阻力感时，即到达伸肌下支持带下部的粘连瘢痕，提插刀法切割 3 刀，刀下有落空感即停止，然后纵疏横剥 3 刀，范围 0.5cm。

③第三支针刀松解伸肌下支持带上束的粘连瘢痕　在内踝尖上 2cm 定位。刀口线与小腿纵轴方向一致，针刀体与皮肤呈 90°

角，按四步进针规程，从定位处刺入，针刀经皮肤，皮下组织，当刀下有阻力感时，即到达伸肌下支持带上部的粘连瘢痕，提插刀法切割3刀，深度达骨面，然后纵疏横剥3刀，范围0.5cm。

④第四支针刀松解伸肌下支持带下束的粘连瘢痕　在内踝尖下2cm定位。刀口线与小腿纵轴方向一致，针刀体与皮肤呈90°角，按四步进针规程，从定位处刺入，针刀经皮肤，皮下组织，当刀下有阻力感时，即到达伸肌下支持带下部的粘连瘢痕，提插刀法切割3刀，刀下有落空感即停止，然后纵疏横剥3刀，范围0.5cm。

4.2.3　第三次针刀松解踝关节内侧副韧带的粘连瘢痕

（1）体位　仰卧位。

（2）体表定位　踝关节内侧。

（3）消毒　在施术部位，用碘伏消毒2遍，然后铺无菌巾，使治疗点正对洞巾中间。

（4）麻醉　用1%利多卡因局部浸润麻醉，每个治疗点注药1ml。

（5）刀具　Ⅰ型4号直形针刀。

（6）针刀操作（图1-69）

①第一支针刀松解三角韧带的起点　从内踝尖部进针刀，刀口线与下肢纵轴平行，针刀体与皮肤呈90°角，针刀经皮肤、皮下组织，到达内踝尖骨面，调转刀口线90°，在骨面上向下铲剥3刀，范围0.5cm。然后退刀至皮下，刀体分别向前向后至内踝尖前部及后部，再调转刀口线90°，在骨面上向下铲剥3刀，范围0.5cm。

②第二支针刀松解三角韧带的胫舟部止点　从内踝尖部前下方2cm进针刀，刀口线与下肢纵轴平行，针刀体与皮肤呈90°角，针刀经皮肤、皮下组织，到达舟骨骨面，调转刀口线90°，在骨面上向下铲剥3刀，范围0.5cm。

③第三支针刀松解三角韧带的胫跟部止点　从内踝尖部下方2cm进针刀，刀口线与下肢纵轴平行，针刀体与皮肤呈90°角，针刀经皮肤、皮下组织，到达跟骨骨面，调转刀口线90°，在骨面上向下铲剥3刀，范围0.5cm。

④第四支针刀松解三角韧带的胫距部止点　从内踝尖部后下方2cm进针刀，刀口线与下肢纵轴平行，针刀体与皮肤呈90°角，针刀经皮肤，皮下组织，到达距骨骨面，调转刀口线90°，在骨面上向下铲剥3刀，范围0.5cm。

4.2.4　第四次针刀松解踝关节外侧副韧带的粘连瘢痕

（1）体位　仰卧位。

（2）体表定位　踝关节外侧。

（3）消毒　在施术部位，用碘伏消毒2遍，然后铺无菌巾，使治疗点正对洞巾中间。

（4）麻醉　用1%利多卡因局部浸润麻醉，每个治疗点注药1ml。

（5）刀具　Ⅰ型4号直形针刀。

（6）针刀操作（图1-70）

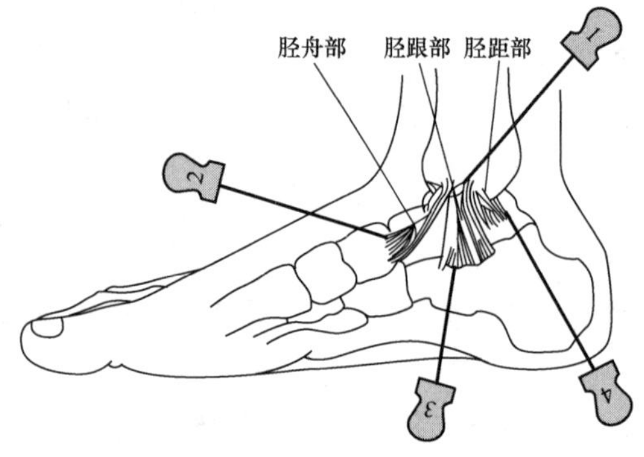

图1-69　针刀松解踝关节内侧副韧带

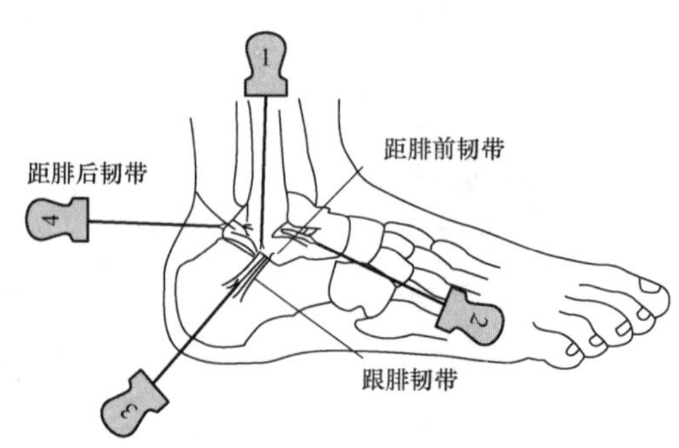

图1-70　针刀松解踝关节外侧副韧带粘连瘢痕

①第一支针刀松解外侧副韧带的起点　从外踝尖部进针刀，刀口线与下肢纵轴平行，针刀体与皮肤呈 90° 角，针刀经皮肤、皮下组织，到达外踝尖骨面后，调转刀口线 90°，在骨面上向下铲剥 2 刀，范围 0.5cm，以松解跟腓韧带的起点；然后退刀至皮下，刀体分别向前、向后至外踝尖前部及后部，再调转刀口线 90°，在骨面上向下铲剥 3 刀，范围 0.5cm，以松解距腓前韧带的起点和距腓后韧带的起点。

②第二支针刀松解距腓前韧带的止点　从外踝尖部前下方 2cm 进针刀，刀口线与下肢纵轴平行，针刀体与皮肤呈 90° 角，针刀经皮肤、皮下组织，到达距骨外侧骨面，调转刀口线 90°，在骨面上向下铲剥 3 刀，范围 0.5cm。

③第三支针刀松解跟腓韧带的止点　从外踝尖部下方 2cm 进针刀，刀口线与下肢纵轴平行，针刀体与皮肤呈 90° 角，针刀经皮肤、皮下组织，到达跟骨外侧骨面，调转刀口线 90°，在骨面上向下铲剥 3 刀，范围 0.5cm。

④第四支针刀松解距腓后韧带的止点　从外踝尖部后下方 2cm 进针刀，刀口线与下肢纵轴平行，针刀体与皮肤呈 90° 角，针刀经皮肤、皮下组织，到达跟骨后方骨面，调转刀口线 90°，在骨面上向下铲剥 3 刀，范围 0.5cm。

（7）注意事项　对于踝关节功能严重障碍者，参照踝关节强直的针刀松解方法松解。

5　针刀术后手法治疗

在助手的协助下行踝关节的对抗性牵引，使关节充分背屈、跖屈 5 次后，施关节弹压术以促使关节恢复到正常角度。

十一、慢性跟腱炎

1　范围

本《规范》规定了慢性跟腱炎的诊断和治疗。

本《规范》适用于慢性跟腱炎的诊断和治疗。

2　术语和定义

下列术语和定义适用于本规范。

慢性跟腱炎（Chronic Achilles tendinitis）　本病是一种以跟腱及其周围部位疼痛为主要临床表现的疾病。多因外伤、劳损、感染或跟骨骨刺等刺激等所致。

3　诊断

3.1　临床表现

主要表现为跟腱处疼痛。当走路或跑跳时跟腱紧张，可使疼痛明显加重。

3.2　诊断标准

①有明显的外伤史或劳损史。

②跟腱处疼痛，活动后加重，休息后减轻。

③跟腱处有明显的压痛和抗阻力疼痛。

4　针刀治疗

4.1　治疗原则

慢性跟腱炎是由于跟腱损伤后的修复过程中，在其起止点及周围形成了粘连和瘢痕所致。运用针刀整体松解、剥离粘连、挛缩及瘢痕组织，以及术后配合手法将残余的粘连瘢痕拉开，恢复踝足关节的力平衡达到治疗目的。

4.2 操作方法

4.2.1 第一次针刀松解跟腱周围的粘连、瘢痕，腓肠肌内外侧头起点的粘连、瘢痕及腓肠肌与比目鱼肌肌腹之间的粘连、瘢痕

（1）体位 俯卧位。

（2）体表定位 跟腱周围压痛点。

（3）消毒 在施术部位，用碘伏消毒2遍，然后铺无菌巾，使治疗点正对洞巾中间。

（4）麻醉 用1%利多卡因局部浸润麻醉，每个治疗点注药1ml。

（5）刀具 Ⅰ型4号直形针刀。

（6）针刀操作（图1-71）

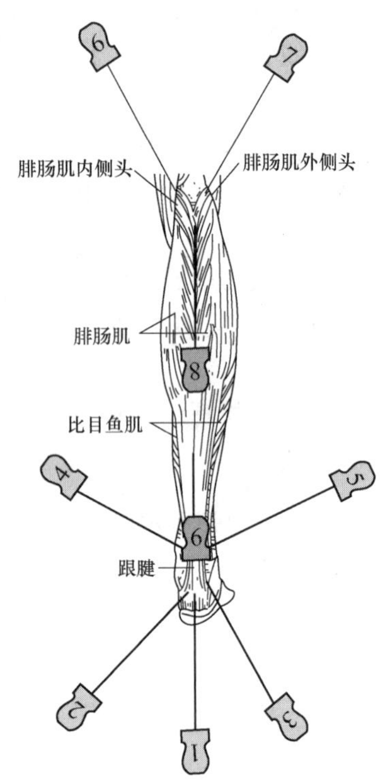

图1-71 针刀松解跟腱周围组织、腓肠肌内外侧头起点及腓肠肌与比目鱼肌肌腹之间的粘连

①第一支针刀松解跟腱止点中部的粘连瘢痕 在跟腱止点中部压痛点定位。刀口线与下肢纵轴平行，针刀体与皮肤呈90°角，针刀经皮肤、皮下组织，当刀下有阻力感时即到达跟腱，继续进针刀1cm，纵疏横剥3刀，范围0.5cm，以松解跟腱内部的粘连和瘢痕，然后再进针刀达跟骨骨面，调转刀口线90°，在骨面上向上铲剥3刀，范围0.5cm，以松解跟腱止点的粘连和瘢痕。

②第二支针刀松解跟腱止点内侧的粘连瘢痕 在第一支针刀内侧0.5cm定位。刀口线与下肢纵轴平行，针刀体与皮肤呈90°角，针刀经皮肤、皮下组织，当刀下有阻力感时，即到达跟腱，继续进针刀1cm，纵疏横剥3刀，范围0.5cm，以松解跟腱内部的粘连和瘢痕，然后再进针刀达跟骨骨面，调转刀口线90°，在骨面上向上铲剥3刀，范围0.5cm，以松解跟腱止点内侧的粘连和瘢痕。

③第三支针刀松解跟腱止点外侧的粘连瘢痕 在第一支针刀外侧0.5cm定位。刀口线与下肢纵轴平行，针刀体与皮肤呈90°角，针刀经皮肤、皮下组织，当刀下有阻力感时即到达跟腱，继续进针刀1cm，纵疏横剥3刀，范围0.5cm，以松解跟腱内部的粘连和瘢痕，然后再进针刀达跟骨骨面，调转刀口线90°，在骨面上向上铲剥3刀，范围0.5cm，以松解跟腱止点外侧的粘连瘢痕。

④第四支针刀松解跟腱与内侧软组织之间的粘连瘢痕 在第二支针刀上面2cm处定位。刀口线与下肢纵轴平行，针刀体与皮肤呈90°角，针刀经皮肤、皮下组织，当刀下有阻力感时，即到达跟腱，针刀沿跟腱内缘向外探寻，当刀下有落空感时，即到达跟腱与内侧软组织的粘连瘢痕处，提插刀法切割3刀，深度1cm，然后纵疏横剥3刀，范围0.5cm。

⑤第五支针刀松解跟腱与外侧软组织之间的粘连瘢痕 在第三支针刀上面2cm处定位。刀口线与下肢纵轴平行，针刀体与皮肤呈90°角，针刀经皮肤、皮下组织，当刀下有阻力感时即到达跟腱，针刀沿跟腱外缘向内探寻，当刀下有落空感时，即到达跟腱与外侧软组织的粘连、瘢痕处，提插刀法切割3刀，深度1cm，然后纵疏横剥3刀，范围0.5cm。

⑥第六支针刀松解腓肠肌内侧头的粘连瘢痕 在股骨内侧髁后部压痛点定位。刀口线与下肢纵轴平行，针刀体与皮肤呈90°角，针刀经皮肤、皮下组织，直达骨面，纵疏横剥3刀，范围0.5cm，然后调转刀口线90°，在骨面上向下铲剥3刀，范围0.5cm。

⑦第七支针刀松解腓肠肌外侧头的粘连瘢痕 在股骨外侧髁后部压痛点定位。刀口线与下肢纵轴平行，针刀体与皮肤呈90°角，针刀经皮肤、皮下组织，直达骨面，纵疏横剥3刀，范围0.5cm，然后调转刀口线90°，在骨面上向下铲剥3刀，范围0.5cm。

⑧第八支针刀松解小腿中段腓肠肌与比目鱼肌肌腹之间粘连瘢痕 在小腿后侧中部寻找压痛点定

位。刀口线与下肢纵轴平行，针刀体与皮肤呈 90° 角，针刀经皮肤、皮下组织，当刀下有阻力感时，即到达腓肠肌，继续进针刀，当刀下有突破感时，即到达腓肠肌与比目鱼肌间隙，在此纵疏横剥 3 刀，范围 0.5cm。

⑨第九支针刀松解小腿下段腓肠肌与比目鱼肌肌腹之间的粘连瘢痕　在小腿后侧下段寻找压痛点定位。刀口线与下肢纵轴平行，针刀体与皮肤呈 90° 角，针刀经皮肤、皮下组织，当刀下有阻力感时，即到达腓肠肌，继续进针刀，当刀下有突破感时，即到达腓肠肌与比目鱼肌间隙，在此纵疏横剥 3 刀，范围 0.5cm。

4.2.2　第二次针刀松解腓肠肌与比目鱼肌内外侧缘之间的纵行粘连瘢痕

（1）体位　俯卧位。

（2）体表定位　小腿后侧下段。

（3）消毒　在施术部位，用碘伏消毒 2 遍，然后铺无菌巾，使治疗点正对洞巾中间。

（4）麻醉　用 1%利多卡因局部浸润麻醉，每个治疗点注药 1ml。

（5）刀具　Ⅰ型 4 号直行针刀。

（6）针刀操作（图 1-72）

①第一支针刀在跟腱止点上方 5cm、跟腱内侧定点　刀口线与下肢纵轴平行，针刀体与皮肤呈 90° 角，针刀经皮肤、皮下组织，当刀下有阻力感时即到达跟腱，针刀沿跟腱内缘向内下探寻，当刀下有落空感时，即到达跟腱内缘，向内侧转动针刀体，使针刀体与冠状面平行，针刀刃端从内向外，沿跟腱内侧前缘与比目鱼肌的肌间隙进针刀，一边进针刀，一边纵疏横剥，每次纵疏横剥范围 0.5cm。直至小腿后正中线。

②第二支针刀在跟腱止点上方 5cm、跟腱外侧定点　刀口线与下肢纵轴平行，针刀体与皮肤呈 90° 角，针刀经皮肤、皮下组织，当刀下有阻力感时即到达跟腱，针刀沿跟腱外缘向外下探寻，当刀下有落空感时，即到达跟腱外缘，向外侧针刀体方向，使针刀体与冠状面平行，针刀刃端从外向内，沿跟腱外侧前缘与比目鱼肌的肌间隙进针刀，一边进针刀，一边纵疏横剥，每次纵疏横剥范围 0.5cm。直至小腿后正中线，与第一支针刀汇合。

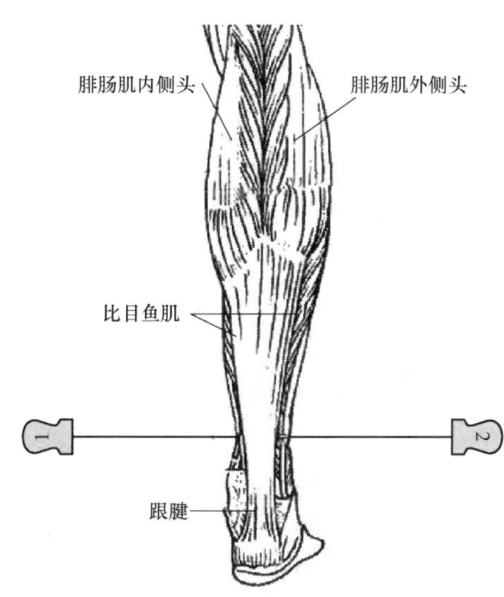

图 1-72　针刀松解腓肠肌与比目鱼肌内外侧缘之间的粘连

5　针刀术后手法治疗

针刀术毕，嘱患者仰卧位，医生双手握足底前部，嘱患者踝关节尽量背伸，在背伸到最大位置时，术者用力将踝关节背伸 1 次。

十二、跟痛症

1　范围

本《规范》规定了跟痛症的诊断和治疗。

本《规范》适用于跟痛症的诊断和治疗。

2　术语和定义

下列术语和定义适用于本规范。

跟痛症（Calcanodynia）　本病主要是指患者在行走或站立时足底部疼痛。多由慢性损伤引起，常伴有跟骨结节部的前缘骨刺。本病多发生于中老年人，针刀治疗效果显著。

3 诊断

3.1 临床表现

跟部局部疼痛、肿胀、走路时加重。足跟底前内侧压痛，有时可触及骨性隆起，跟骨侧位X线片可能有骨刺。

3.2 诊断标准

足跟底及足心痛，胀裂感，站立、行走时加重，重者几乎不能着地，足跟底明显压痛，跟骨侧位X片显示跟骨结节前缘骨刺。

4 针刀治疗

4.1 治疗原则

跟痛症是由于跖腱膜的劳损，引起跖腱膜起点的粘连、瘢痕，长期应力集中，导致跟骨结节骨质增生，根据软组织损伤病理构架的网眼理论，慢性软组织损伤是由病变关键点连接成线，由线网络成面的原理，分析跟痛症的病理基础，发现它的病变关键点有两个，即跖腱膜中央部和跖腱膜内侧部，要破坏它的病理构架，就应该松解跖腱膜中央部和内侧部，此为治本之策。

4.2 操作方法

（1）体位　仰卧位。

（2）体表定位　跟骨结节前下缘和内缘压痛点。

（3）消毒　在施术部位，用碘伏消毒2遍，然后铺无菌巾，使治疗点正对洞巾中间。

（4）麻醉　用1%利多卡因局部浸润麻醉，每个治疗点注药1ml。

（5）刀具　Ⅰ型4号直形针刀。

（6）针刀操作（图1-73）

①第一支针刀松解跟骨结节前下缘跖腱膜的中央部　从跟骨结节前下缘进针刀，刀口线与跖腱膜方向一致，针刀体与皮肤呈90°角，针刀经皮肤、皮下组织、脂肪垫，到达跟骨结节前下缘骨面，调转刀口线90°，在骨面上向前下铲剥3刀，范围0.5cm。

②第二支针刀松解跟骨结节内缘跖腱膜的内侧部　在第一支针刀内侧2cm的压痛点定位。针刀从跟骨结节内缘进针刀，刀口线与跖腱膜方向一致，针刀体与皮肤呈90°角，针刀经皮肤、皮下组织、脂肪垫，到达跟骨结节内缘骨面，调转刀口线90°，在骨面上向前下铲剥3刀，范围0.5cm。

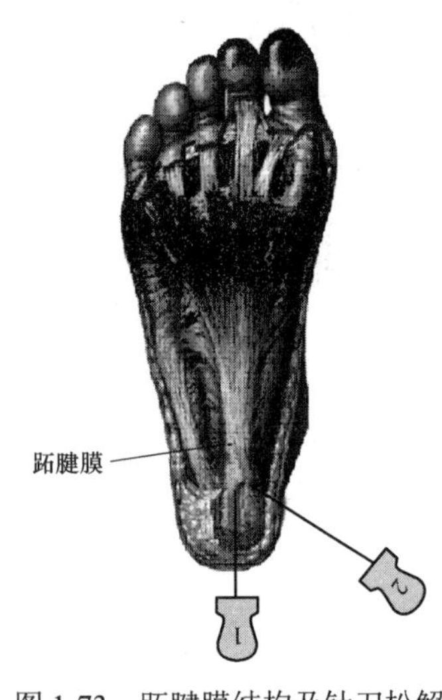

图1-73　跖腱膜结构及针刀松解

（7）注意事项　针刀治疗跟痛症是对挛缩的跖腱膜进行松解，不是用针刀去刮除、切断骨质增生。骨质增生是人体对力平衡失调自我修复和自我调节的结果，它本身不是引起疼痛的主要原因，跖腱膜的粘连瘢痕，起点处的应力集中才是引起疼痛的根本原因，故针刀松解跖腱膜的粘连和挛缩后，疼痛即可消失，骨质增生会逐渐变钝，不再影响患者的功能。

5 针刀术后手法治疗

针刀术毕，嘱患者仰卧位，医生双手握足底前部，嘱患者踝关节尽量背伸，在背伸到最大位置时，术者用力将踝关节背伸1次。

第二章
骨关节疾病

第一节　常见骨关节疾病

一、颈椎病

1　范围

本《规范》规定了颈椎病的诊断和治疗。

本《规范》适用于颈椎病的诊断和治疗。

2　术语和定义

下列术语和定义适用于本规范。

颈椎病（Cervicalspondylosis）　颈椎病是指颈椎椎间盘退行性改变及其继发的相邻结构病理改变累及周围组织结构（神经、血管等）并出现与影像学改变相应的临床表现的疾病。针刀医学在长期临床研究的基础上，提出了颈段弓弦力学系统受损所引起的颈部力平衡失调，卡压颈段的神经血管是造成颈椎病的根本原因。

3　诊断

3.1　软组织损伤型

3.1.1　临床表现

3.1.1.1　症状

（1）早期可有头颈、肩背部疼痛、有的疼痛剧烈，颈项部肌肉可有肿胀和痉挛。

（2）眩晕　多伴有复视、眼震、耳鸣、耳聋、恶心呕吐等症状。

（3）头痛　间歇性疼痛，每次疼痛可持续数分钟或数小时。疼痛多位于枕部，呈跳痛，可向枕顶部放射。

（4）感觉障碍　可有面部、舌体、四肢或半身麻木，有的伴有针刺感、蚁行感。

3.1.1.2　体征

枕外隆凸、枕骨上项线、颈椎棘突及棘旁有压痛，触诊检查颈项部肌肉痉挛或出现硬节条索。

3.1.1.3　脑血流图

显示流入时间延长，主峰角增大，形成平顶或三峰波，提示脑血流量减少。

3.1.2　诊断标准

（1）颈项部疼痛不适。长期低头工作或高枕睡眠，或有颈部过度前屈、过度扭转的外伤史。

（2）轻度眩晕。

（3）间歇性头痛。

（4）枕外隆凸，上项线及项韧带分布区或附着处有压痛点。

（5）脑血流图检查发现基底动脉供血不足。

（6）颈椎X线片无明显异常。

3.2 骨关节移位型

3.2.1 临床表现

3.2.1.1 症状

（1）椎动脉受压

①中重度眩晕 患者只能向一侧转头，向对侧转就易导致发作，再转向对侧则又使症状减轻，总之，头颈部活动和姿势改变诱发或加重眩晕是本病的一个重要特点。严重者可发生晕厥或猝倒。

②眼部症状 如视力减退、一过性黑矇、暂时性视野缺损、复视、幻视以及失明等。

（2）枕大神经受压 持续性头痛，往往在晨起、头部活动、乘车颠簸时出现或加重。持续数小时甚至数日。疼痛多位于枕部、枕顶部或颞部，呈跳痛（搏动性痛）、灼痛或胀痛，可向耳后、面部、牙部、枕顶部放射。发作时可有恶心、呕吐、出汗、流涎、心慌、憋气以及血压改变等自主神经功能紊乱的症状。

（3）臂丛神经根受压 颈项肩臂疼痛，颈部活动受限，病患上肢沉重无力，颈项神经窜痛，伴有针刺样或过电样麻痛，握力下降或持物落地。同时可伴有臂丛神经分布区相一致的感觉、运动及反射障碍，如果以前根受压为主者，肌力改变较明显；以后根受压为主者，则感觉障碍症状较重。感觉障碍与运动障碍两者往往同时出现，但由于感觉神经纤维的敏感性较高，因而更早地表现出症状。

（4）颈脊髓受压

①脊髓单侧受压 肌张力增强，肌力减弱，浅反射减弱、腱反射亢进，并出现病理反射；对侧肢体无运动障碍，但浅感觉减退。颈部和患侧肩部疼痛。

②脊髓双侧受压 主要表现为缓慢进行性双下肢麻木、发冷、疼痛和行走不稳、步态笨拙、发抖、无力，如“踩棉花感”，头重脚轻。症状可逐渐加剧并转为持续性。后期可引起偏瘫、三肢瘫、四肢瘫和交叉瘫等多种类型。

3.2.1.2 体征

（1）软组织损伤的体征 斜方肌、菱形肌、冈上肌、冈下肌、肩胛提肌或大、小圆肌起止点及肌腹部位有压痛点。

（2）臂丛神经根压迫表现 如果以前根受压为主者，肌力改变较明显；以后根受压为主者，则感觉障碍症状较重。感觉障碍与运动障碍两者往往同时出现。

（3）脊髓受压表现

①脊髓单侧受压 肌张力增强，肌力减弱，浅反射减弱、腱反射亢进，并出现病理反射；对侧肢体无运动障碍，但浅感觉减退。

②脊髓双侧受压 偏瘫、三肢瘫、四肢瘫和交叉瘫等多种类型。

3.2.1.3 脑血流图

显示流入时间明显延长，主峰角增大，形成平顶或三峰波，提示脑血流量明显减少。

3.2.1.4 影像学表现

（1）颈椎正位X线片显示颈椎生理曲度变直或者反弓，单一或者多个颈椎错位，钩椎关节骨质增生，椎间隙变窄。

（2）MRI显示颈椎管狭窄或/和颈椎间盘突出，压迫脊髓。

4 针刀治疗

依据针刀医学关于人体弓弦力学系统及疾病病理构架的网眼理论，颈椎病是由于颈段的弓弦力学系统受损后，颈部的软组织形成粘连瘢痕和挛缩，病情进一步发展引起颈段骨关节的移位，卡压神经血管，引发临床表现。应用针刀整体松解颈段软组织的粘连瘢痕挛缩，调节颈段的力学平衡，消除软组织对神经血管的卡压，治愈该病。

4.1　软组织损伤型

4.1.1　治疗原则

针刀整体松解枕部、项部软组织的粘连、瘢痕组织，恢复颈段软组织的力学平衡。

4.1.2　操作方法

（1）“T”形针刀整体松解术。

（2）术式设计　“T”形针刀整体松解术，这种术式包括了枕部及颈后侧主要软组织损伤的松解，包括了项韧带部分起点及止点的松解，同时松解了头夹肌起点，斜方肌的起点，部分椎枕肌的起止点，颈夹肌的起点以及棘间韧带。各松解点的排列与英文字母 T 相似，故称之为“T”形针刀整体松解术（图 2-1）。

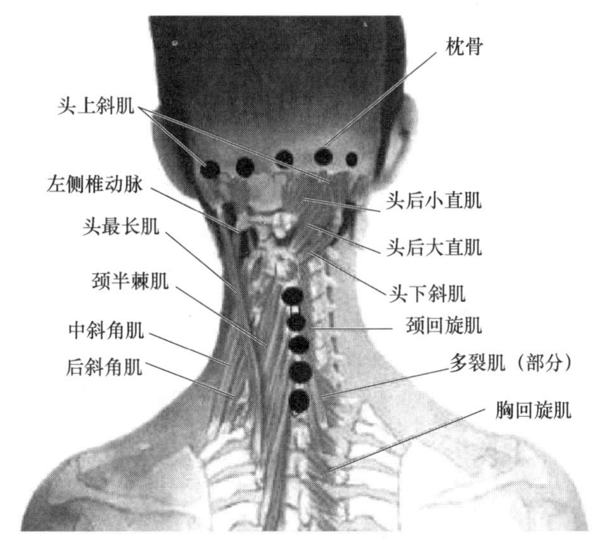

图 2-1　“T”形针刀松解术体表定位

（3）体位　俯卧低头位。

（4）体表定位

①横线为 5 个点，中点为枕外隆凸，在上项线上距离后正中线向两侧分别旁开 2.5cm 定两点，在上项线上距离后正中线向两侧分别旁开 5cm 定两点。

②竖线为 6 个点，分别为 C_2～C_7 棘突顶点。将选定的治疗点用定点笔标明。

（5）消毒　在施术部位，用碘伏消毒 2 遍，然后铺无菌巾，使治疗点正对洞巾中间。

（6）麻醉　用 1%利多卡因局部浸润麻醉，每个治疗点注药 1ml。

（7）刀具　Ⅰ型 4 号直形针刀。

（8）针刀操作（图 2-2、图 2-3）

①第一支针刀在枕外隆凸定点　刀口线与人体纵轴一致，针刀体向脚侧倾斜 45°，与枕骨垂直，严格按照四步进针规程进针刀。针刀经皮肤、皮下组织，项筋膜达枕骨骨面后，纵疏横剥 3 刀，然后调转刀口线 90°，向下铲剥 3 刀，范围 0.5cm。然后提针刀于皮下组织，向左右呈 45° 角贴枕骨向下铲剥 3 刀，范围 0.5cm，以松解斜方肌起点和头半棘肌止点。

②第二、三支针刀在上项线上枕外隆凸左右各 2.5cm 点　以左侧为例加以介绍，刀口线与人体纵轴一致，刀体向脚侧倾斜 45°，与枕骨垂直，严格按照四步进针规程进针刀。针刀经皮肤、皮下组织，项筋膜达枕骨骨面后，纵疏横剥 3 刀，然后调转刀口线 90°，向下铲剥 3 刀，范围 0.5cm。右侧第三支针刀操作与左侧相同。

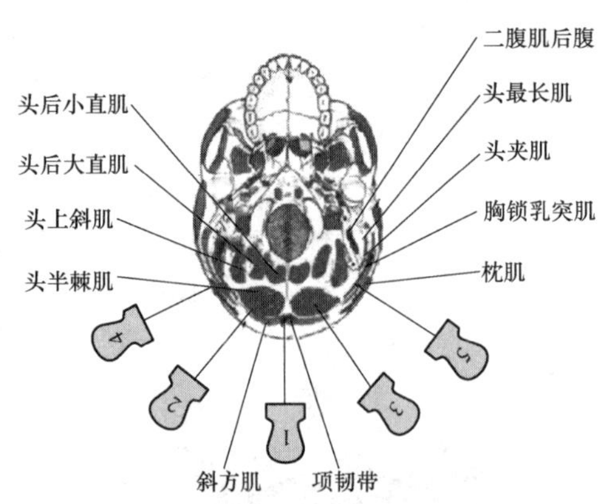

图 2-2　“T”形针刀松解术横线的松解

③第四、五支针刀在上项线上枕外隆凸左右各 5cm 点　刀口线与人体纵轴一致，刀体向脚侧倾斜 45°，与枕骨垂直，严格按照四步进针规程进针刀。针刀经皮肤、皮下组织，项筋膜达枕骨骨面后，纵疏横剥 3 刀，然后调转刀口线 90°，向下铲剥 3 刀，范围 0.5cm。右侧第五支针刀操作与左侧相同。

④“T”字形竖线 C_2～C_7 棘突顶点　以第六支针刀松解 C_2 棘突顶点加以介绍，刀口线与人体纵轴一致，刀体向头侧倾斜 45°，与棘突呈 60° 角，严格按照四步进针规程进针刀。针刀经皮肤、皮下组织，项筋膜达 C_2 棘突顶点骨面后，纵疏横剥 3 刀，然后将针刀体逐渐向脚侧倾斜与 C_2 棘突走行方向一致，调转刀口线 90°，沿棘突上缘向内切 2 刀，范围 0.5cm，以切开棘间韧带。第七～十一支针刀操作方法与第六支针刀操作方法相同。

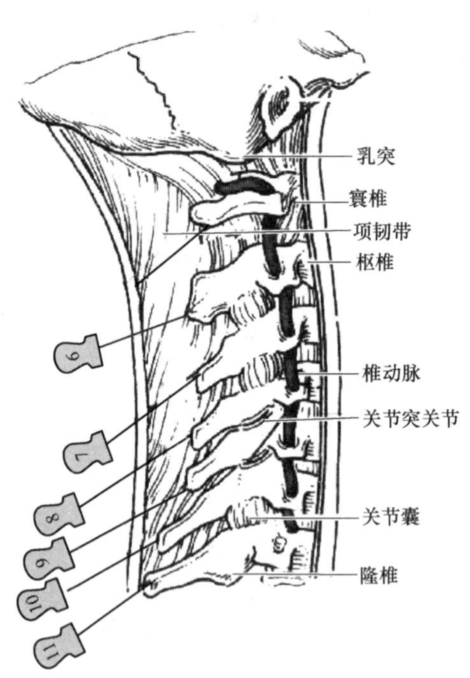

图 2-3　“T”形针刀松解术竖线的松解

出针刀后，全部针眼处创可贴覆盖。

（9）注意事项　初学针刀的医生，不宜做颈椎针刀松解，因为颈部神经血管多，结构复杂，由于对解剖关系不熟悉，勉强做针刀造成的严重并发症和后遗症在临床上时有发生。熟悉颈部的局部解剖，牢记神经、血管走行方向，针刀操作均在骨面上进行，针刀治疗的安全性才有保证。

若做项韧带和颈部棘间韧带的松解，针刀进针时，刀体向头侧倾斜 45°，与枢椎棘突呈 60° 角，针刀直达枢椎棘突顶点骨面，对棘突顶点的病变进行松解，要进入棘间，松解棘间韧带，必须退针刀于棘突顶点的上缘，将针刀体逐渐向脚侧倾斜与颈椎棘突走行方向一致，才能进入棘突间，切棘间韧带的范围限制在 0.5cm 以内，不会切入椎管。如超过此范围，针刀的危险性明显加大。

（10）针刀术后手法治疗　针刀术后，嘱患者俯卧位，一助手牵拉肩部，术者正对头项，右肘关节屈曲并托住患者下颌，左手前臂尺侧压在患者枕骨，随颈部的活动施按揉法。用力不能过大，以免造成新的损伤。最后，提拿两侧肩部，并搓患者肩至前臂反复 3 次。

4.2　骨关节移位型

4.2.1　治疗原则

针刀整体松解枕部、项部软组织，关节突周围以及颈椎横突处软组织附着处的粘连、瘢痕组织，通过调节颈段软组织的力学平衡，恢复颈椎骨关节的移位从而解除颈部神经血管或脊髓的压迫，达到治疗目的。

4.2.2　操作方法

4.2.2.1　第一次“T”形针刀整体松解术（针刀操作方法参照软组织损伤型的针刀治疗）

4.2.2.2　第二次针刀松解两侧肩胛提肌止点及头夹肌起点的粘连和瘢痕

（1）体位　俯卧低头位。

（2）体表定位

①肩胛提肌止点——肩胛骨内上角。

②头夹肌起点——C_3～T_3 棘突最明显压痛点。将选定的治疗点用定点笔标明。

（3）消毒　在施术部位，用碘伏消毒 2 遍，然后铺无菌巾，使治疗点正对洞巾中间。

（4）麻醉　用 1%利多卡因局部浸润麻醉，每个治疗点注药 1ml。

（5）刀具　Ⅰ型 4 号直形针刀。

（6）针刀操作

①第一支针刀松解右侧肩胛提肌止点　刀口线方向与脊柱纵轴平行，针体和颈部皮肤垂直，严格按照四步进针规程进针刀，针刀经皮肤，皮下组织，筋膜肌肉达肩胛骨内上角骨面，调转刀口线 90°，向肩胛骨内上角边缘铲剥 3 刀，范围 0.5cm（图 2-4）。

②第二支针刀松解左侧肩胛提肌止点　针刀松解方法与右侧相同。

③第三支针刀松解头夹肌起点　以 C_3～T_3 棘突最明显压痛点作为进针刀点，刀口线与人体纵轴一致，针刀体与皮肤垂直，严格按照四步进针规程进针刀，针刀经皮肤，皮下组织，筋膜达棘突顶点纵疏横剥 3 刀，范围 0.5cm（图 2-5）。

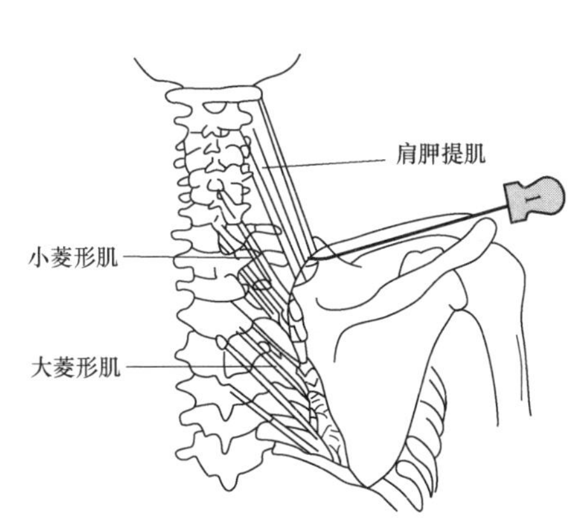

图 2-4　肩胛提肌止点针刀松解

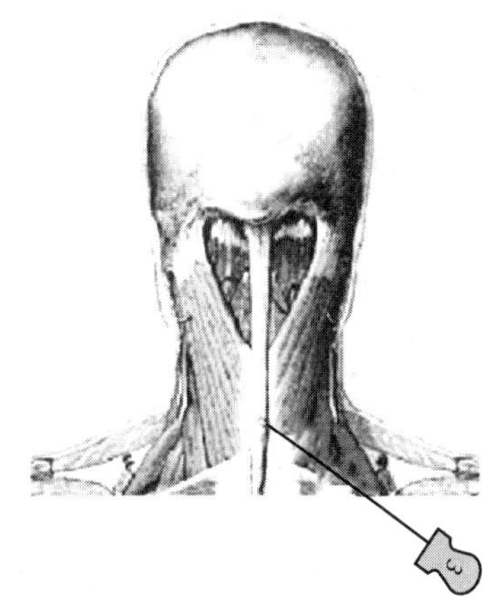

图 2-5　头夹肌起点针刀松解

出针刀后，全部针眼处创可贴覆盖。

（7）注意事项　对肥胖患者，确定肩胛骨内上角困难时，让患者上下活动肩关节，医生用拇指先摸到肩胛冈，然后向上寻找到肩胛骨的内上角，如不能确定解剖位置，不可盲目做针刀松解。否则，可能因为解剖位置不清，造成创伤性气胸等严重后果。针刀操作时，铲剥一定在骨面上进行，不能脱离骨面。

（8）针刀术后手法治疗　嘱患者俯卧位，一助手牵拉肩部，术者正对患者头项，右肘关节屈曲并托住患者下颌，左手前臂尺侧压在患者枕骨，随颈部的活动施按揉法。用力不能过大，以免造成新的损伤。最后，提拿两侧肩部，并搓患者肩至前臂 3 次。

4.2.2.3　第三次针刀松解病变颈椎及上、下相邻关节突关节囊及关节突韧带

（1）体位　俯卧低头位。

（2）体表定位　根据颈椎正侧位 X 片确定病变颈椎，在病变颈椎及上、下颈椎关节突部及横突后结节实施针刀松解。如 C_4～C_5 钩椎关节移位，针刀松解 C_3～C_4、C_4～C_5、C_5～C_6 关节突韧带。从颈椎棘突顶点向两侧分别旁开 2cm，作为左右关节突关节囊及韧带体表定位点，共 6 个治疗点（图 2-6），将选定的治疗点用定点笔标明。

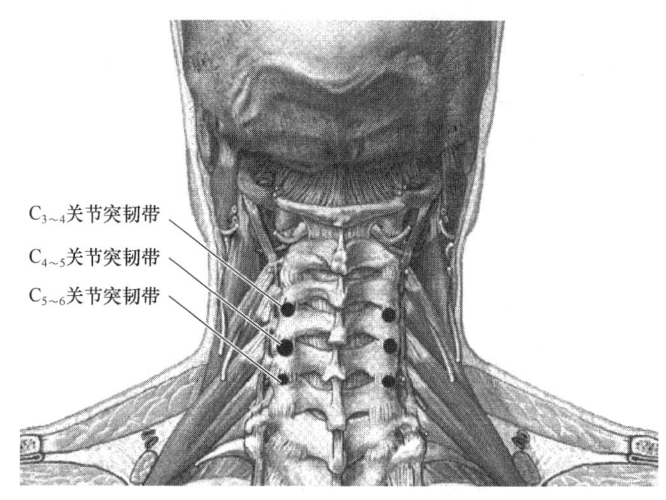

图 2-6　关节突韧带体表定位

（3）消毒　在施术部位，用碘伏消毒 2 遍，然后铺无菌巾，使治疗点正对洞巾中间。

（4）麻醉　用 1%利多卡因局部浸润麻醉，每个治疗点注药 1ml。

（5）刀具　Ⅰ型 4 号直形针刀。

（6）针刀操作（图 2-7）

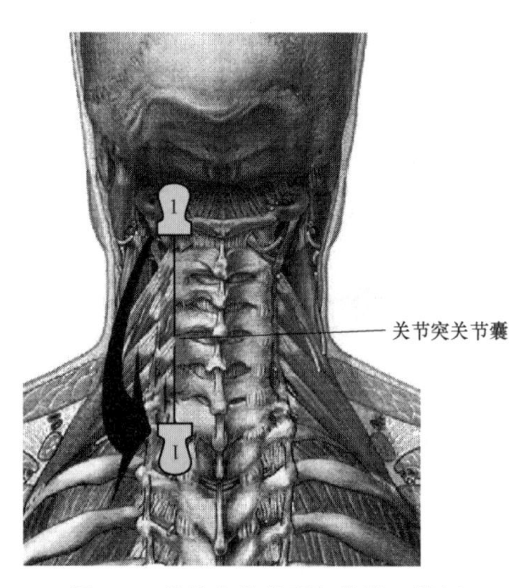

图 2-7　关节突关节囊韧带针刀松解

①第一支针刀松解病变颈椎左侧上下关节突关节囊韧带　从病变颈椎关节突关节体表定位点进针刀，刀口线与人体纵轴一致，刀体先向头侧倾斜 45°，与颈椎棘突呈 60° 角，严格按照四步进针规程进针刀。针刀经皮肤、皮下组织、筋膜肌肉直达关节突骨面，然后将针刀体逐渐向脚侧倾斜，与颈椎棘突走行方向一致，在骨面上稍移位，寻找落空感时，即为关节囊韧带，提插刀法切 3 刀，范围 0.5cm。

②其他 5 支针刀的操作方法与第一支针刀操作方法相同。出针刀后，全部针眼处创可贴覆盖。

（7）注意事项　与软组织损伤型针刀治疗的注意事项相同。

（8）针刀术后手法治疗　与软组织损伤型术后手法治疗相同。

4.2.2.4　第四次针刀松解两侧颈椎横突后结节及结节间沟软组织附着处的粘连

（1）体位　仰卧位，作左侧横突松解时，头偏向右侧，作右侧横突松解时，头偏向左侧。

（2）体表定位　颞骨乳突与锁骨中点连线上。从乳突斜下2cm为寰椎横突，然后每间隔1.5cm为下一位颈椎横突。将选定的治疗点用定点笔标明。

（3）消毒　在施术部位，用碘伏消毒2遍，然后铺无菌巾，使治疗点正对洞巾中间。

（4）麻醉　用1%利多卡因局部浸润麻醉，每个治疗点注药1ml。

（5）刀具　Ⅰ型4号直形针刀。

（6）针刀操作（图2-8、图2-9）

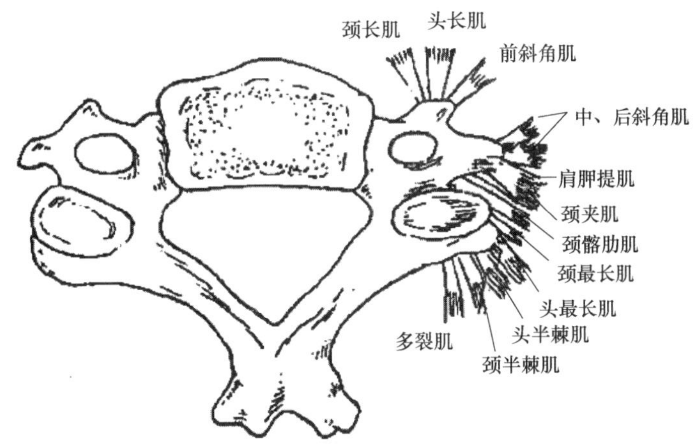

图2-8　颈椎横突及周围骨面附着的软组织

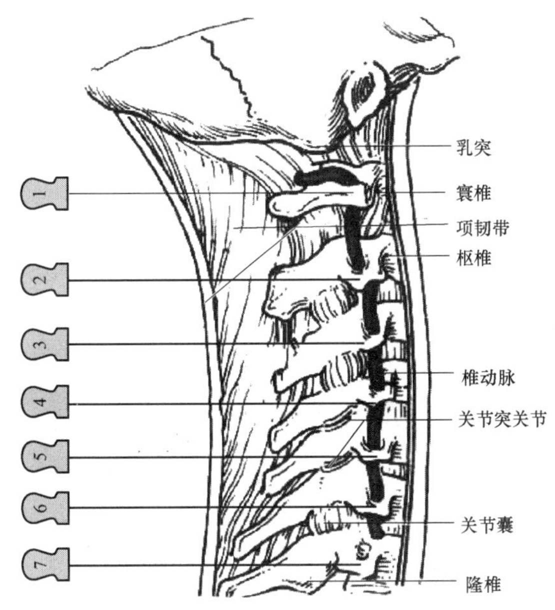

图2-9　横突后结节软组织松解

①第一支针刀松解右侧寰椎横突处组织的粘连瘢痕　刀口线与人体纵轴一致，严格按照四步进针规程进针刀，从右侧寰椎横突体表定位处进针刀。针刀经过皮肤、皮下组织、筋膜、肌层达寰椎横突骨面，然后沿骨面调转刀口线90°，分别沿横突上下缘骨面铲剥3刀，范围0.5cm。

②第二支针刀松解右侧枢椎横突处组织的粘连瘢痕：刀口线与人体纵轴一致，严格按照四步进针规

程进针刀，从右侧枢椎横突体表定位处进针刀。针刀经过皮肤、皮下组织、筋膜、肌层达枢椎横突结节间沟，贴骨面向前、后铲剥 3 刀，范围 0.5cm。

③第三至七支针刀松解右侧第 3～7 颈椎横突处的软组织粘连瘢痕：针刀操作方法与第二支针刀相同。

④左侧颈椎横突松解方法与右侧相同。

出针刀后，全部针眼处创可贴覆盖。

（7）注意事项　与软组织损伤型针刀治疗的注意事项相同。

5. 针刀术后手法治疗

与软组织损伤型术后手法治疗相同。

二、腰椎间盘突出症

1　范围

本《规范》规定了腰椎间盘突出症的诊断和治疗。

本《规范》适用于腰椎间盘突出症的诊断和治疗。

2　术语和定义

下列术语和定义适用于本规范。

腰椎间盘突出症（Lubar intervertebral disc protrusion）　本病是较为常见的疾患之一，主要是因为腰椎间盘各部分（髓核、纤维环及软骨板），尤其是髓核，有不同程度的退行性改变后，在外力因素的作用下，椎间盘的纤维环破裂，髓核组织从破裂之处突出（或脱出）于后方或椎管内，导致相邻脊神经根遭受刺激或压迫，从而产生腰部疼痛，一侧下肢或双下肢麻木、疼痛等一系列临床症状。腰椎间盘突出症以腰 4～5、腰 5～骶 1 发病率最高，约占 95%。

针刀医学认为，本病是在腰部慢性损伤后，由于腰部的软组织粘连、瘢痕，导致了腰椎受力曲线的改变，使椎间盘受到挤压，突出而引起的腰腿痛。运用针刀整体松解治疗，松解腰部软组织的粘连和瘢痕，解除神经根的压迫，恢复腰部的受力曲线，从而治愈疾病。

3　诊断

3.1　临床表现

（1）多发生于 30～50 岁的青壮年，男女无明显区别。患者多有反复腰痛发作史。

（2）腰痛伴坐骨神经痛　是本病的主要症状。腰痛常局限于腰骶部附近，程度轻重不一。坐骨神经痛常为单侧。疼痛沿大腿后侧向下放射至小腿外侧、足跟部或足背外侧。行走时间长、久站或咳嗽、喷嚏、排便等腹压增高时均可使症状加重，休息后可缓解。疼痛多为间歇性，少数为持续性。

（3）下肢麻木　多局限于小腿后外侧、足背、足外侧缘的麻木或皮肤感觉减退。

（4）脊柱侧弯　多数患者有程度不同的脊柱侧弯，侧弯多突向健侧。

（5）压痛伴放射痛　用拇指深压棘突旁，患部常有压痛，并向患侧下肢放射。

（6）患侧直腿抬高试验阳性　患者仰卧，两下肢放平；先抬高健侧，记录能抬高的最大度数；再抬高患侧，当抬高到产生腰痛和下肢放射痛时，记录其抬高度数，严重者抬腿在 15°～30°。再降低患侧至疼痛消失时，将踝关节背屈，症状立即出现，此为加强试验阳性，可与其他疾病引起的直腿抬高试验阳性相鉴别。

（7）反射和感觉改变　神经根受累后，可发生运动功能和感觉功能障碍。腓肠肌肌张力减低，踇背伸肌力减弱。

L_2～L_3 神经根受累时，膝反射减低；L_4 神经根受累时，膝、跟腱反射减弱；L_5 和 S_1 神经根受累时，跟腱反射减弱。神经根受累严重或过久，相应腱反射可消失。

（8）X 线检查　在正位平片上，腰椎侧弯是重要的 X 线表现，侧弯多数是由突出的间隙开始向健侧倾斜，患侧间隙较宽。侧位片可见腰椎生理前凸减小或消失，甚至向后凸，椎间盘突出的后方较宽，所谓前窄后宽表现。早期突出的椎间隙多无明显改变，晚期椎间隙可明显变窄，相邻椎体边缘有骨赘生成。

3.2　诊断标准

（1）下肢放射性疼痛，疼痛位置与相应受累神经支配区域相符。

（2）下肢感觉异常，相应受累神经支配区域皮肤浅感觉减弱。

（3）直腿抬高试验、直腿抬高加强试验、健侧直腿抬高试验或股神经牵拉试验阳性。

（4）腱反射较健侧减弱。

（5）肌力下降。

（6）腰椎 MRI 或 CT 显示椎间盘突出，压迫神经与症状、体征受累神经相符。

前 5 项标准中，符合其中 3 项，结合第 6 项，即可诊断为腰椎间盘突出症。（中华医学会疼痛学分会脊柱源性疼痛学组.腰椎间盘突出症诊疗中国疼痛专家共识［J］.中国疼痛医学杂志，2020，26（01）：2-6.）

4　针刀治疗

4.1　治疗原则

依据针刀医学关于人体弓弦力学系统及疾病病理构架的网眼理论，腰椎间盘突出症的根本病因是腰部的软组织损伤后，引起腰椎错位及椎管容积的改变。椎间盘突出的根本原因都是软组织损伤所造成的腰段力平衡失调以及神经根与周围软组织的粘连瘢痕所致。故只针对椎间盘本身的治疗，如手术摘除椎间盘、药物融盘、椎间盘切吸等治疗方法，都是治标之法。应用针刀整体松解腰段软组织的粘连瘢痕挛缩，恢复腰段弓弦力学系统的力学平衡，同时针刀松解神经根与周围软组织的粘连瘢痕，消除软组织对神经血管的卡压，针刀术后辅以手法调节腰椎的微小错位，改善腰椎容积，从而恢复神经根的正常通道。

4.2　操作方法

4.2.1　第一次针刀松解为“回”字形针刀整体松解术（图 2-10）

“回”字形针刀整体松解术适用于 L_3～L_4、L_4～L_5、L_5～S_1 的腰椎间盘突出症、腰椎间盘脱出症、多发性腰椎管狭窄症及腰椎骨性关节炎的治疗。

如为 L_3～L_4 椎间盘突出症，椎管内外口松解为 L_3～L_4、L_4～L_5 间隙；如为 L_4～L_5、L_5～S_1 椎间盘突出症，椎管内外口松解为 L_4～L_5、L_5～S_1 间隙。

腰部的整体松解包括 L_3～L_5 棘上韧带、棘间韧带；左右 L_3～L_5 横突松解，胸腰筋膜的松解，髂腰韧带的松解，在骶正中嵴上和两侧骶骨后面竖脊肌起点的松解以及 L_4～L_5、L_5～S_1 棘突间隙两侧经黄韧带松解左右椎管内口。从各个松解点的分布上看，很像“回”字形状。棘上韧带点、棘间韧带点、左右 L_3～L_5 腰椎横突点、骶正中嵴上和两侧骶骨后面竖脊肌起点的连线共同围成“回”字外面的 “口”，而两侧 4 点椎管内口的松解点的连线围成“回”字中间的 “口”，故将腰部的针刀整体松解术称为“回”字形针刀松解术。这种术式不仅仅是腰椎间盘突出症的针刀松解的基础术式，也是腰椎管狭窄症的针刀整体松解的基础术式，只是在治疗腰椎管狭窄症时，椎管内松解的部位有所不同。下面从每个松解点阐述“回”字形针刀整体松解术的针刀操作方法。

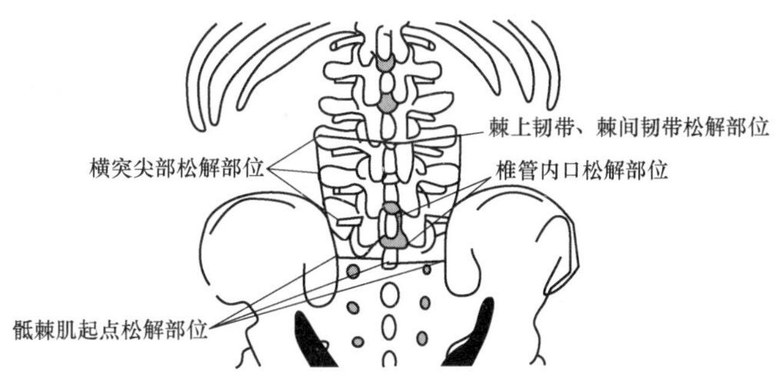

图 2-10 “回”字形针刀整体松解术各松解部位

（1）体位

①俯卧位，腹部置棉垫，使腰椎前屈缩小。适用于一般患者。

②俯卧位，在治疗床上进行骨盆牵引，牵引重量为50～60kg，目的是使腰椎小关节距离拉大，棘突间隙增宽，便于针刀操作。牵引5分钟后进行针刀治疗。适用于肥胖患者或者腰椎间隙狭窄的患者。

（2）体表定位　L_3、L_4、L_5棘突及棘间，L_3、L_4、L_5横突，骶正中嵴及骶骨后面，L_3～L_4或L_4～L_5、L_5～S_1黄韧带。

（3）消毒　在施术部位，用碘伏消毒2遍，然后铺无菌巾，使治疗点正对洞巾中间。

（4）麻醉　用1%利多卡因局部浸润麻醉，每个治疗点注药1ml。

（5）刀具　Ⅰ型3号、4号直形针刀。

（6）针刀操作（图2-11）

①L_3、L_4、L_5棘上韧带及棘间韧带松解以第三腰椎为例加以介绍。第一支针刀从棘突顶点进针，刀口线与脊柱纵轴平行，针刀经皮肤、皮下组织，直达棘突骨面，在骨面上纵疏横剥3刀，范围0.5cm，然后，贴骨面向棘突两侧分别用提插刀法切割3刀，以松解两侧棘肌的粘连、瘢痕，深度0.5cm。其他棘突松解方法与此相同。

第二支针刀松解棘间韧带　以松解L_3～L_4棘间韧带为例。两侧髂嵴连线最高点与后正中线的交点为第四腰椎棘突，向上即到L_3～L_4棘突间隙，在此定位，从L_4棘突上缘进针刀，刀口线与脊柱纵轴平行，针刀经皮肤、皮下组织，直达棘突骨面，调转刀口线90°，沿L_4棘突上缘用提插刀法切割3刀，深度不超过0.5cm。其他棘间韧带松解方法与此相同。

②针刀松解横突部的粘连和瘢痕　横突松解包括横突尖部的松解和横突上下缘的松解以及横突根部的松解，横突尖部主要松解竖脊肌、腰方肌及胸腰筋膜在横突尖部的粘连和瘢痕，横突上下缘主要松解横突间韧带与横突的粘连瘢痕。以L_3横突为例。针刀操作方法参照第三腰椎横突综合征针刀操作方法。

③针刀通过黄韧带松解神经根管内口　黄韧带为连结相邻两椎板间的韧带，左右各一，由黄色弹力纤维组织组成，坚韧而富有弹性，协助围成椎管。黄韧带有限制脊柱过度前屈并维持脊柱于直立姿势的作用。在后正中线上，左右黄韧带之间存在约1～2mm的黄韧带间隙（图2-12），偶尔有薄膜相连，即后正中线上是没有黄韧带的，或者只有很薄的黄韧带。在此处做椎管内松解，要找到突破黄韧带的落空感较困难。所以，做椎管内松解时，一般不在后正中线上定位，而是在后正中线旁开0.5～1cm处定位。若针刀切破黄韧带时，可感觉到明显的落空感。

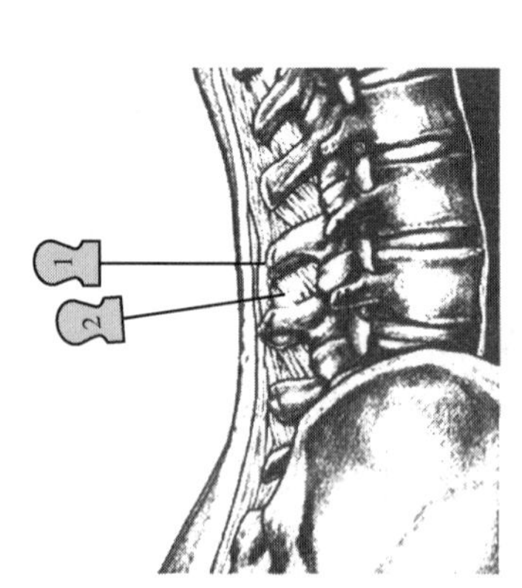

图2-11　棘上韧带与棘间韧带针刀松解

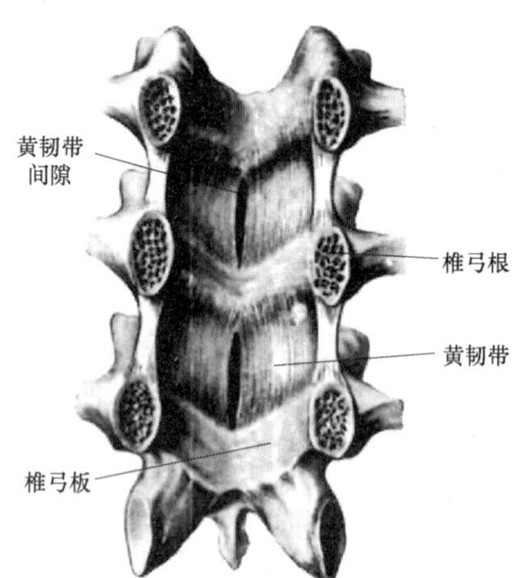

图2-12　黄韧带间隙示意图

以松解L_4～L_5椎管内口为例（图2-13）。摸准L_4～L_5棘突间隙，从间隙中点旁开1cm定位。刀口线与脊柱纵轴平行，针刀体向内，与矢状轴呈20°角。针刀经皮肤、皮下组织、胸腰筋膜浅层、竖脊肌，当刺到有韧性感时，即到黄韧带。稍提针刀，寻找到 L_5 椎板上缘，调转刀口线 90°，在 L_5 椎板上缘切开部分黄韧带。当有明显落空感时，即到达椎管内，立刻再调转刀口线与人体纵轴一致，贴部分椎弓根骨面缓慢进针刀，在盘黄间隙平面，达神经根管内口。此时，患者有局部胀感，针刀再向内达后纵韧带处，在此用提插刀法切割 3 刀，深度 0.3cm，以松解神经根管内口的粘连、瘢痕。其他椎管内口松解方法与此相同。

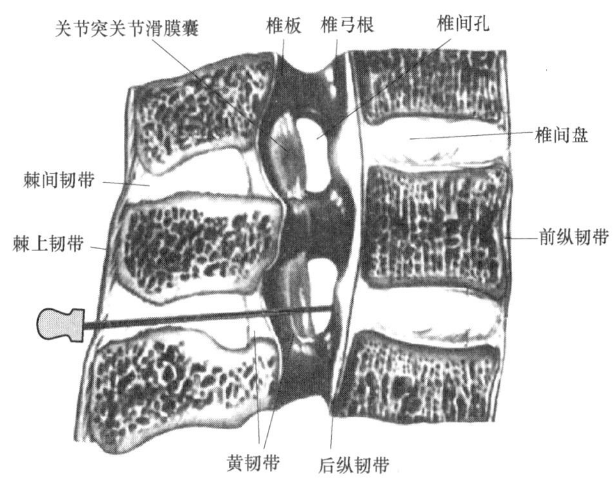

图 2-13　椎管内口松解

④髂腰韧带起止点松解（参照髂腰韧带损伤的针刀松解方法）

⑤竖脊肌起点松解（图 2-14）

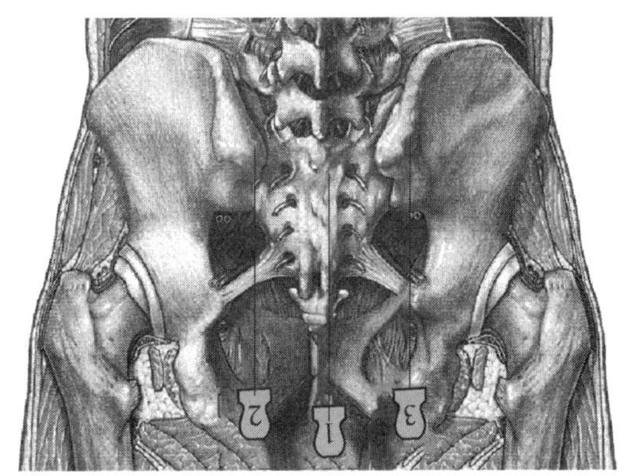

图 2-14　竖脊肌起点针刀松解

a. 第一支针刀松解竖脊肌骶正中嵴起点　两侧髂嵴连线最高点与后正中线的交点为第四腰椎棘突，向下摸清楚 L_5 棘突顶点，顺 L_5 棘突沿脊柱纵轴在后正中线上向下摸到的骨突部即为骶正中嵴，在此定位，从骶正中嵴顶点进针刀，刀口线与脊柱纵轴平行，针刀经皮肤、皮下组织，直达骶正中嵴骨面，在骨面上纵疏横剥 3 刀，范围 0.5cm，然后，贴骨面向骶正中嵴两侧分别用提插刀法切割 3 刀，深度 0.5cm。

b. 第二、三支针刀松解竖脊肌在髂后上棘的起点　分别在两侧髂后上棘定位，刀口线与脊柱纵轴平行，针刀经皮肤、皮下组织，直达骨面，在骨面上纵疏横剥 3 刀，范围 0.5cm。

（7）注意事项

①“回”字形针刀整体松解术的第一步是要求定位准确，特别是腰椎棘突的定位十分重要，因为棘突定位直接关系到椎间隙的定位和横突的定位。所以若棘突定位错误，将直接影响疗效。如果摸不清腰椎棘突，可先在电视透视下将棘突定位后，再做针刀松解。

②横突的定位　棘突中点向水平线方向旁开 3cm，针刀体与皮肤垂直进针刀，针刀均落在横突骨面，

再向外移动刀刃，即能准确找到横突尖，此法简单实用，定位准确。

③椎管内松解　切开部分黄韧带，可以扩大椎管容积，降低椎管内压，并对神经根周围的粘连、瘢痕直接松解。但在具体操作时，一定要注意刀口线的方向。第一步，针刀进入皮肤、皮下组织时，刀口线与人体纵轴一致，在切开黄韧带时，需调转刀口线 90°，否则不能切开黄韧带，切开黄韧带有落空感以后，立刻调转刀口线，再次与人体纵轴一致，否则可能切断神经根，造成医疗事故。如果此时患者有坐骨神经窜麻痛，为针刀碰到了神经根，暂时停止进针，数分钟后，缓慢进针刀，达后纵韧带，由于针刀刃只有数微米，加上神经根是圆形的，由有生命活性的神经细胞组成，当外力刺激它时，只要不是剧烈、疾速的刺激，它都会收缩、避让，这是生命活体对刺激的应激反应。所以，刀口线的方向和进针刀的快慢决定了针刀治疗的安全性，按照针刀闭合性手术的操作规程进行椎管内松解是有安全保证的。

④为了防止针刀术后手法复位的腰椎间关节再错位，以及防止针刀不慎刺破硬脊膜，引起低颅压性头痛，“回”字形针刀整体松解术后，要求患者 6 小时内不能翻身，绝对卧床 7 日。

4.2.2　第二次针刀松解胸腰筋膜

（1）体位　俯卧位。

（2）体表定位　胸腰筋膜（图 2-15）。

（3）消毒　在施术部位，用碘伏消毒 2 遍，然后铺无菌巾，使治疗点正对洞巾中间。

（4）麻醉　用 1%利多卡因局部浸润麻醉，每个治疗点注药 1ml。

（5）刀具　Ⅰ型 4 号直形针刀。

（6）针刀操作（图 2-16）

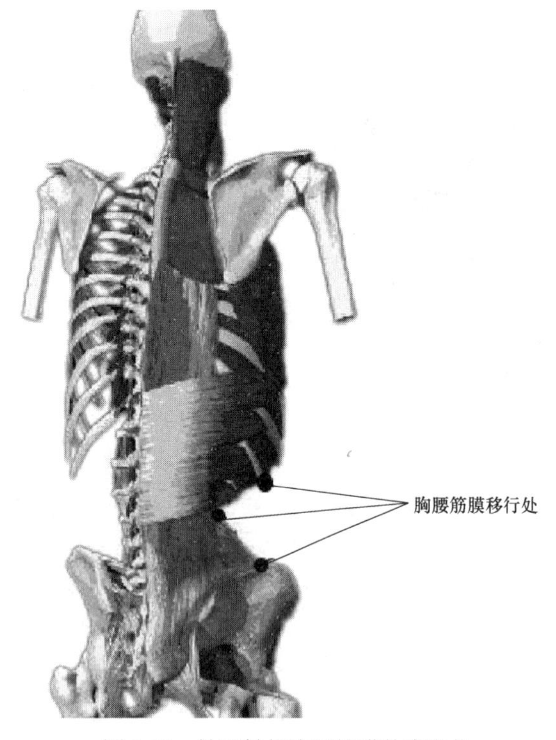

图 2-15　针刀松解胸腰筋膜体表定位

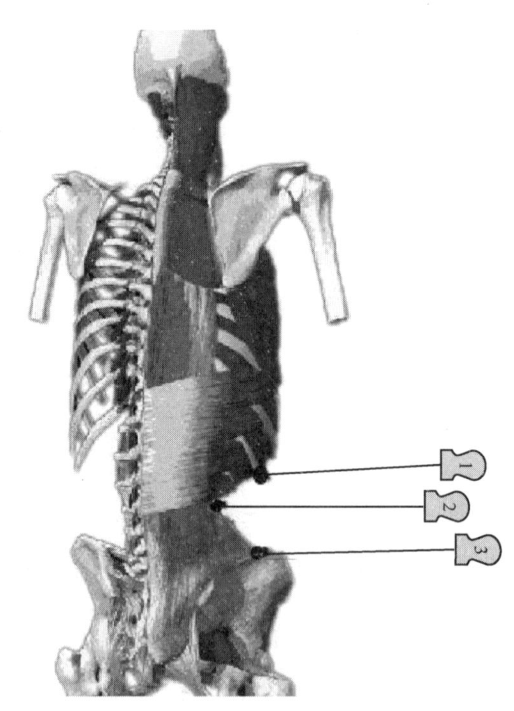

图 2-16　针刀松解胸腰筋膜

①第一支针刀松解上段胸腰筋膜　在第十二肋尖定位，刀口线与人体纵轴一致，针刀体与皮肤呈 90° 角。针刀经皮肤、皮下组织，直达第十二肋骨，调转刀口线 45°，使之与第十二肋骨走行方向一致，在肋骨骨面上左右前后方向铲剥 3 刀，范围 0.5cm。然后贴骨面向下到肋骨下缘，提插刀法切割 3 刀，范围 0.5cm。

②第二支针刀松解中段胸腰筋膜　第三腰椎棘突旁开 10cm 定位，刀口线与人体纵轴一致，针刀体与皮肤呈 90° 角。针刀经皮肤、皮下组织，达肌层，当有突破感即到达胸腰筋膜移行处，在此纵疏横剥 3 刀，范围 0.5cm。

③第三支针刀松解下段胸腰筋膜　在髂嵴中份压痛点定位，刀口线与人体纵轴一致，针刀体与皮肤呈 90° 角。针刀经皮肤、皮下组织，直达髂嵴，调转刀口线 90°，在髂嵴骨面上内外前后方向铲剥 3 刀，范围 0.5cm。

4.2.3　第三次针刀松解坐骨神经行径路线

（1）体位　俯卧位。

（2）体表定位　坐骨神经行径路线（图 2-17）。

（3）消毒　在施术部位，用碘伏消毒 2 遍，然后铺无菌巾，使治疗点正对洞巾中间。

（4）麻醉　用 1%利多卡因局部浸润麻醉，每个治疗点注药 1ml。

（5）刀具　Ⅰ型 3 号、4 号直形针刀。

（6）针刀操作（图 2-18）

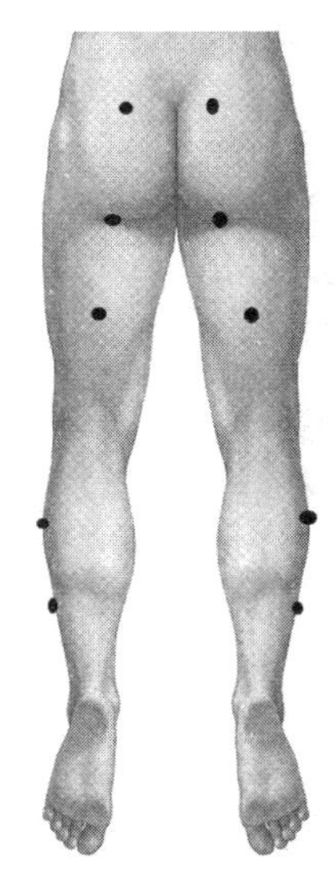

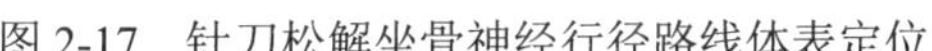

图 2-17　针刀松解坐骨神经行径路线体表定位

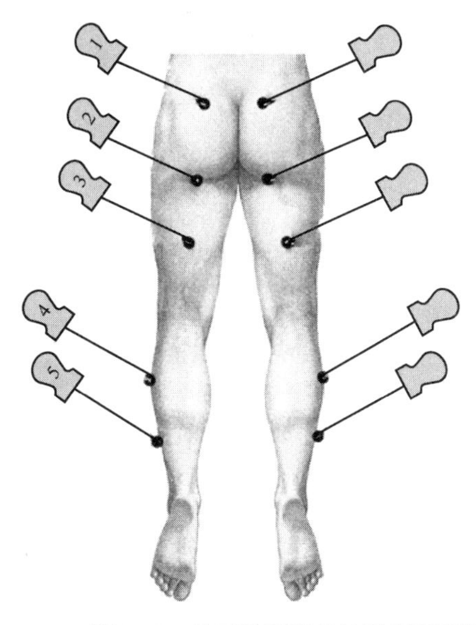

图 2-18　针刀松解坐骨神经行径路线

①第一支针刀松解梨状肌处坐骨神经的粘连、瘢痕、挛缩　以髂后上棘和尾骨尖连线中点与股骨大转子尖连线中内 1/3 的交点处进针刀，刀口线与人体纵轴一致，针刀经皮肤、皮下组织、筋膜、肌肉，达梨状肌下孔处，提插刀法切割 3 刀。如患者有下肢串麻感，说明针刀碰到了坐骨神经，此时，停止针刀操作，退针刀 2cm，稍调整针刀方向，再进针刀，即可避开坐骨神经。

②第二支针刀松解臀横纹处坐骨神经的粘连、瘢痕、挛缩　在股骨大粗隆与坐骨结节连线中点处进针刀，刀口线与人体纵轴一致，针刀经皮肤、皮下组织、筋膜、肌肉，达坐骨神经周围，提插刀法切割 3 刀。如患者有下肢串麻感，说明针刀碰到了坐骨神经，此时，停止针刀操作，退针刀 2cm，稍调整针刀方向，再进针刀，即可避开坐骨神经。

③第三支针刀松解大腿中段坐骨神经的粘连、瘢痕、挛缩　在大腿中段后侧正中线上进针刀，刀口线与人体纵轴一致，针刀经皮肤、皮下组织、筋膜、肌肉，达坐骨神经周围，提插刀法切割 3 刀。如患者有下肢串麻感，说明针刀碰到了坐骨神经，此时停止针刀操作，退针刀 2cm，稍调整针刀方向，再进针刀，即可避开坐骨神经。

④第四支针刀松解腓总神经行径路线上的粘连、瘢痕、挛缩　在腓骨头下 3cm 进针刀，刀口线与人体纵轴一致，针刀经皮肤、皮下组织、筋膜、肌肉，直达腓骨面，纵疏横剥 3 刀，范围 0.5cm。

⑤第五支针刀松解腓总神经行径路线上的粘连、瘢痕、挛缩　在腓骨头下 6cm 进针刀，刀口线与人

体纵轴一致，针刀经皮肤、皮下组织、筋膜、肌肉，直达腓骨面，纵疏横剥3刀，范围0.5cm。

（7）注意事项　在松解坐骨神经周围粘连、瘢痕、挛缩时，有时会碰到坐骨神经，此时，停止针刀操作，退针刀2cm后，调整针刀体的方向再进针刀即可。应该特别注意的是，针刀的刀口线一定要与人体纵轴一致，即使针刀碰到坐骨神经也不会造成该神经的明显损伤，但如果针刀的刀口线方向与人体纵轴垂直，就可能切断坐骨神经，造成不可逆的严重医疗事故。

4.2.4　第四次松解胸腰结合部的粘连瘢痕

由于胸腰结合部是胸腰椎生理曲线转折点，也是胸腰椎重要的受力点，依据慢性软组织损伤病因病理学理论和软组织损伤病理构架的网眼理论，对此处进行松解。

（1）体位　俯卧位，肩关节及髂嵴部置棉垫，以防止呼吸受限。

（2）体表定位　T_{11}～L_1棘突、棘间、肋横突关节及L_1关节突关节（图2-19）。

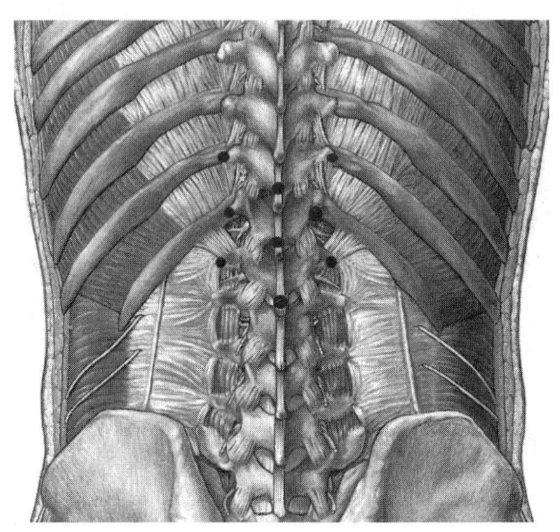

图2-19　针刀松解胸腰结合部的体表定位

（3）消毒　在施术部位，用碘伏消毒2遍，然后铺无菌巾，使治疗点正对洞巾中间。

（4）麻醉　用1%利多卡因局部浸润麻醉，每个治疗点注药1ml。

（5）刀具　Ⅰ型4号直行针刀。

（6）针刀操作（图2-20）

①第一支针刀松解T_{12}～L_1棘上韧带、棘间韧带　在T_{12}棘突顶点下缘定位，刀口线与人体纵轴一致，针刀体先向头侧倾斜45°，与胸椎棘突呈60°角，针刀经皮肤、皮下组织，直达棘突骨面，纵疏横剥3刀，范围不0.5cm，然后将针刀体逐渐向脚侧倾斜，与胸椎棘突走行方向一致，从T_{12}棘突下缘骨面沿T_{12}～L_1棘间方向用提插刀法切割棘间韧带3刀，范围0.5cm。

②第二支针刀松解T_{12}左侧肋横突关节囊韧带　从T_{11}～T_{12}棘间中点旁开3cm进针刀，刀口线与人体纵轴一致，针刀体与皮肤呈90°角，针刀经皮肤、皮下组织、胸腰筋膜浅层、竖脊肌达横突骨面，沿横突骨面向外到肋横突关节囊，纵疏横剥3刀，范围0.2cm。

③第三支针刀松解T_{12}右肋横突关节囊韧带　针刀松解方法参照第二支针刀松解方法。

T_{11}～T_{12}、L_1～L_2棘上韧带，棘间韧带，关节突关节韧带及肋横突关节囊韧带的松解参照T_{12}～L_1的针刀松解操作进行。

4.2.5　第五次针刀松解腰椎关节突关节韧带

（1）体位　让患者俯卧于治疗床上，肌肉放松。

（2）体表定位　L_4～L_5、L_5～S_1关节突关节（图2-21）。

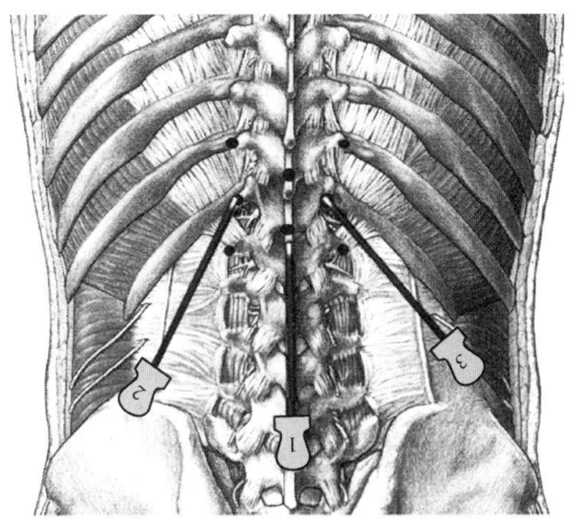

图 2-20　针刀松解胸腰结合部

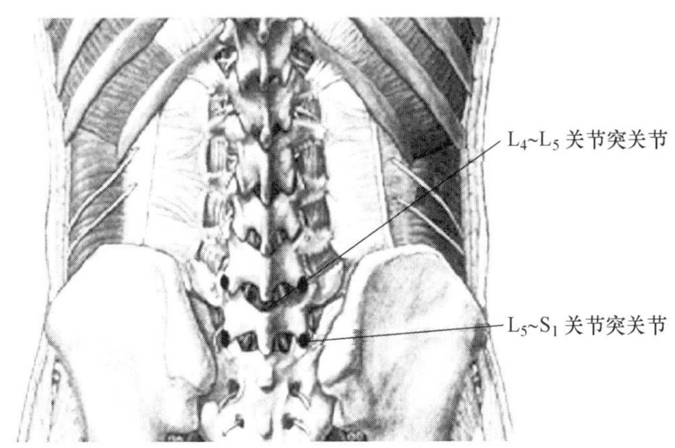

图 2-21　针刀松解腰椎关节突关节韧带体表定位

（3）消毒　在施术部位，用碘伏消毒 2 遍，然后铺无菌巾，使治疗点正对洞巾中间。

（4）麻醉　用 1%利多卡因局部浸润麻醉，每个治疗点注药 1ml。

（5）刀具　Ⅰ型 3 号直形针刀。

（6）针刀操作（图 2-22）

①第一支针刀松解 L_5～S_1 左侧关节突关节韧带粘连、瘢痕、挛缩　摸准 L_5 棘突顶点处定位，在 L_5 棘突中点向左旁开 2cm 进针刀，刀口线与脊柱纵轴平行，针刀体与皮肤垂直，针刀经皮肤、皮下组织、胸腰筋膜浅层、竖脊肌，到达骨面，刀刃在骨面上向外移动，可触及一骨突部，此为 L_5 的下关节突，再向外移动，刀下有韧性感时，即达 L_5～S_1 关节突关节韧带，在此用提插刀法切割 3 刀，深度 0.5cm，以松解关节突关节韧带的挛缩、粘连和瘢痕。

②第二支针刀松解 L_5～S_1 右侧关节突关节韧带粘连、瘢痕、挛缩　针刀操作方法同第一支针刀。

③第三支针刀松解 L_4～L_5 左侧关节突关节韧带粘连、瘢痕、挛缩　摸准 L_4 棘突顶点处定位，在 L_4 棘突顶点向左旁开 2cm 进针刀，刀口线与脊柱纵轴平行，针刀体与皮肤垂直，针刀经皮肤、皮下组织、胸腰筋膜浅层、竖脊肌，到达骨面，刀刃在骨面上向外移动，可触及一骨突部，此为 L_4 的下关节突，再向外移动，刀下有韧性感时，即达关节突关节韧带，在此用提插刀法切割 3 刀，深度 0.5cm，以松解关节突关节韧带的挛缩、粘连和瘢痕。

④第四支针刀松解 L_4～L_5 右侧关节突关节韧带粘连、瘢痕、挛缩　针刀操作方法同第三支针刀。

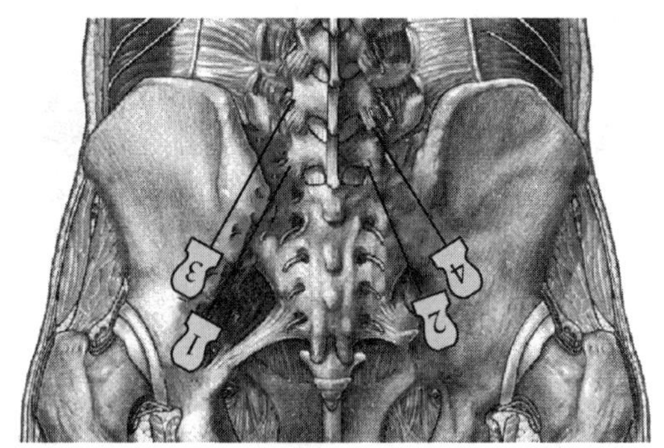

图 2-22 针刀松解腰椎关节突关节韧带

4.2.6 第六次针刀松解顽固性压痛点

轻中型患者经过 5 次针刀松解后，临床表现基本消失，但有些严重的患者在腰部仍有部分痛性结节或者顽固性压痛点，此时，通过临床触诊发现这些压痛点或者痛性结节，进行针刀精确松解。其针刀操作方法与针刀治疗其他部位慢性软组织损伤的针刀操作方法相同。

5 针刀术后手法治疗

针刀术毕，依次做以下 3 种手法：①腰部拔伸牵引法。②腰部斜扳法。③直腿抬高加压法。

三、强直性脊柱炎

1 范围

本《规范》规定了强直性脊柱炎的诊断和治疗。

本《规范》适用于强直性脊柱炎的诊断和治疗。

2 术语和定义

下列术语和定义适用于本规范。

强直性脊柱炎（Ankylosing spondylitis） 本病是一种慢性炎症性疾病，主要侵犯骶髂关节、脊柱骨突、脊柱旁软组织及外周关节，并可伴发关节外表现，严重者可发生脊柱畸形和强直。根据针刀医学中关于软组织损伤动态平衡失调的理论，造成动态平衡失调的病理因素是粘连、挛缩和瘢痕。

3 诊断

3.1 临床表现

3.1.1 骨骼表现

强直性脊柱炎主要累及骶髂关节、脊柱和外周关节。

（1）骶髂关节 90%的强直性脊柱炎患者病变首先累及骶髂关节，双侧对称，出现持续或间歇的腰骶部或臀部疼痛，可向大腿及腹股沟放射。往往伴有晨僵感。症状轻重差异很大，有的患者仅感腰部隐隐不适。体检发现直接按压或伸展骶髂关节时患者疼痛。

（2）脊柱大多数患者症状隐匿，呈慢性、波动性，病变可停止在骶髂关节，少数患者则进行性发展累及脊柱。一般从腰椎向上至胸椎和颈椎，约 3%的强直性脊柱炎患者先累及颈椎，再向下发展。也有相当一部分患者首发症状在背部。腰椎受累时患者常主诉下背部疼痛及腰部活动受限。体检可发现患者腰部前屈、后仰、侧弯、转身等动作均受限。腰椎棘突压痛，椎旁肌肉痉挛，晚期可萎缩。脊柱活动度可用改良 Schober 实验测量，即患者直立，以两髂后上棘连线的中点为起点向上 10cm（也可再向下 5cm）做一标记，测量此二点之间的距离。令患者弯腰（双膝直立），再测此两点间的距离，若增加小于 2.5cm 为异常。胸椎受累表现为背痛、前胸痛，胸廓扩张度受限。此时用软尺测量第四肋间隙水平（妇女乳房下缘）深呼气和深吸气之间胸围差，强直性脊柱炎患者常常小于 2.5cm。颈椎受累出现颈部疼痛，头部固定于前屈位，抬头、侧弯和转动受限。患者直立靠墙，枕骨结节与墙之间的水平距离即枕墙距，正常人为 0，患者常大于 0。晚期整个脊柱完全强直，僵硬如弓，给患者生活和工作带来极大不便。

（3）外周关节　30%以上的患者有周围关节症状，尤以青少年发病的强直性脊柱炎更为常见。髋关节受累最为常见，患者主诉髋部或大腿内侧疼痛，以致下肢活动受限。近 1/3 的患者可因髋关节严重的侵蚀性病变引起关节强直、功能丧失而致残。膝、踝、足、腕、肩等关节也可受累，出现急性关节炎症状。

3.1.2　强直性脊柱炎颈部病变的局部表现

颈段强直性脊柱炎是强直性脊柱炎的晚期表现。颈项部软组织僵硬强直，出现硬结或者条索状物。颈部可以在任何位置出现强直，但以伸直位强直为多见，颈椎活动度严重受限甚至消失。

3.1.3　强直性脊柱炎胸段病变的局部表现

胸背部软组织僵硬强直，出现硬结或者条索状物。胸背部可以在任何位置出现强直，但以驼背为多见，胸椎活动度严重受限甚至消失。

3.1.4　强直性脊柱炎腰段病变的局部表现

腰部软组织僵硬强直，出现硬结或者条索状物。腰部可以在任何位置出现强直，但以伸直位强直为多见，腰椎活动度严重受限甚至消失。

3.1.5　髋部强直性脊柱炎局部表现

髋部软组织僵硬强直，出现硬结或者条索状物。髋部强直以屈曲外展位强直多见，髋关节活动度严重受限。

3.2　诊断标准

根据第九版《内科学》（葛俊波、徐永健、王辰主编，人民卫生出版社，2018 年），采用 1984 年修订的强直性脊柱炎纽约标准：

（1）临床标准　①腰痛、晨僵持续至少 3 个月，活动改善，但休息不减轻；②腰椎在冠状面和矢状面的活动受限；③胸廓扩展范围小于同年龄、性别的正常人。

（2）放射学标准　双侧骶髂关节炎Ⅱ级以上或单侧骶髂关节炎Ⅲ～Ⅳ级。

若符合放射学标准伴 1 项以上临床标准可确诊强直性脊柱炎。若符合 3 项临床标准或符合放射学标准而无任何临床标准，则可能为强直性脊柱炎。

4　针刀治疗

4.1　治疗原则

根据网眼理论，引起骨关节力平衡失调的根本原因是软组织损伤后，人体在修复代偿过程中形成的粘连、瘢痕、挛缩。应用针刀对病变部位进行整体松解其粘连挛缩的组织，辅以脊柱牵引、手法整复、中西药物和康复治疗，可重新恢复关节力学平衡。

4.2　操作方法

4.2.1　单节段脊椎后外侧软组织针刀松解术

（1）体位　俯卧位。

（2）体表定位　棘上韧带、棘间韧带、关节突关节囊韧带、多裂肌回旋肌、横突间韧带。

（3）消毒　在施术部位，用碘伏消毒 2 遍，然后铺无菌洞巾，使治疗点正对洞巾中间。

（4）麻醉　用 1%利多卡因局部定点麻醉，每个治疗点注药 1ml。

（5）刀具　Ⅱ型直形针刀，Ⅰ型 3 号、4 号直形针刀。

（6）针刀操作（图 2-23）

①第一支针刀松解棘上韧带　术者刺手持针刀，从棘突顶点进针刀，刀口线与脊柱纵轴平行，针刀经皮肤、皮下组织，直达棘突骨面，在骨面上纵疏横剥 2～3 刀，范围不超过 1cm，对棘上韧带钙化或者骨化，用骨锤锤击Ⅱ型针刀柄，将针刀刃击入棘上韧带，达棘突顶点，然后纵疏横剥 2～3 刀，直到刀下有松动感为止，以达到切开棘上韧带的目的。

②第二支针刀松解棘间韧带　根据X线片定位棘突间隙。术者刺手持针刀，从棘突间隙进针刀，刀口线与脊柱纵轴平行，针刀经皮肤、皮下组织，调转刀口线90°，使用提插刀法切割2～3刀，深度不超过1cm。对棘间韧带钙化或者骨化，用骨锤锤击Ⅱ型针刀柄，将针刀刃击入棘间韧带1cm，然后提插法切割2～3刀，直到刀下有松动感为止，以达到切开棘间韧带的目的。

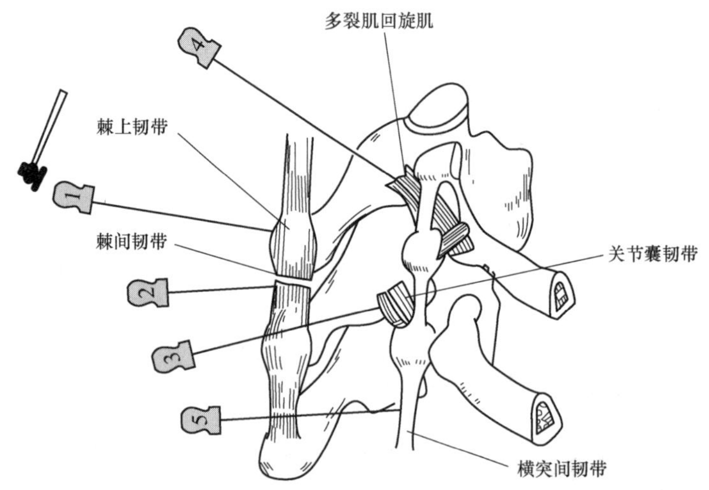

图2-23　单节段脊椎后外侧软组织针刀松解术

③第三支针刀松解关节突关节囊韧带　颈椎病变者采用Ⅰ型针刀，从棘突顶点向左右旁开1.5cm分别进针刀；胸椎病变者用Ⅰ型针刀，从棘突顶点向左右旁开2cm分别进针刀；腰椎病变者用Ⅰ型针刀，从棘突顶点向左右旁开3cm分别进针刀。术者刺手持针刀，刀口线与脊柱纵轴平行，针刀经皮肤、皮下组织，直达两侧关节突关节骨面位置，提插刀法切割关节囊韧带3～4刀，范围不超过0.5cm。可切开部分关节囊韧带。

④第四支针刀松解多裂肌回旋肌　从棘突顶点分别旁开0.5cm进针刀，术者刺手持针刀，刀口线与脊柱纵轴平行，针刀经皮肤、皮下组织，沿棘突方向，紧贴骨面分别到两侧的棘突根部后，在骨面上向下铲剥3～4刀，直到刀下有松动感，以达到切开部分多裂肌回旋肌的作用。

⑤第五支针刀松解横突间韧带　颈椎病变者用Ⅰ型针刀，从棘突顶点分别旁开2.5cm进针刀；胸椎病变者用Ⅰ型针刀从棘突顶点分别旁开3cm进针刀；腰椎病变者用Ⅰ型针刀从棘突顶点分别旁开4cm进针刀。术者刺手持针刀，刀口线与脊柱纵轴平行，针刀经皮肤、皮下组织，直达两侧横突骨面，刀体向外移动，当有落空感时，即到达横突尖，在此用提插刀法切割横突尖的粘连、瘢痕2～3刀，深度不超过0.5cm，然后调转刀口线，分别在横突的上下缘，提插刀法切割3～4刀，深度不超过0.5cm，以达到切断部分横突间韧带。

（5）注意事项

①首先定位要准确，其次，切棘间韧带的范围限制在0.5cm以内，以防止切入椎管内。如超过此范围，针刀的危险性明显加大。

②针刀松解应分次进行，一次针刀松解3～5个节段。

4.2.2　颈部病变的针刀治疗

4.2.2.1　颈部第一次针刀松解颈段脊柱棘上韧带和棘间韧带的粘连及钙化点

（1）体位　俯卧低头位。

（2）体表定位　颈段脊柱棘上韧带和棘间韧带的粘连、瘢痕、挛缩及硬化钙化点（图2-24）。

（3）消毒　在施术部位，用碘伏消毒2遍，然后铺无菌洞巾，使治疗点正对洞巾中间。

（4）麻醉　1%利多卡因局部定点麻醉。

（5）刀具　使用Ⅰ型4号针刀、Ⅱ型针刀。

（6）针刀操作（图2-25，2-26）

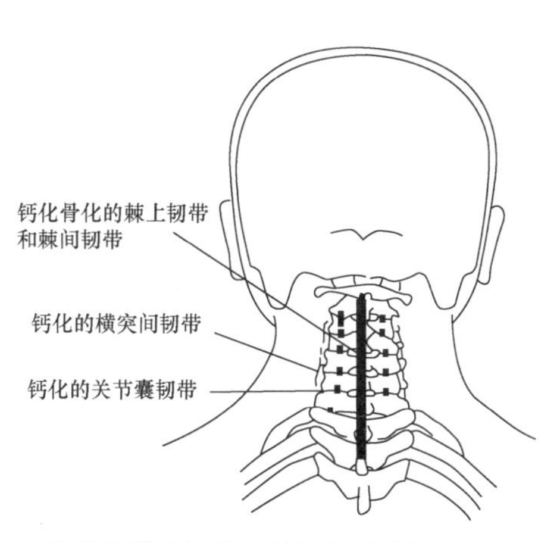

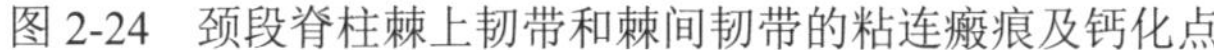
图 2-24　颈段脊柱棘上韧带和棘间韧带的粘连瘢痕及钙化点

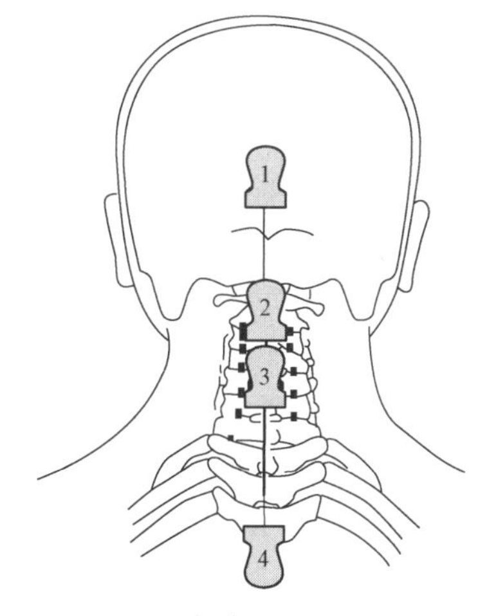

图 2-25　颈段强直性脊柱炎第一次针刀松解（正面）

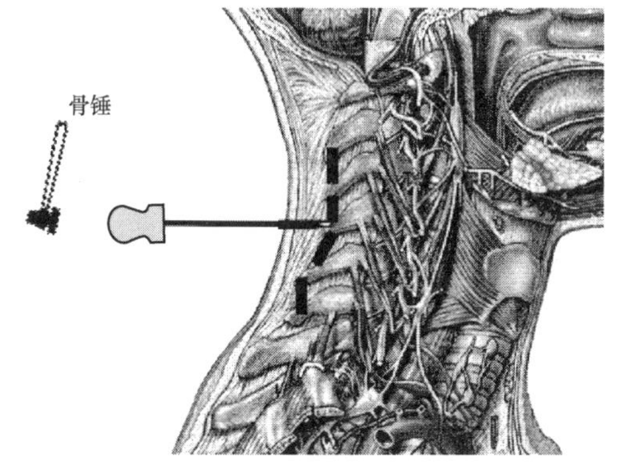

图 2-26　颈段强直性脊柱炎第一次针刀松解（侧面）

①第一支针刀松解 C_2～C_3 棘上韧带和棘间韧带的粘连、瘢痕、挛缩及硬化钙化点　使用Ⅰ型 4 号针刀，对棘上韧带骨化的患者，需要使用Ⅱ型针刀，否则容易引起针刀体断裂或者损伤重要神经血管。术者刺手持针刀，刀口线与人体纵轴一致，刀体向头侧倾斜 45°，与枢椎棘突呈 60° 角，针刀直达枢椎棘突顶点下缘骨面，纵疏横剥 2～3 刀，范围不超过 0.5cm。如果棘上韧带已经钙化或者骨化，术者紧握针刀刀柄，调转刀口线 90°，针刀体与 C_2～C_3 棘间平行。助手用骨锤敲击针刀柄部，当术者感觉有落空感时，即已切断骨化的棘上韧带，停止敲击。

②第二、三、四支针刀松解 C_3～C_4、C_4～C_5、C_5～C_6 棘上韧带和棘间韧带的粘连、瘢痕、挛缩及硬化钙化点　操作方法同第一支针刀。

（6）注意事项（图 2-27）

①首先定位要准确，其次，进针刀时刀体向头侧倾斜 45°，与枢椎棘突呈 60° 角，针刀直达枢椎棘突顶点骨面，对棘突顶点的病变进行松解，要进入棘间，松解棘间韧带，必须退针刀于棘突顶点的上缘，将针刀体逐渐向脚侧倾斜与颈椎棘突走行方向一致，才能进入棘突间，切棘间韧带的范围限制在 0.5cm 以内，不会切入椎管。如超过此范围，针刀的危险性明显加大。

②针刀松解应分次进行，一次针刀松解 3～5 个节段。

4.2.2.2　颈部第二次针刀松解关节囊韧带的粘连、瘢痕、挛缩及硬化、钙化点

（1）体位　俯卧低头位。

（2）体表定位　颈段关节囊韧带的粘连、瘢痕、挛缩及硬化、钙化

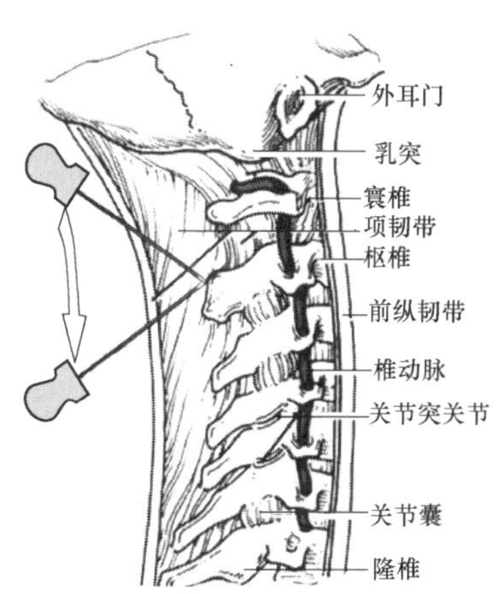

图 2-27　针刀体角度变化示意图

点（见图 2-24）。

（3）消毒　在施术部位，用碘伏消毒 2 遍，然后铺无菌洞巾，使治疗点正对洞巾中间。

（4）麻醉　1%利多卡因局部定点麻醉。

（5）刀具　使用Ⅰ型 4 号针刀、Ⅱ型针刀。

（6）针刀操作（图 2-28）

①第一支针刀松解左侧 C_2～C_3 上下关节突关节囊韧带　使用Ⅰ型 4 号针刀，对关节囊钙化的患者，需要使用Ⅱ型针刀，否则容易引起针刀体断裂或者损伤重要神经血管。从关节突韧带体表定位点进针刀，术者刺手持针刀，刀口线与人体纵轴一致，刀体先向头侧倾斜 45°，与颈椎棘突呈 60° 角，针刀直达关节突骨面，然后将针刀体逐渐向脚侧倾斜与颈椎棘突走行方向一致，在骨面上稍移位，寻找到落空感时，即为关节囊韧带，提插刀法切 2 刀，范围不超过 2mm，如果关节囊韧带已经钙化或者骨化，需在透视引导下行针刀松解，针刀到达硬化的关节囊韧带后，调转刀口线 90°，铲剥 2～3 刀，范围不超过 2mm。

②第二、三、四支针刀分别松解其他节段关节突关节囊韧带的粘连、瘢痕、挛缩　针刀操作方法与第一支针刀相同。

（6）注意事项

①如果没有把握定位，必须在超声引导下进行针刀操作，否则，容易引起脊髓或者椎动脉损伤等严重并发症。

②针刀松解应分次进行，一次针刀松解 3～5 个节段。

4.2.2.3　颈部第三次针刀松解横突间韧带的粘连、瘢痕、挛缩点

（1）体位　俯卧低头位。

（2）体表定位　在超声引导下定位颈段横突间韧带的粘连、瘢痕、挛缩及硬化、钙化点（见图 2-24）。

（3）消毒　在施术部位，用碘伏消毒 2 遍，然后铺无菌洞巾，使治疗点正对洞巾中间。

（4）麻醉　1%利多卡因局部定点麻醉。

（5）刀具　使用Ⅰ型 4 号针刀。

（6）针刀操作（图 2-29）

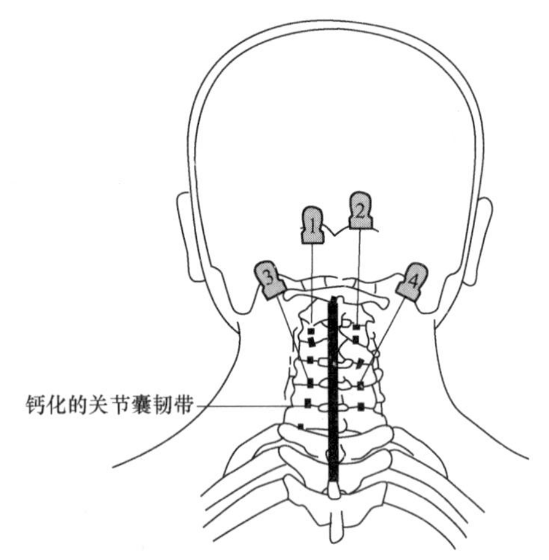

图 2-28　颈段强直性脊柱炎第二次针刀松解

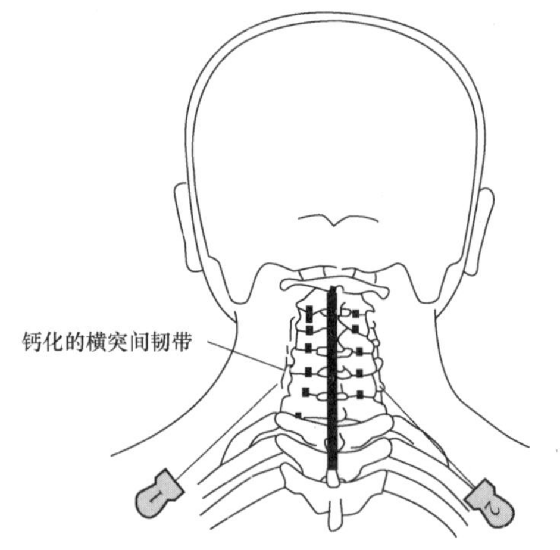

图 2-29　颈段强直性脊柱炎第三次针刀松解

①第一支针刀松解左侧横突间韧带的粘连　在超声引导下，术者刺手持Ⅰ型 4 号针刀，从后正中线旁开 3cm 左右，刀口线与人体纵轴一致，刀体方向与皮肤垂直，根据超声引导，直达相应的横突尖铲剥 2～3 刀，范围 2mm，然后沿横突上下缘贴骨面切割横突间韧带 2～3 刀，切割范围 2mm。

②第二支针刀松解右侧横突间韧带的粘连　针刀操作方法与第一支针刀相同。如果有其他节段的横突间韧带的硬化，可参照此方法进行针刀松解。

（5）注意事项

①如果没有把握定位，必须在超声引导下进行针刀操作，否则容易引起脊髓或者椎动脉损伤等严重并发症。

②针刀松解应分次进行，一次针刀松解 3～5 个节段。

每次针刀术后进行手法治疗，嘱患者俯卧位，一助手牵拉肩部，术者正对患者头项，右肘关节屈曲并托住患者下颌，左手前臂尺侧压在患者枕部，随颈部的活动施按揉法。用力不能过大，以免造成新的损伤。最后，提拿两侧肩部，并搓患者肩至前臂反复几次。

4.2.3　胸背部病变的针刀治疗

胸背部针刀整体松解时应分次进行，一次松解 3～5 个节段。

4.2.3.1　第一次针刀松解驼背驼峰处及上、下 2 个节段脊柱软组织的粘连、瘢痕、挛缩和堵塞　针刀操作方法详见单节段脊柱后外侧软组织针刀松解术。

4.2.3.2　第二次针刀松解节段　由第一次针刀已松解的节段向上定 3 个节进行松解。比如，第一次针刀松解为 T_5～T_7 节段，第二次针刀松解节段为 T_2～T_4。针刀操作方法详见单节段脊柱后外侧软组织针刀松解术。

4.2.3.3　第三次针刀松解节段　由第一次针刀已松解的节段向下定 3 个节进行松解。比如，第一次针刀松解为 T_5～T_7 节段，第三次针刀松解节段为 T_8～T_{10}。针刀操作方法详见单节段脊柱后外侧软组织针刀松解术。

4.2.3.4　第四次针刀松解胸腰结合部的强直

（1）体位　俯卧位，肩关节及髂嵴部置棉垫，以防止呼吸受限。

（2）体表定位　腰椎间盘突出症的针刀松解胸腰结合部的体表定位图（见图 2-19）。

（3）消毒　在施术部位，用碘伏消毒 2 遍，然后铺无菌洞巾，使治疗点正对洞巾中间。

（4）麻醉　1%利多卡因局部麻醉。

（5）刀具　使用Ⅰ型针刀、Ⅱ型针刀及特型针刀。

（6）针刀操作

①第一支针刀松解 T_{12}～L_1 棘上韧带、棘间韧带　在 T_{12} 棘突顶点下缘定位，使用Ⅰ型 4 号针刀，对棘上韧带骨化的患者，需要使用特型针刀，否则容易引起针刀体断裂或者损伤重要神经血管。刀口线与人体纵轴一致，针刀体先向头侧倾斜 45°，与胸椎棘突呈 60° 角，按四步进针规程进针刀，针刀经皮肤、皮下组织达棘突骨面，纵疏横剥 2～3 刀，范围不超过 0.5cm。然后将针刀体逐渐向脚侧倾斜与胸椎棘突走行方向一致，从 T_{12} 棘突下缘骨面沿 T_{12}～L_1 棘间方向用提插刀法切割棘间韧带 2～3 刀，范围不超过 0.5cm（图 2-30）。

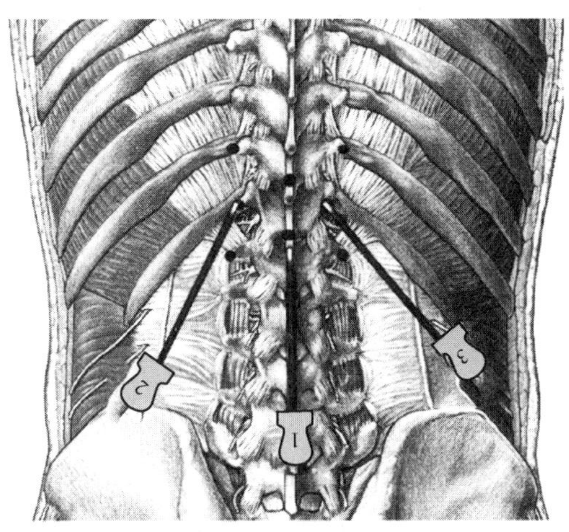

图 2-30　针刀松解胸腰结合部

如果棘上韧带已骨化，需用Ⅱ型针刀松解，刀口线与人体纵轴一致，达棘上韧带后，调转刀口线 90°，与棘上韧带垂直，骨锤敲击针刀柄部，切断该韧带，直到刀下有松动感时停止敲击。一般骨化的棘上韧带在 1cm 以内，且已与棘间韧带粘连在一起，故切断了棘上韧带，同时也松解了棘间韧带（图 2-31）。

②第二支针刀松解 T_{12}～L_1 左侧肋横突关节囊韧带　使用Ⅰ型 4 号针刀，对关节囊钙化的患者，需要使用特型针刀，否则容易引起针刀体断裂或者损伤重要神经血管。在 T_{12}～L_1 棘间中点旁开 3cm 定位，刀口线与人体纵轴一致，针刀体与皮肤呈 90° 角，按四步进针规程进针刀，针刀经皮肤、皮下组织、胸腰筋膜浅层、竖脊肌达横突骨面，沿横突骨面向外至横突尖部，纵疏横剥 2～3 刀，范围不超过 2mm。

③第三支针刀松解 T_{12}～L_1 右肋横突关节囊韧带　针刀松解方法参照第二支针刀松解方法。T_{11}～T_{12}，L_1～L_2 棘上韧带、棘间韧带、关节突关节韧带的松解，参照 T_{12}～L_1 的针刀松解操作进行。

④第四支针刀松解 T_{12} 右侧的多裂肌回旋肌止点　在 T_{12} 棘突顶点向右侧旁开 0.5cm 进针刀，刀口线与脊柱纵轴平行，按四步进针规程进针刀，针刀经皮肤、皮下组织，沿棘突方向，紧贴骨面，到棘突根部后，从骨面右侧贴棘突，向棘突根部铲剥 3～4 刀，直到刀下有松动感，以达到切开部分多裂肌回旋肌的作用。如果多裂肌回旋肌有钙化骨化，用Ⅰ型针刀贴棘突骨面向棘突根部剥离（图 2-32）。其他节段多裂肌回旋肌止点松解参照此法操作。

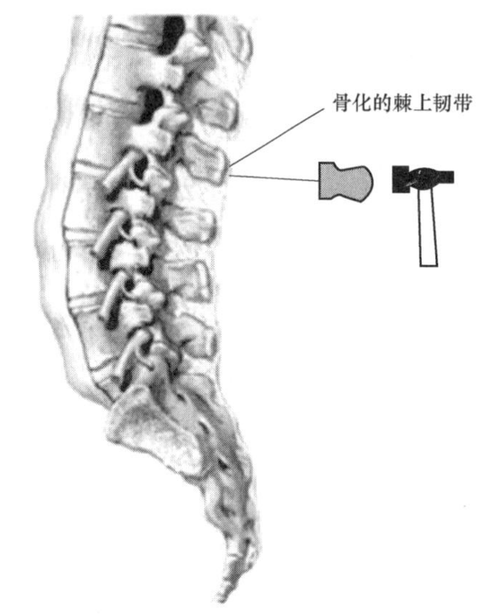

图 2-31　骨化的棘上韧带针刀松解

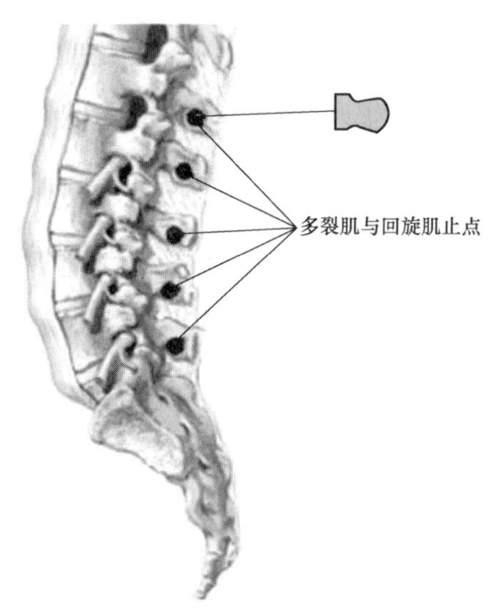

图 2-32　多裂肌与回旋肌止点针刀松解

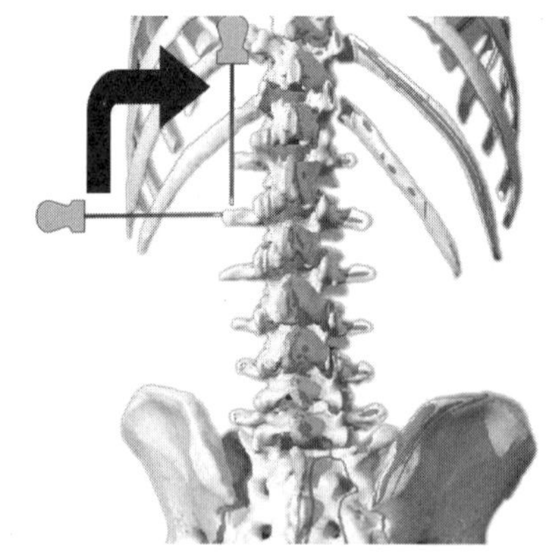

图 2-33　针刀松解 L_1～L_2 的横突间韧带

⑤第五支针刀松解 L_1～L_2 的横突间韧带　在棘突顶点分别旁开 4cm 定点，刀口线与脊柱纵轴平行，按四步进针规程进针刀，针刀经皮肤、皮下组织，直达两侧横突骨面，刀体向外移动，当有落空感时，即到达横突尖，在此用提插刀法切割横突尖的粘连、瘢痕 2～3 刀，深度不超过 0.5cm。然后，调转针刀体与横突长轴一致，分别在横突的上下缘，提插刀法切割 3～4 刀，深度不超过 0.5cm，以达到切断部分横突间韧带（图 2-33）。其他节段多裂肌回旋肌止点及横突间韧带松解参照此法操作。

4.2.3.5　第五次针刀松解胸壁前筋膜的粘连瘢痕

（1）体位　仰卧位。

（2）体表定位　胸骨及剑突。

（3）消毒　在施术部位，用碘伏消毒 2 遍，然后铺无菌洞巾，使治疗点正对洞巾中间。

（4）麻醉　1%利多卡因局部麻醉。

（5）刀具　使用Ⅰ型针刀。

（6）针刀操作（图 2-34）

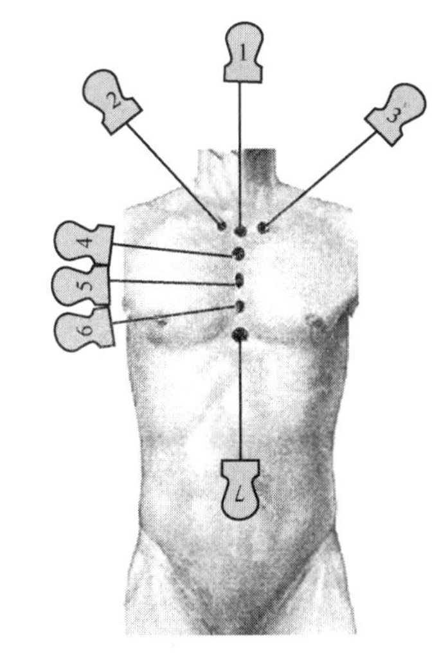

图 2-34 胸壁前筋膜粘连瘢痕针刀松解

①第一支针刀松解胸前浅筋膜的粘连瘢痕 在胸骨上窝正中点定位，刀口线与人体纵轴平行，针刀体与皮肤垂直，按四步进针规程进针刀，刀下有韧性感时，用提插刀法切割 3～4 刀，深度达胸骨骨面。然后调转刀口线 90°，在胸骨上向下铲剥 2～3 刀。范围 0.5cm。

②第二支针刀松解右侧胸大肌筋膜的粘连瘢痕 在右侧胸锁关节外侧 1cm，锁骨下缘定位。刀口线与人体纵轴平行，针刀体与皮肤垂直，按四步进针规程进针刀，刀下有韧性感时，用提插刀法切割 3～4 刀，深度达锁骨骨面。然后调转刀口线 90°，在锁骨骨面上向下铲剥 2～3 刀，范围 0.5cm。注意，铲剥只能在锁骨骨面上进行，不可超过锁骨下缘。

③第三支针刀松解左侧胸大肌筋膜的粘连瘢痕 在左侧胸锁关节外侧 1cm，锁骨下缘定位。刀口线与人体纵轴平行，针刀体与皮肤垂直，按四步进针规程进针刀，刀下有韧性感时，用提插刀法切割 3～4 刀，深度达锁骨骨面。然后调转刀口线 90°，在锁骨骨面上向下铲剥 2～3 刀，范围 0.5cm。注意，铲剥只能在锁骨骨面上进行，不可超过锁骨下缘。

④第四支针刀松解胸前浅筋膜的粘连瘢痕 在第一支针刀下 2cm 定位，针刀操作方法与第一支针刀相同。

⑤第五支针刀松解胸前浅筋膜中部的粘连瘢痕 在第四支针刀下 2cm 定位，针刀操作方法与第一支针刀相同。

⑥第六支针刀松解胸前浅筋膜下部的粘连瘢痕 在第五支针刀下 2cm 定位，针刀操作方法与第一支针刀相同。

⑦第七支针刀松解剑突的粘连瘢痕 在剑突尖部定位。刀口线与人体纵轴平行，针刀体与皮肤垂直，按四步进针规程进针刀，刀下有韧性感时，用提插刀法切割 3～4 刀，深度达剑突骨面。然后在剑突骨面上，向左铲剥，铲剥到剑突左缘。再向右铲剥，铲剥到剑突右缘。注意，铲剥只能在剑突骨面上进行，不可超过剑突骨缘。

（7）注意事项 在作胸前部针刀松解时，针刀必须在锁骨、剑突骨面上进行，不能超过骨面，否则可能引起胸腹腔内脏器官的损伤。

（8）针刀术后进行手法治疗

①胸椎周围软组织针刀松解术后平卧硬板床，以 50kg 的重量作持续牵引。于床上，在医生的协助下，做被动挺腹伸腰及四肢屈伸运动，下床后在医生的协助下进行腰前屈、后仰、侧弯、旋转等功能训练。

②胸部针刀术后，被动扩胸数次。

③腹部针刀术后，作伸腰活动数次。

4.2.4 腰段病变的针刀治疗

4.2.4.1 第一次针刀松解胸腰结合部的强直 参见本病胸背部病变第四次针刀松解。

4.2.4.2 第二次针刀松解 L_2～L_4 的强直

（1）体位 俯卧位，肩关节及髂嵴部置棉垫，以防止呼吸受限。

（2）体表定位 L_2～L_4 棘突、棘间、关节突关节、横突间韧带（图 2-35）。

（3）消毒 在施术部位，用碘伏消毒 2 遍，然后铺无菌洞巾，使治疗点正对洞巾中间。

（4）麻醉 1%利多卡因局部麻醉。

（5）刀具 使用Ⅰ型针刀。

（6）针刀操作 针刀松解方法与第一次针刀松解胸腰结合部的强直方法相同。

4.2.4.3 第三次针刀松解 L_5～S_1 的强直 针刀松解方法与第一次针刀松解胸腰结合部的强直方法相同。

4.2.4.4　第四次针刀松解腰部筋膜及竖脊肌腰段的粘连、瘢痕、挛缩和堵塞

（1）体位　俯卧位。

（2）体表定位　在 L_3～L_5 棘突下旁开 3cm 定点，共 6 点。松解胸腰筋膜，背阔肌行径路线。

（3）消毒　在施术部位，用碘伏消毒 2 遍，然后铺无菌洞巾，使治疗点正对洞巾中间。

（4）麻醉　1%利多卡因局部定点麻醉。

（5）刀具　使用Ⅰ型针刀。

（6）针刀操作（图 2-36）

以针刀松解 L_3 平面胸腰筋膜为例加以描述。刀口线与脊柱纵轴平行，针刀经皮肤、皮下组织，有韧性感时，即到胸腰筋膜浅层，先用提插刀法切割 2～3 刀，然后穿过胸腰筋膜达肌肉层内纵疏横剥 2～3 刀，范围 1cm。其他定点的针刀松解操作方法参照上述操作方法，每 7 日作 1 次针刀松解，3 次为 1 个疗程。可连续作 2 个疗程。

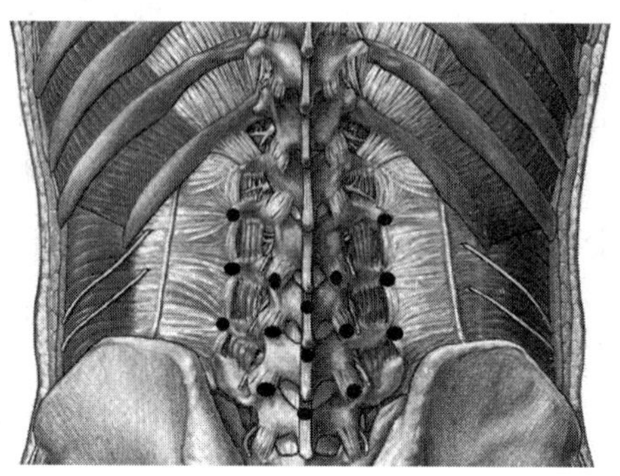

图 2-35　针刀松解 L_2～L_4 强直的体表定位

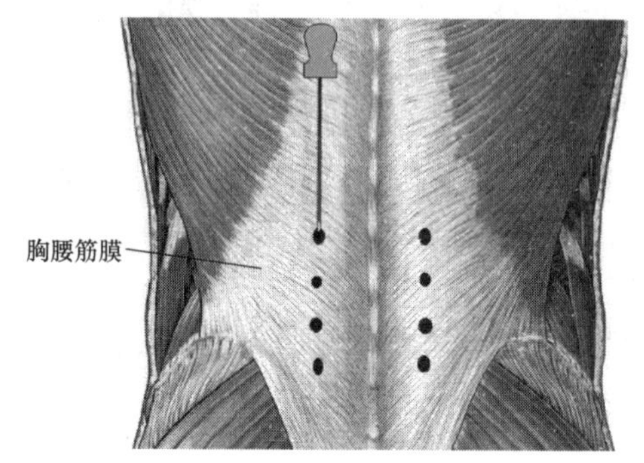

图 2-36　针刀松解腰部胸腰筋膜浅层

4.2.4.5　第五次针刀松解胸腹壁软组织

适应于驼背患者，在脊柱周围软组织松解术的治疗过程中，由于脊柱逐渐伸直，原来挛缩的胸腹壁软组织受到牵拉而致胸腹壁疼痛，同时也限制了驼背的矫直，故应松解。

（1）体位　仰卧位。

（2）体表定位　胸肋关节、剑突、肋弓紧张处及压痛点（图 2-37）。

（3）消毒　在施术部位，用碘伏消毒 2 遍，然后铺无菌洞巾，使治疗点正对洞巾中间。

（4）麻醉　全麻或者 1%利多卡因局部麻醉。

（5）刀具　使用Ⅰ型针刀。

（6）针刀操作（图 2-38）

①第一支针刀松解胸锁关节　刀口线与松解的人体纵轴一致，针刀体与皮肤垂直，针刀经皮肤、皮下组织，到达胸锁关节间隙，用提插刀法，切割 3～4 刀，范围 0.5cm。对侧胸锁关节松解方法与此相同。

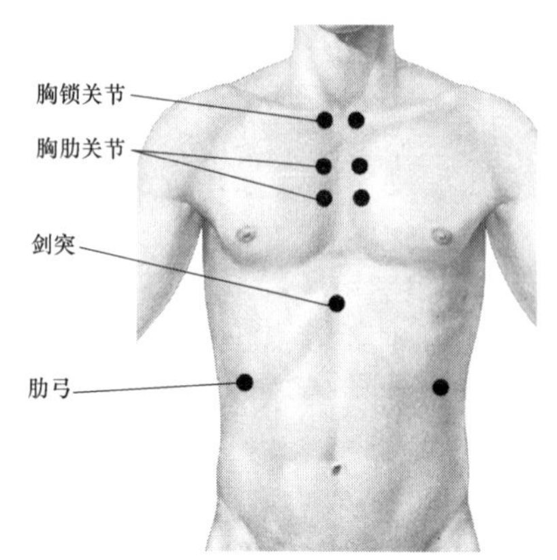

图 2-37　针刀松解胸腹壁软组织体表定位

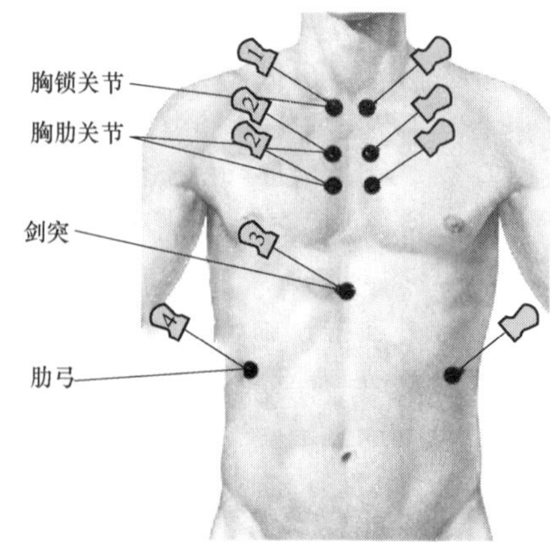

图 2-38　针刀松解胸腹壁软组织

②第二支针刀松解胸肋关节　左手拇指压住第一胸肋关节间隙，右手持针刀在左手拇指背面进针刀，刀口线与松解的人体纵轴一致，针刀体与皮肤垂直，针刀经皮肤、皮下组织，到达胸肋关节，用提插刀法，切割3～4刀。其他胸肋关节松解方法与此相同。

③第三支针刀松解剑突部　摸准剑突位置，刀口线与松解的人体纵轴一致，针刀体与皮肤垂直，针刀经皮肤、皮下组织，到达剑突部，铲剥3～4刀。

④第四支针刀松解肋弓部　摸准肋弓最低点，刀口线与松解的人体纵轴一致，针刀体与皮肤垂直，针刀经皮肤、皮下组织，到达肋弓部，调转刀口线90°，在骨面上铲剥3～4刀。

（6）注意事项　进针不可太深，以免气胸，损伤胸腹腔重要内脏器官，造成严重并发症。

4.2.4.6　*第六次松解耻骨联合、髂嵴之压痛点以及腹直肌肌腹之压痛点*

（1）体位　仰卧位。

（2）体表定位　腹直肌肌腹，耻骨联合，髂嵴紧张处压痛点（图2-39）。

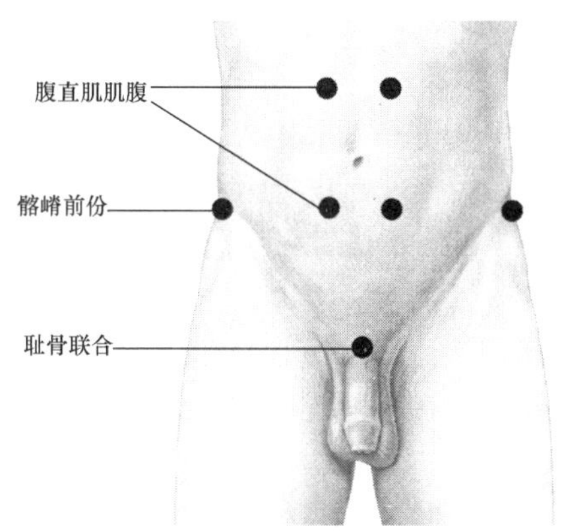

图2-39　腹直肌肌腹、耻骨联合及髂嵴紧张处压痛点的体表定位

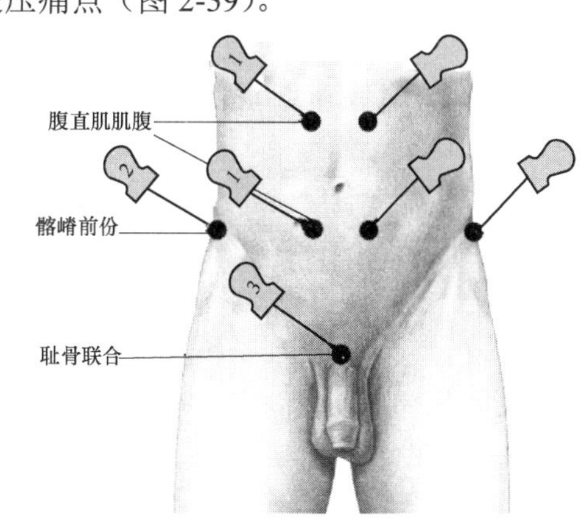

图2-40　针刀松解腹直肌肌腹、耻骨联合及髂嵴压痛点

（3）消毒　在施术部位，用碘伏消毒2遍，然后铺无菌洞巾，使治疗点正对洞巾中间。

（4）麻醉　全麻或者1%利多卡因局部麻醉。

（5）刀具　使用Ⅰ型针刀。

（6）针刀操作（图2-40）

①第一支针刀松解腹直肌肌腹部　刀口线与松解的人体纵轴一致，针刀体与皮肤垂直，针刀经皮肤、皮下组织，到达腹直肌肌腹部，纵疏横剥3～4刀，范围0.5cm。对侧腹直肌肌腹松解方法与此相同。

②第二支针刀松解髂嵴前份　刀口线与松解的人体纵轴一致，针刀体与皮肤垂直，针刀经皮肤、皮下组织，到达髂嵴前份，调转刀口线90°，铲剥3～4刀，范围0.5cm。对侧髂嵴松解方法与此相同。

③第三支针刀松解耻骨联合　摸准剑突耻骨联合位置，刀口线与松解的人体纵轴一致，针刀体与皮肤垂直，针刀经皮肤、皮下组织，到达耻骨联合纤维软骨表面，纵疏横剥3～4刀。范围0.5cm。

（7）注意事项　进针不可太深，以免入腹腔，误伤肝、肠等内脏器官。

（8）针刀术后进行手法治疗

①脊柱周围软组织针刀松解术后平卧硬板床，以60kg的重量作持续对抗牵引。在床上做被动挺腹屈腰及四肢屈伸手法，下床后在医生的协助下进行腰前屈、后仰、侧弯、旋转等功能训练。

②胸部针刀术后，被动扩胸数次。

③腹部针刀术后，作伸腰活动数次。

4.2.5　*髋部病变的针刀治疗*

4.2.5.1　*第一次针刀治疗*　松解缝匠肌起点，股直肌起点，髂股韧带及髋关节前侧关节囊，部分内收肌起点。

（1）体位　仰卧位。

（2）体表定位　髂前上棘、髂前下棘，股骨大转子，髋关节前侧关节囊，耻骨。

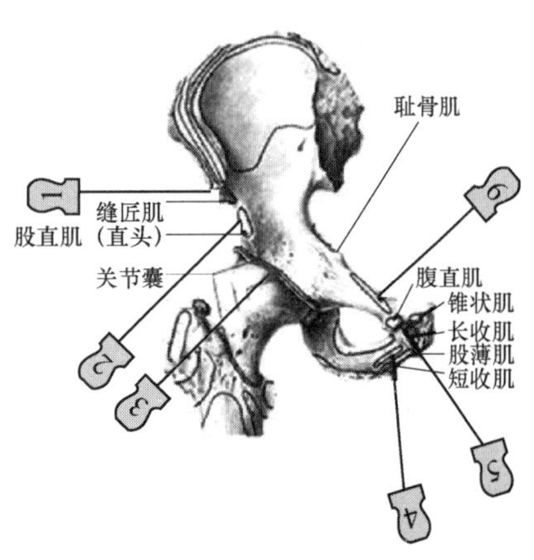

图 2-41 髋关节前侧针刀松解

（3）消毒 在施术部位，用碘伏消毒 2 遍，然后铺无菌洞巾，使治疗点正对洞巾中间。

（4）麻醉 硬膜外麻醉。

（5）刀具 使用Ⅰ型和Ⅱ型针刀。

（6）针刀操作（图 2-41）

①第一支针刀松解缝匠肌起点 使用Ⅰ型针刀从髂前上棘进针刀，刀口线与下肢纵轴平行，针刀体与皮肤呈 90° 角，针刀经皮肤、皮下组织，到达骨面缝匠肌起始处，调转刀口线 90°，在骨面上铲剥 2 刀，范围不超过 0.5cm。

②第二支针刀松解股直肌起点 使用Ⅱ型针刀，在髂前下棘处摸到股直肌起点处定位，刀口线与该肌肌纤维方向一致，针刀经皮肤、皮下组织，达髂前下棘骨面，调转刀口线 90°。在骨面上向内铲剥 2～3 刀，范围不超过 0.5cm。

③第三支针刀松解髋关节髂股韧带及髋关节前面关节囊 使用Ⅱ型针刀，从髋关节前侧关节穿刺点进针刀，刀口线与下肢纵轴平行，针刀体与皮肤呈 90° 角，针刀经皮肤、皮下组织，当针刀下有韧性感时，即到了髂股韧带中部，纵疏横剥 2 刀，范围不超过 0.5cm，再向下进针，当有落空感时，即到关节腔，用提插刀法切割 2 刀，范围不超过 0.5cm。

④第四支针刀松解短收肌和股薄肌起点 在耻骨下支处摸到条索状的短收肌和股薄肌起点后定位，刀口线与两肌肌纤维方向一致，针刀经皮肤、皮下组织，达骨面，在骨面上向内铲剥 2～3 刀，范围不超过 0.5cm，以松解肌肉与骨面的粘连和瘢痕。

⑤第五支针刀松解长收肌起点 在耻骨结节处摸到条索状的长收肌起点处的压痛点定点，刀口线与该肌肌纤维方向一致，针刀体与皮肤呈 90° 角刺入，针刀经皮肤、皮下组织，直达骨面，在骨面上向内铲剥 2～3 刀，范围不超过 0.5cm，以松解肌肉与骨面的粘连和瘢痕。

⑥第六支针刀松解耻骨肌起点 在耻骨上支触摸到成条索状的耻骨肌起点处的压痛点定点，刀口线与耻骨肌肌纤维方向一致，针刀体与皮肤垂直刺入，达肌肉起点处，调转刀口线 90°，与耻骨肌肌纤维方向垂直，在耻骨上支骨面上向内铲剥 2～3 刀，范围不超过 0.5cm。

4.2.5.2 第二次针刀松解臀中肌起点，股方肌起点，髋关节外后侧关节囊

（1）体位 侧俯卧位，患侧髋关节在上。

（2）体表定位 股骨大转子，髋关节外后侧关节囊。

（3）麻醉 硬膜外麻醉。

（4）刀具 使用Ⅱ型针刀。

（5）针刀操作（图 2-42）

①第一支针刀松解臀中肌止点的挛缩点 在股骨大转子尖部定位。刀口线与下肢纵轴方向一致，针刀经皮肤、皮下组织达股骨大转子尖的骨面，贴骨面铲剥 2～3 刀，范围为 1 cm。

②第二支针刀松解髋关节外侧关节囊 以第一支针刀为参照物，从髋关节外侧关节穿刺点进针刀，刀口线与下肢纵轴平行，针刀体与皮肤呈 130° 角，沿股骨颈干角方向进针刀，针刀经皮肤、皮下组织，达股骨大转子尖，再向下进针，直到髋关节外侧关节间隙，此时用提插刀法切割 2 刀，范围不超过 0.5cm。

③第三支针刀松解股方肌起点的粘连瘢痕 将髋关节内收内旋，摸清楚股骨大转子尖部。在大转子尖部后方定位，刀口线与下肢纵轴方向一致，针刀体与皮肤垂直，针刀经皮肤、皮下组织，达大转子骨面，紧贴大转子后方继续进针刀，然后将针刀体向头侧倾斜 45°，在大转子后内侧骨面上铲剥 2～3 刀，范围为 0.5cm。

④第四支针刀松解髋关节后侧关节囊 以第三支针刀为参照物，从股骨大转子后缘进针刀，刀口线与下肢纵轴平行，针刀体与皮肤呈 130° 角，沿股骨颈干角方向进针刀，针刀经皮肤、皮下组织，达股骨大转子后缘，贴骨面进刀，当有落空感时，即到关节腔，用提插刀法切割 2 刀，范围不超过 1cm。

4.2.5.3　第三次松解髋关节骨性强直

（1）体位　仰卧位。

（2）体表定位　股骨大转子。

（3）消毒　在施术部位，用碘伏消毒 2 遍，然后铺无菌洞巾，使治疗点正对洞巾中间。

（4）麻醉　硬膜外麻醉。

（5）刀具　使用Ⅱ型针刀。

（6）针刀操作（图 2-43，图 2-44）

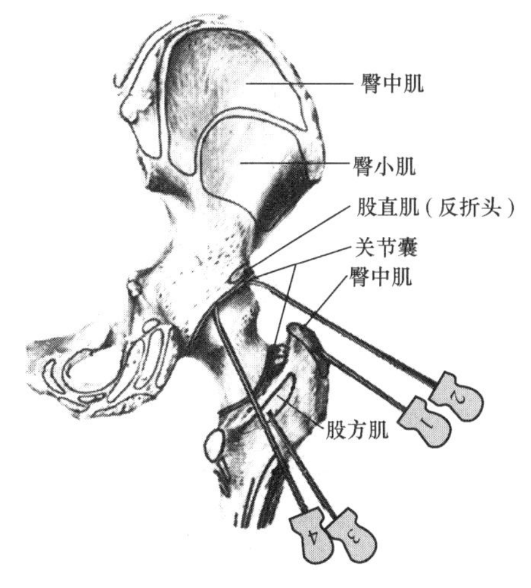

图 2-42　髋关节外后侧针刀松解

①第一支针刀松解髋关节髂股韧带及髋关节前面关节囊及骨性强直　使用Ⅱ型针刀，从髋关节前侧关节穿刺点进针刀，刀口线与下肢纵轴平行，针刀体与皮肤呈 90° 角，针刀经皮肤、皮下组织，当针刀下有韧性感时，即到了髂股韧带中部，纵疏横剥 2 刀，范围不超过 0.5cm，再向下进针，当有落空感时，即到关节腔，继续进针刀，找到髋关节间隙，横行剥离的同时进针刀，深入髋关节间隙，以打开股骨头与髋臼的骨性连结。

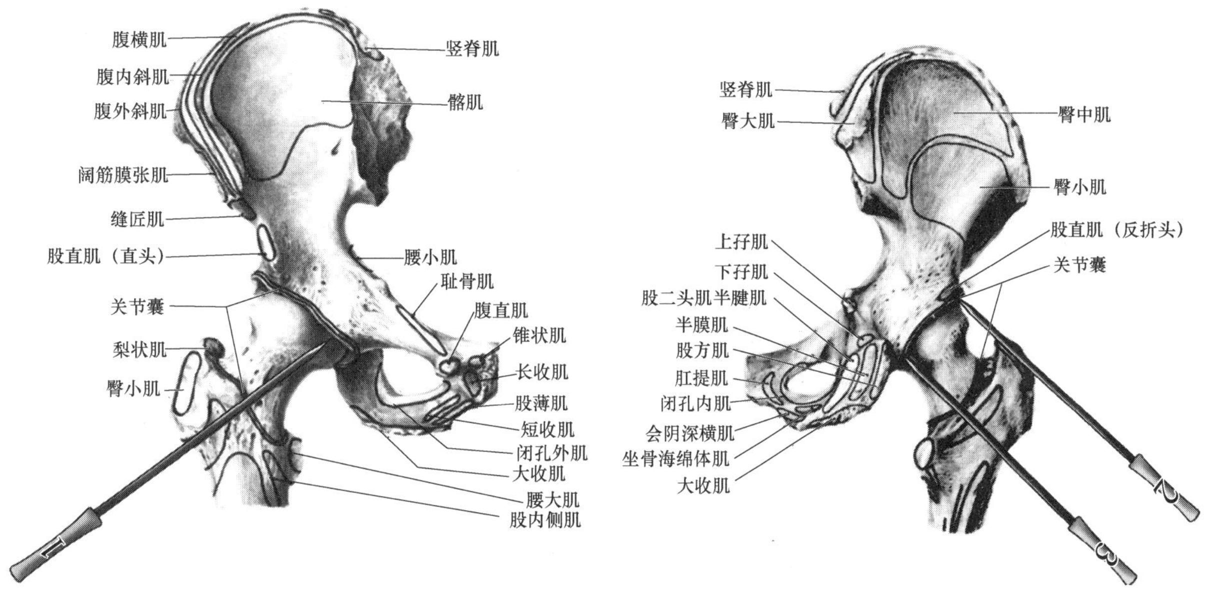

图 2-43　髋关节骨性强直针刀松解（1）

图 2-44　髋关节骨性强直针刀松解（2）

②第二支针刀松解髋关节髂股韧带及髋关节外面关节囊及骨性强直　使用Ⅱ型针刀从髋关节外侧关节穿刺点进针刀，刀口线与下肢纵轴平行，针刀体与皮肤呈 90° 角，针刀经皮肤、皮下组织，到达股骨大转子尖部，按颈干角继续进针刀，找到髋关节外侧间隙，横行剥离的同时进针刀，深入髋关节间隙，以打开股骨头与髋臼的骨性连结。

③第三支针刀松解髋关节后侧关节囊及骨性强直　使用Ⅱ型针刀从股骨大转子尖后侧进针刀，刀口线与下肢纵轴平行，针刀体与皮肤呈 90° 角，针刀经皮肤、皮下组织，到达股骨大转子尖部后侧，紧贴骨面，按颈干角继续进针刀，找到髋关节后侧间隙，横行剥离的同时进针刀，深入髋关节间隙，以打开股骨头与髋臼的骨性连结。

4.2.5.4　第四次针刀松解髂胫束起止点的粘连和瘢痕

（1）体位　健侧卧位，患侧在上。

（2）体表定位　髂嵴，髂胫束行径路线。

（3）消毒　在施术部位，用碘伏消毒 2 遍，然后铺无菌洞巾，使治疗点正对洞巾中间。

（4）麻醉　用1%利多卡因局部麻醉。

（5）刀具　使用Ⅰ型针刀。

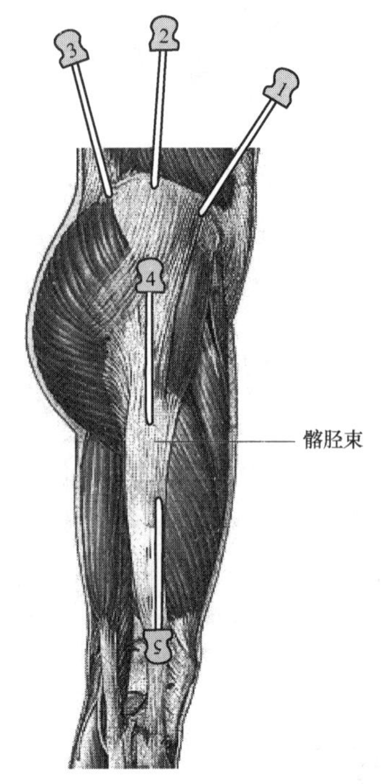

图2-45　针刀松解髂胫束起点与止点

（6）针刀操作（图2-45）

①第一支针刀松解髂胫束浅层附着区前部的粘连瘢痕　在髂前上棘后2cm定位。刀口线与髂胫束走行方向一致，针刀体与皮肤垂直，针刀经皮肤、皮下组织，达髂嵴前部髂胫束浅层附着区前部骨面，调转刀口线90°，在髂骨翼骨面上向下铲剥2～3刀，范围为1cm。

②第二支针刀松解髂胫束浅层附着区中部的粘连瘢痕　在髂嵴最高点定位。刀口线与髂胫束走行方向一致，针刀体与皮肤垂直，针刀经皮肤、皮下组织，达髂嵴髂胫束浅层附着区中部骨面，调转刀口线90°，在髂骨翼骨面上向下铲剥2～3刀，范围为1cm。

③第三支针刀松解髂胫束浅层附着区后部的粘连瘢痕　在髂嵴最高点向后2cm定位。刀口线与髂胫束走行方向一致，针刀体与皮肤垂直，针刀经皮肤、皮下组织，达髂嵴髂胫束浅层附着区后部骨面，调转刀口线90°，在髂骨翼骨面上向下铲剥2～3刀，范围为1cm。

④第四支针刀松解髂胫束上段的粘连瘢痕　在大腿外侧上段定位。刀口线与髂胫束走行方向一致，针刀体与皮肤垂直，针刀经皮肤、皮下组织，当刀下有韧性感时，即到达髂胫束，再向内刺入1cm，纵疏横剥2～3刀，范围为1cm。

⑤第五支针刀松解髂胫束中段的粘连瘢痕　在大腿外侧中段定位。刀口线与髂胫束走行方向一致，针刀体与皮肤垂直，针刀经皮肤、皮下组织，当刀下有韧性感时，即到达髂胫束，再向内刺入1cm，纵疏横剥2～3刀，范围为1cm。

（7）注意事项

①在髋关节前方松解前方关节囊时，先触摸到股动脉的确切位置后，在向外旁开2cm处进行针刀操作是安全的。

②关节强直病人的针刀松解，一次松解范围不可太多，需要分次进行松解。一般对纤维性强直需3～6次。

③对骨性强直病人，需用Ⅱ型针刀进行松解。

4.2.5.5　第五次针刀松解缝匠肌止点的粘连和瘢痕

（1）体位　仰卧位。

（2）体表定位　胫骨上段内侧。

（3）消毒　在施术部位，用碘伏消毒2遍，然后铺无菌洞巾，使治疗点正对洞巾中间。

（4）麻醉　用1%利多卡因局部麻醉。

（5）刀具　使用Ⅱ型针刀

（6）针刀操作（图2-46）

在胫骨上段内侧部定位。刀口线与下肢纵轴方向一致，针刀经皮肤、皮下组织至胫骨内侧骨面，贴骨面铲剥2～3刀，范围为1cm。

术毕，拔出针刀，局部压迫止血3分钟后，创可贴覆盖针眼。

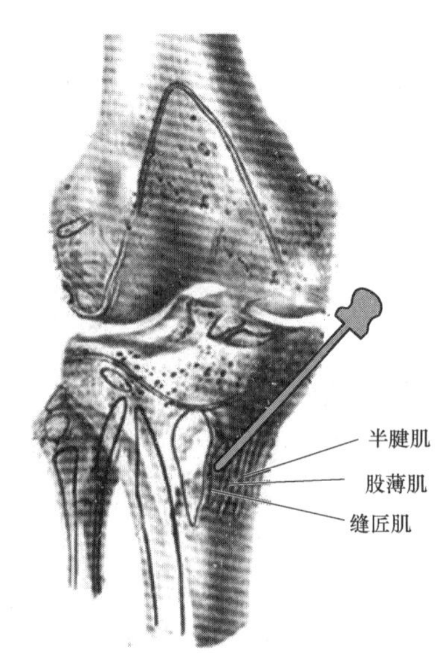

图2-46　针刀松解缝匠肌止点

5　针刀术后手法治疗

嘱患者屈膝，一助手压住双髂前上棘，术者一前臂置于患者患侧小腿上部，一手托住患者小腿下部，使患者做髋关节“？”和反“？”运动3次。每次针刀术后，手法操作相同。对髋关节骨性强直的病人，针刀术后手法幅度不能过大，要循序渐进，逐渐加大髋关节活动的弧度，绝不能用暴力手法，一次将髋关节活动到正常位置，否则会引起股骨头骨折，导致严重的并发症。

四、脊柱侧弯

1　范围

本《规范》规定了脊柱侧弯的诊断和治疗。

本《规范》适用于脊柱侧弯的诊断和治疗。

2　术语和定义

下列术语和定义适用于本规范。

脊柱侧弯（Scoliosis）　根据人体弓弦力学系统及慢性软组织损伤病理构架的网眼理论，特发性脊柱侧弯首先是脊柱动静态弓弦力学单元的弦的应力异常后引起脊柱单关节弓弦力学系统应力异常，然后引起脊柱弓弦力学系统的弓变形，再引起脊肢弓弦力学系统的应力异常，人体通过粘连、瘢痕挛缩来代偿这些过大的应力，导致脊柱各关节的关节囊增厚。在关节囊、韧带、筋膜的行径路线（弦的行径路线）及其附着处（弓弦结合部）形成粘连、瘢痕、挛缩，如果这种异常应力不解除，人体脊柱（弓）就只能在软组织异常应力情况下生长、发育，从而导致脊柱畸形，引发临床表现；退行性脊柱侧弯的发病原因与特发性脊柱侧弯的病因病理有相似之处，只是人体对脊柱弓弦力学系统、脊肢弓弦力学系统异常应力的代偿方式不同。首先是脊柱动静态弓弦力学单元的弦的应力异常后引起脊柱单关节弓弦力学系统应力异常，然后引起脊柱弓弦力学系统的弓变形，再引起脊肢弓弦力学系统的应力异常，人体会在脊柱的关节囊、韧带、筋膜的附着处即弓弦结合部进行对抗性的调节，即在此处形成硬化、钙化、骨化，最终形成骨质增生，骨质增生的结果是使相关弓弦力学系统的弓变长，弦变短，从而导致脊柱侧弯。

3　诊断

3.1　临床表现

3.1.1　特发性脊柱侧弯

特发性脊柱侧弯的临床表现多种多样，除背部不适以外，还有一侧肩高，一侧肩胛骨或乳房隆起，髂骨翼升高或突出以及腰部皱纹不对称。青少年主诉有背痛时宜仔细询问病史，进行体检和摄脊柱的X线平片。若初步检查结果正常，可诊断为特发性脊柱侧弯。临床常发现脊柱侧弯症状持续存在，日常活动明显受限，而神经系统检查为正常的病例。青年特发性脊柱侧弯发生呼吸道症状的不多见。肺功能降低45%或有明显胸椎前突，导致胸廓前后径狭窄的病例开始有心肺功能受损，神经功能受损也不多见。对出现可疑症状时（如持续颈部疼痛，经常头痛，共济失调和肌力减弱）应仔细做神经系统检查。一旦发现神经受损或胸椎凸侧向左，应作影像学检查。正常青年特发性脊柱侧弯其胸椎突右侧，异常的左凸弯常有深部脊髓病变。

3.1.2　成人脊柱侧弯

患者主要表现为腰背痛、神经根性症状、椎管狭窄症及神经源性跛行。退行性脊柱侧弯病人的腰痛症状远较退行性脊柱滑脱者严重得多，这些患者不仅有多节段、严重的退行性椎间盘病，而且常在矢状面及冠状面上失平衡。腰背痛严重程度与病人矢状位畸形及半脱位程度相关。与大多数退变性椎管狭窄常继发于关节突关节的增生肥大不同，这些患者中根性痛和椎管狭窄更多是系椎体旋转半脱位引起。与典型退变性椎管狭窄疼痛不同的是，这种椎管狭窄性疼痛在脊柱背伸时加重，在坐位时疼痛通常不缓解，病人必须用双臂来帮助支撑他们身体的重量。在体征上，病人的根性痛症状可能不伴有确切的、客观的神经体征，神经根紧张征几乎总为阴性。

退行性脊柱侧弯病人的X线片表现，侧弯大部分于腰椎段，也可累及胸段及胸腰段，破坏性变化绝大部分位于L_2～L_3、L_3～L_4和L_4～L_5椎间盘之间，而L_5～S_1椎间盘退变相对少见。T_{12}～L_1椎间盘基本保持完好，侧弯的严重性取决于畸形和椎间盘退变的程度。一些退行性脊柱侧弯病人大体只在矢状位上失去平衡。

3.2 诊断标准

3.2.1 特发性脊柱侧弯

根据病史，查体及 X 线摄片，一般能明确诊断。

（1）病史　有与脊柱畸形有关的病史，如患者的健康状况、年龄及性成熟等。还有既往史、手术史和外伤史。并应了解脊柱畸形的幼儿母亲妊娠期的健康状况，妊娠头三月内有无服药史，怀孕分娩过程中有无并发症等。家族史应注意其他人员脊柱畸形的情况。

（2）体检观察

①两肩不等高。

②肩脚一高一低。

③一侧腰部皱折皮纹。

④腰前屈时两侧背部不对称，即“剃刀背征”。

⑤脊柱偏离中线。

（3）X 线平片　表现脊柱前后位 X 线照片上有超过 10° 的侧方弯曲。脊柱的 MRI 检查，排除脊髓的病变。

3.2.2 成人脊柱侧弯

（1）主要表现腰背痛、神经根性症状、椎管狭窄症及神经源性跛行。

（2）疼痛在脊柱背伸时加重，在坐位时疼痛通常不缓解，病人必须用双臂来帮助支撑他们身体的重量。在体征上，病人的根性痛症状可能不伴有确切的、客观的神经体征，神经根紧张征几乎总为阴性。

（3）X 线片表现　侧弯大部分于腰椎段，也可累及胸段及胸腰段，破坏性变化绝大部分位于 L_2～L_3、L_3～L_4 和 L_4～L_5 椎间盘之间。

（4）CT 和 MRI 表现　小关节突的增生肥大、内聚，黄韧带肥厚，椎间盘的变性，椎间盘突出，间隙变窄，侧隐窝变窄，神经根受压。

4 针刀治疗

4.1 治疗原则

针刀整体松解术分次松解腰、胸、颈相关弓弦力学系统的粘连、瘢痕和挛缩，破坏脊柱侧弯网络状的病理构架，然后应用针刀术后手法进一步松解残余的粘连和瘢痕，使畸形的脊柱逐渐恢复正常。

4.2 操作方法

4.2.1 第一次针刀松解为“回”字形针刀整体松解术

具体操作方法见腰椎间盘突出症第一次“回”字形针刀整体松解术。

4.2.2 第二次针刀松解腰椎关节突关节韧带

具体操作方法见腰椎间盘突出症第五次针刀松解腰椎关节突关节韧带。

4.2.3 第三次针刀松解胸腰筋膜

具体操作方法见腰椎间盘突出症第二次针刀松解胸腰筋膜。

4.2.4 第四次松解胸腰结合部的粘连和瘢痕

由于胸腰结合部是胸腰椎生理曲线转折点，也是胸腰椎重要的受力点，依据慢性软组织损伤病因病理学理论和软组织损伤病理构架的网眼理论，对此处进行松解。具体操作方法见腰椎间盘突出症第四次针刀松解胸腰结合部的粘连和瘢痕。

4.2.5 第五次松解脊柱胸段弓弦力学系统的粘连瘢痕和挛缩

（1）单节段胸椎后外侧软组织针刀松解术　由于脊柱侧弯可以引起胸段脊柱前后左右软组织的粘连、瘢痕、挛缩、钙化。但这些病变都是从单节段胸椎开始的，所以理解了单节段胸椎病变的针刀治疗，其他节段的针刀松解就有据可依了。具体部位的针刀松解在下面有详细的介绍。

①体位　俯卧位。

②体表定位　脊柱融合部。以某单节段融合的胸椎为例。

③消毒　在施术部位，用碘伏消毒 2 遍，然后铺无菌洞巾，使治疗点正对洞巾中间。

④麻醉　用 1%利多卡因局部麻醉。

⑤刀具　使用Ⅰ型针刀。

⑥针刀操作（图 2-47）

a. 第一支针刀松解棘上韧带　在棘突顶点定位使用Ⅰ型直形针刀，刀口线与脊柱纵轴平行，按四步进针规程进针刀，针刀经皮肤、皮下组织，直达棘突骨面，在骨面上纵疏横剥 2～3 刀，范围不超过 1cm。

b. 第二支针刀松解棘间韧带　根据 X 线片定位棘突间隙，使用Ⅰ型直形针刀，刀口线与脊柱纵轴平行，按四步进针规程进针刀，针刀经皮肤、皮下组织，调转刀口线 90°，提插刀法切割 2～3 刀，深度不超过 1cm。

c. 第三支针刀松解关节突关节囊韧带　分别在胸椎棘突顶点向左右旁开 2cm 定位，使用Ⅰ型直形针刀，刀口线与脊柱纵轴平行，按四步进针规程进针刀，针刀经皮肤、皮下组织，直达两侧关节突关节骨面位置，提插刀法切割关节囊韧带 3～4 刀，范围不超过 0.5cm。

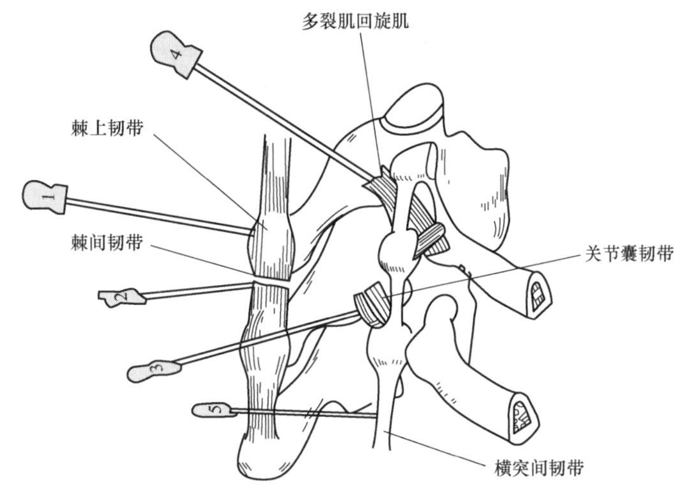

图 2-47　单节段胸椎后外侧软组织针刀松解术

d. 第四支针刀松解多裂肌回旋肌　在棘突顶点分别旁开 0.5cm 定位，使用Ⅰ型直形针刀，刀口线与脊柱纵轴平行，按四步进针规程进针刀，针刀经皮肤、皮下组织，沿棘突方向，紧贴骨面分别到达两侧的棘突根部后，在骨面上向下铲剥 3～4 刀，直到刀下有松动感，以达到切开部分多裂肌回旋肌的作用。

e. 第五支针刀松解横突间韧带　使用Ⅰ型直形针刀，在胸椎棘突顶点分别旁开 3cm 定位，刀口线与脊柱纵轴平行，按四步进针规程进针刀，针刀经皮肤、皮下组织，直达两侧横突骨面，刀体向外移动，当有落空感时，即到达横突尖，在此用提插刀法切割横突尖的粘连、瘢痕 2～3 刀，深度不超过 0.5cm。然后，调转刀口线，分别在横突的上下缘，提插刀法切割 3～4 刀，深度不超过 0.5cm，以达到切断部分横突间韧带。

⑤注意事项

a. 定位要准确。

b. 针刀进针时，刀体向头侧倾斜 45°，与胸椎棘突呈 60°角，针刀直达棘突顶点骨面，对棘突顶点的病变进行松解，要进入棘间松解棘间韧带，必须退针刀于棘突顶点的上缘，将针刀体逐渐向脚侧倾斜与胸椎棘突走行方向一致，才能进入棘突间，切割棘间韧带的范围应限制在 0.5cm 以内，以防止切入椎管内。如超过此范围，针刀的危险性明显加大。

（2）胸背部针刀整体松解时应分次从下向上进行，一次松解 3～4 个节段。第一次针刀松解 T_8～T_{10} 节段脊柱软组织的粘连、瘢痕、挛缩和堵塞。第二次针刀松解节段由第一次针刀已松解的节段向上定 3

个节段，进行松解。以此类推，针刀操作方法详见单节段胸椎后外侧软组织针刀松解术，一般情况下，胸段脊柱的针刀松解需要 3 次。

4.2.6 第六次针刀松解采用“T”形针刀整体松解术

见颈椎病“T”形针刀整体松解术。

4.2.7 第七次钩椎关节移位的针刀松解

（1）体位 俯卧低头位。

（2）体表定位 根据临床表现及颈椎正侧位 X 片确定病变颈椎，在病变颈椎及上下颈椎关节突部及横突后结节实施针刀松解。如 C_4～C_5 钩椎关节移位，针刀松解 C_3～C_4、C_4～C_5、C_5～C_6 关节突韧带（图 2-48）。

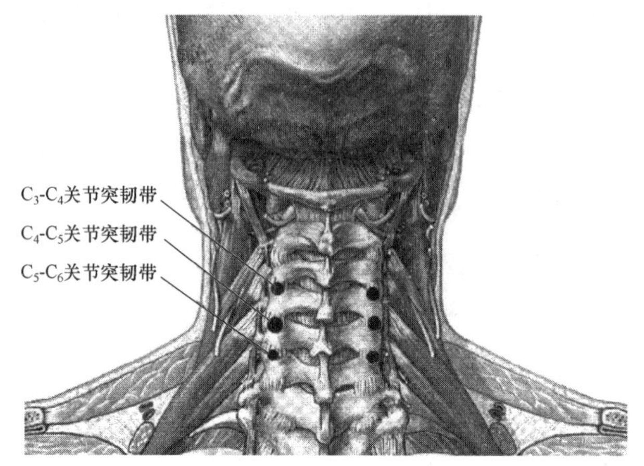

图 2-48 关节突韧带针刀松解范围

C_2～C_7 关节突关节左右径平均为 3.3～5.8mm，棘突到关节突关节中心的距离（A）平均 11mm，棘突到横突后结节的距离（B）平均为 20～24mm（图 2-49）。

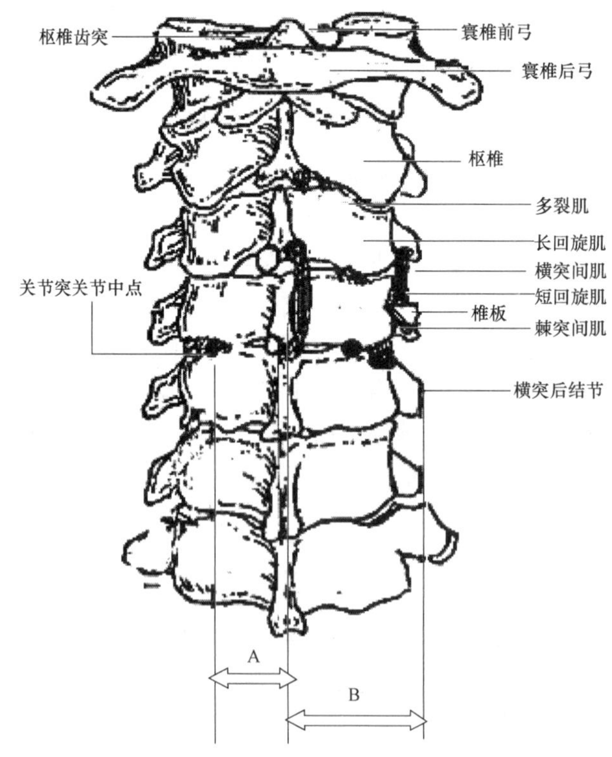

图 2-49 关节突关节解剖位置

颈椎关节突韧带松解定位：测量颈椎正位 X 片棘突到关节突关节中心的距离，确定关节突关节韧带松解点。摸到第七颈椎棘突顶点后，再向上找到病变颈椎棘突，从棘突顶点向两侧旁开 1.5cm，作为左右关节突韧带体表定位点。

横突后结节软组织松解定位：测量颈椎正位 X 片棘突到横突后结节的距离，确定横突后结节松解点。摸到第七颈椎棘突顶点后，再向上找到病变颈椎棘突，从棘突顶点上缘向两侧旁开 2.0cm，作为左右横突后结节软组织松解体表的定位点。

（3）麻醉　用 1%利多卡因局部麻醉。

（4）针刀操作

①第一支针刀松解左侧上下关节突关节囊韧带　从关节突韧带体表定位点进针刀，刀口线与人体纵轴一致，刀体先向头侧倾斜 45°，与颈椎棘突呈 60° 角，针刀直达关节突骨面，然后将针刀体逐渐向脚侧倾斜，与颈椎棘突走行方向一致，在骨面上稍移位，寻找落空感时，即为关节囊韧带，提插刀法切 2 刀，范围不超过 2mm（图 2-50）。

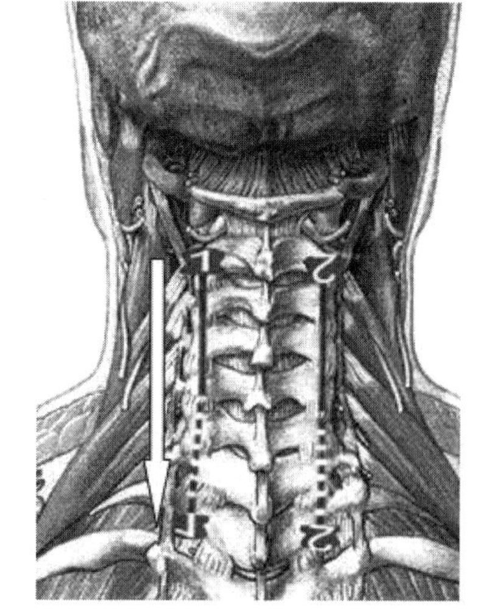

图 2-50　关节突关节囊韧带针刀松解

②第二支针刀松解右侧上下关节突关节囊韧带　方法与左侧相同。

③第三支针刀松解左侧横突后结节　从横突后结节体表定位点进针刀，刀口线与人体纵轴一致，针刀经过皮肤、皮下组织、肌层达横突骨面，然后沿骨面向外横向铲剥有落空感时，即到横突后结节，反复横铲 2 次（图 2-51）。

④第四支针刀松解右侧横突后结节　刀法与松解左侧横突后结节相同。

4.2.8　*第八次针刀松解颈椎横突后结节软组织*

（1）体位　仰卧位。

（2）体表定位　测量颈椎正位 X 片棘突到横突后结节的距离，确定横突后结节松解点。摸到第七颈椎棘突顶点后，再向上找到病变颈椎棘突，从棘突顶点上缘向两侧旁开 2cm，作为左右横突后结节软组织松解体表定位点。

（3）麻醉　1%利多卡因局部定点麻醉。

（4）针刀操作（图 2-52，图 2-53）　针刀松解左侧横突后结节附着的头最长肌，颈最长肌，头半棘肌的起止点。从横突后结节体表定位点进针刀，刀口线与人体纵轴一致，针刀经过皮肤、皮下组织、肌

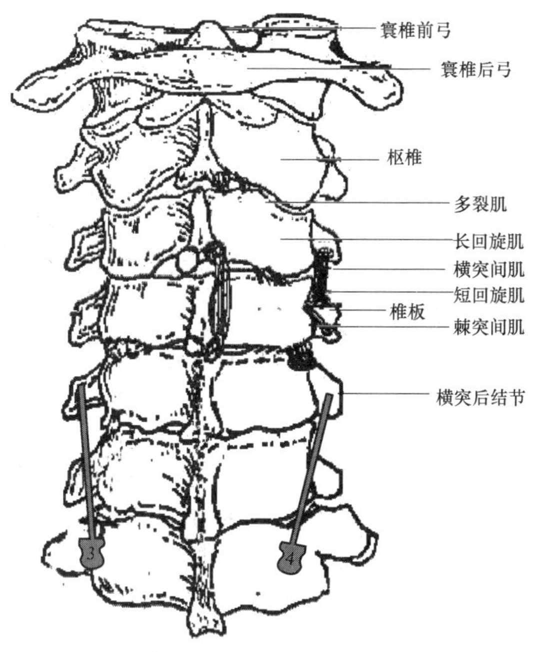

图 2-51　横突后结节针刀松解

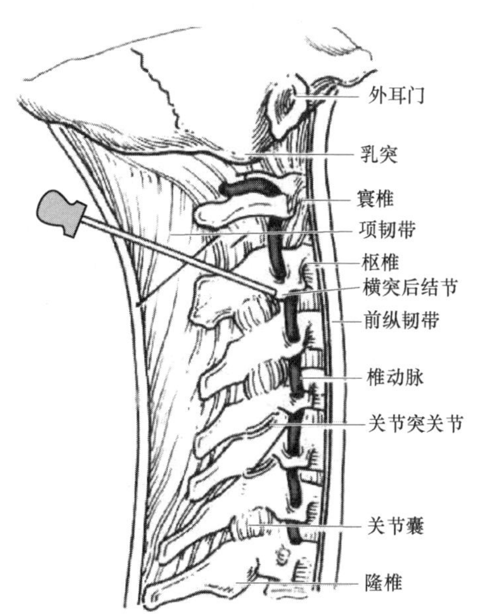

图 2-52　横突后结节软组织针刀松解（1）

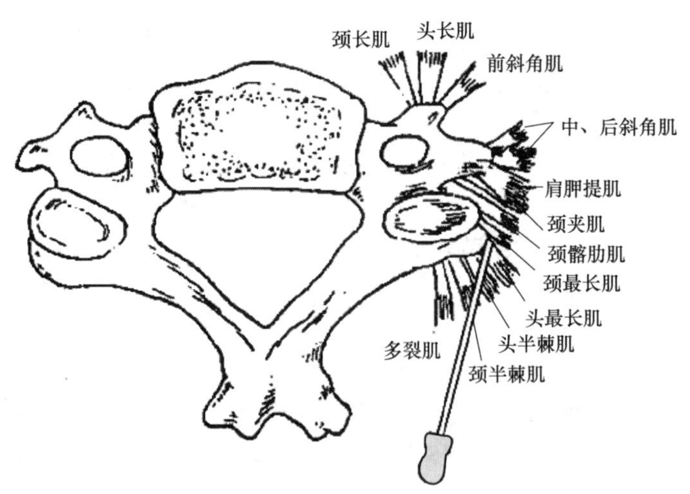

图 2-53　横突后结节软组织针刀松解（2）

层达横突骨面，然后沿骨面向外横向铲剥有落空感时，即到横突后结节，反复横铲 2 次。右侧横突后结节的针刀松解与左侧的针刀松解方法相同。

（5）注意事项　针刀松解定位要根据 X 片的测量结果精确定位，当作中段颈椎关节突韧带和横突后结节松解时，患者应充分俯卧低头位，使颈椎曲度变直，有利于针刀操作。

（6）手法治疗　采用两点一面颈椎复位手法。患者仰卧治疗床上，使头顶和床头边缘齐平，医生左手放于患者颈项部，右手托扶于下颌处，用左手捏拿颈项部肌肉 3 遍，接着托住患者枕部，一助手拉压住患者的双肩，进行对抗牵引。约 1 分钟后，医生突然加大拉力，然后左手拇指推顶住患椎左侧横突（以钩椎关节向右侧旋转为例），示指勾住患椎棘突，右手托于患者下颏部，嘱患者慢慢将头向右侧转动，医生右手掌部按压于患者脸的左侧，待转到最大限度时，在一瞬间双手协同动作，同时用力，左手示指将棘突用力向左侧勾拉，拇指用力将横突向颈前左方推顶，医生右手弹压患者脸的左侧。这些动作都在同一时间、同一横断面上完成。然后将头扶正，再对抗牵引 1 次。

手法治疗结束后，立即用颈围固定。

4.2.9　第九次针刀松解前胸壁筋膜的粘连瘢痕

（1）体位　仰卧位。

（2）体表　定位胸骨及剑突。

（3）麻醉　1%利多卡因局部麻醉。

（4）刀具　使用Ⅰ型针刀。

（5）针刀操作（图 2-54）

①第一支针刀松解胸前浅筋膜的粘连瘢痕　在胸骨上窝正中点定位，刀口线与人体纵轴平行，针刀体与皮肤垂直，按四步进针规程进针刀，刀下有韧性感时，用提插刀法切割 3～4 刀，深度达胸骨骨面。然后调转刀口线 90°，在胸骨上向下铲剥 2～3 刀。范围 0.5cm。

②第二支针刀松解右侧胸大肌筋膜的粘连瘢痕　在右侧胸锁关节外侧 1cm，锁骨下缘定位。刀口线与人体纵轴平行，针刀体与皮肤垂直，按四步进针规程进针刀，刀下有韧性感时，用提插刀法切割 3～4 刀，深度达锁骨骨面。然后调转刀口线 90°，在锁骨骨面上向下铲剥 2～3 刀，范围 0.5cm。注意，铲剥只能在锁骨骨面上进行，不可超过锁骨下缘。

③第三支针刀松解左侧胸大肌筋膜的粘连瘢痕　在左侧胸锁关节外侧 1cm，锁骨下缘定位。刀口线与人体纵轴平行，针刀体与皮肤垂直，按四步进针规程进针刀，刀下有韧性感时，用提插刀法切割 3～4 刀，深度达锁骨骨面。然后调转刀口线 90°，在锁骨骨面上向下铲剥 2～3 刀，范围 0.5cm。注意，铲剥只能在锁骨骨面上进行，不可超过锁骨下缘。

④第四支针刀松解胸前浅筋膜的粘连瘢痕　在第一支针刀下 2cm 定位，针刀操作方法与第一支

针刀相同。

⑤第五支针刀松解胸前浅筋膜中部的粘连瘢痕　在第四支针刀下 2cm 定位，针刀操作方法与第一支针刀相同。

⑥第六支针刀松解胸前浅筋膜下部的粘连瘢痕　在第五支针刀下 2cm 定位，针刀操作方法与第一支针刀相同。

⑦第七支针刀松解剑突的粘连瘢痕　在剑突尖部定位，刀口线与人体纵轴平行，针刀体与皮肤垂直，按四步进针规程进针刀，刀下有韧性感时，用提插刀法切割 3～4 刀，深度达剑突骨面。然后在剑突骨面上，向左铲剥到剑突左缘。再向右铲剥到剑突右缘。注意，铲剥只能在剑突骨面上进行，不可超过剑突骨缘。

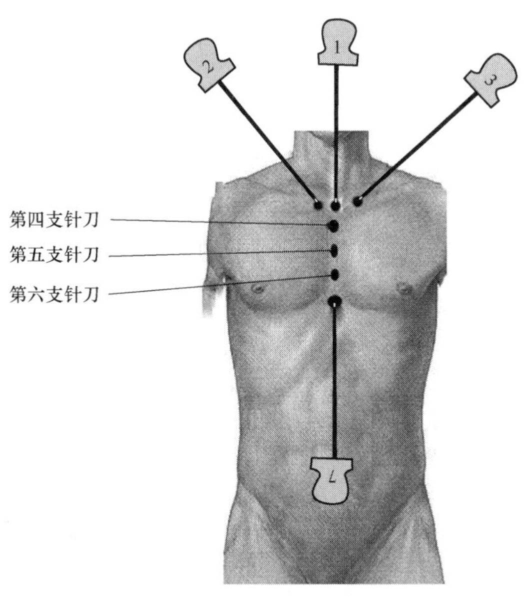

图 2-54　前胸壁筋膜粘连瘢痕针刀松解

（6）注意事项　在作胸前部针刀松解时，针刀必须在锁骨、剑突骨面上进行，不能超过骨面，否则可能引起胸腹腔内脏器官的损伤。

5　针刀术后手法治疗

①胸椎周围软组织针刀松解术后平卧硬板床，以 50kg 的重量作持续牵引。于床上，在医生的协助下，做被动挺腹伸腰及四肢屈伸运动，下床后在医生的协助下进行腰前屈、后仰、侧弯、旋转等功能训练。

②胸部针刀术后，被动扩胸数次。

③腹部针刀术后，作伸腰活动数次。

五、股骨头坏死

1　范围

本《规范》规定了股骨头坏死的诊断和治疗。

本《规范》适用于股骨头坏死的诊断和治疗。

2　术语和定义

下列术语和定义适用于本规范。

股骨头坏死（Avascular necrosis of the femoral head）　股骨头坏死是股骨头静脉淤滞、动脉血供受损或中断使骨细胞及骨髓成分部分死亡引起骨组织坏死及随后发生的修复，共同导致股骨头结构改变及塌陷，引起髋关节疼痛及功能障碍的疾病。

3　诊断

3.1　临床表现

股骨头缺血坏死病人的临床表现往往很隐蔽，在缓慢的发病过程中早期诊断常被延误。因此，提高对股骨头缺血坏死一病的认识极为重要。不同病因所致的股骨头缺血坏死有着不同的病史。在采集病史时，要仔细了解外伤史，即使是极轻微的外伤也应给予重视。应用皮质类固醇（激素）的病史，有时是很小的剂量也可能引起极不良的后果。饮酒史是一项重要内容，每天饮酒250ml，半年以上就可能患脂肪肝或股骨头坏死。是否患过与股骨头缺血坏死有关的疾病，如动脉硬化、某些贫血症、类风湿关节炎、强直性脊柱炎、痛风等症；有些特殊职业，如高空飞行、潜水作业、某些与毒性物品相关的职业等也应注意。询问暴力损伤史，了解伤后骨折或脱位时损伤的程度及合并症等，应特别注意初期处理的时间、次数和质量。

3.1.1　症状

（1）疼痛　发生于外伤后者，多在伤痛消失较长时间后再产生疼痛。应用激素或其他疾病所致者与外伤者大致相同。疼痛部位大多在髋关节周围，以腹股沟韧带中点下外处为主，也可以痛在大转子上或臀后部。可以是逐渐发生，也可能突然疼痛；疼痛可为间歇性，也可为持续性。不管是何原因所致的骨坏死，它们的疼痛在开始时多为活动后疼痛，而后才发生夜间痛或休息痛。夜间痛或休息痛大多为骨或囊内压升高的表现；疼痛的性质也大致相似，开始多为酸痛、钝痛等不适，逐渐产生刺痛或夜间痛等症状。

（2）放射痛　疼痛常向腹股沟区、臀后区或外侧放射，个别人还有麻木感；比较常见的特殊症状是膝部或膝内侧的放射痛，如果为原因不清的膝部痛，特别应当想到髋关节是否有病，这是一个非常值得提高警惕的信号。

（3）髋关节僵硬或活动受限　早期为关节屈伸不灵活，有的人不能跷二郎腿，或患肢外展外旋活动受限，“盘腿”困难。到晚期则关节活动极度受限甚至强直。

（4）进行性短缩性跛行　由于疼痛而致的跛行为保护性反应，而股骨头塌陷者则是短缩所致；在晚期可由髋关节半脱位所致。早期往往出现间歇性跛行，儿童表现最为明显。双侧病变者，步态蹒跚，行走艰难。

（5）下肢无力　行路、劳作均感力不从心。

（6）下蹲、展腿困难　下蹲时髋关节疼痛，下蹲的度数越来越小。下肢的外展距离逐渐缩小，以至外展大腿极度困难，甚至丧失外展功能。

3.1.2　体征

早期仅有髋关节局部压痛，其压痛点多在腹股沟中点稍下方或在臀后、转子间线稍内处。“4”字试验有时可为阴性或阳性。病变中晚期，腹股沟处、股内侧压痛明显，有大转子叩击痛，髋关节活动明显受限，“4”字试验、托马斯（Thomas）试验、阿利斯（Allis）试验、川德伦伯格试验（Tredelenburg征）及欧伯尔（Ober）试验等常呈现阳性，股骨头塌陷时肢体长度测量可能稍短，肢体相对应部位的周径测量患侧可能较细，提示有肌萎缩。

3.1.3　影像学病理变化特征

（1）X片表现　临床X线分期　一般以Marcus法分为6期。

①Ⅰ期：无症状，X线片有轻微密度增高，或点状密度增高区。

②Ⅱ期：仍无症状，X线密度明显增高，头无塌陷。

③Ⅲ期：症状轻微，有软骨下骨折或新月征，一般多见于扇形骨折，而新月征较少见到。

④Ⅳ期：髋痛，呈阵发性或持续性，跛行及功能受限，股骨头扁平或死骨区塌陷。

⑤Ⅴ期：疼痛明显，死骨破裂，关节间隙狭窄，骨质密度增加硬化。

⑥Ⅵ期：疼痛严重，有的较Ⅴ期疼痛减轻，但股骨头肥大变形，半脱位，髋臼不光滑，甚或硬化增加。

（2）CT 表现　股骨头坏死时，星芒征的形状、密度及部位等皆可发生相应改变。这个特征正好与股骨头坏死的早期改变做鲜明对比，可以较早地发现股骨头缺血坏死；CT 片比 X 线片更清晰地显示股骨头坏死区内的增生、硬化、碎裂和囊性变等病变，能较早地发现股骨头坏死的征象。

（3）MRI 表现　股骨头缺血性坏死又称股骨头无菌性坏死，MRI 诊断股骨头缺血坏死具有重要的意义。

0 期，患者无自觉症状，X 线无异常，此时 MRI 可有阳性表现，典型的表现为 T_2 加权像上"双线征"，负重区出现外围低信号环绕内圈高信号。间质反应区肉芽组织充血水肿成为内圈高信号，外围反应性硬化缘为增生的骨小梁，表现为低信号。

Ⅰ期，在 T_1 加权像上股骨头负重区显示线样低信号，而在 T_2 加权像上该区比正常组织信号强，表现为局限性信号升高或"双线征"。由于股骨头缺血性坏死，血管阻塞，静脉灌注量减少，骨内压增高，髓腔内灌注减少，造成水肿，股骨头髓腔内含氢较多的脂肪组织受到侵犯，坏死后造成氢的浓度减低，合并发生修复反应。

Ⅱ期，在 T_1 加权像上，股骨头区有新月形不均匀信号强度的坏死区。

Ⅲ期，股骨头开始变形，软骨下塌陷，新月体形成，但关节间隙正常。T_1 加权像上为带状低信号区，有时会不明显；在 T_2 加权像上，由于细胞内渗出或关节液充填骨折线呈高信号。

Ⅳ期，关节软骨被彻底破坏，关节间隙狭窄，合并退行性改变。此时，股骨头缺血坏死异常信号带常较 X 线平片范围大，形状可为线状、带状、楔形或新月形，多位于股骨头前上方，范围和大小不一。

3.2　诊断标准

2006 年 4 月 14 日中华医学会骨科学会关节外科学组和《中华骨科杂志》编辑部共同邀请 40 余位在国内骨坏死及关节外科领域有丰富经验的专家对股骨头缺血性坏死的诊断标准和治疗进行讨论，综合日本厚生省骨坏死研究会（JIC）和 Mont 提出的诊断标准，结合我国的情况，提出我国股骨头缺血性坏死的诊断标准。

3.2.1　主要标准

（1）临床症状、体征和病史　髋关节痛，以腹股沟和臀部、大腿为主，髋关节内旋活动受限且内旋时疼痛加重，有髋部外伤史、应用皮质类固醇史或酗酒病史。

（2）X 线改变　股骨头塌陷而无关节间隙变窄；股骨头内有分界的硬化带；软骨下骨折有透线带（新月征阳性、软骨下骨折）。

（3）骨同位素扫描　显示股骨头内热区中有冷区。

（4）股骨头 MRI　T_1 加权相带状低信号影或 T_2 加权相显示双线征。

（5）骨活检　显示骨小梁骨细胞空陷窝超过 50%，且累及邻近多根骨小梁，骨髓坏死。

3.2.2　次要标准

（1）X 线片显示股骨头塌陷伴关节间隙变窄，股骨头内囊性变或斑点状硬化，股骨头外上部变扁。

（2）核素骨扫描显示热区中冷区。

（3）股骨头 MRI 显示同质性或异质性低信号强度，伴加权相带状型改变。

两个或两个以上主要标准阳性，即可诊断为股骨头缺血性坏死。一个主要标准阳性或三个次要标准阳性，至少包括一种 X 线片异常，即可诊断为可疑股骨头缺血性坏死。

4　针刀治疗

4.1　治疗原则

依据针刀医学关于人体弓弦力学系统及疾病病理构架的网眼理论，股骨头坏死的基本原因是由于髋关节弓弦力学系统力平衡失调，导致股骨头压力性骨坏死，针刀整体松解髋关节周围软组织的粘连和瘢痕，调节了髋关节内压力、拉力、压力平衡，达到治疗目的。对股骨头坏死早期病人，针刀整体松解术可以避免人工髋关节置换；对中期病人，针刀整体松解术可避免或者明显延长人工髋关节置换的时间。

4.2　操作方法

4.2.1　第一次针刀松解髋关节前侧关节囊及内收肌起点的粘连瘢痕

（1）体位　仰卧位。

（2）体表定位　髋关节前侧关节囊，内收肌起点整体松解。

（3）消毒　在施术部位，用碘伏消毒 2 遍，然后铺无菌洞巾，使治疗点正对洞巾中间。

（4）麻醉　在硬膜外麻醉下进行。

（5）刀具　使用Ⅱ型针刀。

（6）针刀操作（图 2-55）

①第一支针刀松解髋关节髂股韧带及髋关节前侧关节囊　从髋关节前侧关节穿刺点进针刀，刀口线与下肢纵轴平行，针刀体与皮肤呈 90° 角，针刀经皮肤、皮下组织，当针刀下有坚韧感时，即到了髂股韧带中部，纵疏横剥 2 刀，范围不超过 1cm。再向下进针，当有落空感时，即到关节腔，用提插刀法切割 2 刀，范围不超过 1cm。

②第二支针刀松解耻骨肌起点　从耻骨上支的耻骨肌起点进针刀，刀口线与下肢纵轴平行，针刀体与皮肤呈 90° 角，针刀经皮肤、皮下组织，直接到达耻骨上支耻骨肌起点部，在骨面上左右上下各铲剥 2 刀，范围不超过 0.5cm。

③第三支针刀松解长收肌起点　从耻骨结节进针刀，刀口线与下肢纵轴平行，针刀体与皮肤呈 90° 角，针刀经皮肤、皮下组织，向耻骨下支方向行进，刀下有坚韧感时为长收肌起点，上下铲剥 2 刀，范围不超过 0.5cm。

④第四支针刀松解短收肌、股薄肌起点　从耻骨结节下外 1 cm 进针刀，刀口线与下肢纵轴平行，针刀体与皮肤呈 90° 角，针刀经皮肤、皮下组织，沿耻骨下支方向向外下行进，刀下有坚韧感时为短收肌、股薄肌起点，贴骨面上下铲剥 2 刀，范围不超过 0.5cm。

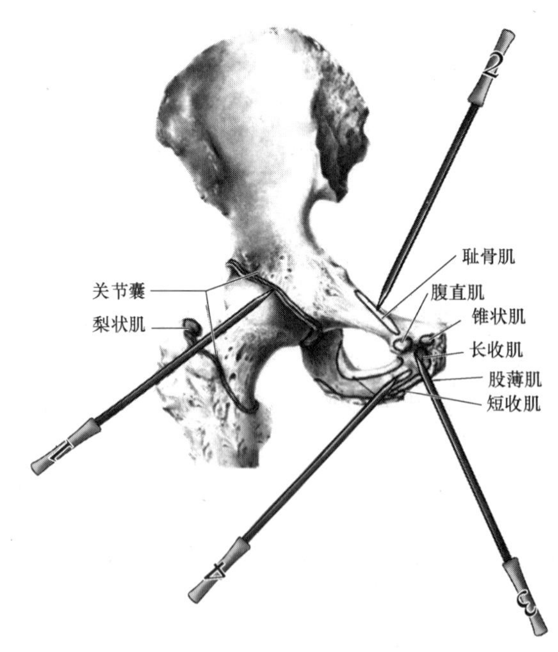

图 2-55　髋关节前侧针刀松解

4.2.2 第二次针刀松解髋关节后外侧关节囊及股二头肌起点的粘连和瘢痕

（1）体位 侧俯卧位。

（2）体表定位 髋关节后外侧关节囊，股二头肌、半腱肌、大收肌起点整体松解。

（3）消毒 在施术部位，用碘伏消毒 2 遍，然后铺无菌洞巾，使治疗点正对洞巾中间。

（4）麻醉 在硬膜外麻醉下进行。

（5）刀具 使用Ⅱ型针刀。

（6）针刀操作（图 2-56）

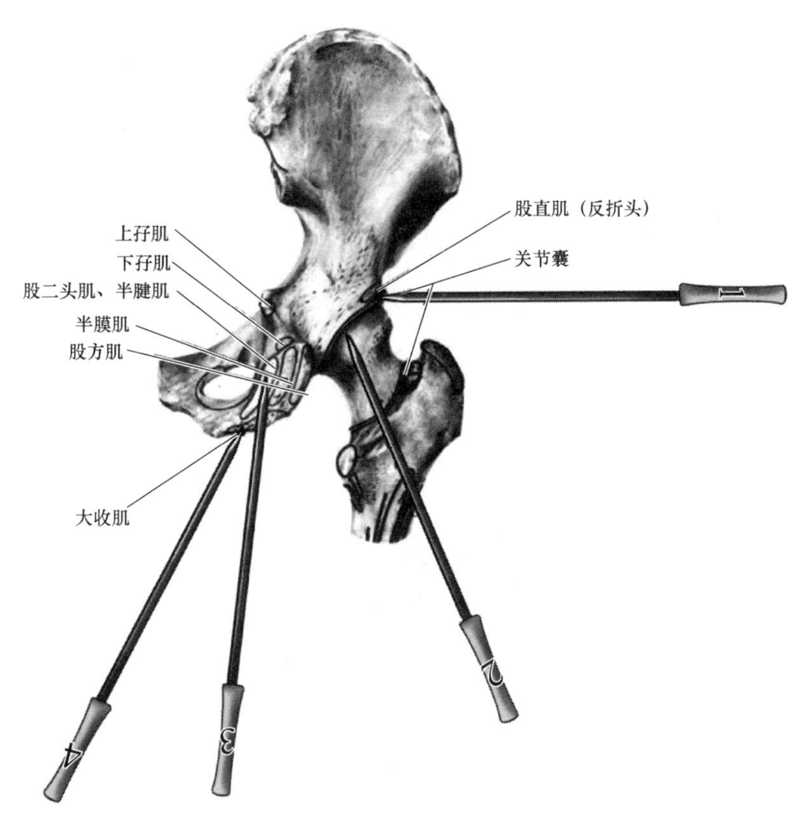

图 2-56 髋关节后外侧针刀松解

①第一支针刀松解髋关节外侧关节囊 从髋关节外侧关节穿刺点进针刀，刀口线与下肢纵轴平行，针刀体与皮肤呈 130° 角，沿股骨颈干角方向进针刀，针刀经皮肤、皮下组织，达股骨大转子尖，提插刀法切割 2 刀，切开部分臀中肌止点，然后抬起针刀，使针刀体向上与股骨干呈 90° 角。再向下进针，当有落空感时即到关节腔，用提插刀法切割 2 刀，范围不超过 1cm。

②第二支针刀松解髋关节后侧关节囊 在股骨大粗隆平面，贴股骨后缘进针刀，针刀体与皮肤呈 130° 角，沿股骨颈干角方向进针刀，针刀经皮肤、皮下组织，紧贴股骨颈，当有落空感时，即到关节腔，用提插刀法切割 2 刀，范围不超过 1cm。

③第三支针刀松解股二头肌、半腱肌起点 屈髋关节 90°，在坐骨结节进针刀，刀口线与下肢纵轴平行，针刀体与皮肤呈 90° 角，针刀经皮肤、皮下组织，达坐骨结节骨面、大收肌起点处，上下铲剥 2 刀，范围不超过 1cm；然后针刀再向上后方，当有坚韧感时即到股二头肌及半腱肌起点，上下铲剥 2 刀，范围不超过 1cm。

④第四支针刀松解大收肌起点 屈髋关节 90°，在坐骨结节进针刀，刀口线与下肢纵轴平行，针刀体与皮肤呈 90° 角，针刀经皮肤、皮下组织，达坐骨结节骨面大收肌起点处，上下铲剥 2 刀，范围不超过 1cm。

4.2.3 第三次针刀松解臀大肌、臀中肌、缝匠肌起点的粘连瘢痕

（1）体位 健侧卧位，患侧在上。

（2）体表定位 髂嵴与髂骨翼交界处。

（3）消毒 在施术部位，用碘伏消毒 2 遍，然后铺无菌洞巾，使治疗点正对洞巾中间。

（4）麻醉 局部麻醉。

（5）刀具 使用Ⅰ型针刀。

（6）针刀操作（图 2-57）

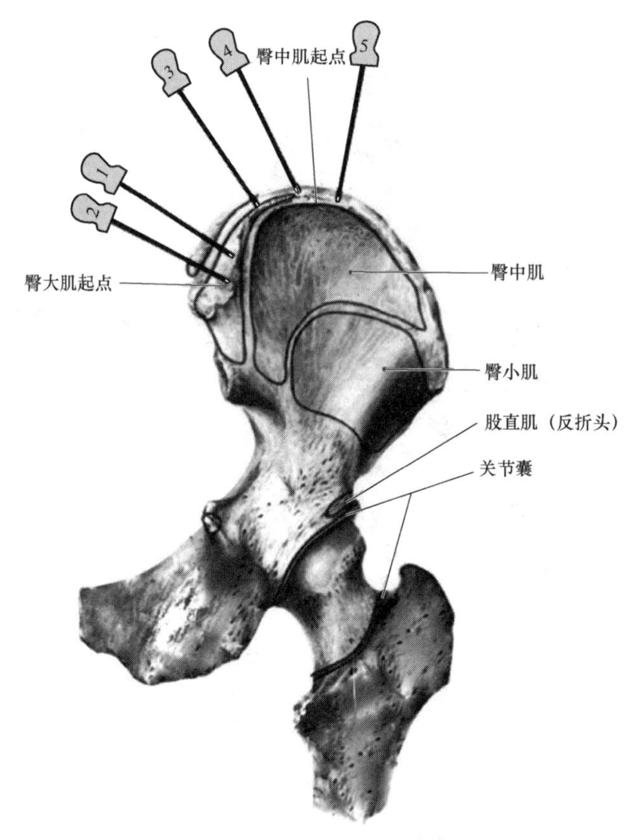

图 2-57 臀大肌、臀中肌起点针刀松解

①第一支针刀松解臀大肌起点前部的挛缩点 在髂骨翼臀后线以后找到臀大肌的起点定位。刀口线与臀大肌肌纤维走行方向一致，针刀经皮肤、皮下组织、到达髂骨翼骨面，向下铲剥 2～3 刀，范围为 1cm。

②第二支针刀松解臀大肌起点后部的挛缩点 以第一支针刀前方 3cm 定点，针刀操作方法同第一支针刀操作方法。

③第三支针刀松解臀中肌起点后部的挛缩点 在髂骨翼上髂嵴最高点向后 5cm 处定位。刀口线与臀中肌肌纤维走行方向一致，针刀经皮肤、皮下组织、到达髂骨翼骨面，调转刀口线 90°，向下铲剥 2～3 刀，范围为 1cm。

④第四支针刀松解臀中肌起点中部的挛缩点 在髂骨翼上髂嵴最高点向后 3cm 处定位。刀口线与臀中肌肌纤维走行方向一致，针刀经皮肤、皮下组织、到达髂骨翼骨面，调转刀口线 90°，向下铲剥 2～3 刀，范围为 1cm。

⑤第五支针刀松解臀中肌起点前部的挛缩点 在髂骨翼上髂嵴最高点处定位，刀口线与臀中肌肌纤维走行方向一致，针刀经皮肤、皮下组织、到达髂骨翼骨面，调转刀口线 90°，向下铲剥 2～3 刀，范围为 1cm。

⑥第六支针刀松解缝匠肌起点　在髂前上棘处触摸到缝匠肌起点处的压痛点，刀口线与缝匠肌纤维方向一致，针刀体与皮肤垂直刺入，达肌肉起点处，调转刀口线90°，与缝匠肌肌纤维方向垂直，在骨面上向内铲剥2～3刀，范围不超过0.5cm（图2-58）。

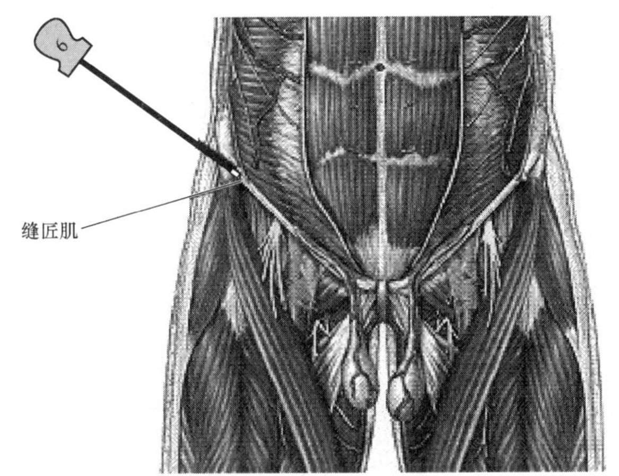

图2-58　缝匠肌起点针刀松解

4.2.4　第四次针刀松解臀大肌、臀中肌、缝匠肌止点的粘连和瘢痕

（1）体位　健侧卧位。

（2）体表定位　股骨大转子，胫骨上段内侧。

（3）消毒　在施术部位，用碘伏消毒2遍，然后铺无菌洞巾，使治疗点正对洞巾中间。

（4）麻醉　局部麻醉。

（5）刀具　使用Ⅱ型针刀。

（6）针刀操作（图2-59，图2-60）

①第一支针刀松解臀中肌止点的挛缩点　在股骨大转子尖部定位，刀口线与下肢纵轴方向一致，针刀经皮肤、皮下组织达股骨大转子尖的骨面，贴骨面铲剥2～3刀，范围为1 cm。

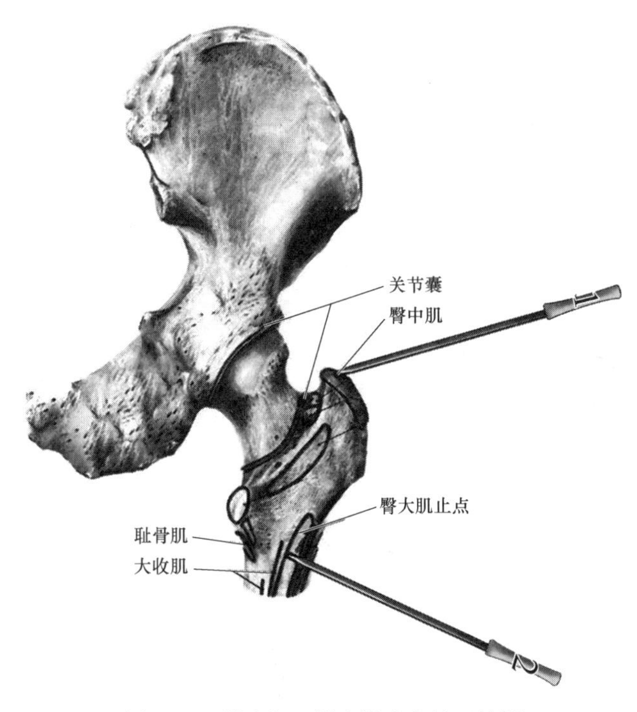

图2-59　臀大肌、臀中肌止点针刀松解

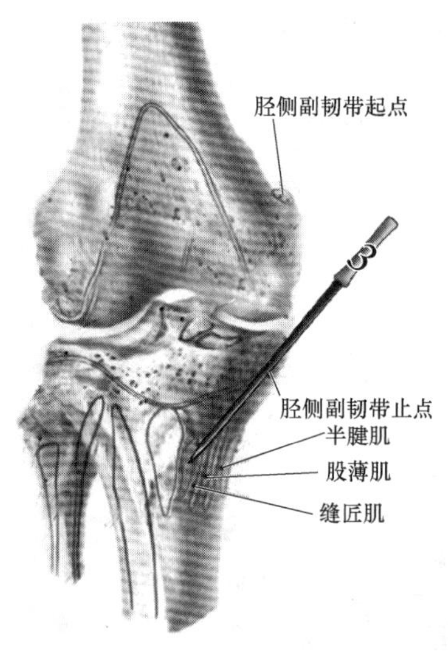

图 2-60　缝匠肌止点针刀松解

②第二支针刀松解臀大肌止点的挛缩点　在股骨的臀肌粗隆部定位，刀口线与髂胫束走行方向一致，针刀经皮肤、皮下组织、髂胫束，到达股骨骨面，贴骨面铲剥 2～3 刀，范围为 1cm。

③第三支针刀松解缝匠肌止点的挛缩点　在胫骨上段内侧部定位，刀口线与下肢纵轴方向一致，针刀经皮肤、皮下组织到胫骨内侧骨面，贴骨面铲剥 2～3 刀，范围为 1cm。

4.2.5　*第五次针刀钻孔减压*

对股骨头已有明显塌陷的病人，可行经股骨颈钻孔减压。

（1）体位　仰卧位。

（2）体表定位　股骨大转子下 6cm。

（3）消毒　在施术部位，用碘伏消毒 2 遍，然后铺无菌洞巾，使治疗点正对洞巾中间。

（4）麻醉　局部麻醉。

（5）刀具　使用Ⅱ型针刀。

（6）在 X 线观察进行下针刀钻孔减压。

（7）针刀操作（图 2-61）

①第一支针刀于股骨大转子下 6cm 定位　刀口线与下肢纵轴方向一致，针刀体与皮肤垂直进针刀，当到达骨面时，调节针刀体方向，使之与股骨颈干角一致，用骨锤将针刀击入股骨骨皮质，根据 X 线透视观察针刀的方向和进针刀的深度，针刀到达股骨头下 1cm 停止进针刀。

②第二支针刀于股骨大转子下 6cm 再向前下 1cm 定位　刀口线与下肢纵轴方向一致，针刀体与皮肤垂直进针刀，当到达骨面时，调节针刀体方向，使之与股骨颈干角一致，用骨锤将针刀击入股骨骨皮质，根据透视观察针刀的方向和进针刀的深度，针刀到达股骨头下 1cm 停止进针刀。

③第三支针刀于股骨大转子下 6cm 再向后下 1cm 定位　刀口线与下肢纵轴方向一致，针刀体与皮肤垂直进针刀，当到达骨面时，调节针刀体方向，使之与股骨颈干角一致，用骨锤将针刀击入股骨骨皮质，根据 X 线透视观察针刀的方向和进针刀的深度，针刀到达股骨头下 1cm 停止进针刀。

3 支针刀排列从侧面观察呈“品”字形减压（图 2-62）。

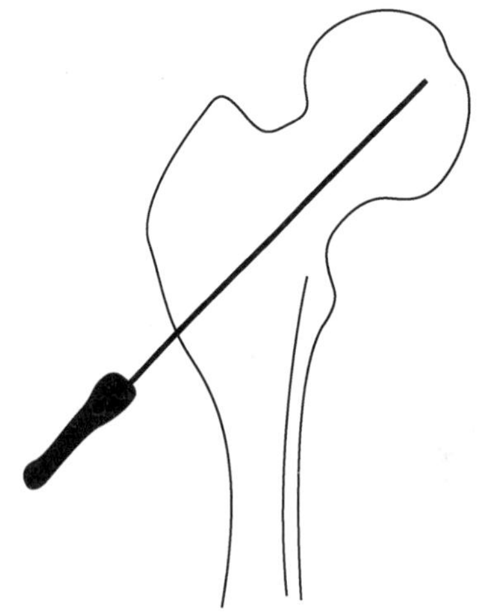

图 2-61　针刀钻孔减压示意图

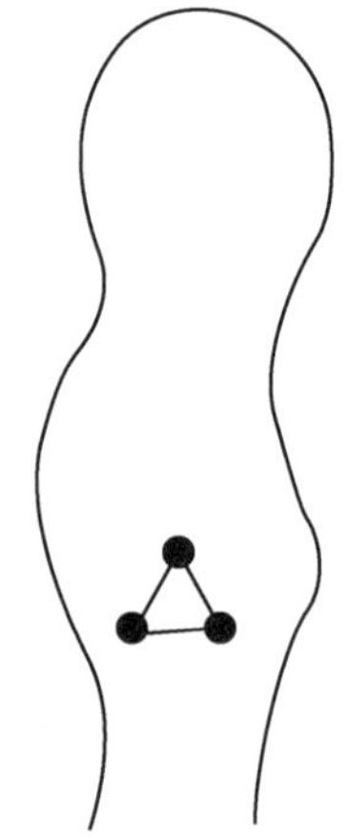

图 2-62　“品”字形减压示意图

（8）注意事项

①作后侧髋关节囊松解时，一定要紧贴股骨颈骨面进针刀，否则可能刺伤坐骨神经。

②由于股骨头坏死病人下肢负重能力减弱，腰部必然受损，所以一般股骨头坏死的病人均有腰部的劳损，故在针刀松解髋关节周围的病变组织时，如在脊柱侧弯或者腰部有阳性体征时，需按腰部的劳损

做相应的针刀松解，才能彻底纠正髋关节的力平衡失调。

六、类风湿关节炎

1　范围

本《规范》规定了类风湿关节炎的诊断和治疗。

本《规范》适用于类风湿关节炎的诊断和治疗。

2　术语和定义

下列术语和定义适用于本规范。

类风湿关节炎（Rheumatoid arthritis）　本病（RA）是一种慢性、全身性的炎性自身免疫疾病。主要侵犯全身各处关节，呈多发性、对称性、慢性、增生性滑膜炎，继而引起关节囊和软骨破坏、骨侵蚀，造成关节畸形。除关节外，全身其他器官或组织也可受累，包括皮下组织、心、血管、肺、脾、淋巴结、眼和浆膜等处。绝大多数患者血浆中有类风湿因子（RF）及其免疫复合物存在。

全世界类风湿关节炎患者约占总人口的 1.4%，中国的患病率为 0.3%左右。任何年龄均可发病，发病年龄多在 25～55 岁之间，发病高峰在 40～60 岁，也见于儿童。女性发病率为男性的 2～3 倍。

3　诊断

3.1　临床表现

初发时病情发展缓慢，患者先有几周到几个月的疲倦乏力、体重减轻、胃纳不佳、低热、手足麻木与刺痛等前驱症状。随后发生某一关节疼痛、僵硬，以后关节肿大日渐显著，周围皮肤温热、潮红，自动或被动运动都引起疼痛。开始时可能 1 个或少数几个关节受累，且往往是游走性，以后可发展为对称性多关节炎。

关节的受累常从四肢远端的小关节开始，以后再累及其他关节。主要累及有滑膜的关节、可活动的周围小关节和大关节（图 2-63）。近侧的指间关节的发病概率最高，呈梭状肿大，其次为掌指、趾、腕、膝、肘、踝、肩和髋关节等。95%的患者晨间可有关节僵硬、肌肉酸痛，表现为病变关节在静止不动后出现较长时间的僵硬，维持半小时至数小时，适度活动后僵硬现象可减轻。晨僵时间与关节炎严重性呈正比，可作为疾病活动指标之一。

箭头所指为膝关节、肘关节、腕关节、髋关节、肩关节及踝关节等周围关节及中轴关节

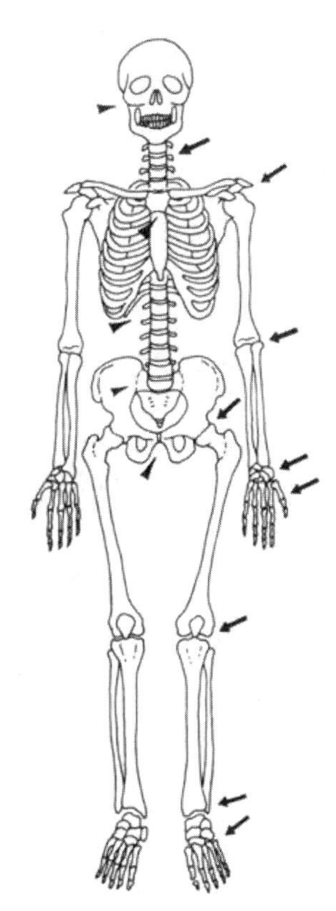

图 2-63　类风湿关节炎最易累及的关节

关节疼痛与压痛往往是最早的症状。手和腕关节、足和踝、膝、肩、肘、髋、颈椎、寰枢、寰枕关节均可受累。骶髂关节、耻骨联合可有侵蚀，但常无症状。胸椎、腰椎、骶椎常不受累。疼痛多呈对称性、持续性，且疼痛的严重程度不稳定。

多发生关节肿胀，原因是关节积液和周围软组织炎，滑膜肥厚。常见部位是腕、近指、掌指、膝关节等，多呈对称性分布。

由于关节肿痛和运动的限制，关节附近肌肉的僵硬和萎缩也日益显著。以后即使急性炎症消失，由于关节内已有纤维组织增生，关节周围组织也变得僵硬。病变关节最后变得僵硬而畸形，膝、肘、手指、腕部都固定在屈位。手指常在掌指关节处向外侧成半脱位，形成特征性的尺侧偏向畸形。近侧指间关节呈梭状肿大，小指指间关节屈曲畸形。约 10%～30%患者在关节的隆突部位出现皮下类风

湿结节。

晚期患者多见关节畸形，这是由于滑膜炎的绒毛破坏了软骨和软骨下的骨质，形成关节纤维化或骨性强直。肌腱、韧带受损，肌肉萎缩使关节不能保持在正常位置，造成关节脱位，这样关节功能可完全丧失。

关节病变只能致残，罕有致死，但关节外表现则有致死的可能。关节外病变的病理基础是血管炎。

（1）类风湿血管炎　此症状常在恶性类风湿关节炎（约占类风湿关节炎的1%）中表现，病情严重，病程长。病理表现为坏死性血管炎，主要累及动脉并伴血栓形成，可出现严重的内脏损伤。血清中常有高滴度的类风湿因子，冷球蛋白阳性，补体水平降低，免疫复合物水平增高。临床上可出现心包炎、心内膜炎、心肌炎、冠状动脉炎或急性主动脉瓣关闭不全。侵犯肝脾可出现Felty综合征，侵犯胃肠道出现肠系膜动脉栓塞，侵犯神经系统表现为多发性神经炎，侵犯眼部可出现巩膜炎和角膜炎。可引起坏死性肾小球肾炎、急性肾功能衰竭，还可出现指尖或甲周出血点、严重的雷诺现象、指端坏死、血栓等。恶性类风湿关节炎病情严重，可威胁患者生命，一旦出现上述症状，应在抗生素控制感染的基础上，选择中药及其他药物治疗。

（2）类风湿结节　为含有免疫复合物的类风湿因子聚积所致。在类风湿关节炎起病时少见，多见于晚期和有严重全身症状者，类风湿因子常显阳性。类风湿结节的存在提示病情处于活动期。临床上将其分为深部结节和浅表结节两种。

浅表结节好发部位在关节隆突部及经常受压处，如前臂伸侧、肘部、腕部、关节鹰嘴突、骶部、踝部、跟腱等处，偶见于脊柱、头皮、足跟等部位。一至数个，直径数毫米至数厘米，质硬、无疼痛，对称性分布，初黏附于骨膜上，增大后稍活动。可长期存在，少数软化后消失。深部结节发生于内脏，好发于胸膜和心包膜的表面及肺和心脏的实质组织。除非影响脏器功能，否则不引起症状。

几乎所有的类风湿关节炎病人都累及手和腕关节（图2-64），也有手及腕关节单独或最先发病。典型的早期特征是近端指间关节因肿胀产生的梭形外观，常伴有掌指关节对称性肿胀，远端指间关节很少受累。软组织松弛无力可产生手指的尺侧偏斜，常伴有近端指骨掌侧半脱位；掌指关节的尺侧偏斜常合并桡掌关节的桡侧偏斜，导致手呈“之”字变形。晚期患者，可出现“鹅颈”畸形及“钮花”畸形。这些改变将导致手部力量丧失。腕部受累在中国人类风湿关节炎中尤其常见，无痛性的尺骨茎突区肿胀是其早期征象之一。掌侧的滑膜增厚和腱鞘炎可压迫腕横韧带下的正中神经，引起“腕管综合征”，出现拇指、示指、中指掌侧面，无名指桡侧皮肤感觉异常与迟钝，也可伴有大鱼际肌的萎缩。在晚期，由于纤维性强直或骨性强直，腕部变得不能活动，桡尺远端关节受累常使旋前和旋后运动严重障碍。尺骨头综合征（包括疼痛、运动受限、尺骨末端背侧突出等症状）在类风湿关节炎可见到。手和腕关节的病变可出现以下畸形：琴键征（下桡尺关节向背侧脱位，突出的尺骨茎突受压后可回缩，放松后可向上回复，伴剧痛，如同弹钢琴键）、尺侧偏移、鹅颈畸形、钮花畸形、望远镜手、槌状指等。

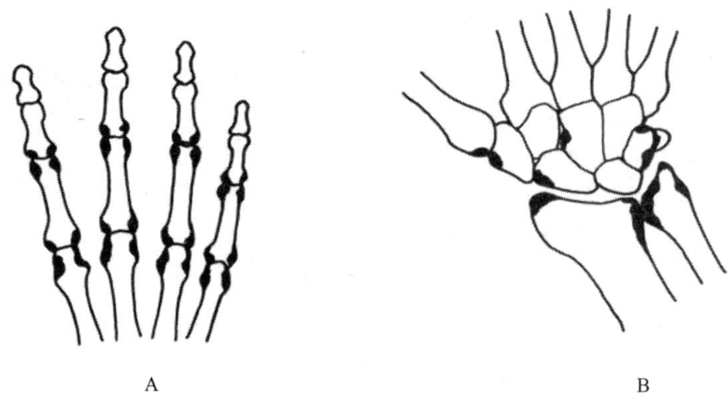

图2-64　类风湿关节炎手（A）腕部（B）常受累部位

膝关节是最常受累和致残最多的关节之一。滑膜的肥厚及积液常见，临床症状包括关节僵硬、疼痛，行走及蹲坐起立困难。髌骨下压痛及肿胀提示滑膜炎的存在。在膝关节病变数周后，股四头肌可发生萎缩而迅速影响伸膝功能，后期并发症有屈曲挛缩、外翻、畸形和程度不等的韧带不稳定。膝关节腔内积液，可使屈膝时腔内压力增高，此时积液被挤入关节后侧的腓肠肌–半膜肌滑液囊，致使此滑液囊向腘窝腔扩大而形成腘窝囊肿，又称 Baker 囊肿。此处可触及有弹性的软组织肿块，患者主诉有膝后疼痛和发胀，偶尔囊肿生长迅速或分隔破裂，可引起假性血栓静脉炎。关节腔内小量积液时可有"膨出征"（右手掌沿膝内侧向上压迫时，积液流向外侧，内滑膜囊出现凹陷。以左手掌沿膝外侧向下按压时，内侧凹陷消失并又露出膨胀），但积液多时此征消失。正常膝体温较大腿小腿为低，即"凉髌征"。体检时以手触髌骨、大腿及腓肠肌，如温度相等即凉髌征消失，提示炎症存在。膝关节炎时患者为求舒适易于取膝屈曲位，时间久后股四头肌萎缩，形成挛缩畸形。

前足部的病变特别常见，有 80%～90%的患者累及，在 10%～20%的患者发病的最初阶段即有此表现。足侧部跖趾关节最常累及，间歇或持续的疼痛、压痛和软组织肿胀，即使在发病的早期也能常见。后足附骨及舟状骨常受累，但多不易被察觉。患者诉疼痛发僵，继发性足肌痉挛时间较久后，常导致外翻畸形和强直性扁平足。足跟痛在强直性脊柱炎是重要症状，提示附着点炎，在类风湿关节炎亦可存在，主要由于腓肠肌下滑囊炎或足跟外滑囊炎，常与腓肠肌结节并发。前足跖骨头常受侵蚀引起疼痛。足畸形多发生于跖趾关节炎及其内缩肌腱鞘炎后。由于足掌痛患者常以足跟行走，足呈上屈，导致足趾呈爪样，最后跖趾关节脱位。跖骨头侵蚀，足变宽出现外翻畸形。

3.2 诊断标准

1987 年美国风湿病学会提出类风湿关节炎的分类标准。有下述 7 项中的 4 项者，可诊断为类风湿关节炎。

（1）晨僵持续至少 1 小时。

（2）有 3 个或 3 个以上的关节同时肿胀或有积液。这些关节包括双侧近端指间关节、掌指关节、腕关节、肘关节、膝关节、踝关节和跖趾关节。

（3）掌指关节、近端指间关节或腕关节中至少有 1 个关节肿胀或有积液。

（4）在第二项所列举的关节中，同时出现关节对称性肿胀或积液（双侧近端指间关节和掌指关节受损而远端指间关节常不受累，是类风湿关节炎的特征之一）。约 80%的类风湿关节炎患者有腕部多间隙受累、尺骨茎突处肿胀并有触痛、背侧伸肌腱鞘有腱鞘炎，这些都是类风湿关节炎的早期征象。类风湿关节炎患者的足部关节也常受累。跖趾关节常发生炎症，而远端趾间关节很少受累。跖骨头向足底半脱位时可形成足趾翘起来的畸形。

（5）皮下类风湿结节。

（6）类风湿因子阳性（滴度＞1:32，所用检测方法在正常人群中的阳性率不超过 5%，而 90%的类风湿关节炎患者的类风湿因子滴度为 1:256，高滴度类风湿因子对类风湿关节炎来说比较特异）。

（7）手和腕的后前位 X 线照片显示有骨侵蚀、关节间隙狭窄或有明确的骨质疏松。

第 2～5 项必须由医师观察认可。第 1～4 项必需持续存在 6 周以上。此标准的敏感性为 91%～94%，特异性为 88%～89%。

4 针刀治疗

4.1 治疗原则

依据针刀医学关于人体弓弦力学系统及疾病病理构架的网眼理论，类风湿关节炎所造成的关节病变是由于关节内张力、拉力、压力平衡失调，首先引起小关节的变形，然后导致脊肢弓弦力学系统和脊柱弓弦力学系统的力平衡失调，通过针刀整体松解关节周围软组织的粘连瘢痕，调节了关节内张力、拉力和压力平衡，有效矫正畸形，延缓或者阻止病情发展。

4.2 类风湿关节炎腕手关节病变针刀治疗

4.2.1 第一次针刀松解腕关节前侧浅层软组织的粘连瘢痕

（1）体位 坐位，手放在手术台上，掌心向上。

（2）体表定位　先标记尺、桡动脉走行路线，在腕关节掌侧各定位点定位。

（3）消毒　在施术部位，用碘伏消毒2遍，然后铺无菌巾，使治疗点正对洞巾中间。

（4）麻醉　用1%利多卡因局部浸润麻醉，每个治疗点注药1ml。

（5）刀具　Ⅰ型4号直形针刀。

（6）针刀操作（图2-65）

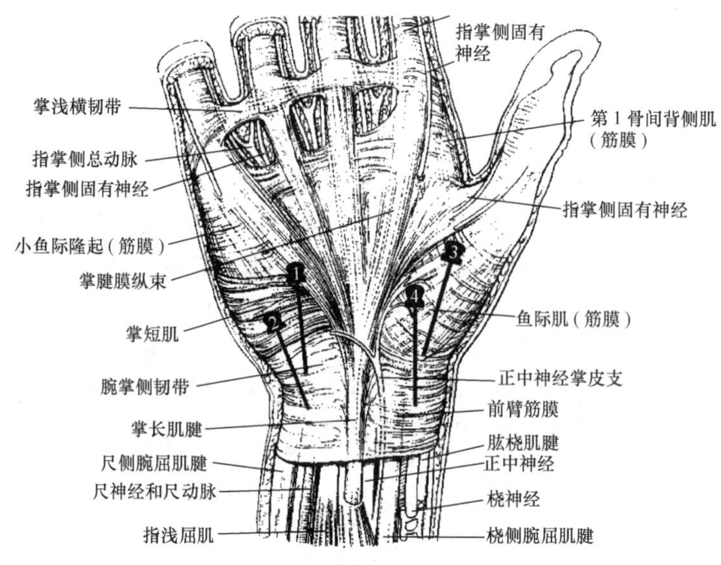

图2-65　腕关节前侧浅层软组织的粘连瘢痕针刀松解

①第一支针刀松解腕横韧带远端尺侧的粘连瘢痕点　在腕远横纹尺动脉内侧0.5cm定点。刀口线与前臂纵轴平行，针刀体与皮肤呈90°角，按针刀四步进针规程，从定位处刺入，刀下有韧性感时，即到达腕横韧带近端尺侧的粘连、瘢痕点，提插刀法松解3刀，提插深度为刀下有落空感，距离约为0.5cm。

②第二支针刀松解腕横韧带近端尺侧的粘连瘢痕点　在第一支针刀近端2cm定点，刀口线与前臂纵轴平行，针刀体与皮肤呈90°角，按针刀四步进针规程，从定位处刺入，刀下有韧性感时，即到达腕横韧带近端尺侧的粘连、瘢痕点，提插刀法松解3刀，提插深度为刀下有落空感，距离约为0.5cm。

③第三支针刀松解腕横韧带远端桡侧的粘连瘢痕点　在腕远横纹桡动脉外侧0.5cm定点。刀口线与前臂纵轴平行，针刀体与皮肤呈90°角，按针刀四步进针规程，从定位处刺入，刀下有韧性感时，即到达腕横韧带近端桡侧的粘连、瘢痕点，提插刀法松解3刀，提插深度为刀下有落空感，距离约为0.5cm。

④第四支针刀松解腕横韧带近端桡侧的粘连瘢痕点　在第三支针刀近端2cm定点。刀口线与前臂纵轴平行，针刀体与皮肤呈90°角，按针刀四步进针规程，从定位处刺入，刀下有韧性感时，即到达腕横韧带近端桡侧的粘连瘢痕点，提插刀法松解3刀，提插深度为刀下有落空感，距离约为0.5cm。

（7）注意事项　在体表定位时，应先标出尺桡动脉的走行路线，以便针刀体表定位时避开。

4.2.2　第二次针刀松解腕关节背侧浅层软组织的粘连瘢痕

（1）体位　坐位，手放在手术台上，掌心向下。

（2）体表定位　在腕关节背侧各定位点定位。

（3）消毒　在施术部位，用碘伏消毒2遍，然后铺无菌巾，使治疗点正对洞巾中间。

（4）麻醉　用1%利多卡因局部浸润麻醉，每个治疗点注药1ml。

（5）刀具　Ⅰ型4号直形针刀。

（6）针刀操作（图2-66）

①第一支针刀松解腕背侧韧带尺侧远端的粘连瘢痕点　在相当于掌侧腕远横纹平面的钩骨背面定

位。刀口线与前臂纵轴平行，针刀体与皮肤呈 90° 角，按针刀四步进针规程，从定位处刺入，刀下有韧性感时，即到达腕横韧带近端尺侧的粘连、瘢痕点，提插刀法松解 3 刀，提插深度为刀下有落空感，距离约为 0.5cm。

②第二支针刀松解腕背侧韧带尺侧中部的粘连瘢痕点　在第一支针刀上方 0.5cm 定位，刀口线与前臂纵轴平行，针刀体与皮肤呈 90° 角，按针刀四步进针规程，从定位处刺入，刀下有韧性感时，即到达腕背侧韧带的粘连、瘢痕，进针刀 1mm，纵疏横剥 3 刀，范围 0.5cm。

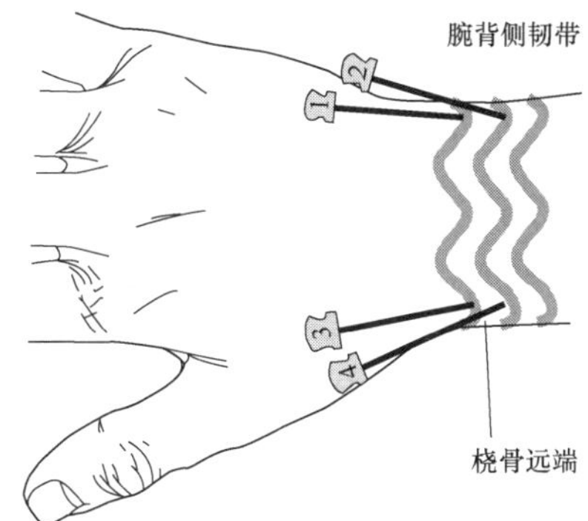

图 2-66　腕关节后侧浅层软组织的粘连瘢痕针刀松解

③第三支针刀松解腕背侧韧带桡侧远端的粘连瘢痕点　在相当于掌侧腕远横纹平面的桡骨茎突背面定位，刀口线与前臂纵轴平行，针刀体与皮肤呈 90° 角，按针刀四步进针规程，从定位处刺入，刀下有韧性感时，即到达腕背侧韧带远端桡侧的粘连、瘢痕点，提插刀法松解 3 刀，深度到骨面。

④第四支针刀松解腕背侧韧带桡侧中部的粘连瘢痕点　在第三支针刀上方 0.5cm 定位，刀口线与前臂纵轴平行，针刀体与皮肤呈 90° 角，按针刀四步进针规程，从定位处刺入，刀下有韧性感时，即到达腕背侧韧带中部桡侧的粘连、瘢痕点，提插刀法松解 3 刀，深度到骨面。

4.2.3　*第三次针刀松解腕关节前侧深层软组织的粘连瘢痕*

（1）体位　坐位，手放在手术台上，掌心向上。

（2）体表定位　尺桡骨茎突，腕关节压痛点。

（3）消毒　在施术部位，用碘伏消毒 2 遍，然后铺无菌巾，使治疗点正对洞巾中间。

（4）麻醉　用 1%利多卡因局部浸润麻醉，每个治疗点注药 1ml。

（5）刀具　Ⅰ型 4 号直形针刀。

（6）针刀操作（图 2-67）

①第一支针刀松解桡腕掌侧韧带起点　在桡骨茎突前侧压痛点定位，刀口线与前臂纵轴平行，针刀体与皮肤呈 90° 角，按针刀四步进针规程，从定位处刺入，达桡骨茎突骨面后，沿茎突骨面向下进针刀，当刀下有落空感时，即穿过茎突边缘，退针刀至茎突边缘骨面，调转刀口线 90° 角，在骨面上铲剥 3 刀，范围 0.5cm。

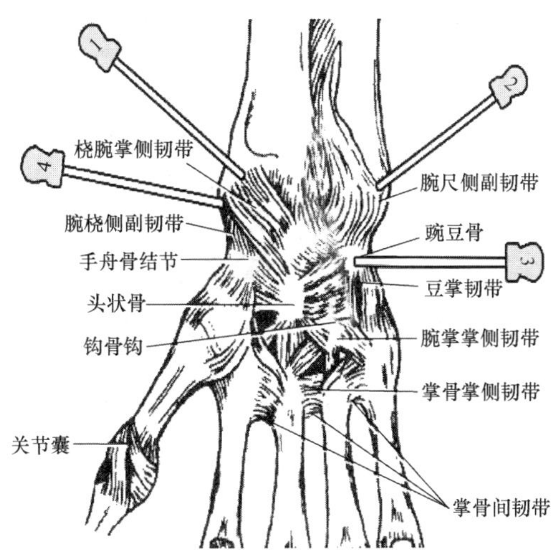

图 2-67　腕关节前侧深层软组织的粘连瘢痕针刀松解

②第二支针刀松解腕尺侧副韧带起点　在尺骨茎突压痛点定位，刀口线与前臂纵轴平行，针刀体与皮肤呈 90° 角，按针刀四步进针规程，从定位处刺入，达尺骨茎突前侧骨面后，沿茎突骨面向下进针刀，

当刀下有落空感时，即穿过茎突边缘，退针刀至茎突边缘骨面，调转刀口线 90°，在骨面上铲剥 3 刀，范围 0.5cm。

③第三支针刀松解腕尺侧副韧带止点　在豌豆骨压痛点定位，刀口线与前臂纵轴平行，针刀体与皮肤呈 90° 角，按针刀四步进针规程，从定位处刺入，达豌豆骨前侧骨面后，在骨面上铲剥 3 刀，范围 0.5cm。

④第四支针刀松解腕桡侧副韧带起点　在桡骨茎突外侧压痛点定位，刀口线与前臂纵轴平行，针刀体与皮肤呈 90° 角，按针刀四步进针规程，从定位处刺入，达桡骨茎突外侧骨面后，沿茎突外侧骨面向下进针刀，当刀下有落空感时，即穿过茎突外侧边缘，退针刀至茎突外侧边缘骨面，调转刀口线 90°，在骨面上铲剥 3 刀，范围 0.5cm。

4.2.4　第四次针刀松解腕关节背侧深层软组织的粘连瘢痕

（1）体位　坐位，手放在手术台上，掌心向下。

（2）体表定位　尺桡骨茎突，腕关节压痛点。

（3）消毒　在施术部位，用碘伏消毒 2 遍，然后铺无菌巾，使治疗点正对洞巾中间。

（4）麻醉　用 1%利多卡因局部浸润麻醉，每个治疗点注药 1ml。

（5）刀具　Ⅰ型 4 号直形针刀。

（6）针刀操作（图 2-68）

①第一支针刀松解桡腕背侧韧带起点　在桡骨茎突后侧压痛点定位，刀口线与前臂纵轴平行，针刀体与皮肤呈 90° 角，按针刀四步进针规程，从定位处刺入，达桡骨茎突后侧骨面后，沿茎突骨面向下进针刀，当刀下有落空感时，即穿过茎突边缘，退针刀至茎突边缘骨面，调转刀口线 90°，在骨面上铲剥 3 刀，范围 0.5cm。

②第二支针刀松解腕掌背侧韧带起点　在腕关节中部背侧压痛点定位，刀口线与前臂纵轴平行，针刀体与皮肤呈 90° 角，按针刀四步进针规程，从定位处刺入，刀下有韧性感时，即到达腕掌背侧韧带，进针刀 1mm，纵疏横剥 3 刀，范围 0.5cm。

③第三支针刀松解腕尺侧副韧带走行路线的粘连瘢痕　在尺骨茎突背侧压痛点定位，刀口线与前臂纵轴平行，针刀体与皮肤呈 90° 角，按针刀四步进针规程，从定位处刺入，达尺骨茎突背侧骨面后，沿茎突背侧骨面向下进针刀，当刀下有落空感时，即穿过茎突边缘，退针刀至茎突边缘骨面，调转刀口线 90°，在骨面上铲剥 3 刀，范围 0.5cm。

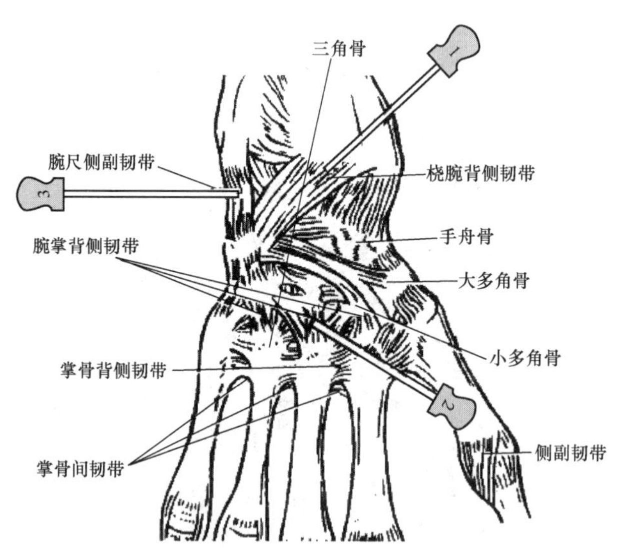

图 2-68　腕关节背侧深层软组织的粘连瘢痕针刀松解

4.2.5　第五次针刀松解手关节掌侧软组织的粘连瘢痕

（1）体位　坐位，手放在手术台上，掌心向上。

（2）体表定位　沿掌指关节、近节指间关节、远节指间关节平面掌侧指横纹正中定3点。

（3）消毒　在施术部位，用碘伏消毒2遍，然后铺无菌巾，使治疗点正对洞巾中间。

（4）麻醉　用1%利多卡因局部浸润麻醉，每个治疗点注药1ml。

（5）刀具　Ⅰ型4号直形针刀。

（6）针刀操作（图2-69）

①第一支针刀松解掌指关节掌板的粘连瘢痕　在掌指关节掌侧正中定点。刀口线与手指纵轴平行，针刀体与皮肤呈90°角，按针刀四步进针规程，从定位处刺入，刀下有韧性感时，即到达屈指肌腱，向下直刺，穿过肌腱有突破感，再进针刀，刀下有明显阻力感，即到达掌板，提插刀法松解3刀，然后调转刀口线90°，提插刀法3刀，提插深度为刀下有落空感。

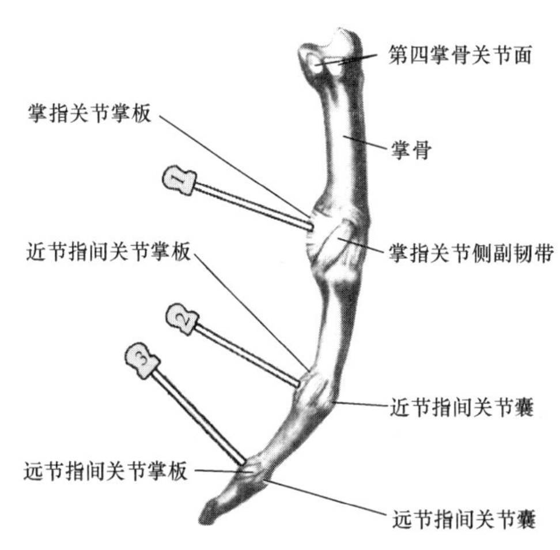

图2-69　手关节掌侧软组织粘连瘢痕针刀松解

②第二支针刀松解近节指间关节掌板的粘连瘢痕　在近节指间关节平面指掌侧正中定点。刀口线与手指纵轴平行，针刀体与皮肤呈90°角，按针刀四步进针规程，从定位处刺入，刀下有韧性感时，即到达屈指肌腱，向下直刺，穿过肌腱有突破感，再进针刀，刀下有明显阻力感，即到达掌板，提插刀法松解3刀，然后调转刀口线90°，提插刀法3刀，提插深度为刀下有落空感。

③第三支针刀松解远节指间关节掌板的粘连瘢痕　在远节指间关节平面指掌侧正中定点。刀口线与手指纵轴平行，针刀体与皮肤呈90°角，按针刀四步进针规程，从定位处刺入，刀下有韧性感时，即到达屈指肌腱，向下直刺，穿过肌腱有突破感，再进针刀，刀下有明显阻力感，即到达掌板，提插刀法松解3刀，然后调转刀口线90°，提插刀法3刀，提插深度为刀下有落空感。

4.2.6　第六次针刀松解手关节背侧软组织的粘连瘢痕

（1）体位　坐位，手放在手术台上，掌心向下。

（2）体表定位　沿掌指关节、近节指间关节、远节指间关节背侧定3点。

（3）消毒　在施术部位，用碘伏消毒2遍，然后铺无菌巾，使治疗点正对洞巾中间。

（4）麻醉　用1%利多卡因局部浸润麻醉，每个治疗点注药1ml。

（5）刀具　Ⅰ型4号直形针刀。

（6）针刀操作（图2-70）

①第一支针刀松解掌指关节背侧关节囊的粘连瘢痕　在掌指关节平面指背正中定点。刀口线与手指纵轴平行，针刀体与皮肤呈90°角，按针刀四步进针规程，从定位处刺入，刀下有韧性感时，即到达指伸肌腱中央腱，向下直刺，穿过肌腱有突破感，再进针刀，刀下有阻力感，即到达关节囊，提插刀法松解3刀，然后调转刀口线90°，提插刀法3刀，提插深度为刀下有落空感。

②第二支针刀松解近节指间关节背侧关节囊的粘连瘢痕　在近节指间关节平面指背正中定点。刀口线与手指纵轴平行，针刀体与皮肤呈90°角，按针刀四步进针规程，从定位处刺入，刀下有韧性感时，即到达指伸肌腱中央腱，向下直刺，穿过肌腱有突破感，再进针刀，刀下有阻力感，即到达关节囊，提插刀法松解3刀，然后调转刀口线90°，提插刀法3刀，提插深度为刀下有落空感。

③第三支针刀松解远节指间关节背侧关节囊的粘连瘢痕　在远节指间关节平面指背正中定点。刀口线与手指纵轴平行，针刀体与皮肤呈90°角，按针刀四步进针规程，从定位处刺入，刀下有韧性感时，即到达指伸肌腱终腱，向下直刺，穿过肌腱有突破感，再进针刀，刀下有阻力感，即到达关节囊，提插刀法松解3刀，然后调转刀口线90°，提插刀法3刀，提插深度为刀下有落空感。

4.2.7　第七次针刀松解掌指关节背侧软组织的粘连瘢痕及掌指关节背侧的骨性强直

（1）体位　坐位，手放在手术台上，掌心向上。

（2）体表定位　掌指关节背侧面 10 点、12 点、2 点定位（图 2-71）。

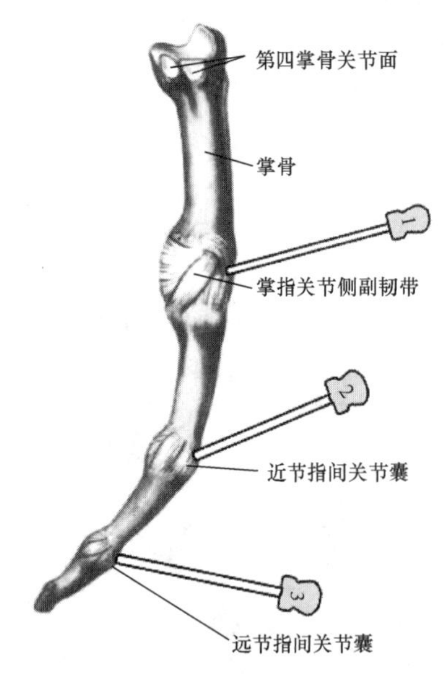

图 2-70　手关节背侧软组织粘连瘢痕针刀松解

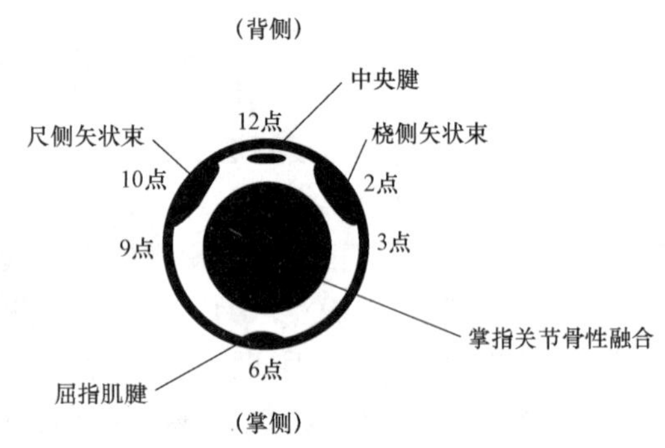

图 2-71　掌指关节横断面针刀定位

（3）消毒　在施术部位，用碘伏消毒 2 遍，然后铺无菌巾，使治疗点正对洞巾中间。

（4）麻醉　用 1%利多卡因局部浸润麻醉，每个治疗点注药 1ml。

（5）刀具　Ⅰ型针刀。

（6）针刀操作（图 2-72）

①第一支针刀松解尺侧矢状束的粘连瘢痕及掌指关节尺背侧的骨性融合　在 10 点定位点进针刀。刀口线与手指纵轴平行，针刀体与皮肤呈 90° 角，按针刀四步进针规程，从定位处刺入，一边进针刀，一边纵疏横剥硬化、钙化的尺侧矢状束，达掌指关节尺背侧间隙，然后调整刀体方向，调转刀口线 90°，用骨锤敲击弧形针刀柄，使针刀弧形端贴掌骨头凸面进入关节间隙，从而切断骨性融合，深度 0.5cm。

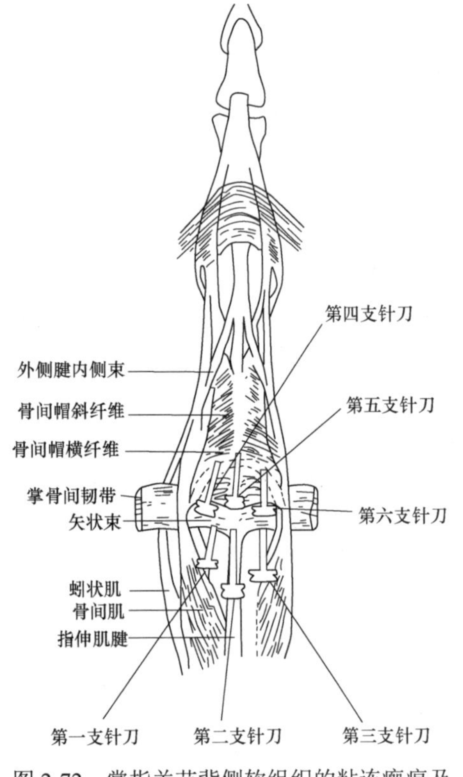

图 2-72　掌指关节背侧软组织的粘连瘢痕及掌指关节背侧骨性强直针刀松解

②第二支针刀松解中央腱的粘连瘢痕及掌指关节背侧的骨性融合　在 12 点定位点进针刀。刀口线与手指纵轴平行，针刀体与皮肤呈 90° 角，按针刀四步进针规程，从定位处刺入，一边进针刀，一边纵疏横剥硬化、钙化的中央腱，达掌指关节背侧间隙，然后调整刀体方向，调转刀口线 90°，用骨锤敲击弧形针刀柄，使针刀弧形端贴掌骨头背侧凸面进入关节间隙，从而切断骨性融合，深度 0.5cm。

③第三支针刀松解桡侧矢状束的粘连瘢痕及掌指关节桡背侧的骨性融合　在 2 点定位点进针刀。刀口线与手指纵轴平行，针刀体与皮肤呈 90° 角，按针刀四步进针规程，从定位处刺入，一边进针刀，一边纵疏横剥硬化、钙化的桡侧矢状束，达掌指关节桡背侧间隙，然后调整刀体方向，调转刀口线 90°，用骨锤敲击弧形针刀柄，使针刀弧形端贴掌骨头凸面进入关节间隙，从而切断骨性融合，深度 0.5cm。

④第四支针刀松解尺侧骨间帽横韧带及尺侧骨间帽斜韧带的粘连瘢痕　在第一支针刀远端 0.5cm 定点。刀口线与手指纵

轴平行，针刀体与皮肤呈 90° 角，按针刀四步进针规程，从定位处刺入，一边进针刀，一边纵疏横剥硬化、钙化的尺侧骨间帽横韧带粘连、瘢痕，然后调整刀体向掌骨方向倾斜 60°，贴骨面向指骨方向铲剥 3 刀，范围 0.5cm，松解尺侧骨间帽斜韧带的粘连、瘢痕。

⑤第五支针刀松解中部骨间帽横韧带及中部骨间帽斜韧带的粘连瘢痕　在第二支针刀远端 0.5cm 定点。刀口线与手指纵轴平行，针刀体与皮肤呈 90° 角，按针刀四步进针规程，从定位处刺入，一边进针刀，一边纵疏横剥硬化、钙化的骨间帽横韧带粘连、瘢痕，然后调整刀体向掌骨方向倾斜 60°，贴骨面向指骨方向铲剥 3 刀，范围 0.5cm，松解骨间帽斜韧带中部的粘连、瘢痕。

⑥第六支针刀松解桡侧骨间帽横韧带及桡侧骨间帽斜韧带的粘连瘢痕　在第三支针刀远端 0.5cm 定点。刀口线与手指纵轴平行，针刀体与皮肤呈 90° 角，按针刀四步进针规程，从定位处刺入，一边进针刀，一边纵疏横剥硬化、钙化的桡侧骨间帽横韧带粘连、瘢痕，然后调整刀体向掌骨方向倾斜 60°，贴骨面向指骨方向铲剥 3 刀，范围 0.5cm，松解桡侧骨间帽斜韧带的粘连、瘢痕。

4.2.8　第八次针刀松解掌指关节掌面及侧面的软组织粘连瘢痕及掌侧骨性强直

（1）体位　坐位，手放在手术台上，掌心向上。

（2）体表定位　掌指关节 3 点、6 点、9 点定位。

（3）消毒　在施术部位，用碘伏消毒 2 遍，然后铺无菌巾，使治疗点正对洞巾中间。

（4）麻醉　用 1%利多卡因局部浸润麻醉，每个治疗点注药 1ml。

（5）刀具　指关节专用弧形针刀。

（6）针刀操作

①第一支针刀松解掌指关节掌板的粘连瘢痕及掌指关节掌侧的骨性融合　在掌指关节平面指掌侧正中定点。刀口线与手指纵轴平行，针刀体与皮肤呈 90° 角，按针刀四步进针规程，从定位处刺入，刀下有韧性感时，即到达屈指肌腱，向下直刺，穿过肌腱有突破感，再进针刀，刀下有明显阻力感，即到达掌板，然后调转刀口线 90°，用骨锤敲击弧形针刀柄，使针刀弧形刃端贴掌骨头掌侧凸面进入关节间隙，从而切断骨性融合，深度 0.5cm（图 2-73）。

②第二支针刀松解掌指关节尺侧侧副韧带的粘连瘢痕及掌指关节尺侧的骨性融合　在掌指关节平面尺侧正中点定点。刀口线与手指纵轴平行，针刀体与皮肤呈 90° 角，按针刀四步进针规程，从定位处刺入，向下直刺到尺侧掌骨头，调转刀口线 90°，沿掌骨头弧度，向关节方向铲剥 3 刀，范围 0.5cm，然后用骨锤敲击弧形针刀柄，使针刀弧形刃端贴掌骨头侧面凸面进入关节间隙，从而切断骨性融合，深度 0.5cm（图 2-74）。

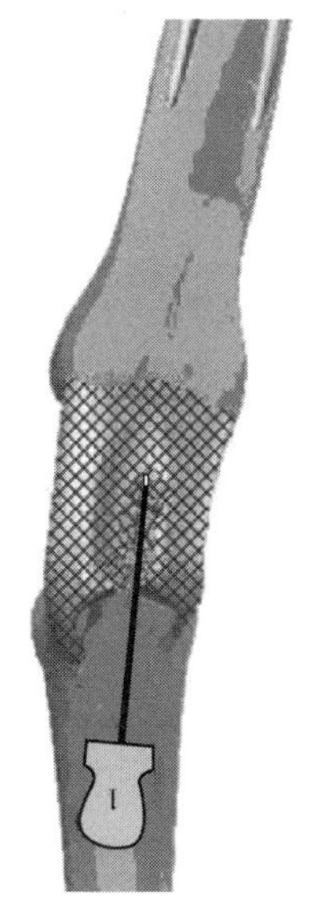

图 2-73　掌指关节掌板的粘连瘢痕及掌指关节掌侧骨性融合针刀松解

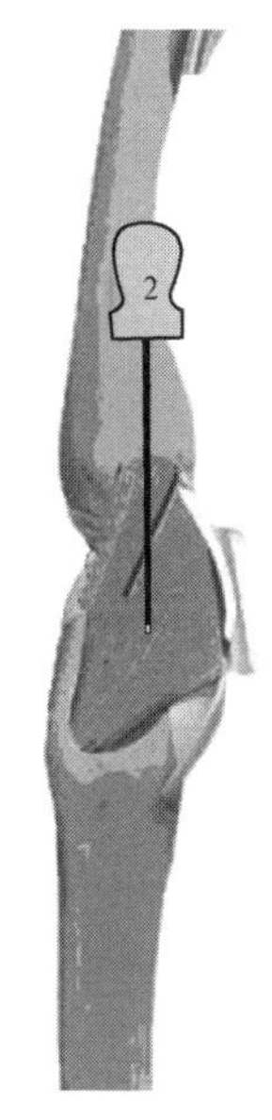

图 2-74　掌指关节尺侧侧副韧带的粘连瘢痕及掌指关节尺侧骨性融合针刀松解

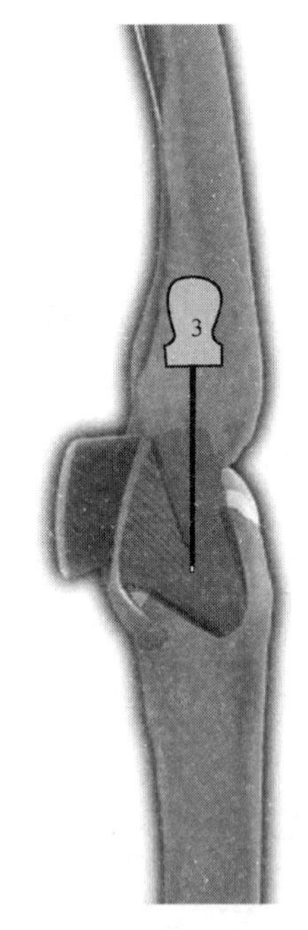

图 2-75　掌指关节桡侧侧副韧带的粘连瘢痕及掌指关节桡侧骨性融合针刀松解

③第三支针刀松解掌指关节桡侧侧副韧带的粘连瘢痕及掌指关节桡侧的骨性融合　在掌指关节平面桡侧正中点定点。刀口线与手指纵轴平行，针刀体与皮肤呈 90° 角，按针刀四步进针规程，从定位处刺入，向下直刺到桡侧掌骨头，调转刀口线 90°，沿掌骨头弧度，向关节方向铲剥 3 刀，范围 0.5cm，然后用骨锤敲击弧形针刀柄，使针刀弧形刃端贴掌骨头侧面凸面进入关节间隙，从而切断骨性融合，深度 0.5cm（图 2-75）。

4.2.9　腕关节类风湿关节炎针刀术后手法治疗

①对腕关节病变的病人，每次针刀术毕，一手握患手，一手固定腕关节近端，作被动屈伸运动 5 次。

②对指关节病变的病人，每次针刀术毕，一手握患指病变关节远端，一手握患指病变关节近端，作被动屈伸运动 3 次。

4.3　肘关节类风湿关节炎针刀治疗

4.3.1　第一次针刀松解肘关节周围浅层的粘连瘢痕

（1）体位　仰卧位，肩关节外展前屈 90°，肘关节屈曲 30°，前臂旋后位。

（2）体表定位　肘关节周围压痛点及硬节，先标记肱动脉走行路线。

（3）消毒　在施术部位，用碘伏消毒 2 遍，然后铺无菌巾，使治疗点正对洞巾中间。

（4）麻醉　用 1%利多卡因局部浸润麻醉，每个治疗点注药 1ml。

（5）刀具　Ⅰ型直形针刀。

（6）针刀操作（图 2-76，图 2-77）

①第一支针刀松解肘关节外侧的压痛点　在肘关节外侧摸准压痛点，针刀体与皮肤垂直，刀口线与前臂纵轴平行，按照针刀四步进针规程，从定位处刺入，针刀经皮肤、皮下组织，达硬结处，纵疏横剥 3 刀，范围 0.5cm。

②第二支针刀松解肘关节内侧的压痛点　在肘关节内侧摸准压痛点，针刀体与皮肤垂直，刀口线与前臂纵轴平行，按照针刀四步进针规程，从定位处刺入，针刀经皮肤、皮下组织，达硬结处，纵疏横剥 3 刀，范围 0.5cm。

③第三支针刀松解肘关节前外侧的压痛点　在肘关节前外侧摸准压痛点，针刀体与皮肤垂直，刀口线与前臂纵轴平行，按照针刀四步进针规程，从定位处刺入，针刀经皮肤、皮下组织，达硬结处，纵疏横剥 3 刀，范围 0.5cm。

④第四支针刀松解肘关节前内侧的压痛点　在肘关节前内侧摸准压痛点，针刀体与皮肤垂直，刀口线与前臂纵轴平行，按照针刀四步进针规程，从定位处刺入，针刀经皮肤、皮下组织，达硬结处，纵疏横剥 3 刀，范围 0.5cm。

⑤第五支针刀松解肘关节后外侧的压痛点　在肘关节后外侧摸准压痛点，针刀体与皮肤垂直，刀口线与前臂纵轴平行，按照针刀四步进针规程，从定位处刺入，针刀经皮肤、皮下组织，达硬结处，纵疏横剥 3 刀，范围 0.5cm。

⑥第六支针刀松解肘关节后内侧的压痛点　在肘关节后内侧摸准压痛点，针刀体与皮肤垂直，刀口线与前臂纵轴平行，按照针刀四步进针规程，从定位处刺入，针刀经皮肤、皮下组织，达硬结处，纵疏横剥 3 刀，范围 0.5cm。

⑦第七支针刀松解肘关节后上方的压痛点　在肘关节后上方摸准压痛点，针刀体与皮肤垂直，刀口线与前臂纵轴平行，按照针刀四步进针规程，从定位处刺入，针刀经皮肤、皮下组织，达硬结处，纵疏横剥 3 刀，范围 0.5cm，然后再进针刀，达肱骨后侧骨面，在骨面上纵疏横剥 3 刀，范围 0.5cm。

⑧第八支针刀松解尺骨鹰嘴尖部的压痛点　在鹰嘴尖部摸准压痛点，针刀体与皮肤垂直，刀口线与前臂纵轴平行，按照针刀四步进针规程，从定位处刺入，针刀经皮肤、皮下组织，达硬结处，纵疏横剥3刀，范围0.5cm。

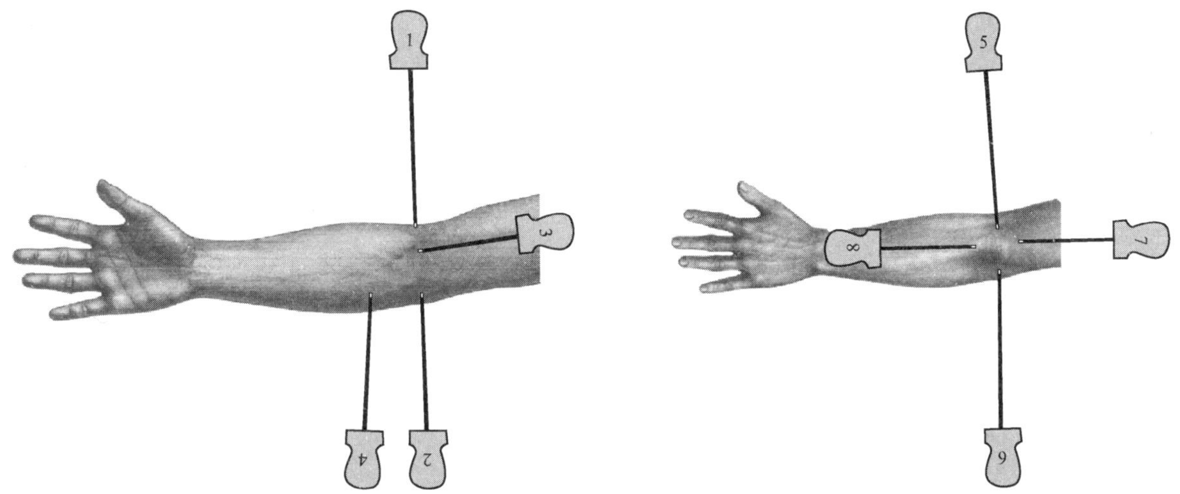

图2-76　针刀松解肘关节前侧周围浅层的粘连瘢痕　　图2-77　针刀松解肘关节后侧周围浅层的粘连瘢痕

（7）注意事项

①在作肘关节前侧针刀松解前，先标记肱动脉走行位置，针刀应尽可能从肱二头肌腱外侧进针刀，避免损伤肱动静脉和正中神经，刀口线应与肱动脉走行方向一致，如硬结在肘关节前内侧，肱动脉的深层时，应从肱动脉内侧1cm进针刀，斜刺到硬节，可避免损伤血管神经（图2-78）。

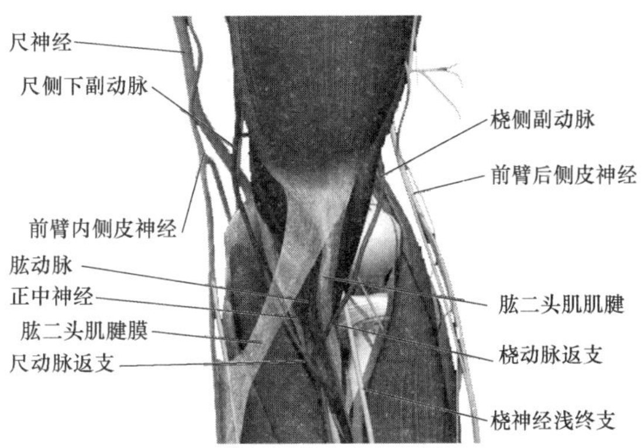

图2-78　肘关节解剖结构图（前区）

②在作肘关节后内侧针刀松解时，应尽可能贴尺骨鹰嘴尖骨面进针刀，刀口线与前臂纵轴一致，避免损伤尺神经。

4.3.2　第二次针刀松解肘关节侧副韧带起止点的粘连瘢痕

（1）体位　坐位，患肢肩关节前屈外展，置于手术台上。

（2）体表定位　肱骨外上髁（桡侧副韧带起点）、肱骨内上髁（尺侧副韧带起点）、桡骨头（桡侧副韧带止点）以及尺骨上端（尺侧副韧带止点）处。

（3）消毒　在施术部位，用碘伏消毒2遍，然后铺无菌巾，使治疗点正对洞巾中间。

（4）麻醉　用1%利多卡因局部浸润麻醉，每个治疗点注药1ml。

（5）刀具　Ⅱ型直形针刀。

（6）针刀操作（图2-79）

①第一支针刀松解桡侧副韧带起点　刀口线与前臂纵轴平行，针刀体与皮肤呈90°角，按照针刀四

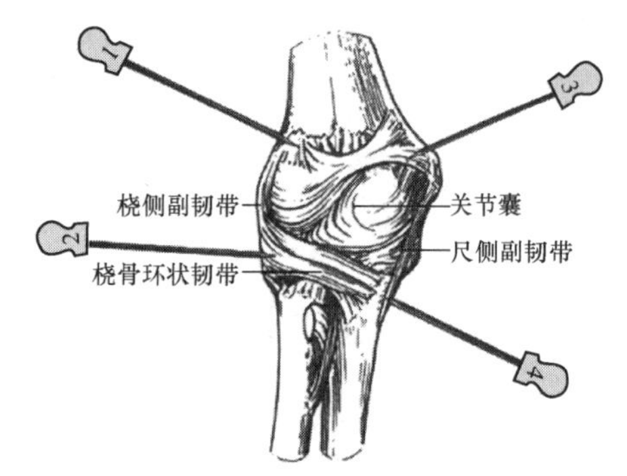

图 2-79　肘关节前面侧副韧带针刀松解（前面）

步进针规程，从定位处刺入，针刀经皮肤、皮下组织，达肱骨外上髁骨面的桡侧副韧带起点处，在骨面上铲剥 3 刀，范围 0.5cm。

②第二支针刀松解桡侧副韧带止点　刀口线与前臂纵轴平行，针刀体与皮肤呈 90° 角，按照针刀四步进针规程，从定位处刺入，针刀经皮肤、皮下组织，达桡骨小头骨面的桡侧副韧带止点处，在骨面上铲剥 3 刀，范围 0.5cm。

③第三支针刀松解尺侧副韧带起点　刀口线与前臂纵轴平行，针刀体与皮肤呈 90° 角，按照针刀四步进针规程，从定位处刺入，针刀经皮肤、皮下组织，达内上髁骨面的尺侧副韧带起点处，在骨面上铲剥 3 刀，范围 0.5cm。

④第四支针刀松解尺侧副韧带止点　刀口线与前臂纵轴平行，针刀体与皮肤呈 90° 角，按照针刀四步进针规程，从定位处刺入，针刀经皮肤、皮下组织，达尺骨滑车切迹内侧缘韧带止点处，在骨面上铲剥 3 刀，范围 0.5cm。

（7）注意事项

①对肘关节粘连、瘢痕严重的患者，可隔 5～7 日再用 I 型直形针刀松解局部的粘连和瘢痕，松解方法与第二次针刀松解方法相同，只是进针点的定位与上次间隔 0.5cm。不超过 3 次。

②对没有针刀临床诊疗经验的初学者，不能胜任类风湿性关节的针刀操作。直形Ⅱ型针刀体积大，刀体硬，所以使用Ⅱ型针刀松解范围宽，疗效也好，但如果操作不当，则容易引起神经血管的损伤。

4.3.3　第三次针刀松解肘关节关节囊的粘连瘢痕

（1）体位　坐位，患肢肩关节前屈外展，置于手术台上。

（2）体表定位　肘关节前后间隙。

（3）消毒　在施术部位，用碘伏消毒 2 遍，然后铺无菌巾，使治疗点正对洞巾中间。

（4）麻醉　用 1%利多卡因局部浸润麻醉，每个治疗点注药 1ml。

（5）刀具　弧形针刀。

（6）针刀操作（图 2-80）

①第一支针刀松解肘关节前方关节囊　先摸到肱动脉搏动，在动脉搏动外侧旁开 1cm 处定点，刀口线与肱动脉走行方向一致，针刀体与皮肤垂直刺入皮肤，严格按照针刀四步进针规程，从定位处刺入，针刀经皮肤、皮下组织，当针刀经肌间隙有落空感时，即到达挛缩的肘关节前方关节囊，调转刀口线 90° 角，弧度向下，提插刀法切割关节囊 3 刀，深度 0.5cm。

②第二支针刀松解肘关节后方关节囊　从尺骨鹰嘴尖进针刀，刀口线与前臂纵轴平行，按照针刀四步进针规程，贴尺骨鹰嘴尖刺入，经皮肤、皮下组织，当有落空感时，即到达挛缩的肘关节后方关节囊，调转刀口线 90° 角，弧度向上，提插刀法切割后关节囊 3 刀，深度 0.5cm。

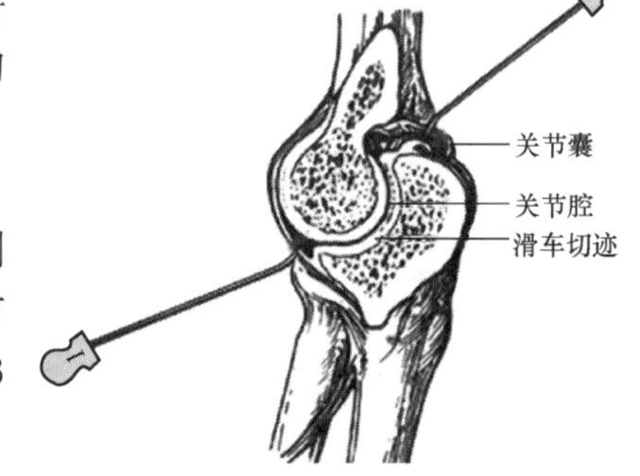

图 2-80　肘关节前后关节囊针刀松解

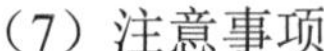

（7）注意事项

①对肘关节粘连、瘢痕严重的患者，可隔 5～7 日再用 I 型针刀松解局部的粘连和瘢痕，松解方法与第三次针刀松解方法相同，只是进针点的定位与上次间隔 0.5cm。不超过 3 次。

②对没有针刀临床诊疗经验的初学者，不能胜任类风湿性关节的针刀操作。Ⅱ型针刀体积大，刀体硬，所以使用Ⅱ型针刀松解范围宽，疗效也好，但如果操作不当，则容易引起神经血管的损伤。

4.3.4　肘关节类风湿关节炎针刀术后手法治疗

患者坐位，一助手握上臂，术者一手握前臂上段，一手掌顶在肘关节后侧，做肘关节伸屈活动数次，在屈曲肘关节到达最大限度时，再做一次针刀手法学的弹拨手法，术后用石膏将肘关节固定在手法搬动后的屈曲最大位置 6 小时，然后松开石膏，做主动肘关节屈伸功能锻炼。每次针刀术后，手法操作相同。

4.4　类风湿关节炎肩关节病变的针刀治疗

4.4.1　第一次针刀松解肩关节前外侧软组织的粘连瘢痕

（1）体位　端坐位。

（2）体表定位　肩关节（图 2-81）。

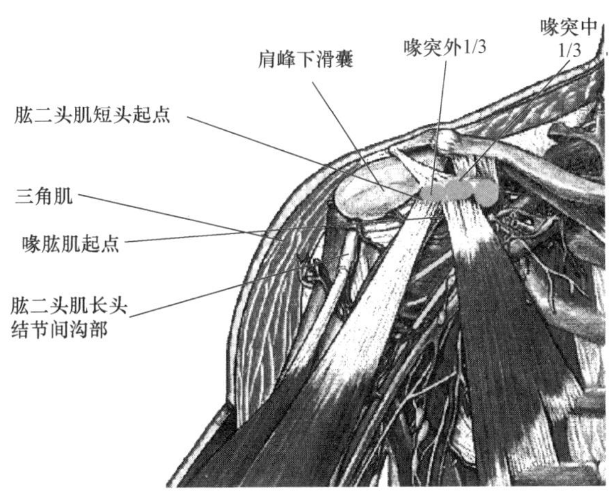

图 2-81　肩关节前侧体表定位

（3）消毒　在施术部位，用碘伏消毒 2 遍，然后铺无菌巾，使治疗点正对洞巾中间。

（4）麻醉　用 1%利多卡因局部浸润麻醉，每个治疗点注药 1ml。

（5）刀具　Ⅰ型直形针刀。

（6）针刀操作（图 2-82）

①第一支针刀松解肱二头肌短头的起点—喙突顶点的外 1/3 处　针刀体与皮肤垂直，刀口线与肱骨长轴一致，按针刀四步进针规程进针刀，直达喙突顶点外 1/3 骨面，纵疏横剥 3 刀，范围 0.5cm。

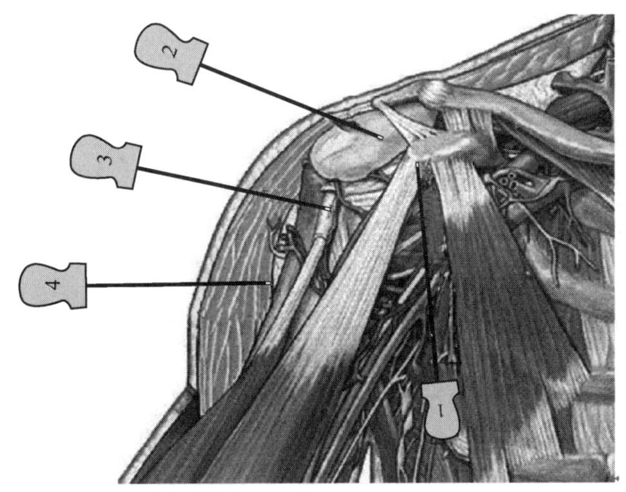

图 2-82　肩关节前外侧软组织针刀松解

②第二支针刀松解肩峰下滑囊　在肩关节外侧肿胀压痛点定位。刀口线与上肢纵轴方向一致，按针刀四步进针规程进针刀，经皮肤、皮下组织、三角肌，刀下有阻力感时，即到达囊肿壁，穿破囊壁，阻力感消失，缓慢深入针刀，当刀下有粗糙感时，即到达囊肿的基底部生发层，在此处纵疏横剥 3 刀，范围 0.5cm，以破坏囊肿部生发层的分泌细胞，然后稍提针刀分别向囊肿的上下前后刺破囊壁后出针刀。

③第三支针刀松解肱二头肌长头在结节间沟处的粘连　针刀体与皮肤垂直，刀口线与肱骨长轴一

致，按针刀四步进针规程进针刀，直达肱骨结节间沟前面的骨面，先用提插刀法提插松解3刀，切开肱横韧带，然后顺结节间沟前壁，向后做弧形铲剥3刀。

④第四支针刀松解三角肌止点　针刀体与皮肤垂直，刀口线与肱骨长轴一致，按针刀四步进针规程进针刀，经皮肤、皮下组织、筋膜，直达肱骨面三角肌的止点，纵疏横剥3刀，范围0.5cm，刀下有紧涩感时，调转刀口线90°，铲剥3刀，范围0.5cm。

⑤出针刀后，创可贴覆盖针眼。

4.4.2　第二次针刀松解肩关节囊

（1）体位　端坐位。

（2）体表定位　肩关节。

（3）消毒　在施术部位，用碘伏消毒2遍，然后铺无菌巾，使治疗点正对洞巾中间。

（4）麻醉　用1%利多卡因局部浸润麻醉，每个治疗点注药1ml。

（5）刀具　Ⅰ型直形针刀。

（6）针刀操作（图2-83）

①第一支针刀松解肩关节上侧关节囊　在肩峰顶点下1cm定点，针刀体与皮肤垂直，刀口线与肱骨长轴一致，按照针刀四步进针规程进针刀，经皮肤、皮下组织、筋膜，穿过三角肌，刀下有韧性感时，即到关节囊，在此提插刀法切割3刀。每刀均需有落空感，方到达关节腔。

②第二支针刀松解肩关节前侧关节囊　在第一支针刀前2cm定点，针刀体与皮肤垂直，刀口线与肱骨长轴一致，按照针刀四步进针规程进针刀，经皮肤、皮下组织、筋膜，穿过三角肌，刀下有韧性感时，即到关节囊，在此提插刀法切割3刀。每刀均需有落空感，方到达关节腔。

③第三支针刀松解肩关节后上侧关节囊　在第二支针刀后2cm定点，针刀体与皮肤垂直，刀口线与肱骨长轴一致，按照针刀四步进针规程进针刀，经皮肤、皮下组织、筋膜，穿过三角肌，刀下有韧性感时，即到关节囊，在此提插刀法切割3刀。每刀均需有落空感，方到达关节腔。

④第四支针刀松解肩关节后下侧关节囊　在第三支针刀后2cm定点，针刀体与皮肤垂直，刀口线与肱骨长轴一致，按照针刀四步进针规程进针刀，经皮肤、皮下组织、筋膜，穿过三角肌，刀下有韧性感时，即到肩关节后下侧关节囊，在此提插刀法切割3刀。每刀均需有落空感，方到达关节腔。

⑤出针刀后，创可贴覆盖针眼。

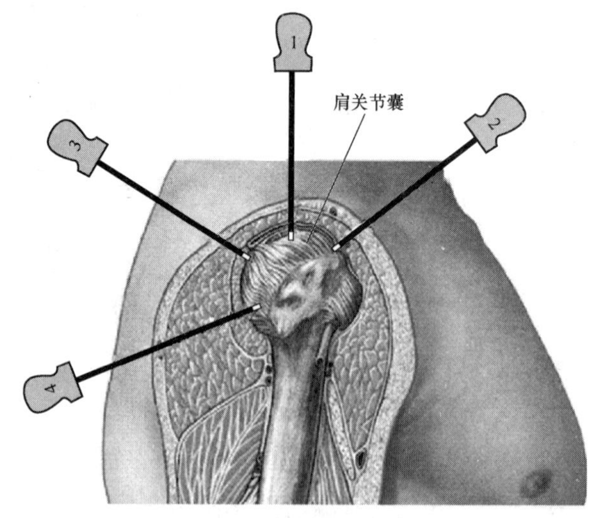

图2-83　肩关节囊针刀松解

4.4.3　第三次针刀松解部分肩袖的止点

（1）体位　端坐位。

（2）体表定位　肩关节。

（3）消毒　在施术部位，用碘伏消毒 2 遍，然后铺无菌巾，使治疗点正对洞巾中间。

（4）麻醉　用 1%利多卡因局部浸润麻醉，每个治疗点注药 1ml。

（5）刀具　Ⅰ型直形针刀。

（6）针刀操作（图 2-84）

①第一支针刀松解冈上肌止点　在冈上肌止点寻找压痛点定位，刀口线与冈上肌纤维走行一致，针刀体与皮肤呈 90° 角，按照针刀四步进针规程进针刀，经皮肤、皮下组织，达肱骨大结节上端骨面，纵疏横剥 3 刀，范围 0.5cm。

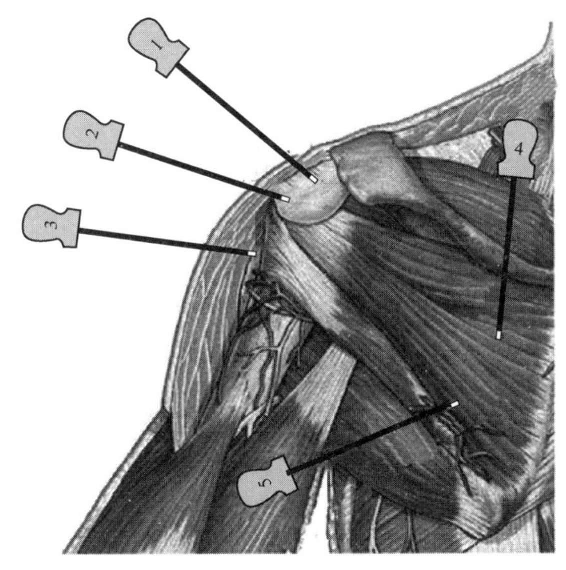

图 2-84　肩袖止点针刀松解

②第二支针刀松解冈下肌止点　刀口线与冈下肌肌纤维方向一致，针刀体与皮肤呈 90° 角，按照针刀四步进针规程进针刀，直达肱骨大结节后面骨面，纵疏横剥 3 刀，范围 0.5cm。

③第三支针刀松解小圆肌止点—肱骨大结节后下方　针刀体与皮肤垂直，刀口线与肱骨长轴一致，按照针刀四步进针规程进针刀，直达肱骨大结节后下方的小圆肌止点，用提插刀法提插松解 3 刀，范围 0.5cm。

④第四支针刀松解冈下肌上部起点　在肩胛冈内 1/3 垂直向下 2cm 定点，针刀体与皮肤垂直，刀口线与冈下肌肌纤维方向一致，按照针刀四步进针规程进针刀，经皮肤、皮下组织，直达肩胛下窝骨面，纵疏横剥 3 刀，范围 0.5cm。

⑤第五支针刀松解冈下肌下部起点　在第四支针刀下方 2cm 定点，针刀体与皮肤垂直，刀口线与冈下肌肌纤维方向一致，按照针刀四步进针规程进针刀，经皮肤、皮下组织，直达肩胛下窝骨面，纵疏横剥 3 刀，范围 0.5cm。

⑥出针刀后，创可贴覆盖针眼。

4.4.4　第四次针刀松解肩关节顽固性压痛点及条状硬结

（1）体位　端坐位。

（2）体表定位　肩关节外侧压痛点。

（3）消毒　在施术部位，用碘伏消毒 2 遍，然后铺无菌巾，使治疗点正对洞巾中间。

（4）麻醉　用 1%利多卡因局部浸润麻醉，每个治疗点注药 1ml。

（5）刀具　Ⅰ型直形针刀。

（6）针刀操作（图 2-85）

①第一支针刀松解肩峰部的压痛点　在肩峰压痛点定位，刀口线与上肢纵轴方向一致，针刀体与皮肤呈 90° 角，按照针刀四步进针规程进针刀，经皮肤、皮下组织，达硬结或者条索状物，纵疏横剥 3 刀。范围 0.5cm。

②第二支针刀松解肩关节外侧的压痛点　在肩关节前外侧压痛点定位，刀口线与上肢纵轴方向一致，针刀体与皮肤呈 90° 角，按照针刀四步进针规程进针刀，经皮肤、皮下组织，达硬结或者条索状物，纵疏横剥 3 刀。范围 0.5cm。

③第三支针刀松解肩关节后外侧的压痛点　在肩关节后外侧压痛点定位，刀口线与上肢纵轴方向一致，针刀体与皮肤呈 90° 角，按照针刀四步进针规程进针刀，经皮肤、皮下组织，达硬结或者条索状物，纵疏横剥 3 刀。范围 0.5cm。

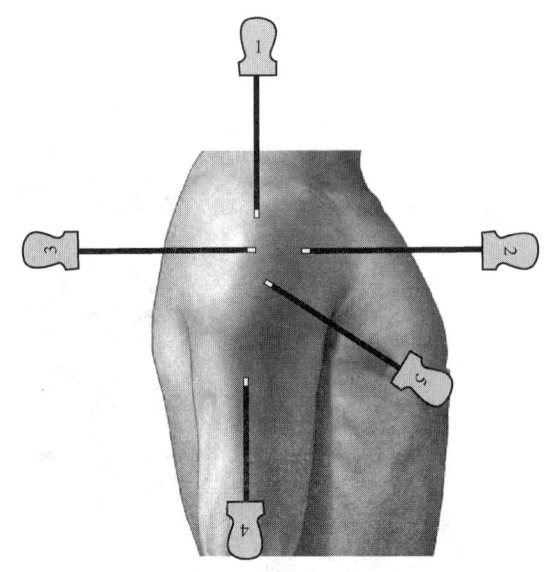

图 2-85　肩关节顽固性压痛点针刀松解

④第四支针刀松解三角肌止点压痛点　在三角肌止点压痛点定位，刀口线与上肢纵轴方向一致，针刀体与皮肤呈 90° 角，按照针刀四步进针规程进针刀，经皮肤、皮下组织，达硬结或者条索状物，纵疏横剥 3 刀。范围 0.5cm。

⑤第五支针刀松解三角肌肌腹部的压痛点　在三角肌肌腹部压痛点定位，刀口线与上肢纵轴方向一致，针刀体与皮肤呈 90° 角，按照针刀四步进针规程进针刀，经皮肤、皮下组织，达硬结或者条索状物，纵疏横剥 3 刀。范围 0.5cm。

⑥出针刀后，创可贴覆盖针眼。

（7）注意事项　在作肩关节前外侧的针刀松解时，应特别注意刀口线方向，防止头静脉损伤。头静脉起于手背静脉网的桡侧，沿前臂桡侧上行至肘窝，在肱二头肌外侧沟内继续上行，经过三角肌胸大肌间沟，再穿锁胸筋膜汇入腋静脉或者锁骨下静脉。在做肱骨小结节处肩胛下肌止点松解时，表面是头静脉的走行路线。预防头静脉损伤的方法是先摸清楚三角肌胸大肌间沟，旁开 0.5cm 进针刀，严格按照针刀四步进针规程进针刀，即可避免损伤头静脉。

5　肩关节类风湿关节炎针刀术后手法治疗

在以针刀松解肩部关节囊及周围软组织后，医生握住患肢前臂及肘关节，由助手将其右手伸入患侧腋下固定，两人配合作对抗牵引及摆动肩关节，然后使肩关节尽量外展。使关节囊彻底松开，降低关节内张力，使关节恢复活动功能。但如肩关节已经强直，手法不宜过猛，应随针刀治疗多次进行手法治疗，才能使关节功能恢复。

七、膝关节骨性关节炎

1　范围

本《规范》规定了膝关节骨性关节炎的诊断和治疗。

本《规范》适用于膝关节骨性关节炎的诊断和治疗。

2 术语和定义

下列术语和定义适用于本规范。

膝关节骨性关节炎（Osteoarthritis of the knee） 西医学把膝关节骨性关节炎分为继发性和原发性两种。所谓继发性是指该病继发于关节的先天或后天畸形及关节损伤；而原发性则多见于老人，发病原因多为遗传和体质虚弱等。针刀医学认为，膝关节骨性关节炎根本原因在于膝关节周围软组织的积累性损伤，导致膝关节力学平衡失调，使附着于胫股关节和髌股关节的韧带、肌肉、肌腱及筋膜之间产生粘连、瘢痕和挛缩，从而破坏了膝关节内部的力学平衡，使正常负重的力线发生变化，关节软骨面有效负重面积减少，单位面积内的骨小梁压力增高，引起骨质增生和微小骨折，进而引起骨质塌陷。当这种力平衡失调超过人体自我修复时，即可引发临床表现。

3 诊断

3.1 临床表现

主要症状是关节疼痛，行走不便，关节伸屈受限，下蹲及上下楼困难，或突然活动时有刺痛，并常伴有腿软的现象。膝关节伸直到一定程度时引起疼痛，并且在膝关节的伸屈过程中往往发出捻发音，并可出现关节积液。另外，严重者甚至有肌肉萎缩。

3.2 诊断标准

（1）患者有明确的膝关节劳损病史。

（2）患膝关节疼痛，行走不便，关节伸屈受限，下蹲及上下楼困难，或突然活动时有刺痛，并常伴有腿软的现象。

（3）患侧膝关节伸直到一定程度时引起疼痛，并且在膝关节的伸屈过程中往往发出捻发音，还可出现关节积液。

（4）严重者甚至有肌肉萎缩。

（5）X 线检查 从 X 线片上可以将骨关节炎分为 4 期。

①第一期 只有关节边缘骨质增生，关节间隙并不狭窄，说明关节软骨的厚度没有改变。

②第二期 除有关节边缘骨质增生外，还有关节间隙变窄，说明由于磨损，关节软骨正在逐渐变薄。

③第三期 除有上述变化外，还有软骨下囊性变，说明软骨下骨板亦因疾病的进展而累及。软骨下囊性变可有程度上差别。

④第四期 关节已经毁坏，出现屈曲挛缩，呈“X”型腿或“O”型腿，并有不同程度的骨缺损。

划分疾病的早中晚期，可参照 X 线片上的表现。可以认为第一期属于早期病变，第二期与第三期的早期尚处于病变的中期，而第三期的后期与第四期处于病变的晚期。

（6）膝关节骨性关节炎在临床上也可分为 4 期。

①关节炎的发生前期 关节在活动后稍有不适，活动增加后伴有关节的疼痛及肿胀，X 线及 CT 不能发现明显软骨损害迹象。

②关节炎改变的早期 活动增多时有明显的疼痛，休息后减轻，X 线观察，改变较少，只有 CT 可见软骨轻度损害，同位素检查，被损关节可见凝聚现象。

③骨性关节炎的进展期 骨软骨进一步损害，造成关节畸形，功能部分丧失，X 线可见关节间隙变窄，关节周围骨发生囊性变，有时有游离体出现。

④骨关节炎的晚期 骨质增生、软骨的剥脱以及导致功能完全丧失，关节畸形明显。X 线显示关节间隙变窄，增生严重，关节变得粗大，甚至造成骨的塌陷。

4 针刀治疗

4.1 治疗原则

依据针刀医学关于人体弓弦力学系统及疾病病理构架的网眼理论，膝关节骨性关节炎首先是由于膝关节周围软组织起止点及行经路线产生广泛的粘连、瘢痕、挛缩和堵塞，使膝关节内部产生高应力点，导致膝关节受力的力线发生变化，病情进一步发展，在膝关节周围软组织起止点处形成硬化、钙化和骨化最终形成骨刺、骨节错位及关节间隙变窄。依据上述理论，通过针刀整体松解膝关节周围的肌肉、韧带及关节囊的起止点及滑液囊等软组织，针刀术后配合手法，从而调节膝关节内的拉应力、压应力和张应力的平衡，以恢复膝关节正常受力线，以达到治疗目的。

4.2　操作方法

（1）体位　仰卧位，膝关节屈曲 30°～45°，膝关节后方置垫。

（2）体表定位　膝关节五指体表定位法。

医生立于病人患侧，用同侧手做五指定位，如病变在右膝关节，医生用右手定位，左侧膝关节病变，医生用左手定位。掌心正对髌骨中心，五指尽力张开，手指半屈位，中指正对的是髌韧带中部，示指、环指分别对应内、外膝眼，拇指正对胫侧副韧带起点及股内侧肌下段，小指正对髂胫束行经线上，掌根对应髌上囊。此外，在示指下 4cm、内 3cm 即为鹅足囊止点。分别用定点笔在上述七点定位（图 2-86）。

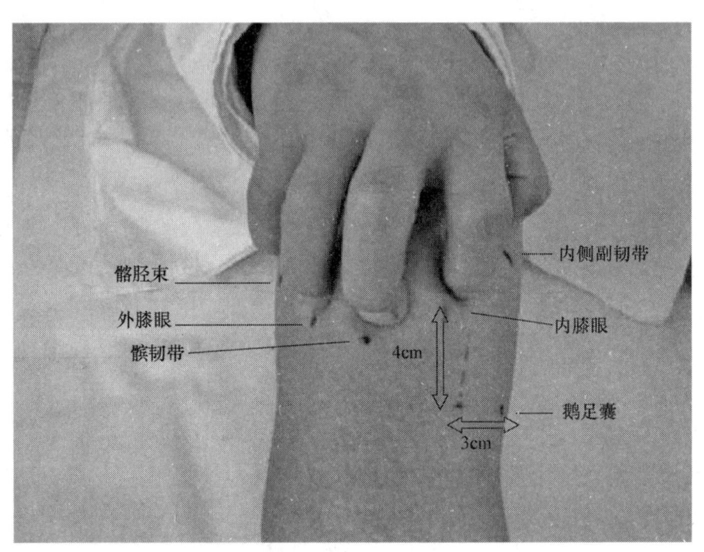

图 2-86　膝关节五指体表定位法

（3）消毒　在施术部位，用碘伏消毒 2 遍，然后铺无菌巾，使治疗点正对洞巾中间。

（4）麻醉　用 1%利多卡因局部浸润麻醉，每个治疗点注药 1ml。

（5）刀具　Ⅰ型 3 号、4 号直形针刀。

（6）针刀操作（图 2-87）

①第一支针刀松解胫侧副韧带的粘连瘢痕　刀口线与下肢纵轴方向一致，针刀体与皮肤垂直，严格按针刀四步进针规程进针刀，针刀经皮肤、皮下组织，当刀下有韧性感时，即到达胫侧副韧带，先纵疏横剥 3 刀。然后调转刀口线 90°，提插切割 3 刀。

②第二支针刀松解髌内侧支持带的粘连瘢痕　刀口线与下肢纵轴方向一致，针刀体与皮肤垂直，严格按针刀四步进针规程进针刀，针刀经皮肤、皮下组织，当刀下有韧性感时，即到达髌内侧支持带，先纵疏横剥 3 刀。然后调转刀口线 90°，“十”字提插切割 3 刀。

③第三支针刀松解髌韧带的粘连瘢痕　刀口线与下肢纵轴方向一致，针刀体与皮肤垂直，严格按针刀四步进针规程进针刀，针刀经皮肤、皮下组织，当刀下有韧性感时，即到达髌韧带，进针刀 1cm，纵疏横剥 3 刀。

④第四支针刀松解髌外侧支持带的粘连瘢痕　刀口线与下肢纵轴方向一致，针刀体与皮肤垂直，严格按针刀四步进针规程进针刀，针刀经皮肤、皮下组织，当刀下有韧性感时，即到达髌外侧支持带，先纵疏横剥 3 刀。然后调转刀口线 90°，“十”字提插切割 3 刀。

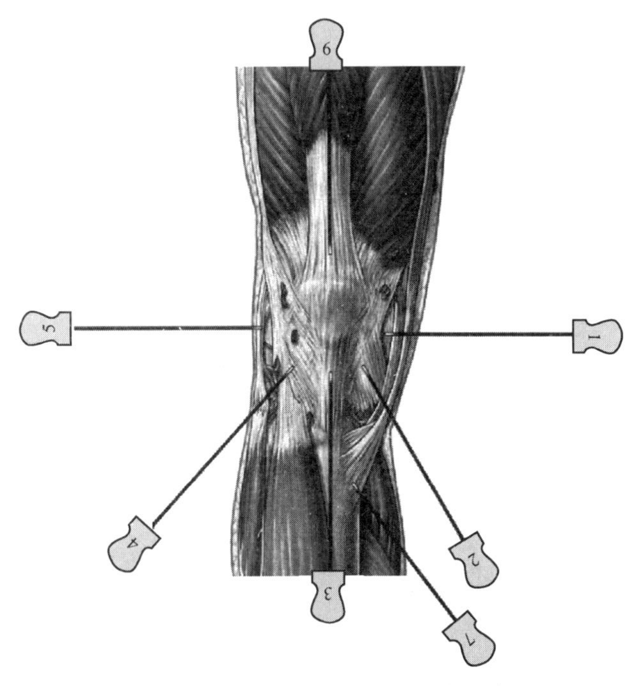

图 2-87　五指定位法针刀整体松解术

⑤第五支针刀松解腓侧副韧带及髂胫束的粘连和瘢痕　刀口线与下肢纵轴方向一致，针刀体与皮肤垂直，严格按针刀四步进针规程进针刀，针刀经皮肤、皮下组织，当刀下有韧性感时，即到达腓侧副韧带和髂胫束，纵疏横剥 3 刀。

⑥第六支针刀松解股四头肌腱及髌上囊的粘连瘢痕　刀口线与下肢纵轴方向一致，针刀体与皮肤垂直，严格按针刀四步进针规程进针刀，针刀经皮肤、皮下组织，当刀下有韧性感时，即到达股四头肌腱，先纵疏横剥 3 刀。再调转刀口线 90°，“十”字提插切割 3 刀，然后继续进针刀，当刀下有落空感时即已穿过股四头肌腱，纵疏横剥 3 刀，范围 0.5cm。

⑦第七支针刀松解鹅足的粘连瘢痕　刀口线与下肢纵轴方向一致，针刀体与皮肤垂直，严格按针刀四步进针规程进针刀，针刀经皮肤、皮下组织，直达骨面，纵疏横剥 3 刀。

（7）注意事项　对于有“O”型腿或者“X”型腿的患者，手术复位后，选用两块长条托板，固定于膝关节的内外侧，长度上至臀横纹，下至踝关节上缘。3 条纱布绷带固定，其中 2 条固定于托板两端，另一条固定于中间膝关节下方胫骨结节下缘。注意在固定时，一定要将患肢的畸形矫正。一般采取在手法矫正后，医生不放下患肢即将托板固定的办法。托板一般固定 14 日，固定期间应密切观察下肢血供，防止因为夹板太紧引起下肢缺血坏死。

5　针刀术后手法治疗

每次针刀术后进行手法治疗，让患者仰卧，医生一手握住踝关节上方，另一手托住小腿上部，在牵拉状态下，摇晃、旋转伸屈膝关节，然后用在牵引状态下的推拿手法，将内、外翻和轻度屈曲畸形纠正。此即纠正膝关节内部的力平衡失调。

八、髌骨软化症

1　范围

本《规范》规定了髌骨软化症的诊断和治疗。

本《规范》适用于髌骨软化症的诊断和治疗。

2 术语和定义

下列术语和定义适用于本规范。

髌骨软化症（Chondromalacia patellae） 本病是骨软骨面因慢性损伤后，软骨肿胀、侵蚀、龟裂、破碎、脱落，最后与之相对的股骨髁软骨也发生相同病理改变，从而形成髌股关节的骨关节炎。针刀医学认为，根据人体弓弦力学系统及疾病病理构架的网眼理论，髌骨周围软组织损伤后，造成髌骨弓弦力学系统的力学平衡失调，髌骨周围软组织的拉力明显增加，导致髌骨在髌股关节面上磨损。

3 诊断

3.1 临床表现

患侧膝关节疼痛，上、下楼或半蹲位时可加重疼痛。有时可出现“假交锁”征象，轻微活动髌骨时即发出清脆的响声，即可“解锁”，这是由于髌骨软骨面损伤后，与关节面不吻合而引起的。有时患者可出现软腿现象。

3.2 诊断标准

（1）患者有明确的膝关节外伤史或劳损史。

（2）上下楼或处于半蹲位时，疼痛加重。

（3）患侧髌骨研磨试验阳性。

（4）患侧髌骨下脂肪垫压痛阳性。

（5）有“软腿”或“假交锁”征象出现。

（6）X 线片显示患侧髌骨有脱钙和萎缩现象。

4 针刀治疗

4.1 治疗原则

用针刀将髌骨周围软组织附着点处的粘连瘢痕进行整体松解，使髌骨及膝关节的力学平衡得到恢复，达到治愈本病的目的。

4.2 操作方法

（1）体位　仰卧位。

（2）体表定位　髌上囊、髌下脂肪垫，内、外侧髌股韧带。

（3）消毒　在施术部位，用碘伏消毒 2 遍，然后铺无菌巾，使治疗点正对洞巾中间。

（4）麻醉　用 1%利多卡因局部浸润麻醉，每个治疗点注药 1ml。

（5）刀具　Ⅰ型 3 号、4 号直形针刀。

（6）针刀操作（图 2-88～图 2-90）

①第一支针刀松解髌上囊　针刀体与皮肤垂直，刀口线与股四头肌方向一致，按针刀四步进针规程进针刀，经皮肤、皮下组织，当穿过股四头肌有落空感时，即到达髌上囊，先纵疏横剥 3 刀。然后将刀体向大腿方向倾斜 45°，针刀沿股骨凹面，提插 3 刀，以疏通髌上囊与关节囊的粘连点，范围 0.5cm。

②第二支针刀松解髌下脂肪垫　针刀体与皮肤垂直，刀口线与髌韧带走行方向一致，按针刀四步进针规程进针刀，经皮肤、皮下组织，当穿过髌韧带有明显落空感时，再进针刀 1cm，即到达髌下脂肪垫，纵疏横剥 3 刀，范围 0.5cm。

③第三支针刀松解髌股外侧韧带　在髌骨中点外缘旁开 2cm 定位，针刀体与皮肤垂直，刀口线与下肢纵轴平行，按针刀四步进针规程进针刀，经皮肤、皮下组织，刀下有韧性感时，深入其中，纵疏横剥 3 刀，范围 0.5cm。

④第四支针刀松解髌股内侧韧带　在髌骨中点内缘旁开 2cm 定位，针刀体与皮肤垂直，刀口线与下肢纵轴平行，按针刀四步进针规程进针刀，经皮肤、皮下组织，刀下有韧性感时，深入其中，纵疏横剥 3 刀，范围 0.5cm。

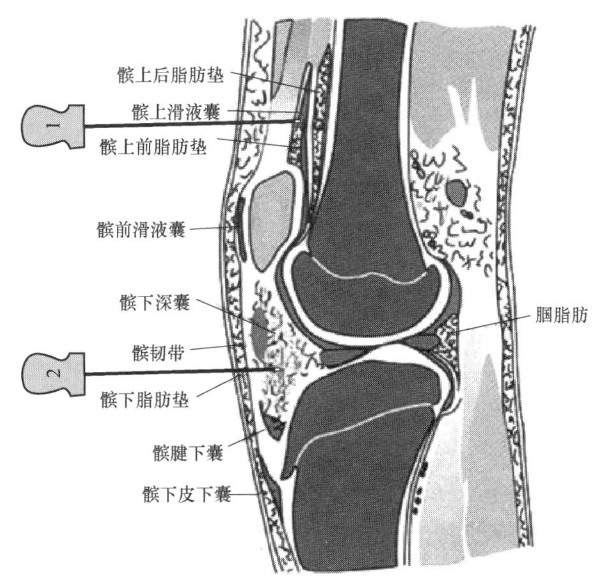

图 2-88　髌上囊、髌下脂肪垫针刀松解

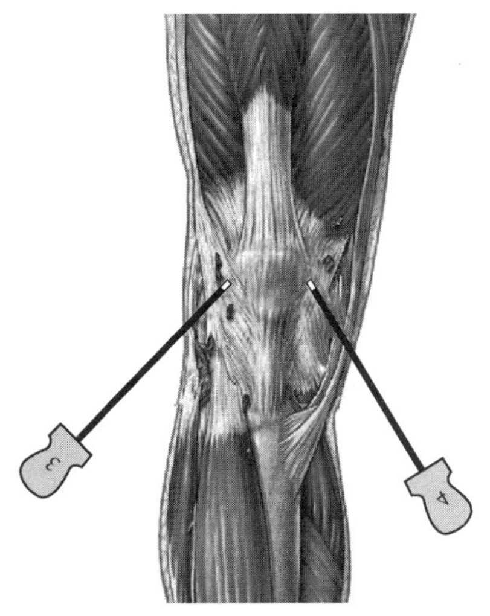

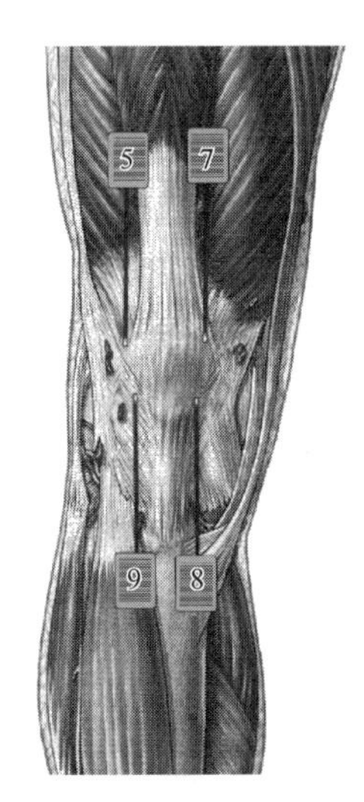

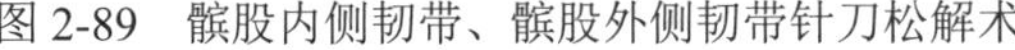

图 2-89　髌股内侧韧带、髌股外侧韧带针刀松解术

图 2-90　髌股韧带针刀松解

⑤第五支针刀松解外侧髌股韧带外上缘　髌股韧带是髌内外侧支持带的深层，起于髌骨侧缘，止于股骨内外髁。在髌骨外上缘定位，刀口线与下肢纵轴平行，按针刀四步进针规程进针刀，针刀紧贴髌骨外上缘骨面铲剥 3 刀，深度 0.5cm。

⑥第六支针刀松解外侧髌股韧带外下缘　在髌骨外缘下份定位，刀口线与下肢纵轴平行，按针刀四步进针规程进针刀，针刀紧贴髌骨外下缘骨面，铲剥 3 刀，深度 0.5cm。

⑦第七支针刀松解内侧髌股韧带内上缘　在髌骨内缘上份定位，刀口线与下肢纵轴平行，按针刀四步进针规程进针刀，针刀紧贴髌骨内上缘骨面，铲剥 3 刀，深度 0.5cm。

⑧第八支针刀松解内侧髌股韧带内下缘　在髌骨内缘下份定位，刀口线与下肢纵轴平行，按针刀四步进针规程进针刀，针刀紧贴髌骨内下缘骨面，铲剥 3 刀，深度 0.5cm。

5　针刀术后手法治疗

针刀术后立即进行手法治疗，患者仰卧，患肢伸直，医生拇指和其他四指张开，抓握住髌骨，用力上下（沿肢体纵轴）滑动髌骨。这样可使关节囊、支持韧带进一步松解。医生一手拿住患肢踝关节上缘，令患者屈膝屈髋，另一手拇指顶住髌骨上缘，再令患肢伸直，同时拇指用力向下顶推髌骨，用力方向为直下方和斜下方。对膝关节伸屈障碍者，用过伸过屈膝关节的镇定手法，在过伸过屈位置上各停留30秒。

九、膝关节创伤性滑膜炎

1 范围

本《规范》规定了膝关节创伤性滑膜炎的诊断和治疗。

本《规范》适用于膝关节创伤性滑膜炎的诊断和治疗。

2 术语和定义

下列术语和定义适用于本规范。

膝关节创伤性滑膜炎（Knee joint synovitis） 膝关节损伤、手术刺激等积累性损伤及膝关节周围软组织损伤，均可刺激并损伤滑膜使之充血、渗出，产生大量积液，因此本病又称为膝关节渗出性关节炎。

3 诊断

3.1 临床表现

患者的膝关节呈现膨隆、饱满状，多有胀痛。膝关节不能自由伸屈，致使行走困难，甚至不能行走。

3.2 诊断标准

（1）膝关节多有外伤或劳损史。

（2）患膝关节饱满，双膝眼消失或隆出。

（3）患膝浮膑试验阳性。

（4）膝关节伸屈困难。

（5）X线检查显示患侧膝关节无骨质增生和骨质破坏征象。利用X线检查可排除膝关节其他病变。

4 针刀治疗

4.1 治疗原则

依据针刀医学关于人体弓弦力学系统及疾病病理构架的网眼理论，膝关节创伤性滑膜炎是由于膝关节周围软组织的损伤造成的。软组织的损伤可引起关节微小错位，导致膝关节受力不均，关节力平衡失调，而人体为了传导重力，并防止关节相互碰撞，使滑膜产生代偿性的增厚、粘连和挛缩，并分泌大量滑液以保持关节的润滑；同时，人体通过限制膝关节的活动以减轻关节的损伤，从而引发临床表现。因此仅以抽取滑液的方式治疗该病，不但不能治好本病，反而引起关节进一步的损伤，而注射润滑剂只能暂时缓解症状，不能治本。通过针刀整体松解膝关节周围软组织的粘连瘢痕，调节了膝关节内张力、拉力和压力平衡，达到治疗目的。

4.2 操作方法

4.2.1 第一次针刀松解膝关节前侧、内侧、外侧软组织的粘连瘢痕

针刀操作方法参照膝关节骨性关节炎针刀整体术。

4.2.2 第二次针刀松解髌内、外侧支持带及膝关节前侧滑膜的瘢痕和挛缩

（1）体位　仰卧位，膝关节屈曲60°。

（2）体表定位　内膝眼、外膝眼。

（3）消毒　在施术部位，用碘伏消毒2遍，然后铺无菌巾，使治疗点正对洞巾中间。

（4）麻醉　用1%利多卡因局部浸润麻醉，每个治疗点注药1ml。

（5）刀具　Ⅰ型4号直形针刀。

（6）针刀操作（图2-91）

①第一支针刀松解髌外侧支持带及前外侧滑膜　在外膝眼定位，针刀体与皮肤垂直，刀口线与大腿纵轴平行，严格按针刀四步进针规程进针刀，针刀经皮肤、皮下组织，刀下有韧性感时提插切割 3 刀，然后穿过髌外侧支持带后有落空感时即到达膝关节前外侧滑膜，提插刀法切割 3 刀。范围 0.5cm。

②第二支针刀松解髌内侧支持带及前内侧滑膜　在内膝眼定位，针刀体与皮肤垂直，刀口线与大腿纵轴平行，严格按针刀四步进针规程进针刀，针刀经皮肤、皮下组织，刀下有韧性感时提插切割 3 刀，然后穿过髌内侧支持带后有落空感时即到达膝关节前内侧滑膜，提插刀法切割 3 刀。范围 0.5cm。

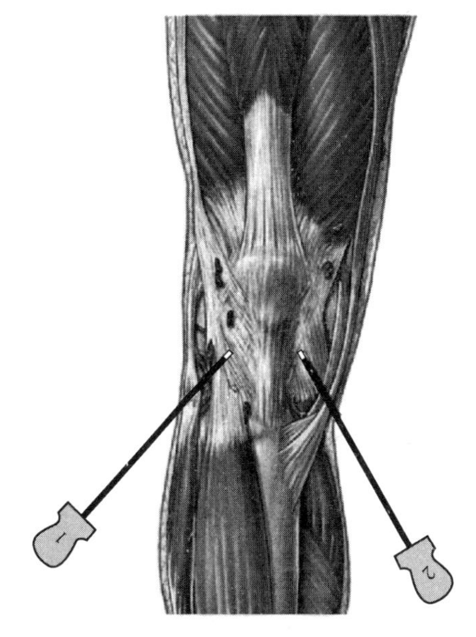

图 2-91　膝关节前内侧、前外侧滑膜针刀松解

5　针刀术后手法治疗

患者仰卧，屈膝屈髋 90°，一助手握住股骨下端，施术者双手握持踝部，两者相对牵引，医生内、外旋转小腿，在牵引下，使膝关节尽量屈曲，再缓缓伸直。

第二节　关节强直

一、肘关节强直

1　范围

本《规范》规定了肘关节强直的诊断和治疗。

本《规范》适用于肘关节强直的诊断和治疗。

2　术语和定义

下列术语和定义适用于本规范。

肘关节强直（Elbow ankylosis）　各种原因造成肘关节活动部分或全部丧失，固定于某一特定位置，称肘关节强直，常可分为纤维性僵硬和骨性强直两种。

3　诊断

3.1　临床表现

肘关节强直在屈曲位最多，约占 2/3；伸直位约 1/3。肘关节功能严重障碍。X 线检查可显示骨关节的形态，关节间隙变化和骨质增生等情况。

3.2　诊断标准

根据临床表现与 X 线检查可明确诊断。

4　针刀治疗

4.1　治疗原则

依据针刀医学关于人体弓弦力学系统及疾病病理构架的网眼理论，通过对肘关节周围软组织的关键病变点及部分软组织的起止点进行整体的松解，再加以针刀术后的手法，彻底松解病变的病理构架，以达到治疗目的。

4.2 操作方法

针刀松解肘关节侧副韧带起止点和关节囊的粘连瘢痕。

（1）体位 坐位，患肢肩关节前屈外展，置于手术台上。

（2）体表定位 肱骨外上髁（桡侧副韧带起点）、肱骨内上髁（尺侧副韧带起点）、桡骨头（桡侧副韧带止点）和尺骨上端（尺侧副韧带止点）以及肘横纹肱二头肌腱外侧定点。

（3）消毒 在施术部位，用碘伏消毒 2 遍，然后铺无菌巾，使治疗点正对洞巾中间。

（4）麻醉 用 1%利多卡因局部浸润麻醉，每个治疗点注药 1ml。

（5）刀具 Ⅱ型针刀。

（6）针刀操作（图 2-92）

①第一支针刀松解桡侧副韧带起点 使用Ⅱ型直形针刀，刀口线与前臂纵轴平行，针刀体与皮肤呈 90° 角，按照针刀四步进针规程，从定位处刺入，针刀经皮肤、皮下组织，达肱骨外上髁骨面的桡侧副韧带起点处，在骨面上铲剥 3 刀，范围 0.5cm。

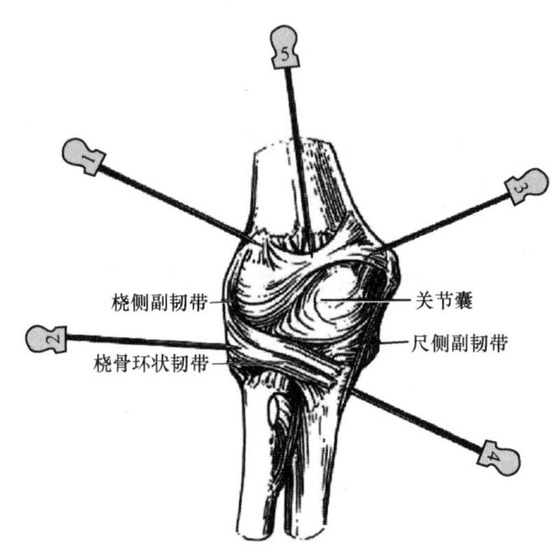

图 2-92 肘关节前侧及侧副韧带针刀松解（前面）

②第二支针刀松解桡侧副韧带止点，第三支针刀松解尺侧副韧带起点，第四支针刀松解尺侧副韧带止点 针刀操作方法均与第一支针刀相同。

③第五支针刀松解肘关节后侧关节囊 使用Ⅱ型弧形针刀，从肘横纹肱二头肌腱外侧进针刀，刀口线与前臂纵轴平行，针刀体与皮肤呈 90° 角，按照针刀四步进针规程，从定位处刺入，针刀经皮肤、皮下组织，达肱骨髁间骨面，调转刀口线 90°，弧形向上，在骨面上向下铲剥 3 刀，刀下有落空感停止。

（7）注意事项

①在作肘关节前侧针刀松解前，先标记肱动脉走行位置，应尽可能从肱二头肌腱外侧进针刀，避免损伤肱动、静脉和正中神经，刀口线应与肱动脉走行方向一致，如硬结在肘关节前内侧，肱动脉的深层时，应从肱动脉内侧 1cm 进针刀，斜刺到硬节。可避免损伤神经血管（图 2-78 肘关节解剖结构图（前区））。

②在作肘关节后内侧针刀松解时，应尽可能贴尺骨鹰嘴内侧进针刀，刀口线与前臂纵轴一致，避免损伤尺神经。

5 针刀术后手法治疗

患者坐位，一助手握上臂，术者握前臂上段，做肘关节伸屈活动数次，在屈肘关节到达最大位置时，再做一次针刀手法学的弹拨手法，术后用石膏将肘关节固定在手法搬动后的屈曲最大位置 6 小时，然后松开石膏，做肘关节主动屈伸功能锻炼。每次针刀术后，手法操作相同。

二、桡腕关节强直

1　范围

本《规范》规定了桡腕关节强直的诊断和治疗。

本《规范》适用于桡腕关节强直的诊断和治疗。

2　术语和定义

下列术语和定义适用于本规范。

桡腕关节强直（Radiocarpal ankylosis）　桡腕关节强直是桡腕关节病变或损伤所造成的严重结果。

3　诊断

3.1　临床表现

关节强直所致的运动障碍，使桡腕关节伸屈、收展、环转功能障碍，若发生骨性强直，则桡腕关节的运动功能完全丧失。

3.2　诊断标准

（1）桡腕关节呈强直畸形，被动活动部分或全部丧失。

（2）X 线示桡腕关节的关节腔狭窄，甚至模糊不清，骨性强直可见关节之间有骨小梁通过。

4　针刀治疗

4.1　治疗原则

依据针刀医学关于人体弓弦力学系统及疾病病理构架的网眼理论，腕关节强直是由于腕关节周围的软组织的应力平衡失调，造成局部韧带、筋膜等软组织的损伤，在局部形成广泛的粘连、瘢痕。通过对损伤韧带关键病变点的针刀松解，再加以针刀术后的手法，彻底松解病变的病理构架，使之恢复到人体的自我调节范围以内，从而治愈疾病。

4.2　操作方法

4.2.1　*第一次针刀松解腕掌侧浅层韧带及筋膜的病变*

（1）体位　坐位，手平放在手术台上，掌心向上。

（2）体表定位　先标记尺、桡动脉走行路线，在腕关节掌侧各定位点定位。

（3）消毒　在施术部位，用碘伏消毒 2 遍，然后铺无菌巾，使治疗点正对洞巾中间。

（4）麻醉　用 1%利多卡因局部浸润麻醉，每个治疗点注药 1ml。

（5）刀具　Ⅰ型直形针刀。

（6）针刀操作（图 2-93）

①第一支针刀松解腕掌侧韧带尺侧远端的粘连瘢痕点　在相当于掌侧腕远横纹平面的钩骨背面定位。刀口线与前臂纵轴平行，针刀体与皮肤呈 90° 角，按针刀四步进针规程，从定位处刺入，刀下有韧性感时，即到达腕横韧带近端尺侧的粘连瘢痕点，提插刀法松解 3 刀，提插深度为刀下有落空感。范围约为 0.5cm。

②第二支针刀松解腕掌侧韧带尺侧中部的粘连瘢痕点　在第一支针刀上方 0.5cm 定位，刀口线与前臂纵轴平行，针刀体与皮肤呈 90° 角，按针刀四步进针规程，从定位处刺入，刀下有韧性感时，即到达腕掌侧筋膜的粘连瘢痕，进针刀 1mm，纵疏横剥 3 刀，范围 0.5cm。

③第三支针刀松解腕掌侧韧带尺侧近端的粘连瘢痕点　在第二支针刀上方 0.5cm 定位，刀口线与前臂纵轴平行，针刀体与皮肤呈 90° 角，按针刀四步进针规程，从定位处刺入，刀下有韧性感时，即到达腕掌侧筋膜的粘连瘢痕，进针刀 1mm，纵疏横剥 3 刀，范围 0.5cm。

④第四支针刀松解腕掌侧韧带桡侧远端的粘连瘢痕点　在相当于掌侧腕远横纹平面的桡骨茎突背面定位，刀口线与前臂纵轴平行，针刀体与皮肤呈 90° 角，按针刀四步进针规程，从定位处刺入，刀下

有韧性感时，即到达腕掌侧韧带远端桡侧的粘连瘢痕点，提插刀法松解 3 刀，深度到骨面。

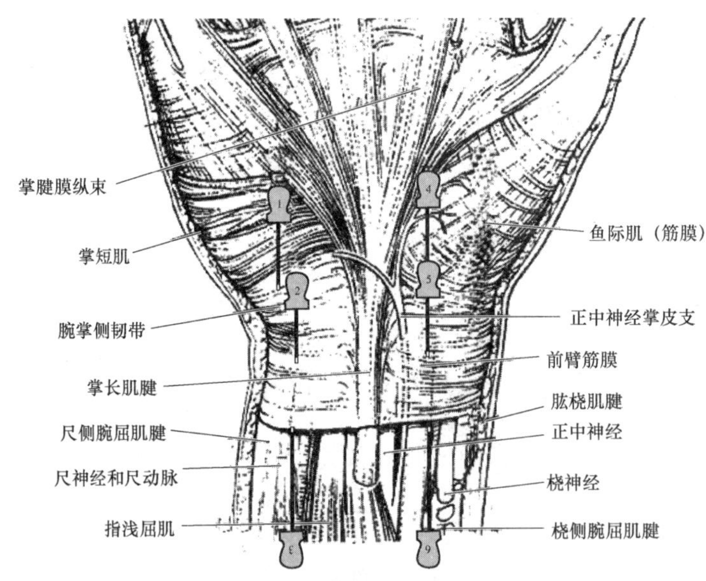

图 2-93　腕掌侧浅层韧带及筋膜病变针刀松解

⑤第五支针刀松解腕掌侧韧带桡侧中部的粘连瘢痕点　在第四支针刀上方 0.5cm 定位，刀口线与前臂纵轴平行，针刀体与皮肤呈 90° 角，按针刀四步进针规程，从定位处刺入，刀下有韧性感时，即到达腕掌侧韧带桡侧中部的粘连瘢痕点，提插刀法松解 3 刀，深度到骨面。

⑥第六支针刀松解腕掌侧韧带桡侧近端的粘连瘢痕点　在第五支针刀上方 0.5cm 定位，刀口线与前臂纵轴平行，针刀体与皮肤呈 90° 角，按针刀四步进针规程，从定位处刺入，刀下有韧性感时，即到达腕掌侧韧带桡侧近端的粘连瘢痕点，提插刀法松解 3 刀，深度到骨面。

（7）注意事项

①针刀松解腕掌面桡侧周围软组织的粘连时，应摸清楚桡动脉搏动，并做标记，如压痛点在桡动脉正上方，在桡动脉搏动内侧或者外侧 0.5cm 进针刀，调节针刀体的方向，同时刀口线方向始终与前臂纵轴平行，就不会避免损伤桡动脉。

②针刀松解腕掌面尺侧周围软组织的粘连时，应摸清楚尺动脉搏动，并作标记，如压痛点在尺动脉正上方，在尺动脉搏动内侧或者外侧 0.5cm 进针刀，调节针刀体的方向，同时，刀口线方向始终与前臂纵轴平行，就不会避免损伤尺动脉。

③针刀松解腕掌面正中的韧带与周围组织粘连时，注意刀口线方向始终与前臂纵轴平行，针刀始终在有坚韧感的腕横韧带上切割，不能在其他部位切割，有时，针刀碰到正中神经，如刀下有串麻感，不必惊慌，退针刀到皮下，稍调整针刀体的方向，再进针刀，即可避开正中神经。

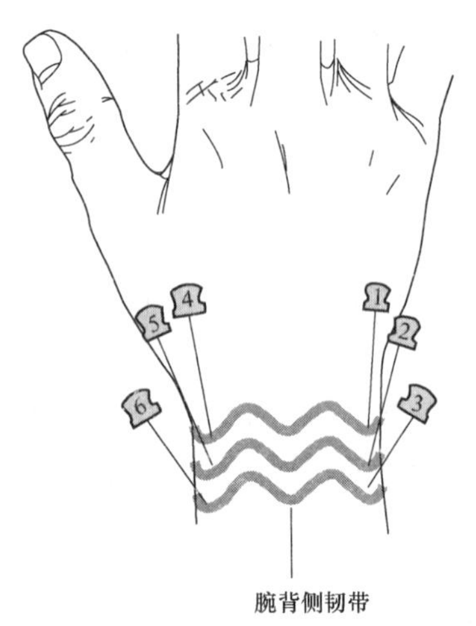

图 2-94　腕背侧浅层韧带及筋膜的病变针刀松解

4.2.2　第二次针刀松解腕背侧浅层韧带及筋膜的病变

（1）体位　坐位，手放在手术台上，掌心向下。

（2）体表定位　在腕关节背侧各定位点定位。

（3）消毒　在施术部位，用碘伏消毒 2 遍，然后铺无菌巾，使治疗点正对洞巾中间。

（4）麻醉　用 1%利多卡因局部浸润麻醉，每个治疗点注药 1ml。

（5）刀具　Ⅰ型直形针刀。

（6）针刀操作（图 2-94）

①第一支针刀松解腕背侧韧带尺侧远端的粘连瘢痕点

在相当于掌侧腕远横纹平面的钩骨背面定位。刀口线与前臂纵轴平行，针刀体与皮肤呈 90° 角，按针刀四步进针规程，从定位处刺入，刀下有韧性感时，即到达腕横韧带近端尺侧的粘连瘢痕点，提插刀法松解 3 刀，提插深度为刀下有落空感。范围约为 0.5cm。

②第二支针刀松解腕背侧韧带尺侧中部的粘连瘢痕点　在第一支针刀上方 0.5cm 定位，刀口线与前臂纵轴平行，针刀体与皮肤呈 90° 角，按针刀四步进针规程，从定位处刺入，刀下有韧性感时，即到达前臂掌侧筋膜的粘连瘢痕，进针刀 1mm，纵疏横剥 3 刀，范围 0.5cm。

③第三支针刀松解腕背侧韧带尺侧近端的粘连瘢痕点　在第二支针刀上方 0.5cm 定位，刀口线与前臂纵轴平行，针刀体与皮肤呈 90° 角，按针刀四步进针规程，从定位处刺入，刀下有韧性感时，即到达前臂掌侧筋膜的粘连瘢痕，进针刀 1mm，纵疏横剥 3 刀，范围 0.5cm。

④第四支针刀松解腕背侧韧带桡侧远端的粘连瘢痕点　在相当于掌侧腕远横纹平面的桡骨茎突背面定位，刀口线与前臂纵轴平行，针刀体与皮肤呈 90° 角，按针刀四步进针规程，从定位处刺入，刀下有韧性感时，即到达腕背侧韧带远端桡侧的粘连瘢痕点，提插刀法松解 3 刀，深度到骨面。

⑤第五支针刀松解腕背侧韧带桡侧中部的粘连瘢痕点　在第四支针刀上方 0.5cm 定位，刀口线与前臂纵轴平行，针刀体与皮肤呈 90° 角，按针刀四步进针规程，从定位处刺入，刀下有韧性感时，即到达腕背侧韧带中部桡侧的粘连瘢痕点，提插刀法松解 3 刀，深度到骨面。

⑥第六支针刀松解腕背侧韧带桡侧近端的粘连瘢痕点　在第五支针刀上方 0.5cm 定位，刀口线与前臂纵轴平行，针刀体与皮肤呈 90° 角，按针刀四步进针规程，从定位处刺入，刀下有韧性感时，即到达腕背侧韧带近端桡侧的粘连瘢痕点，提插刀法松解 3 刀，深度到骨面。

4.2.3　第三次针刀松解腕关节掌侧的粘连瘢痕

（1）体位　坐位，手放在手术台上，掌心向上。

（2）体表定位　尺桡骨茎突，腕关节压痛点。

（3）消毒　在施术部位，用碘伏消毒 2 遍，然后铺无菌巾，使治疗点正对洞巾中间。

（4）麻醉　用 1%利多卡因局部浸润麻醉，每个治疗点注药 1ml。

（5）刀具　Ⅰ型弧形针刀。

（6）针刀操作（图 2-95）

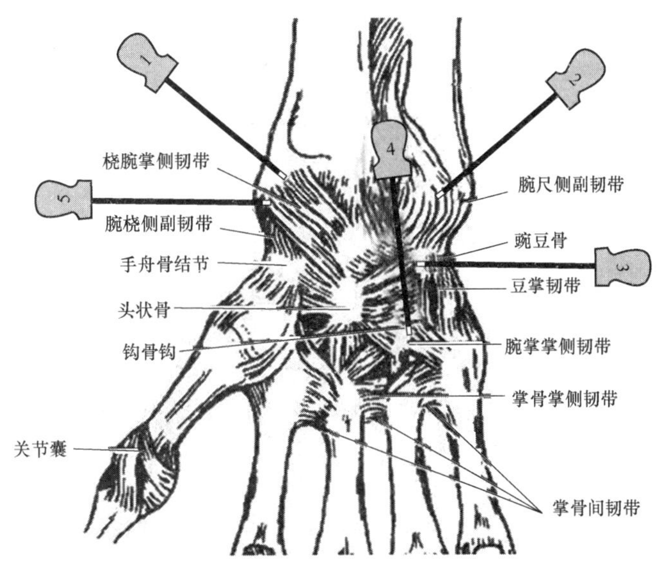

图 2-95　腕关节掌侧的粘连瘢痕针刀松解

①第一支针刀松解桡腕掌侧韧带起点　在桡骨茎突前侧压痛点定位，刀口线与前臂纵轴平行，针刀体与皮肤呈 90° 角，按针刀四步进针规程，从定位处刺入，达桡骨茎突骨面后，沿茎突骨面向下进针刀，当刀下有落空感时，即穿过茎突边缘，退针刀至茎突边缘骨面，调转刀口线 90°，在骨面上铲剥 3 刀，

范围 0.5cm。

②第二支针刀松解腕尺侧副韧带起点　在尺骨茎突压痛点定位，刀口线与前臂纵轴平行，针刀体与皮肤呈 90° 角，按针刀四步进针规程，从定位处刺入，达尺骨茎突前侧骨面后，沿茎突骨面向下进针刀，当刀下有落空感时，即穿过茎突边缘，退针刀至茎突边缘骨面，调转刀口线 90°，在骨面上铲剥 3 刀，范围 0.5cm。

③第三支针刀松解腕尺侧副韧带止点　在豌豆骨压痛点定位，刀口线与前臂纵轴平行，针刀体与皮肤呈 90° 角，按针刀四步进针规程，从定位处刺入，达豌豆骨前侧骨面后，在骨面上铲剥 3 刀，范围 0.5cm。

④第四支针刀松解腕掌掌侧韧带起点　在腕掌侧中部压痛点定位，刀口线与前臂纵轴平行，针刀体与皮肤呈 90° 角，按针刀四步进针规程，从定位处刺入，刀下有韧性感时，即到达腕掌掌侧韧带，进针刀 2mm，纵疏横剥 3 刀，范围 0.5cm。

⑤第五支针刀松解腕桡侧副韧带起点　在桡骨茎突外侧压痛点定位，刀口线与前臂纵轴平行，针刀体与皮肤呈 90° 角，按针刀四步进针规程，从定位处刺入，达桡骨茎突外侧骨面后，沿茎突外侧骨面向下进针刀，当刀下有落空感时，即穿过茎突外侧边缘，退针刀至茎突外侧边缘骨面，调转刀口线 90°，在骨面上铲剥 3 刀，范围 0.5cm。

（7）注意事项

①在松解桡腕掌侧韧带起点时，应首先摸清楚桡动脉搏动，在动脉搏动外侧进针刀，以免误伤桡动脉。

②在松解腕尺侧副韧带起点时，应首先摸清楚尺动脉搏动，在动脉搏动内侧进针刀，以免误伤尺动脉。

4.2.4　第四次针刀松解腕关节背侧的粘连瘢痕

（1）体位　坐位，手放在手术台上，掌心向下。

（2）体表定位　尺桡骨茎突，腕关节压痛点。

（3）消毒　在施术部位，用碘伏消毒 2 遍，然后铺无菌巾，使治疗点正对洞巾中间。

（4）麻醉　用 1%利多卡因局部浸润麻醉，每个治疗点注药 1ml。

（5）刀具　Ⅰ型弧形针刀。

（6）针刀操作（图 2-96）

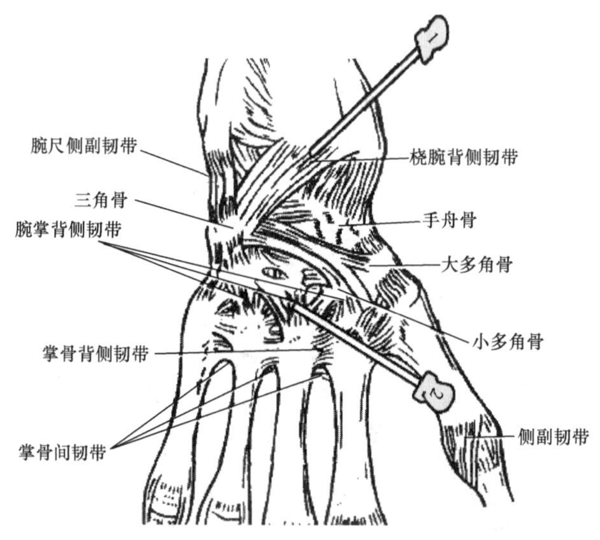

图 2-96　腕关节背侧的粘连瘢痕针刀松解

①第一支针刀松解桡腕背侧韧带起点　在桡骨茎突后侧压痛点定位，刀口线与前臂纵轴平行，针刀体与皮肤呈 90° 角，按针刀四步进针规程，从定位处刺入，达桡骨茎突后侧骨面后，沿茎突骨面向下进针刀，当刀下有落空感时，即穿过茎突边缘，退针刀至茎突边缘骨面，调转刀口线 90°，在骨面上铲剥 3 刀，范围 0.5cm。

②第二支针刀松解腕掌背侧韧带起点 在腕关节中部背侧压痛点定位，刀口线与前臂纵轴平行，针刀体与皮肤呈 90°角，按针刀四步进针规程，从定位处刺入，刀下有韧性感时，即到达腕掌背侧韧带，进针刀 1mm，纵疏横剥 3 刀，范围 0.5cm。

5 针刀术后手法治疗

①患者正坐，前臂于旋前位，手背朝上。医生双手握患者掌部，右手在桡侧，左手在尺侧，而拇指平放于腕关节的背侧，以拇指指端按于腕关节背侧。在拔伸情况下摇晃关节。然后，将手腕在拇指按压下背伸至最大限度，随即屈曲，并左右各旋转 3 次。②患者正坐，前臂于旋后位，手背朝下。医生双手握患者掌部，右手在桡侧，左手在尺侧，而拇指平放于腕关节的掌侧，以拇指指端按于腕关节掌侧。在拔伸情况下摇晃关节。然后，将手腕在拇指按压下屈曲至最大限度，并左右各旋转 3 次。

三、指间关节强直

1 范围

本《规范》规定了指间关节强直的诊断和治疗。

本《规范》适用于指间关节强直的诊断和治疗。

2 术语和定义

下列术语和定义适用于本规范。

指间关节强直（Interphalangeal ankylosis） 本病是手指指间关节病变或损伤所造成的严重结果，关节强直变形导致患者手部的精细动作无法完成，并可伴有疼痛、肿胀，给日常生活带来许多不便。

3 诊断

3.1 临床表现

关节强直所致的运动障碍使指间关节伸屈功能障碍，关节发生畸形改变。若发生骨性强直，则指间关节的运动功能完全丧失。

3.2 诊断标准

（1）指间关节呈屈曲畸形或伸直畸形，被动活动部分或全部丧失。

（2）X 线示指间关节的关节间隙狭窄，甚至模糊不清，骨性强直可见关节之间有骨小梁通过。

4 针刀治疗

4.1 治疗原则

依据针刀医学关于人体弓弦力学系统及疾病病理构架的网眼理论，指间关节强直是由于指间关节周围的软组织的应力平衡失调，造成局部韧带、筋膜等软组织的损伤，在局部形成广泛的粘连瘢痕，导致指间关节周围软组织的拉力增加，关节活动受限，引起指间关节纤维性强直；如病情进一步发展，则引起指间关节的骨性融合。通过对损伤韧带关键病变点的针刀松解，可以完全松解指间关节的纤维融合，使用专用弧形针刀，进入关节，就可以切断指间关节的骨性连接，再加以针刀术后的手法，彻底松解病变的病理构架，使之恢复关节功能，从而治愈此病。

4.2 操作方法

4.2.1 近节指间关节强直 以中指近节指间关节强直为例进行描述。

4.2.1.1 第一次针刀松解中指近节指间关节关节囊及侧副韧带的粘连瘢痕

（1）体位 坐位，手放在手术台上，掌心向上。

（2）体表定位 沿近节指间关节平面前、后、内、外共定 4 点。

（3）消毒 在施术部位，用碘伏消毒 2 遍，然后铺无菌巾，使治疗点正对洞巾中间。

（4）麻醉 用 1%利多卡因局部浸润麻醉，每个治疗点注药 1ml。

（5）刀具　Ⅰ型弧形针刀。

（6）针刀操作

①第一支针刀松解指间关节背侧关节囊的粘连瘢痕　在指间关节平面指背正中定点。刀口线与手指纵轴平行，针刀体与皮肤呈 90° 角，按针刀四步进针规程，从定位处刺入，刀下有韧性感时，即到达指伸肌腱终腱，向下直刺，穿过肌腱有突破感，再进针刀，刀下有阻力感，即到达关节囊，提插刀法松解 3 刀，然后调转刀口线 90°，提插刀法 3 刀，提插深度为刀下有落空感（图 2-97）。

②第二支针刀松解指间关节掌板的粘连瘢痕　在指间关节平面指掌侧正中定点。使用Ⅰ型 4 号针刀，刀口线与手指纵轴平行，针刀体与皮肤呈 90° 角，按针刀四步进针规程，从定位处刺入，刀下有韧性感时，即到达屈指肌腱，向下直刺，穿过肌腱有突破感，再进针刀，刀下有明显阻力感，即到达掌板，提插刀法松解 3 刀，然后调转刀口线 90°，提插刀法 3 刀，提插深度为刀下有落空感（图 2-98）。

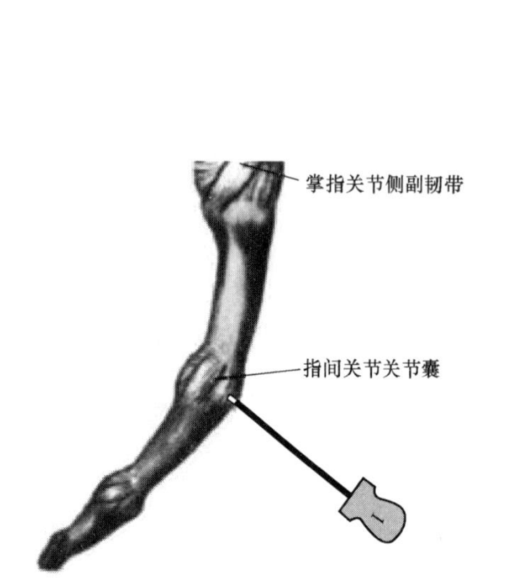

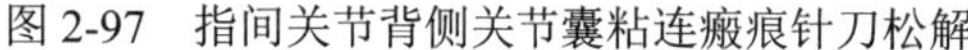

图 2-97　指间关节背侧关节囊粘连瘢痕针刀松解

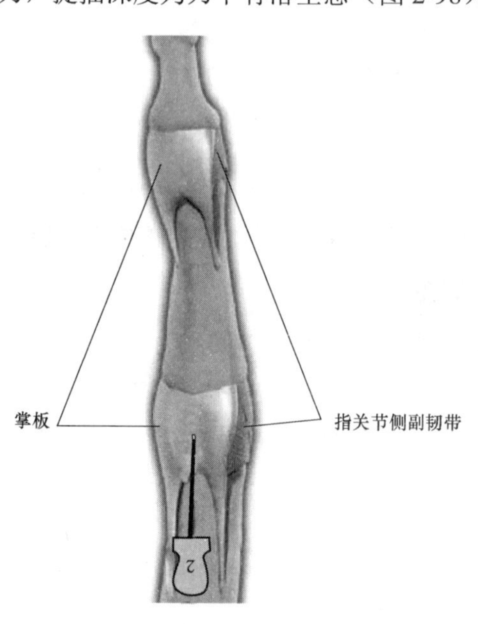

图 2-98　指间关节掌板粘连瘢痕针刀松解

③第三支针刀松解指间关节尺侧侧副韧带的粘连瘢痕　在指间关节平面尺侧正中点定点。选用指关节专用弧形针刀，刀口线与手指纵轴平行，针刀体与皮肤呈 90° 角，按针刀四步进针规程，从定位处刺入，向下直刺到尺侧指骨底，然后调转刀口线 90°，沿指骨底弧度，向关节方向铲剥 3 刀，范围 0.5cm（图 2-99）。

④第四支针刀松解指间关节桡侧侧副韧带的粘连瘢痕　在指间关节平面桡侧面正中点定点。选用指关节专用弧形针刀，刀口线与手指纵轴平行，针刀体与皮肤呈 90° 角，按针刀四步进针规程，从定位处刺入，向下直刺到桡侧指骨底，然后调转刀口线 90°，沿指骨底弧度，向关节方向铲剥 3 刀，范围 0.5cm（图 2-100）。

4.2.1.2　第二次针刀松解中指近节指间关节周围软组织的粘连瘢痕

（1）体位　坐位，手放在手术台上，掌心向上。

（2）体表定位　沿近节指间关节平面定点。

（3）消毒　在施术部位，用碘伏消毒 2 遍，然后铺无菌巾，使治疗点正对洞巾中间。

（4）麻醉　用 1%利多卡因局部浸润麻醉，每个治疗点注药 1ml。

（5）刀具　Ⅰ型 4 号针刀。

（6）针刀操作（图 2-101，图 2-102）

①第一支针刀松解中央腱与关节的粘连瘢痕　在指间关节平面指背侧正中定点，与第一次进针刀点间隔 0.5cm。使用Ⅰ型 4 号针刀，刀口线与手指纵轴平行，针刀体与皮肤呈 90° 角，按针刀四步进针规

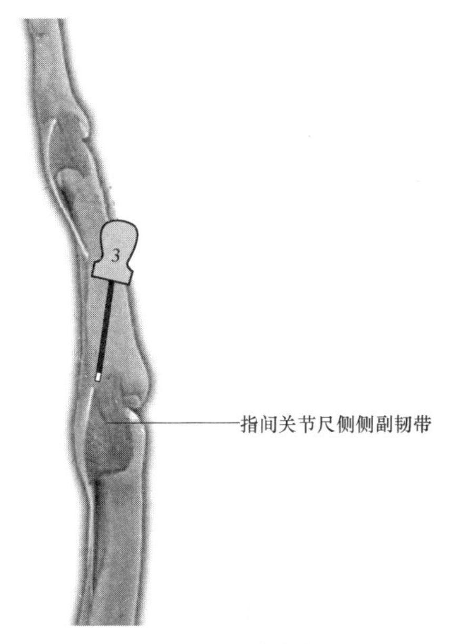

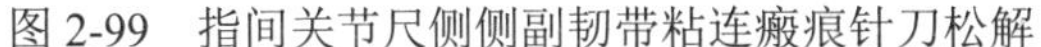

图 2-99　指间关节尺侧侧副韧带粘连瘢痕针刀松解

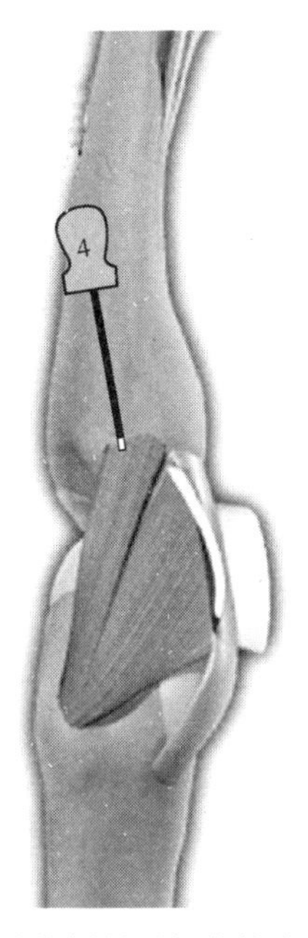

图 2-100　指间关节桡侧侧副韧带粘连瘢痕针刀松解

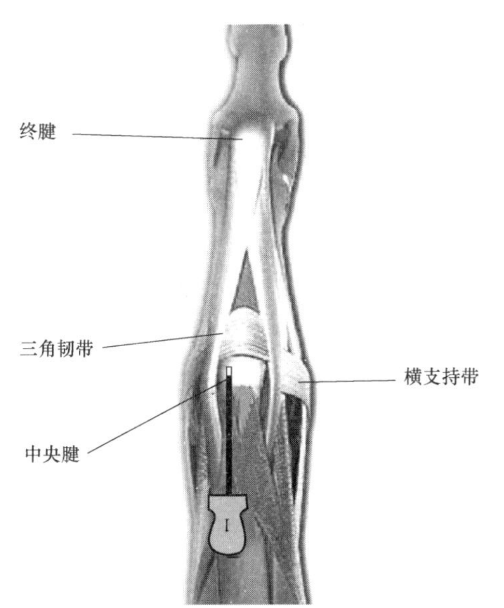

图 2-101　中央腱与关节的粘连瘢痕针刀松解

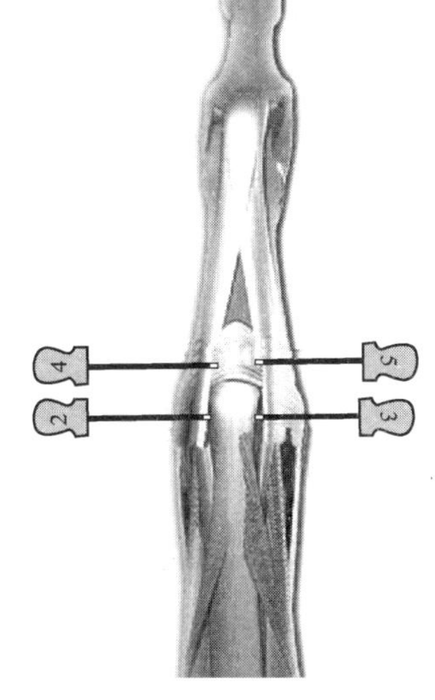

图 2-102　中指近节指间关节周围软组织的粘连瘢痕针刀松解

程，从定位处刺入，刀下有韧性感时，即到中央腱，向下直刺，穿过肌腱有突破感时，纵疏横剥 3 刀，范围 0.5cm，然后调整刀体方向，分别向指骨头和指骨底方向稍进针刀，纵疏横剥 3 刀，范围 0.5cm。

②第二支针刀松解内侧指背腱膜与中央腱之间的粘连瘢痕　在指间关节平面指背侧正中点向内旁开 0.5cm 定点。使用 I 型 4 号针刀，刀口线与手指纵轴平行，针刀体与皮肤呈 90° 角，按针刀四步进针规程，从定位处刺入，刀下有韧性感时，即到内侧指背腱膜，进针刀 0.2cm，纵疏横剥 3 刀，范围 0.5cm。

③第三支针刀松解外侧指背腱膜与中央腱之间的粘连瘢痕　在指间关节平面指背侧正中点向外旁开 0.5cm 定点。使用 I 型 4 号针刀，刀口线与手指纵轴平行，针刀体与皮肤呈 90° 角，按针刀四步进针规程，从定位处刺入，刀下有韧性感时，即到外侧指背腱膜，进针刀 0.2cm，纵疏横剥 3 刀，范围 0.5cm。

④第四支针刀松解内侧三角韧带及螺旋韧带的粘连瘢痕　在第二支针刀远端 0.5cm 处定点。使用 I 型 4 号针刀，刀口线与手指纵轴平行，针刀体与皮肤呈 90° 角，按针刀四步进针规程，从定位处刺入，刀下有韧性感时，即到内侧三角韧带及螺旋韧带，调转刀口线 90°，针刀直达骨面，即到内侧三角韧带

及螺旋韧带的止点，贴骨面铲剥，范围 0.5cm。

⑤第五支针刀松解外侧三角韧带及螺旋韧带的粘连瘢痕　在第三支针刀远端 0.5cm 处定点。使用Ⅰ型 4 号针刀，刀口线与手指纵轴平行，针刀体与皮肤呈 90° 角，按针刀四步进针规程，从定位处刺入，刀下有韧性感时，即到外侧三角韧带及螺旋韧带，调转刀口线 90°，针刀直达骨面，即到外侧三角韧带及螺旋韧带的止点，贴骨面铲剥，范围 0.5cm。

4.2.2　远节指间关节强直　以中指远节指间关节强直为例进行描述。

4.2.2.1　第一次针刀松解中指远节指间关节关节囊及侧副韧带的粘连瘢痕

（1）体位　坐位，手放在手术台上，掌心向上。

（2）体表定位　沿远节指间关节平面前、后、内、外共定 4 点。

（3）消毒　在施术部位，用碘伏消毒 2 遍，然后铺无菌巾，使治疗点正对洞巾中间。

（4）麻醉　用 1%利多卡因局部浸润麻醉，每个治疗点注药 1ml。

（5）刀具　Ⅰ型 4 号针刀。

（6）针刀操作（图 2-103，图 2-104）

①第一支针刀松解远节指间关节背侧关节囊的粘连瘢痕　在远节指间关节平面指背正中定点。使用Ⅰ型 4 号针刀，刀口线与手指纵轴平行，针刀体与皮肤呈 90° 角，按针刀四步进针规程，从定位处刺入，刀下有韧性感时，即到达指伸肌腱终腱，向下直刺，穿过肌腱有突破感，再进针刀，刀下有阻力感，即到达关节囊，提插刀法松解 3 刀，然后调转刀口线 90°，提插刀法 3 刀，提插深度为刀下有落空感。

②第二支针刀松解远节指间关节尺侧侧副韧带的粘连瘢痕　在远节指间关节平面尺侧正中点定点。选用指关节专用弧形针刀，刀口线与手指纵轴平行，针刀体与皮肤呈 90° 角，按针刀四步进针规程，从定位处刺入，向下直刺到尺侧指骨底，然后调转刀口线 90°，沿指骨底弧度，向关节方向铲剥 3 刀，范围 0.5cm。

③第三支针刀松解远节指间关节桡侧侧副韧带的粘连瘢痕　在远节指间关节平面桡侧正中点定点。选用指关节专用弧形针刀，刀口线与手指纵轴平行，针刀体与皮肤呈 90° 角，按针刀四步进针规程，从定位处刺入，向下直刺到桡侧指骨底，然后调转刀口线 90°，沿指骨底弧度，向关节方向铲剥 3 刀，范围 0.5cm。

④第四支针刀松解远节指间关节掌板的粘连瘢痕　在远节指间关节平面指掌侧正中定点。使用Ⅰ型 4 号针刀，刀口线与手指纵轴平行，针刀体与皮肤呈 90° 角，按针刀四步进针规程，从定位处刺入，刀下有韧性感时，即到达屈指肌腱，向下直刺，穿过肌腱有突破感，再进针刀，刀下有明显阻力感，即到达掌板，提插刀法松解 3 刀，然后调转刀口线 90°，提插刀法 3 刀，提插深度为刀下有落空感。

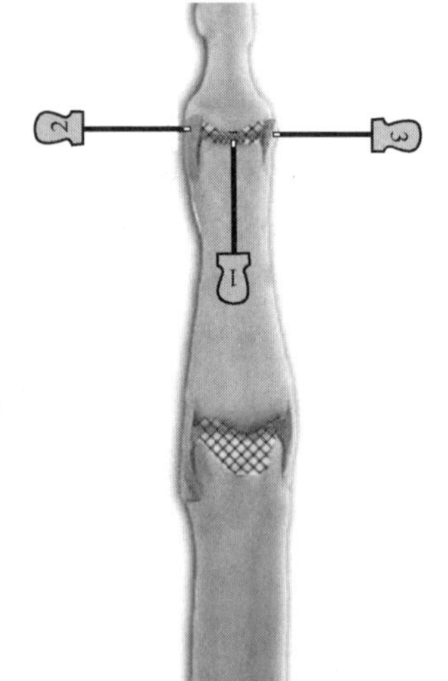
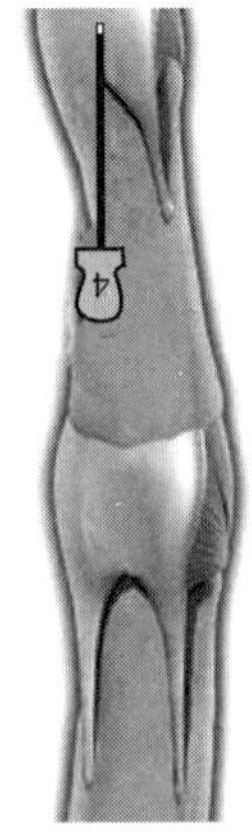
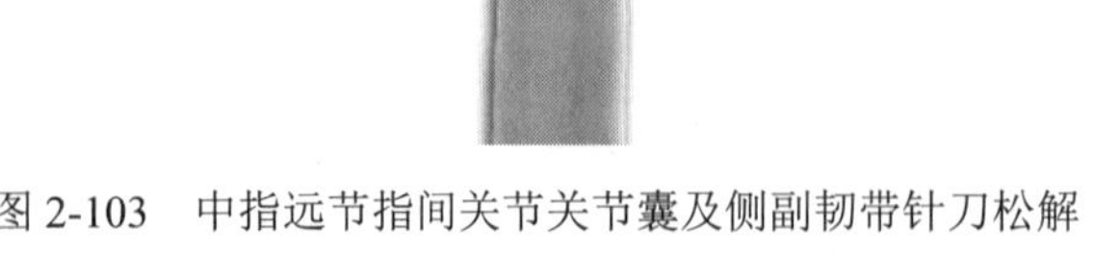

图 2-103　中指远节指间关节关节囊及侧副韧带针刀松解　　图 2-104　中指远节指间关节针刀松解

4.2.2.2　第二次针刀松解中指远节指间关节周围软组织的粘连瘢痕

（1）体位　坐位，手放在手术台上，掌心向下。

（2）体表定位　沿远节指间关节平面定点。

（3）消毒　在施术部位，用碘伏消毒2遍，然后铺无菌巾，使治疗点正对洞巾中间。

（4）麻醉　用1%利多卡因局部浸润麻醉，每个治疗点注药1ml。

（5）刀具　Ⅰ型4号针刀。

（6）针刀操作（图2-105）

①第一支针刀松解终腱与关节的粘连瘢痕　在远节指间关节平面指背侧正中定点，与第一次进针刀点间隔0.5cm。使用Ⅰ型4号针刀，刀口线与手指纵轴平行，针刀体与皮肤呈90°角，按针刀四步进针规程，从定位处刺入，刀下有韧性感时，即到终腱，向下直刺，穿过肌腱有突破感时，纵疏横剥3刀，范围0.5cm，然后调整刀体方向，分别向指骨头和指骨底方向稍进针刀，纵疏横剥3刀，范围0.5cm。

②第二支针刀松解内侧指背筋膜与终腱之间的粘连瘢痕　在远节指间关节平面指背侧正中点向内旁开0.5cm定点。使用Ⅰ型4号针刀，刀口线与手指纵轴平行，针刀体与皮肤呈90°角，按针刀四步进针规程，从定位处刺入，刀下有韧性感时，即到内侧指背筋膜，一边进针刀，一边纵疏横剥，范围0.5cm，直达骨面。

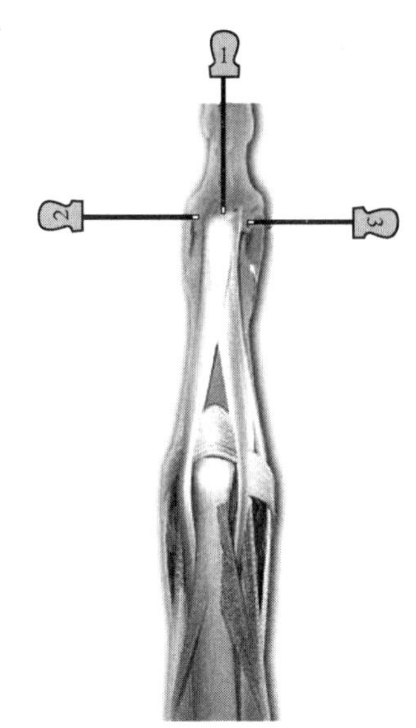

图2-105　中指远节指间关节周围软组织的粘连瘢痕针刀松解

③第三支针刀松解外侧指背筋膜与终腱之间的粘连瘢痕　在远节指间关节平面指背侧正中点向外旁开0.5cm定点。使用Ⅰ型4号针刀，刀口线与手指纵轴平行，针刀体与皮肤呈90°角，按针刀四步进针规程，从定位处刺入，刀下有韧性感时，即到外侧指背筋膜，一边进针刀，一边纵疏横剥，范围0.5cm，直达骨面。

5　针刀术后手法治疗

术者一手握患指中节指骨，一手握患指远节指骨，做远节指间关节伸屈运动数次。作手法治疗，尤其对骨性融合的关节进行手法治疗时，用力不能过猛，否则，可能引起指骨骨折等严重并发症。骨性融合的病人，按骨折脱位3期用药。

四、膝关节强直

1　范围

本《规范》规定了膝关节强直的诊断和治疗。

本《规范》适用于膝关节强直的诊断和治疗。

2　术语和定义

下列术语和定义适用于本规范。

膝关节强直（Ankylosis of knee）　膝关节类风湿关节炎、骨折、出血、长期制动及滑膜切除等原因，均可导致膝关节内部粘连，失去主动及被动活动，形成膝关节强直；膝关节强直可分为伸直型强直和屈曲型强直，其中以伸直型多见。针刀治疗可有效矫正畸形，无后遗症和并发症。

3　诊断

3.1　临床表现

患者的膝关节活动受限或丧失活动能力，屈伸活动度在0°～10°之间，单侧关节伸直型强直可出现跛行，髌骨失去活动度，并且关节被动活动时，可扪及磨砂感；部分患者可伴有关节疼痛。

3.2 诊断标准

（1）患者既往有膝关节骨折等外伤史或滑膜、韧带及半月板切除等手术史及类风湿关节炎、强直性脊柱炎等病史。

（2）患侧膝关节主动、被动屈伸功能部分或全部丧失。

（3）查体示患侧髌骨无活动度，膝关节活动时可扪及磨砂感。

（4）X线检查对本病可辅助诊断，并可排除膝关节其他病变。

4 针刀治疗

4.1 治疗原则

依据针刀医学关于人体弓弦力学系统及疾病病理构架的网眼理论，膝关节强直是由于膝关节周围的软组织的应力平衡失调，造成局部韧带、筋膜及关节囊等软组织的损伤，在局部形成广泛的粘连瘢痕及至，用针刀对膝关节周围的粘连、瘢痕进行整体松解，使膝部的力学平衡得到恢复，本病可得到根本性的治疗。

4.2 操作方法

4.2.1 第一次针刀松解膝关节前内侧软组织的粘连瘢痕

（1）体位　仰卧位，屈膝30°角。

（2）体表定位　膝关节前内侧。

（3）消毒　在施术部位，用碘伏消毒2遍，然后铺无菌巾，使治疗点正对洞巾中间。

（4）麻醉　用1%利多卡因局部浸润麻醉，每个治疗点注药1ml。

（5）刀具　Ⅱ型直形针刀。

（6）针刀操作（图2-106）

①第一支针刀松解髌上囊　在髌骨上缘2cm定位，针刀体与皮肤垂直，刀口线与股四头肌方向一致，按针刀四步进针规程进针刀，经皮肤、皮下组织，当穿过股四头肌有落空感时，即到达髌上囊，先纵疏横剥3刀，然后将刀体向大腿方向倾斜45°，针刀沿股骨凹面，提插3刀，以疏通髌上囊与关节囊的粘连点。

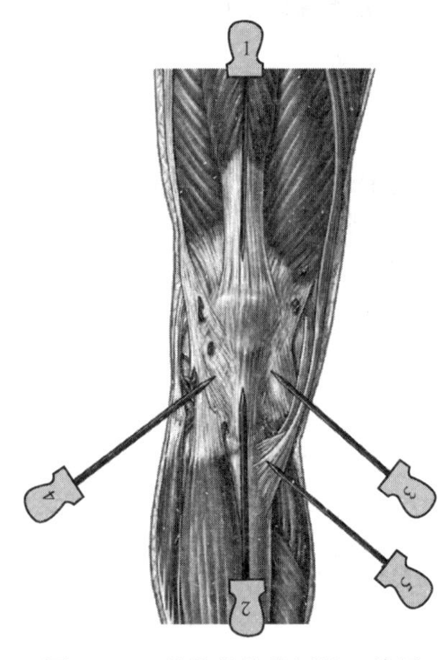

图2-106　膝关节前外侧针刀松解

②第二支针刀松解髌下脂肪垫　针刀体与皮肤垂直，刀口线与髌韧带走行方向一致，按针刀四步进针规程进针刀，经皮肤、皮下组织，穿过髌韧带后有明显的落空感，再进针刀1cm，即到达髌下脂肪垫，纵疏横剥3刀。

③第三支针刀松解髌内侧支持带　在髌骨内下缘2cm定点，针刀体与皮肤垂直，刀口线与下肢纵轴方向一致，按针刀四步进针规程进针刀，经皮肤、皮下组织，刀下有韧性感，深入其中，纵疏横剥3刀。范围0.5cm。

④第四支针刀松解髌外侧支持带　在髌骨外下缘2cm定点，针刀体与皮肤垂直，刀口线与下肢纵轴方向一致，按针刀四步进针规程进针刀，经皮肤、皮下组织，刀下有韧性感，深入其中，纵疏横剥3刀。范围0.5cm。

⑤第五支针刀松解鹅足的挛缩点　在胫骨上段内侧部定位。刀口线与下肢纵轴方向一致，按针刀四步进针规程进针刀，经皮肤、皮下组织到达胫骨内侧骨面，贴骨面分别向上、中、下作扇铲剥3刀，范围为0.5cm。

4.2.2 第二次针刀松解股直肌与股中间肌之间的粘连瘢痕及髂胫束的挛缩

（1）体位　仰卧位，屈膝30°角。

（2）体表定位　股骨下段。

（3）消毒　在施术部位，用碘伏消毒2遍，然后铺无菌巾，使治疗点正对洞巾中间。

（4）麻醉　用1%利多卡因局部浸润麻醉，每个治疗点注药1ml。

（5）刀具　Ⅰ型直形针刀。

（6）针刀操作（图 2-107）

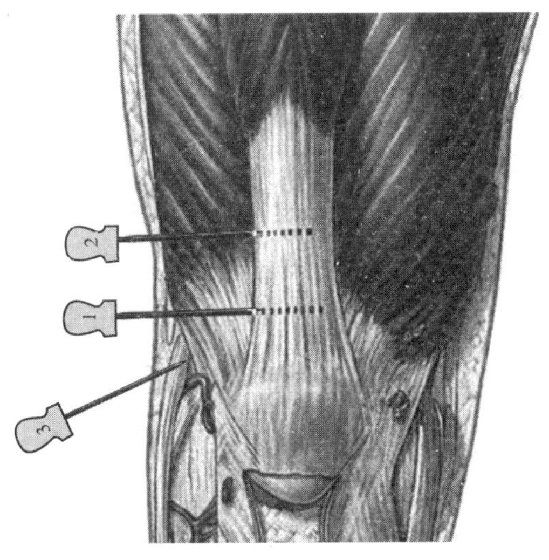

图 2-107　股直肌与股中间肌之间针刀松解

①第一支针刀松解股直肌与股中间肌下部的粘连瘢痕　在髌骨外上 3cm 定点。刀口线与下肢纵轴方向一致，按针刀四步进针规程进针刀，经皮肤、皮下组织到达浅筋膜层，在此处摆动针刀刀刃，找到股直肌与股中间肌下部的间隙，将针刀插入两肌之间，纵行疏通 3 刀，范围为 3cm，以松解两肌之间的粘连、瘢痕。

②第二支针刀松解股直肌与股中间肌下部上 3cm 的粘连瘢痕　与第一支针刀平行，在第一支针刀上方 3cm 定点。刀口线与下肢纵轴方向一致，按针刀四步进针规程进针刀，经皮肤、皮下组织到达浅筋膜层，在此处摆动针刀刀刃，找到股直肌与股中间肌下部的间隙，将针刀插入两肌之间，纵行疏通 3 刀，范围为 3cm，以松解两肌之间的粘连、瘢痕。

③第三支针刀松解髂胫束的挛缩　在髌骨外上缘 3cm 定点。刀口线与下肢纵轴方向一致，按针刀四步进针规程进针刀，经皮肤、皮下组织到达浅筋膜层，在此处摆动针刀刀刃，找到髂胫束前缘后，调整刀体，与人体矢状面方向一致，提插刀法切割髂胫束 3 刀，范围为 0.5cm。

（7）注意事项　关节强直患者，股直肌与股中间肌之间的粘连瘢痕非常严重，直形Ⅰ型针刀太细，不能有效松解两肌之间的粘连和瘢痕，必须用直形Ⅱ型针刀。在此处仅以针刀松解做纵行疏通，不做横行剥离，以免损伤正常的肌肉组织，针刀松解的范围在 3cm 以内，不能太小，否则可能造成松解不到位而影响疗效。

4.2.3　第三次针刀松解腓肠肌起点的粘连瘢痕

（1）体位　俯卧位，膝关节伸直位。

（2）体表定位　股骨髁后侧。

（3）消毒　在施术部位，用碘伏消毒 2 遍，然后铺无菌巾，使治疗点正对洞巾中间。

（4）麻醉　用 1%利多卡因局部浸润麻醉，每个治疗点注药 1ml。

（5）刀具　Ⅱ型直形针刀。

（6）针刀操作（图 2-108）

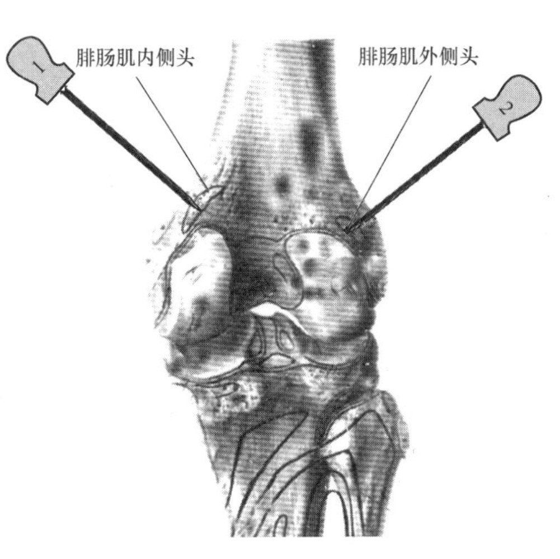

图 2-108　腓肠肌起点针刀松解

①第 1 支针刀松解腓肠肌内侧头　先触摸到腘动脉搏动，确定血管走行后，在腘动脉搏动的内侧旁开 2cm 处定位，针刀体与皮肤垂直，刀口线与大腿纵轴平行，按针刀四步进针规程进针刀，经皮肤、皮下组织到达股骨内侧髁

后面腓肠肌内侧头的起点处骨面，调转刀口线 90°，铲剥 3 刀，范围 0.5cm。

②第二支针刀松解腓肠肌外侧头　先触摸到腘动脉搏动，确定血管走行后，在腘动脉搏动外侧旁开 2cm 处定位，针刀体与皮肤垂直，刀口线与大腿纵轴平行，按针刀四步进针规程进针刀，经皮肤、皮下组织到达股骨外侧髁后面腓肠肌外侧头起点处骨面，调转刀口线 90°，铲剥 3 刀，范围 0.5cm。

（7）注意事项　在膝关节后侧松解术中，进针刀不可太快，如患者有剧痛感，可能是针刀碰到了膝内上动脉或者膝外上动脉的缘故，不能盲目继续进针刀，此时应将针刀退至皮下，调整方向再进针刀，即可到达骨面。

5　针刀术后手法治疗

针刀松解膝关节囊及周围软组织后，术者握住患侧小腿上段，嘱患者尽量伸屈膝关节，在最大伸膝位和最大屈膝位时，术者分别向相同方向弹压膝关节 2 次。

五、踝关节强直

1　范围

本《规范》规定了踝关节强直的诊断和治疗。

本《规范》适用于踝关节强直的诊断和治疗。

2　术语和定义

下列术语和定义适用于本规范。

踝关节强直（Ankle stiffness）　踝关节继发于外伤后产生关节纤维性或骨性融合，使关节固定于功能位或非功能位，针刀治疗可有效矫正畸形。

3　诊断

3.1　临床表现

非功能位强直的患者可出现走路跛行或持杖协行，同时可伴有患者的足内翻畸形，若双侧的关节均受累则出现行走困难。患者受累的踝关节活动度严重受限，甚至完全消失，同时可伴见其原发病的临床症状。

3.2　诊断标准

（1）踝关节强直于功能位或非功能位，主动及被动活动基本丧失。

（2）既往有关节结核、类风湿、痛风或踝部外伤史。

（3）X 线示关节间隙狭窄或模糊不清，并有骨小梁通过。

4　针刀治疗

4.1　治疗原则

依据针刀医学关于人体弓弦力学系统及疾病病理构架的网眼理论，踝关节强直是由于踝关节周围的软组织的应力平衡失调，造成局部韧带、筋膜及关节囊等软组织的损伤，在局部形成广泛的粘连瘢痕，用针刀对踝关节周围的粘连、瘢痕进行整体松解，使踝部的力学平衡得到恢复，本病可得到根本性的治疗。

4.2　操作方法

4.2.1　第一次针刀松解三角韧带及周围的粘连瘢痕

（1）体位　仰卧位，踝关节中立位。

（2）体表定位　踝关节内侧。

（3）消毒　在施术部位，用碘伏消毒 2 遍，然后铺无菌巾，使治疗点正对洞巾中间。

（4）麻醉　用 1%利多卡因局部浸润麻醉，每个治疗点注药 1ml。

（5）刀具　专用弧形针刀和Ⅰ型直形针刀。

（6）针刀操作（图 2-109）

①第一支针刀松解三角韧带后方起点（胫距后韧带起点）及踝关节囊的粘连瘢痕　在内踝尖后上1cm 定位。使用专用弧形针刀，刀口线与下肢纵轴平行，针刀体与皮肤呈 90° 角，按四步进针规程进针刀。针刀经皮肤、皮下组织到达内踝后部骨面，调转刀口线 90°，使针刀的弧形面与内踝后侧骨面相吻合，贴骨面向内踝后下铲剥 3 刀，范围 0.5cm，然后刀体分别向上向下铲剥 3 刀，范围 0.5cm。

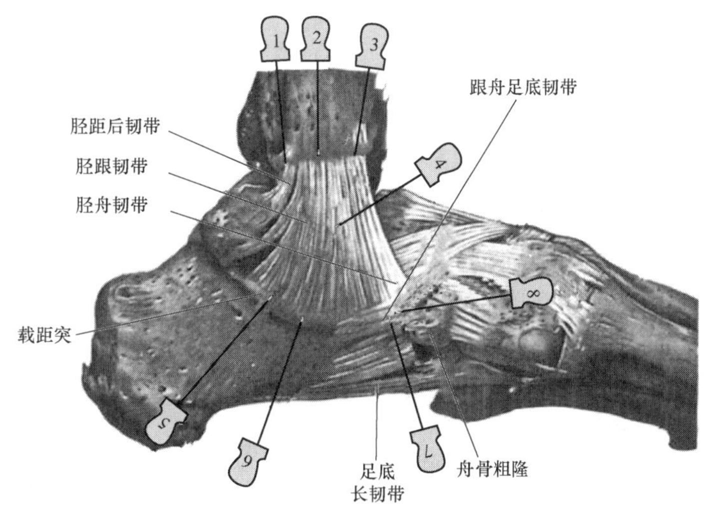

图 2-109　针刀松解三角韧带及周围的粘连瘢痕

②第二支针刀松解三角韧带起点中部（胫跟韧带起点）及踝关节囊的粘连瘢痕　在内踝尖定位。使用专用弧形针刀，刀口线与下肢纵轴平行，针刀体与皮肤呈 90° 角，按四步进针规程进针刀。针刀经皮肤、皮下组织到达内踝尖骨面，调转刀口线 90°，使针刀的弧形面与内踝尖骨面相吻合，贴骨面向下铲剥 3 刀，范围 0.5cm，然后刀体分别向上、向下铲剥 3 刀，范围 0.5cm，以松解关节囊的粘连瘢痕。

③第三支针刀松解三角韧带起点前部（胫舟韧带起点）及踝关节囊的粘连瘢痕　在内踝尖前上方1cm 处定位。使用专用弧形针刀，刀口线与下肢纵轴平行，针刀体与皮肤呈 90° 角，按四步进针规程进针刀。针刀经皮肤、皮下组织到达内踝前骨面，调转刀口线 90°，使针刀的弧形面与内踝前骨面相吻合，贴骨面向下铲剥 3 刀，范围 0.5cm，然后刀体分别向上、向下铲剥 3 刀，范围 0.5cm。

④第四支针刀松解胫跟韧带行经线路的粘连瘢痕　在第二支针刀下方 1.5～2cm 处定位，使用Ⅰ型 4 号针刀，刀口线与下肢纵轴平行，针刀体与皮肤呈 90° 角，按照四步进针规程进针刀。针刀经皮肤、皮下组织，当刀下有阻力感时，即到达胫跟韧带，再向下进针刀 0.2cm，行纵疏横剥 3 刀，范围 0.5cm。

⑤第五支针刀松解胫跟韧带后部止点的粘连瘢痕　在跟骨载距突后部定位。使用专用弧形针刀，刀口线与下肢纵轴平行，针刀体与皮肤呈 90° 角，按四步进针规程进针刀。针刀经皮肤、皮下组织到达跟骨面，调转刀口线 90°，使针刀的弧形面与距骨载距突骨面相吻合，贴骨面向上铲剥 3 刀，范围 0.5cm，然后刀体分别向前、向后铲剥 3 刀，范围 0.5cm。

⑥第六支针刀松解胫跟韧带前部止点的粘连瘢痕　在跟骨载距突中部定位。使用专用弧形针刀，刀口线与下肢纵轴平行，针刀体与皮肤呈 90° 角，按四步进针规程进针刀。针刀经皮肤、皮下组织到达跟骨面，调转刀口线 90°，使针刀的弧形面与距骨载距突骨面相吻合，贴骨面向上铲剥 3 刀，范围 0.5cm，然后刀体分别向前、向后铲剥 3 刀，范围 0.5cm。

⑦第七支针刀松解胫舟韧带止点的粘连瘢痕　在舟骨粗隆后上方 0.5cm 处定位。使用专用弧形针刀，刀口线与下肢纵轴平行，针刀体与皮肤呈 90° 角，按四步进针规程进针刀。针刀经皮肤、皮下组织到达舟骨面，调转刀口线 90°，使针刀的弧形面与舟骨骨面相吻合，贴骨面向后铲剥 3 刀，范围 0.5cm，然后刀体分别向前、向后铲剥 3 刀，范围 0.5cm。

⑧第八支针刀松解跟舟足底韧带止点的粘连瘢痕　在第七支针刀上方 1cm 定位。使用专用弧形针刀，刀口线与下肢纵轴平行，针刀体与皮肤呈 90° 角，按四步进针规程进针刀。针刀经皮肤、皮下组织到达舟骨面，调转刀口线 90°，使针刀的弧形面与舟骨骨面相吻合，贴骨面向后铲剥 3 刀，范围 0.5cm。

4.2.2　第二次针刀松解踝关节外侧韧带及周围的粘连瘢痕

（1）体位　俯卧位，踝关节中立位。

（2）体表定位　踝关节内侧。

（3）消毒　在施术部位，用碘伏消毒 2 遍，然后铺无菌巾，使治疗点正对洞巾中间。

（4）麻醉　用 1%利多卡因局部浸润麻醉，每个治疗点注药 1ml。

（5）刀具　专用弧形针刀和 I 型直形针刀。

（6）针刀操作（图 2-110）

①第一支针刀松解踝关节前侧关节囊、距腓前韧带起点的粘连瘢痕　在外踝尖前上方 1cm 处定位。使用专用弧形针刀，刀口线与足纵轴平行，针刀体与皮肤呈 90° 角，按四步进针规程进针刀。针刀经皮肤、皮下组织到达外踝前侧腓骨骨面，调转刀口线 90°，使针刀的弧形面与外踝前缘骨面相吻合，贴骨面向前下铲剥 3 刀，当刀下有落空感时即停止，然后分别向上、向下作扇形铲剥，范围 0.5cm。

②第二支针刀松解踝关节外侧关节囊、跟腓韧带起点的粘连瘢痕　在外踝尖定位。使用专用弧形针刀，刀口线与足纵轴平行，针刀体与皮肤呈 90° 角，按四步进针规程进针刀。针刀经皮肤、皮下组织到达外踝尖骨面，调转刀口线 90°，使针刀的弧形面与外踝尖骨面相吻合，贴骨面向后下铲剥 3 刀，当刀下有落空感时即停止，然后分别向前、向后外作扇形铲剥，范围 0.5cm。

③第三支针刀松解踝关节后侧关节囊、距腓后韧带起点的粘连瘢痕　在外踝尖后上方 1cm 定位。使用专用弧形针刀，刀口线与足纵轴平行，针刀体与皮肤呈 90° 角，按四步进针规程进针刀。针刀经皮肤、皮下组织到达外踝后侧腓骨骨面，调转刀口线 90°，使针刀的弧形面与外踝后缘骨面相吻合，贴骨面向后下铲剥 3 刀，当刀下有落空感时即停止，然后分别向上、向下作扇形铲剥，范围 0.5cm。

④第四支针刀松解跟腓韧带止点的粘连瘢痕　在外踝尖下后方 2～3cm 处定位。使用 I 型针刀，刀口线与足纵轴平行，针刀体与皮肤呈 90° 角，按四步进针规程进针刀。针刀经皮肤、皮下组织到达外跟骨骨面，调转刀口线 90°，贴骨面向上铲剥 3 刀，然后分别向前、向后外作扇形铲剥，范围 0.5cm。

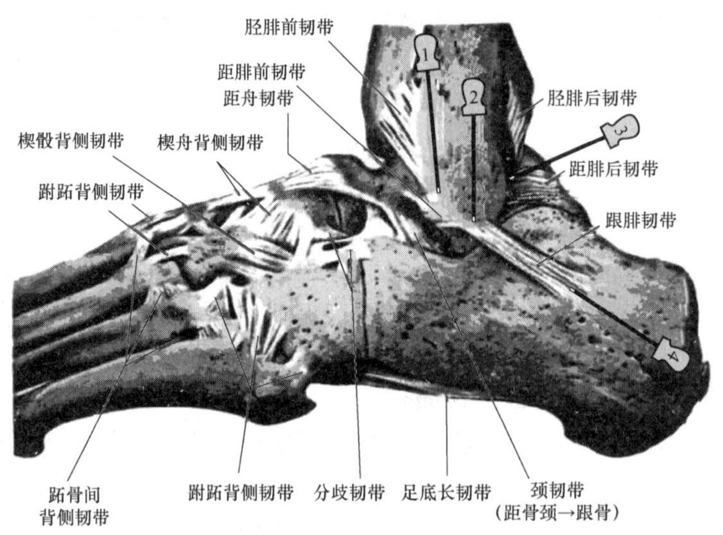

图 2-110　针刀松解踝关节外侧韧带及周围的粘连

5　针刀术后手法治疗

在助手的协助下进行踝关节的对抗性牵引，使关节充分背屈、跖屈 5 次，后施关节弹压术以促使关节恢复到正常角度。注意手法不可过猛，否则强直引起踝关节骨折等严重并发症。

第三章

神经卡压综合征

第一节　头颈部神经卡压综合征

一、枕大神经卡压综合征

1　范围

本《规范》规定了枕大神经卡压综合征的诊断和治疗。

本《规范》适用于枕大神经卡压综合征的诊断和治疗。

2　术语和定义

下列术语和定义适用于本规范。

枕大神经卡压综合征（Greater occipital nerve entrapment syndrome）　本病是由于外伤、劳损或炎性刺激等原因导致局部软组织渗出、粘连和痉挛，刺激、卡压或牵拉枕大神经，引起头枕顶放射痛为主要表现的一种临床常见病。

3　诊断

3.1　临床表现

（1）症状　以枕大神经痛为突出的症状，多呈自发性疼痛，常因头部运动而诱发，其疼痛为针刺样、刀割样，头部疼痛或咳嗽用力均可诱发疼痛。疼痛发作时常伴有局部肌肉痉挛，偶见枕大神经支配区有感觉障碍。

（2）体征　检查头颈呈强迫性体位，头略向后侧方倾斜，在枕外隆凸与乳突连线的内1/3处（即枕大神经穿出皮下处）及第二颈椎棘突与乳突连线中点有深压痛。在其上的上项线处有浅压痛。各压痛点可向枕颈放射，有时在枕大神经分布区尚有感觉过敏或感觉减退（图3-1）。

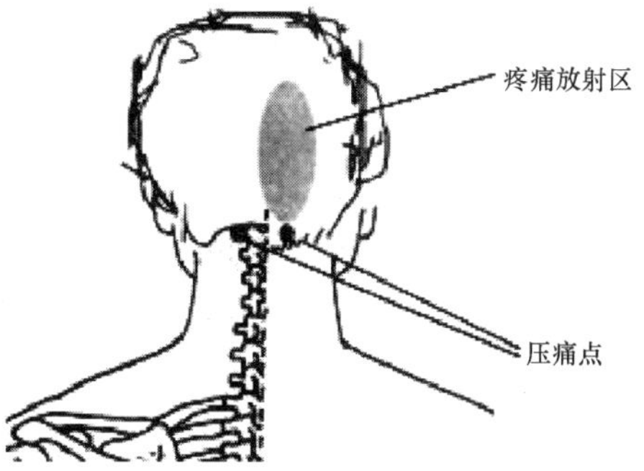

疼痛放射区

压痛点

图3-1　枕大神经的压痛点及其疼痛放射区

3.2　诊断标准

枕大神经卡压综合征主要依据上述临床表现诊断。

4　针刀治疗

4.1　治疗原则

依据人体弓弦力学系统理论，枕大神经卡压是由于神经周围软组织卡压神经所致。依据疾病病理构架的网眼理论，一侧神经受到卡压，另一侧的软组织也会挛缩和粘连，通过针刀准确松解，解除卡压，治愈该病。

4.2　操作方法

（1）体位　俯卧位。

（2）体表定位　枕大神经穿出皮下处。

（3）消毒　在施术部位，用碘伏消毒2遍，然后铺无菌巾，使治疗点正对洞巾中间。

（4）麻醉　用1%利多卡因局部浸润麻醉，每个治疗点注药1ml。

（5）刀具　Ⅰ型直形针刀。

（6）针刀操作（图3-2）

①第一支针刀松解左侧枕大神经穿出皮下处的卡压　在枕骨隆凸与左侧乳突连线的内1/3处（即枕大神经穿出皮下处）定位。刀口线与人体纵轴一致，刀体向脚侧倾斜45°，与枕骨垂直，押手拇指贴在上项线进针刀点上，从押手拇指的背侧进针刀，针刀到达上项线骨面后，调转刀口线90°，铲剥3刀，范围0.5cm。

②第二支针刀松解右侧枕大神经穿出皮下处的卡压　针刀松解方法参照第一支针刀松解操作。

（7）注意事项（图3-3）在做针刀松解时，针刀体应向脚侧倾斜，与纵轴呈45°角，与枕骨面垂直，不能与纵轴垂直，否则有损伤椎管的危险。

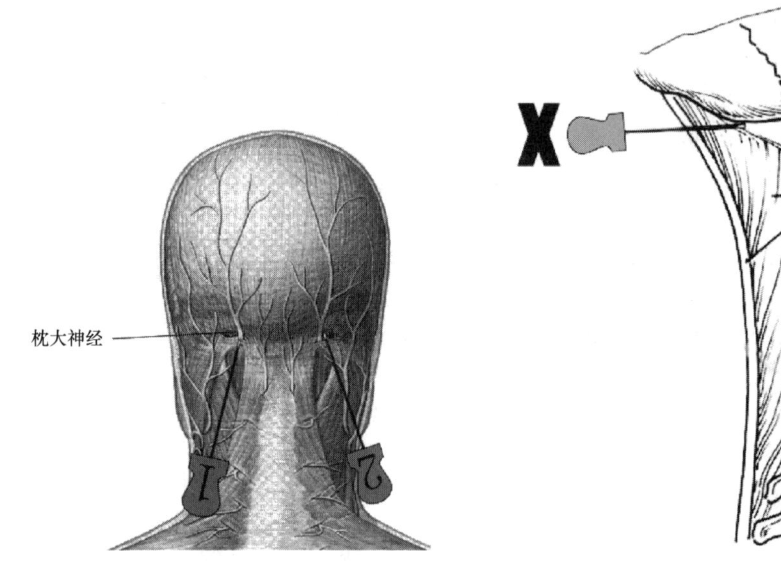

图3-2　枕大神经针刀松解

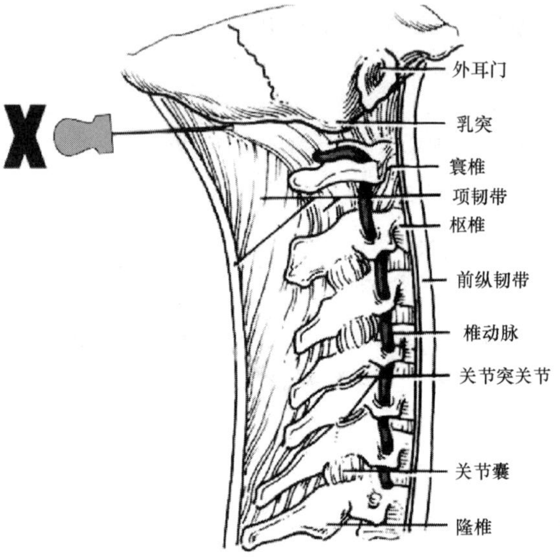

图3-3　枕大神经针刀松解危险操作

5　针刀术后手法治疗

针刀松解术毕进行手法治疗，患者俯卧位，一助手牵拉双侧肩部，术者正对患者头项，右肘关节屈曲并托住患者下颌，左手前臂尺侧压在患者枕骨，随颈部的活动施按揉法。用力不能过大，以免造成新的损伤。最后，提拿两侧肩部，并从患者肩至前臂反复揉搓3次。

二、锁骨上神经卡压综合征

1　范围

本《规范》规定了锁骨上神经卡压综合征的诊断和治疗。

本《规范》适用于锁骨上神经卡压综合征的诊断和治疗。

2　术语和定义

下列术语和定义适用于本规范。

锁骨上神经卡压综合征（Supraclavicular nerve entrapment syndrome）　锁骨上神经发自颈3神经根的前支和颈4神经根的大部分，从胸锁乳突肌深面向后下方穿出，行于颈阔肌深面，至锁骨附近穿至皮下，行向外下方，分成内侧、中间、外侧 3 组，分布于颈下部侧面、肩部和胸壁上部的皮肤。

3　诊断

3.1　临床表现

患者多为慢性起病，病程较长，自觉颈肩部钝痛、酸胀等不适感，以疼痛为主要症状，可为隐痛、胀痛、刺痛，疼痛可为急性发作，伴有肌痉挛和颈僵直，咳嗽可加重。疼痛可向头颈部或肩背部放射。严重者可有颈部活动受限，其所支配的肌肉如胸锁乳突肌、颈阔肌麻痹，偶见颈下部侧面、肩部和胸壁上部的皮肤出现感觉过敏或感觉减退。上述症状可在受凉或伏案工作后加重。

检查时可见患者颈部僵直，颈项肌感僵硬，痉挛而不松弛，肩胛骨内上角有明显压痛感，多伴有硬结和条索状物，部分患者有剥离感。颈部活动可受限，亦可见强迫性体位、单侧发病者，颈项偏向患侧，颈椎前屈，健侧侧屈受限。有时颈下部侧面、肩部和胸壁上部的皮肤可出现感觉过敏或感觉减退。

3.2　诊断标准

依据临床表现可以明确诊断。

4　针刀治疗

4.1　治疗原则

依据针刀医学关于慢性软组织损伤的理论及网眼理论，通过对神经卡压点进行精确闭合性针刀松解，可以取代开放性手术松解，治愈该病。

4.2　操作方法

（1）体位　俯卧位。

（2）体表定位　胸锁乳突肌中段后缘 Tinel 征阳性点。

（3）消毒　在施术部位，用碘伏消毒 2 遍，然后铺无菌洞巾，使治疗点正对洞巾中间。

（4）麻醉　用 1%利多卡因局部浸润麻醉，每个治疗点注药 1ml。

（5）刀具　使用Ⅰ型 4 号直形针刀。

（6）操作方法（图 3-4）　针刀松解胸锁乳突肌中段后缘 Tinel 征阳性点：在 Tinel 征阳性点旁开 0.5cm 进针刀，刀口线与人体纵轴一致，针刀体与皮肤垂直，针刀经皮肤、皮下组织后，当刀下有韧性感时即到达锁骨上神经出筋膜卡压处，提插切割 3 刀，范围不超过 0.5cm。

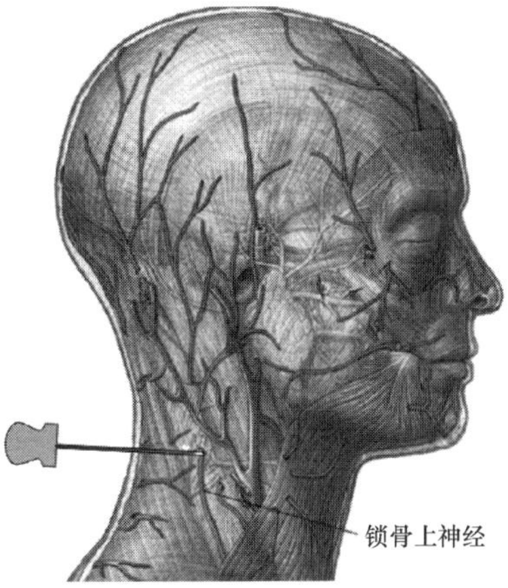

图 3-4　胸锁乳突肌中段后缘 Tinel 征阳性点针刀松解

5　针刀术后手法治疗

无需手法治疗。

三、胸廓出口综合征

1　范围

本《规范》规定了胸廓出口综合征的诊断和治疗。

本《规范》适用于胸廓出口综合征的诊断和治疗。

2　术语和定义

下列术语和定义适用于本规范。

胸廓出口综合征（Thoracic outlet syndrome） 胸廓出口综合征（TOS）是胸廓出口区重要的血管神经受压引起的复杂的临床症候群，临床症状和体征主要有疼痛、麻木、肌力减退和上肢不适，受压的血管神经结构从上到下包括：臂丛神经、锁骨下动脉和锁骨下静脉，压迫通常由肌纤维结构变化和先天性结构变化所致。TOS 的发病率一般为 0.3%～0.7%，文献报道最小患者的年龄为 6 岁，多数患者在 20～40 岁之间，男性与女性之比为 1:4，肥胖者居多。

3 诊断

3.1 临床表现

3.1.1 症状

患者常有疼痛、麻木、肌力减退、怕冷和肿胀感。疼痛常为钝痛，有时为锐痛，严重者须用麻醉药方能缓解。疼痛沿 C_8～T_1 支配区分布，麻木则分布于尺神经支配区。前臂内侧皮神经区麻木是 TOS 的一个重要体征。

3.1.2 体征

（1）尺侧屈腕肌肌力正常　尺侧屈腕肌由 C_7 支配，下干受压时，尺侧屈腕肌无损伤。

（2）手部精细活动丧失　臂丛下干的神经纤维参与正中神经内侧束，主要支配屈腕肌、屈拇肌、大鱼际肌群及第一、二蚓状肌，下干受压，手部精细活动丧失。

3.1.3 交感神经的表现

交感神经纤维受压，除上肢有酸痛外，还常有“雷诺现象”，表现为肢体苍白、发绀、怕冷，亦有患者表现为双手大量出汗。

3.1.4 静脉及动脉 TOS 的症状

静脉 TOS 较动脉常见，表现为肢体远端肿胀、发青、疼痛及沉重感。动脉型 TOS 主要表现为疼痛、无力及肢体冰冷。

3.1.5 TOS 肌筋膜炎

5%左右的 TOS 患者由于患侧不适，对侧肢体过度使用，常引起肌筋膜炎。肌筋膜炎出现于斜方肌肩胛区和胸部，症状以疼痛和痉挛为主。

3.2 诊断标准

对于静脉型 TOS，多普勒检查及静脉造影可确诊；对动脉型 TOS，非侵入性血管检查及动脉造影具有重要价值；神经受压的临床表现已如前述。另可借助以下特殊检查来诊断：

（1）肩外展试验　患者坐位，检查者扪及患者腕部桡动脉，慢慢使前臂旋后，外展 90°～100°。屈肘 90°，桡动脉搏动消失或减弱，为阳性。

（2）斜角肌挤压试验　患者坐位，检查者扪及腕部桡动脉，肩外展 30°，略后伸，并令患者头颈后伸，逐渐转向患侧，桡动脉搏动如减弱或消失为阳性。

（3）锁骨上叩击试验　令患者头偏向健侧，叩击患侧颈部，出现手指发麻或触电样感，为阳性。

（4）锁骨上压迫试验　检查者用同侧手扪患者的腕部桡动脉，用对侧拇指压迫锁骨上，桡动脉消失。作者曾在正常人群做过调查，90%的正常人，压迫锁骨上，桡动脉搏动亦消失。但是如果压迫点距锁骨上缘 2～3cm 桡动脉搏动亦消失，说明锁骨上动脉抬高明显，较有诊断价值。

（5）Roose 试验　为活动的肩外展试验，双上肢放在肩外展试验的位置上用力握拳，再完全松开，每秒钟 1 次，45 秒内就不能坚持者为阳性体征。

（6）肋间挤压试验　站正位，双上肢伸直后伸，脚跟抬起，桡动脉搏动消失，明显减弱为阳性。

（7）电生理检查　在胸廓出口综合征的早期无特殊价值，可能会出现 F 波延长。其他常常无异常发现，晚期以尺神经运动传导速度在锁骨部减慢有较大的诊断价值。

（8）X 线片检查　通过胸片了解有无第一、二肋骨与锁骨的畸形及骨改变；颈椎正侧位片了解有无颈肋或第七颈椎横突粗大。

4　针刀治疗

4.1　治疗原则

依据针刀医学慢性软组织损伤病因病理学理论和针刀闭合性手术理论，通过对神经卡压点进行精确闭合性针刀松解，完全可以取代开放性手术松解，治愈该病。

4.2　操作方法

（1）体位　俯卧位。

（2）体表定位　斜角肌间隙，喙突。

（3）消毒　在施术部位，用碘伏消毒2遍，然后铺无菌洞巾，使治疗点正对洞巾中间。

（4）麻醉　用1%利多卡因局部浸润麻醉，每个治疗点注药1ml。

（5）刀具　使用Ⅰ型4号直形针刀。

（6）针刀操作（图3-5、图3-6）

①第一支针刀松解前中斜角肌间隙的卡压　术者站在患者头端靠患侧，确定前、中斜角肌间隙，该间隙位于胸锁乳突肌后缘，颈外浅静脉内侧。术者押手触到胸锁乳突肌的锁骨头，再缓慢向颈后部移行，触及前、中斜角肌间隙。约在锁骨上3～3.5cm处即为进针刀点，用记号笔标出此点的位置。常规消毒铺巾，刀口线与中斜角肌肌纤维走行一致，针刀体与皮肤呈90°角，从定位点进针刀，针刀通过皮肤、皮下组织，沿前、中斜角肌间隙垂直进针刀，达斜角肌间隙内，再将针刀向内、下、后稍稍向骶尾部方向推进。进针约2cm时，有筋膜脱空感时，已进入斜角肌间隙，缓慢进针刀，刀下有韧性感或者患者上肢有串麻感时，即到达粘连、瘢痕部，纵疏横剥3刀，范围不超过0.5cm。

②第二支针刀松解前斜角肌锁骨止点的卡压　头偏向健侧，术者站在患者头端患侧，押手示指在锁骨上窝深部触及锁骨下动脉搏动点（此点通常位于锁骨与颈外静脉交叉点附近）。在搏动点外侧0.5cm，锁骨上约1cm处进针刀。刀口线与中斜角肌肌纤维走行一致，针刀体与皮肤呈90°角，针刀穿过皮肤、皮下组织，然后向后、下、内方向推进，达第一肋骨骨面，沿着第一肋骨的纵轴向前探寻，当有韧性感时，即到前斜角肌止点，调转刀口线90°，提插刀法切割3刀，范围不超过0.5cm。

③第三支针刀松解胸小肌的起点即喙突顶点的内1/3处　先触摸到患侧肩胛骨喙突后定位，术者刺手持针刀，针刀体与皮肤垂直，刀口线与胸小肌肌纤维方向一致，直达喙突顶点骨面，然后针刀向内探寻，当有落空感时即到喙突内缘，退针刀在喙突内1/3骨面上，调转刀口线90°，提插刀法在骨面上切割3刀，范围不超过0.5cm。

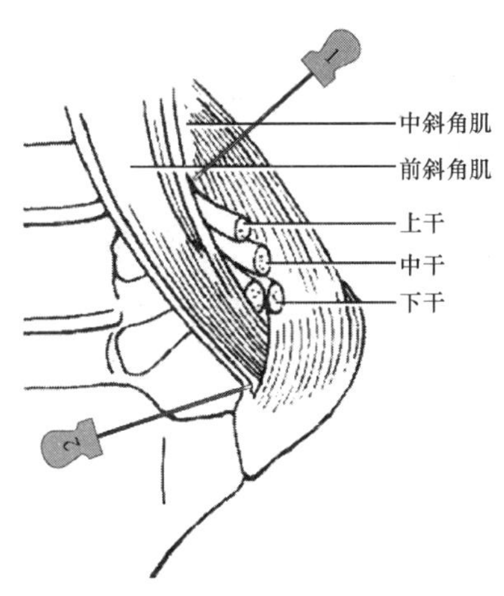

图3-5　针刀松解斜角肌卡压（1）

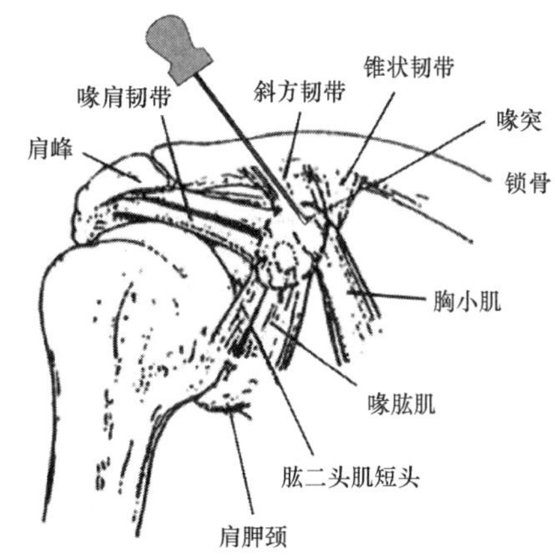

图3-6　针刀松解胸小肌的起点（2）

（7）注意事项

①在做前中斜角肌间隙针刀松解时，应先确定前、中斜角肌间隙，不能盲目进针刀，针刀松解过程中，仔细体会刀下的感觉，进针刀速度不可太快。

②在做前斜角肌锁骨止点的针刀松解时，应先确定锁骨下动脉的搏动很重要，不能盲目进针刀，针刀松解过程中，仔细体会刀下的感觉，到达第一肋骨骨面后，方可调转刀口线进行松解，松解的范围不能超过 0.5cm，针刀松解过程都是在骨面上进行，不可脱离骨面，否则有损伤重要神经血管的可能。

5 针刀术后手法治疗

针刀松解术毕，患者俯卧位，一助手牵拉双侧肩部，术者正对患者头项，右肘关节屈曲并托住患者下颌，左手前臂尺侧压在患者枕骨，向健侧牵拉颈部 1～2 次，用力不能过大，以免造成新的损伤。最后，提拿两侧肩部，并从患者肩至前臂反复揉搓几次。肩关节主动外展到最大位置 2～3 次，进一步拉开胸小肌的粘连和瘢痕。

第二节　胸背部神经卡压综合征

一、肩胛背神经卡压综合征

1 范围

本《规范》规定了肩胛背神经卡压综合征的诊断和治疗。

本《规范》适用于肩胛背神经卡压综合征的诊断和治疗。

2 术语和定义

下列术语和定义适用于本规范。

肩胛背神经卡压综合征（Dorsal scapular nerve entrapment syndrome） 肩胛背神经来自于颈第五神经根，有的与胸长神经合干。其在行经途中因解剖因素受压导致本病，主要表现为颈、肩、背、腋及侧胸壁的酸痛和不适。

3 诊断

3.1 临床表现

（1）病史及症状　本病常见于中青年女性。全部患者均以颈肩背部不适、酸痛为主要症状。颈部不适与天气有关，于阴雨天、冬天可加重，劳累后也可加重。上臂上举受限，颈肩背部酸痛，常不能入睡。肩部无力，偶有手麻，主要为前臂及手桡侧半发麻。

（2）体征和检查　部分患者可有前臂感觉减退，少数患者上肢肌力，特别是肩外展肌力下降。局部压痛点明显，多数位于患侧背部三、四胸椎棘突旁 3cm 及胸锁乳突肌后缘中点。

3.2 诊断标准

可根据临床特点进行诊断，如颈肩部疼痛、不适，沿肩胛背神经行经有压痛，特别是按压三、四胸椎棘突旁，可诱发同侧上肢麻痛，则可明确诊断为该病。

4 针刀治疗

4.1 治疗原则

依据人体弓弦力学系统理论及疾病病理构架的网眼理论，肩胛背神经卡压是由于神经周围软组织卡压神经所致。通过针刀准确松解卡压，治愈该病。

4.2 操作方法

（1）体位　坐位。

（2）体表定位　肩胛骨内上角与 C_6 棘突连线的中点。

（3）消毒　在施术部位，用碘伏消毒 2 遍，然后铺无菌巾，使治疗点正对洞巾中间。

（4）麻醉　用 1%利多卡因局部浸润麻醉，每个治疗点注药 1ml。

（5）刀具 Ⅰ型4号直形针刀。

（6）针刀操作（图3-7） 针刀松解肩胛背神经在菱形肌上缘的粘连和瘢痕：在肩胛骨内上角与C_6连线的中点可找到明显压痛点处进针刀，针刀体与皮肤垂直，刀口线与人体纵轴一致，按四步进针规程进针刀，经皮肤、皮下组织，刀下有坚韧感，患者有局部酸麻痛感时，即到达肩胛背神经在菱形肌上缘的粘连和瘢痕，以提插刀法切割3刀，范围0.5cm，然后再纵疏横剥3刀，范围0.5cm。出针刀后，创可贴覆盖针眼。

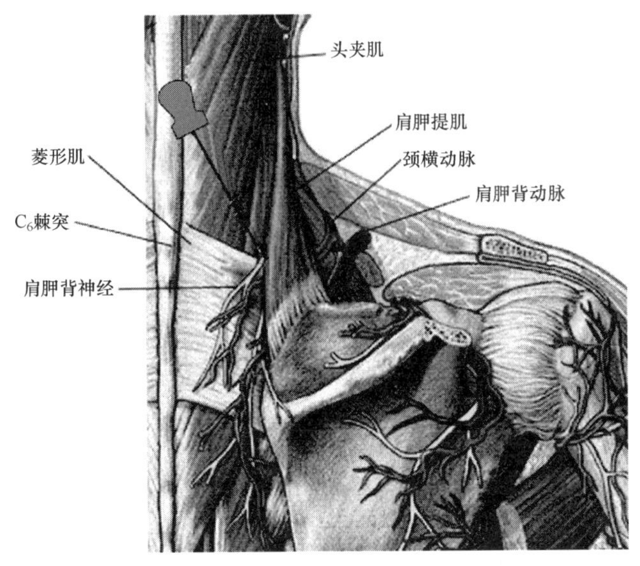

图3-7 肩胛背神经卡压针刀松解

5 针刀术后手法治疗

针刀术后，患者坐位，嘱患者做拥抱动作4次，以进一步拉开局部的粘连。

二、胸长神经卡压综合征

1 范围

本《规范》规定了胸长神经卡压综合征的诊断和治疗。

本《规范》适用于胸长神经卡压综合征的诊断和治疗。

2 术语和定义

下列术语和定义适用于本规范。

胸长神经卡压综合征（Long thoracic nerve entrapment syndrome） 本病是由于胸长神经卡压而引起的一种以肩部疼痛，肩外展无力及抬臂困难为主要症状的疾病。胸长神经是人体最长的纯运动神经，起源于C_5、C_6、C_7神经根，支配前锯肌。大多数肩胛背神经在C_5的起始与胸长神经的起始合干，合干部分穿经中斜角肌的腱性起源和腱性纤维环，起源于C_5的胸长神经也可与肩胛背神经一起受到卡压。

3 诊断

3.1 临床表现

3.1.1 症状

（1）患者可能有颈部不适和“颈椎病”病史。

（2）胸前、胸侧壁和腋下不适，有胀痛、针刺样痛，如在左胸壁酷似心绞痛。

（3）如合并肩胛背神经卡压，患者可能有背部向心前区的放射痛。

（4）心内科检查排除心绞痛。

3.1.2　体征

（1）胸锁乳突肌后缘中点上下压痛显著。

（2）叩击胸前可能诱发胸前刺痛。

（3）合并肩胛背神经卡压时有肩胛背神经卡压的体征。

（4）翼状肩胛是胸长神经损伤的典型体征。翼状肩胛的检查方法：伸臂、推墙时，可诱发翼状肩胛的发生。

3.2　诊断标准

颈部痛点局部封闭后症状消失，要高度考虑到胸长神经卡压的可能性。肌电图检查有助于诊断。

4　针刀治疗

4.1　治疗原则

依据针刀医学慢性软组织损伤病因病理学理论和针刀闭合性手术理论，通过对神经卡压点进行精确闭合性针刀松解，完全可以取代开放性手术松解，治愈该病。

4.2　操作方法

（1）体位　俯卧位。

（2）体表定位　中斜角肌后缘中点，Tinel 阳性点。

（3）消毒　在施术部位，用碘伏消毒 2 遍，然后铺无菌洞巾，使治疗点正对洞巾中间。

（4）麻醉　1%利多卡因局部定点麻醉。

（5）刀具　使用Ⅰ型针刀。

（6）针刀操作　在中斜角肌后缘中点处附近，以 Tinel 征阳性点定位针刀体与皮肤垂直，刀口线与上肢纵轴一致，按针刀治疗四步操作规程进针刀，针刀经皮肤、皮下组织、浅筋膜，当刀下有落空感时，即到达胸长神经在穿中斜角肌腱性结构时引起的卡压点，稍提针刀 0.3cm 后，纵疏横剥 2～3 刀，范围不超过 0.5cm，以松解中斜角肌腱性结构对胸长神经的卡压（图 3-8）。

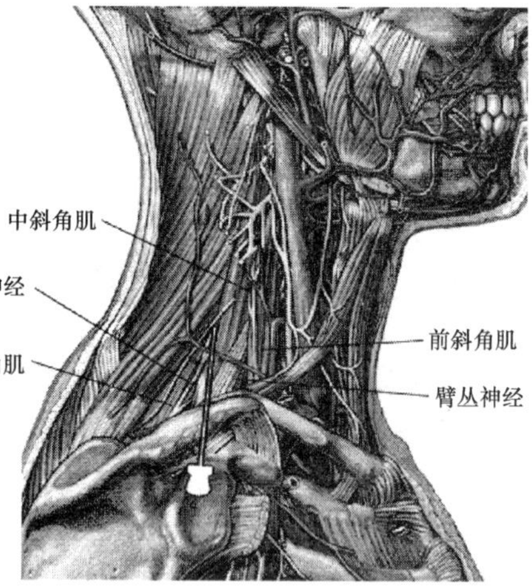

中斜角肌
胸长神经
后斜角肌
前斜角肌
臂丛神经

图 3-8　胸长神经卡压针刀松解

5　针刀术后手法治疗

针刀术后，俯卧位，做颈部伸屈，侧屈活动 2～3 次。

三、肋间神经卡压综合征

1　范围

本《规范》规定了肋间神经卡压综合征的诊断和治疗。

本《规范》适用于肋间神经卡压综合征的诊断和治疗。

2　术语和定义

下列术语和定义适用于本规范。

肋间神经卡压综合征（Intercostal nerve entrapment syndrome）　肋间神经痛多由外伤、劳损、带状疱疹及胸外科开放性手术后瘢痕粘连等引起肋间神经的卡压，而产生的一个或多个肋间神经支配区的疼痛症状。

3　诊断

3.1　临床表现

本病的疼痛由后向前，沿相应的肋间隙放射呈半环形，侧胸疼痛，呈持续性隐痛，阵发性加剧；或疼痛呈刺痛或烧灼样痛。咳嗽、深呼吸或打喷嚏时疼痛加重，疼痛多发于一侧的某支肋间神经。检查：卡压部位的 Tinel 征（+）。

3.2　诊断标准

根据临床表现可确诊，X 线片排除其他疾病。

4　针刀治疗

4.1　治疗原则

依据人体弓弦力学系统理论及疾病病理构架的网眼理论，肋间神经卡压是由于神经周围软组织卡压神经所致。通过针刀准确松解卡压，治愈该病。

4.2　操作方法

（1）体位　健侧卧位。

（2）体表定位　肋间神经卡压点。

（3）消毒　在施术部位，用碘伏消毒 2 遍，然后铺无菌巾，使治疗点正对洞巾中间。

（4）麻醉　用 1%利多卡因局部浸润麻醉，每个治疗点注药 1ml。

（5）刀具　Ⅰ型 4 号直形针刀。

（6）针刀操作（图 3-9）针刀松解肋间神经卡压点：在 Tinel 征阳性点定位，针刀体与皮肤垂直，刀口线与肋弓方向一致，按针刀治疗四步操作规程进针刀，针刀经皮肤、皮下组织、筋膜，直达肋骨骨面，然后针刀向下探寻，当有落空感时已到肋骨下缘，针刀沿肋骨下缘向下铲剥 3 刀，范围 0.5cm。

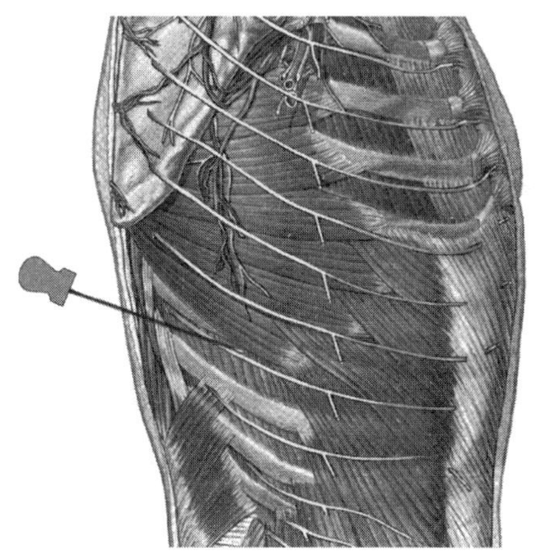

图 3-9　肋间神经卡压针刀松解

（7）注意事项　在做针刀松解时，针刀先到达肋骨骨面，沿骨面向下找到肋骨下缘，针刀松解一定在肋骨骨面上操作，不可超过肋骨下缘，否则可能刺破胸膜引起创伤性气胸。

5　针刀术后手法治疗

针刀术后分推胸肋间隙，双手指张开呈爪状，将指尖附于同侧胸骨旁间处，适当用力从胸前正中线沿肋间向两侧分推 1 分钟；分推肋下部位，将双手 4 指并拢，分别放于同侧剑突旁，沿肋骨分推 1 分钟。继用拇指揉按合谷、内关、外关、阳陵泉各 1 分钟。

第三节　腰腹部神经卡压综合征

一、第三腰椎横突综合征

1　范围

本《规范》规定了第三腰椎横突综合征的诊断和治疗。

本《规范》适用于第三腰椎横突综合征的诊断和治疗。

2 术语和定义

下列术语和定义适用于本规范。

第三腰椎横突综合征（The third lumbar transverse process syndrome） 第三腰椎为腰椎前屈后伸、左右旋转时的活动枢纽，故其两侧横突所受拉应力最大而容易导致损伤，是临床常见的腰腿痛疾病。

3 诊断

3.1 临床表现

腰部中段单侧或双侧疼痛。腰背强直，不能弯腰和久坐、久立，严重者行走困难，站立时，常以双手扶持腰部，通过休息和各种治疗可缓解。一旦腰部做过多活动，疼痛又加重，严重者生活不能自理，在床上翻身都感到困难。较轻者不能弯腰工作，不能持久站立工作，有时也受气候影响而加重。

3.2 诊断标准

（1）有外伤或劳损史。

（2）在第三腰椎横突尖部单侧或双侧有敏感的压痛点。

（3）屈躯试验阳性。

4 针刀治疗

4.1 治疗原则

依据针刀医学人体弓弦力学系统及疾病病理构架的网眼理论，L_3横突损伤后，引起粘连、瘢痕和挛缩，造成L_3横突的力学平衡失调，而产生上述临床表现。L_3横突损伤主要在L_3横突末端。用针刀将其粘连松解、切开瘢痕，使L_3横突末端的力学平衡得到恢复。

4.2 操作方法

（1）体位　俯卧位。

（2）体表定位　第三腰椎横突尖。

（3）消毒　在施术部位，用碘伏消毒2遍，然后铺无菌巾，使治疗点正对洞巾中间。

（4）麻醉　用1%利多卡因局部浸润麻醉，每个治疗点注药1ml。

（5）刀具　Ⅰ型4号直形针刀。

（6）针刀操作（图3-10、图3-11）　摸准L_3棘突顶点，从L_3棘突顶点上缘旁开3cm，在此定位。刀口线与脊柱纵轴平行，针刀经皮肤、皮下组织，直达横突骨面，刀体向外移动，当有落空感时，即到L_3横突尖，在此用提插刀法切割横突尖的粘连、瘢痕3刀，深度0.5cm，以松解腰肋韧带在横突尖部的粘连和瘢痕，然后调转刀口线90°，沿L_3横突上下缘用提插刀法切割3刀，深度0.5cm，以切开横突间韧带。

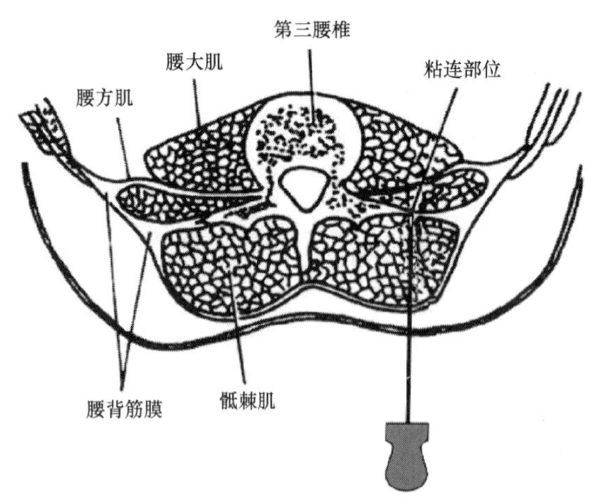

图3-10　L_3横突松解横断面观

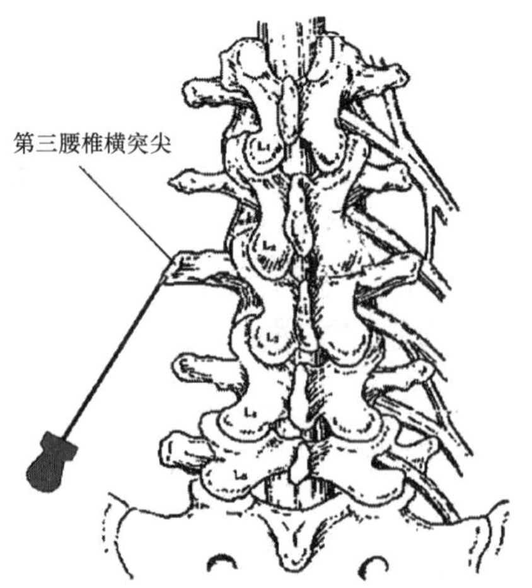

图3-11　腰椎横突松解后面观

（7）注意事项　在第三腰椎横突尖及横突中部有诸多软组织附着，如胸腰筋膜中层起始部、腰大肌起点、横突间肌等。由于第三腰椎横突的长度是腰椎横突中最长的，所以受伤机会多，根据网眼理论，一侧的横突受损伤，对侧必然代偿，也有粘连和瘢痕，故针刀还要松解对侧第三腰椎横突。否则易出现针刀治疗见效快，但复发率高的现象。

5　针刀术后手法治疗

患者立于墙边，背部靠墙，医生一手托住患侧腹部令其弯腰，另一手压住患者背部。当患者弯腰至最大限度时，突然用力压背部 1 次，然后让患者做腰部过伸。针刀术后应先平卧 10～15 分钟后再做手法，尤其是中老年患者，对针刀治疗有恐惧感，心情紧张，如做完针刀，即叫患者下床做手法，可能引起体位性低血压、摔倒，导致不良意外事故。

二、髂腹下神经卡压综合征

1　范围

本《规范》规定了髂腹下神经卡压综合征的诊断和治疗。

本《规范》适用于髂腹下神经卡压综合征的诊断和治疗。

2　术语和定义

下列术语和定义适用于本规范。

髂腹下神经卡压综合征（Iliohypogastric nerve entrapment syndrome）　髂腹下神经是来源于腰丛神经的分支，由于侧腹部外伤，使该神经在髂嵴经过前份时受到卡压，引起顽固性一侧腹部麻痛。

3　诊断

3.1　临床表现

侧下腹部酸胀、麻痛感，喜弯腰，在侧腹部及髂嵴前份有明显压痛点，Tinel 征阳性。

3.2　诊断标准

根据临床表现均可确诊。

4　针刀治疗

4.1　治疗原则

根据针刀闭合性手术理论和慢性软组织损伤病因病理学理论，用针刀精确松解神经卡压处，完全可以取代开放性手术治疗该病。

4.2　操作方法

（1）体位　健侧卧位，患侧在上。

（2）体表定位　髂嵴前中份 Tinel 征阳性点。

（3）消毒　用施术部位，用碘伏消毒 2 遍，然后铺无菌洞巾，使治疗点正对洞巾中间。

（4）麻醉　1%利多卡因局部定点麻醉。

（5）刀具　使用Ⅰ型针刀。

（6）针刀操作（图 3-12）针刀松解髂嵴前中份 Tinel 征阳性点：在髂嵴前中份 Tinel 征阳性点进针刀，刀口线与下肢长轴一致，针刀体与皮肤垂直，针刀经皮肤、皮下组织，达髂嵴骨面，纵疏横剥 2～3 刀，调转刀口线 90°，在骨面上向髂嵴内板方向铲剥 2～3 刀。

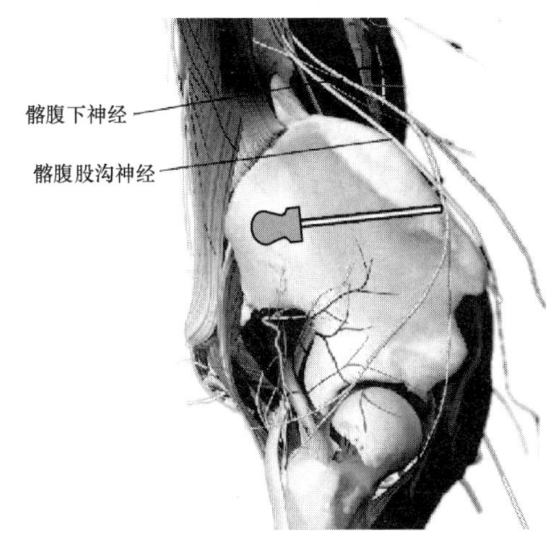

图 3-12　髂腹下神经卡压针刀松解

5 针刀术后手法治疗

针刀术毕，俯卧位，将髋关节被动过伸位 2～3 次。

三、髂腹股沟神经卡压综合征

1 范围

本《规范》规定了髂腹股沟神经卡压综合征的诊断和治疗。

本《规范》适用于髂腹股沟神经卡压综合征的诊断和治疗。

2 术语和定义

下列术语和定义适用于本规范。

髂腹股沟神经卡压综合征（Ilioinguinal nerve entrapment syndrome） 髂腹股沟神经是来源于腰丛神经分支，由于局部损伤或者该神经的解剖变异，使神经易受周围组织如腹股沟韧带，腹前外侧群肌、腱膜、筋膜的卡压，引起腹股沟区烧灼痛等临床表现。

3 诊断

3.1 临床表现

腹股沟部和阴囊或大阴唇区麻木、疼痛、烧灼感，大腿前内侧疼痛，髋关节内收外展时疼痛加剧，病情严重时可出现行走跛行。查体：髂嵴中后份压痛，Tinel 征阳性，患侧“4”字试验阳性，屈膝屈髋分腿试验阳性。

3.2 诊断标准

根据临床表现均可确诊。

4 针刀治疗

4.1 治疗原则

根据针刀闭合性手术理论和慢性软组织损伤病因病理学理论，用针刀精确松解神经卡压处，可以取代开放性手术治疗该病。

4.2 操作方法

（1）体位 健侧卧位，患侧在上。

（2）体表定位 髂嵴中后份 Tinel 征阳性点。

（3）消毒 用施术部位，用碘伏消毒 2 遍，然后铺无菌洞巾，使治疗点正对洞巾中间。

（4）麻醉 1%利多卡因局部定点麻醉。

（5）刀具 使用Ⅰ型针刀。

（6）针刀操作（图 3-13） 针刀松解髂嵴中后份 Tinel 征阳性点：在髂嵴中后份 Tinel 征阳性点进针刀，刀口线与下肢长轴一致，针刀体与皮肤垂直，针刀经皮肤、皮下组织，达髂嵴骨面，纵疏横剥 2～3 刀，调转刀口线 90°，在骨面上向髂嵴内板方向铲剥 2～3 刀。

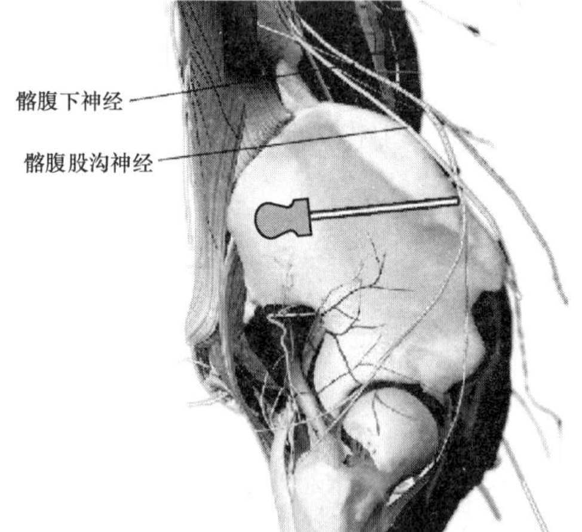

图 3-13 髂腹股沟神经卡压针刀松解

5 针刀术后手法治疗

针刀术毕，俯卧位，将髋关节被动过伸位 2～3 次。

第四节　肩部神经卡压综合征

一、肩胛上神经卡压综合征

1　范围

本《规范》规定了肩胛上神经卡压综合征的诊断和治疗。

本《规范》适用于肩胛上神经卡压综合征的诊断和治疗。

2　术语和定义

下列术语和定义适用于本规范。

肩胛上神经卡压综合征（Suprascapular nerve entrapment syndrome） 本病是由于肩胛上神经在肩胛切迹处受到压迫而产生的一系列临床症状。它是肩部疼痛病因中最常见的原因之一。

3　诊断

3.1　临床表现

（1）病史　通常患者有创伤或劳损史，以优势手多见，男性多于女性。

（2）症状　患者多有颈肩部不适，呈酸胀钝痛，患者常不能明确指出疼痛部位，有夜间痛醒史，疼痛可沿肩肱后放射至手部，亦可向肩胛下部放射，疼痛和肩部主动活动有关，被动活动多不产生疼痛，颈部活动对疼痛无明显影响，逐渐出现肩外展无力、上举受限。

（3）体征

①冈上肌、冈下肌萎缩。

②肩外展无力，特别是开始 30° 左右的肩外展肌力明显较健侧减弱。

③肩外旋肌力明显下降，甚至不能。

④肩部相当肩胛切迹处压痛明显。

3.2　诊断标准

肩胛上神经卡压综合征的诊断需通过仔细地询问病史，完整的物理检查及肌电检查来确诊。以下辅助检查有助于该征的诊断。

（1）上臂交叉试验　即双臂前屈 90°，在胸前交叉，肩部疼痛加重。

（2）肩胛骨牵拉试验　令患者将患侧手放置于对侧肩部，并使肘部处于水平位，使患侧肘部向健侧牵拉，可刺激卡压的肩胛上神经，诱发肩部疼痛。

（3）利多卡因注射试验　对临床表现不典型的病例，可于肩胛上切迹压痛点注射 1%的利多卡因。如果症状迅速缓解，可倾向于肩胛上神经卡压综合征的诊断。

（4）肌电检查　肩胛上神经运动传导速度明显减慢，冈上肌、冈下肌均有纤颤电位，腋神经及三角肌正常。

（5）X 线检查　肩胛骨前后位 X 线片向骶尾部倾斜 15°～30° 投照，以检查肩胛上切迹的形态，有助于诊断。

4　针刀治疗

4.1　治疗原则

依据人体弓弦力学系统理论及疾病病理构架的网眼理论，肩胛上神经卡压是由于神经周围软组织卡压神经所致。通过针刀准确松解卡压，治愈该病。

4.2　操作方法

（1）体位　俯卧位。

（2）体表定位　肩胛冈中点上方 1cm，肩胛冈中、外 1/3 下方。

（3）消毒　在施术部位，用碘伏消毒 2 遍，然后铺无菌巾，使治疗点正对洞巾中间。

（4）麻醉　用 1%利多卡因局部浸润麻醉，每个治疗点注药 1ml。

（5）刀具　Ⅰ型 4 号直形针刀。

（6）针刀操作（图 3-14）

①第一支针刀松解肩胛上横韧带　在肩胛冈中点上方 1cm，针刀体与皮肤垂直，刀口线与冈上肌肌纤维方向垂直，按四步进针规程进针刀，直达肩胛骨冈上窝骨面，然后针刀向上探寻，当有落空感时到肩胛骨的肩胛上切迹，退针刀 0.5cm 到骨面上，提插刀法沿肩胛上切迹向前切割 3 刀，范围 0.5cm。

②第二支针刀松解肩胛下横韧带　在肩胛冈中、外 1/3 下方酸、麻、胀痛明显处定位，针刀体与皮肤垂直，刀口线与冈下肌肌纤维方向一致，按四步进针规程进针刀，直达肩胛骨冈下窝骨面，在骨面上纵疏横剥 3 刀，范围 0.5cm。

③出针刀后，创可贴覆盖针眼。

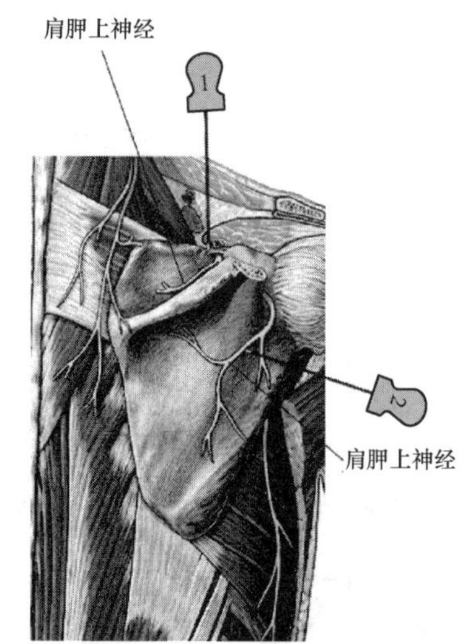

图 3-14　肩胛上神经卡压针刀松解

（7）注意事项　在作肩胛上横韧带针刀松解时，针刀沿肩胛骨冈上窝的骨面向上去寻找肩胛上切迹，此法安全，无危险性。

5　针刀术后手法治疗

针刀松解术毕，患者坐位，主动耸肩 2 次。应用阻抗抬肩手法。患者端坐位，医生用手掌压住患肘关节，嘱患者用力抬肩，当抬到最大位置时，医生突然放开按压的手掌，使冈下肌最大限度地收缩，1 次即可。

二、肩峰下撞击综合征

1　范围

本《规范》规定了肩峰下撞击综合征的诊断和治疗。

本《规范》适用于肩峰下撞击综合征的诊断和治疗。

2　术语和定义

下列术语和定义适用于本规范。

肩峰下撞击综合征（Subacromial impingement syndrome）　肩峰的上方为喙肩弓，包括肩峰、喙突及连接两者的喙肩韧带，下方为肩袖和肱骨结节，肩峰下滑囊起到润滑和缓冲撞击的作用。肩峰下间隙前窄后宽，撞击时病变主要发生在前、中部，是肩关节外展活动至一定范围时，肩部和上臂出现疼痛的综合征。

3　诊断

3.1　临床表现

（1）症状　以肩部和上臂外侧疼痛为主，可累及整个三角肌区。疼痛为持续性、夜间尤其明显。主动外展上臂 60°～120°时疼痛明显，但被动活动时疼痛较轻或不痛，患者常喜欢下垂上肢以减轻疼痛。患肢无力，活动受限。个别患者肩关节外展时有阻挡的感觉。

（2）体征

①体检时在肩峰下端及肱骨大结节处有明显的压痛，肩关节活动时可听到捻发音和触及捻发感。

②疼痛弧征阳性　肩关节主动外展活动时出现 60°～120°范围内的疼痛弧征，检查者用手固定肩胛

骨，嘱患者外展肩关节，当外展至 60° 时出现明显的肩峰部疼痛，继续外展超过 120° 时疼痛又明显减轻或消失。当上臂从上举位放下至 120° ～60° 时又出现疼痛。

③肩部撞击征阳性 患者取坐位，检查者一手稳定肩关节，另一手托住肘关节并向上方用力使肱骨大结节与肩峰间产生撞击，如出现疼痛即为阳性。病程长者，肩关节周围的肌肉萎缩，肩关节活动受限，尤以外展、外旋、后伸为著，严重者可呈冻结肩。

3.2 诊断标准

根据病史和临床表现、特殊检查及肌电检查，对典型病例不难做出诊断。X 线检查有辅助诊断的作用。肩峰下表面可见骨赘形成及骨质硬化，密度增高，冈上肌钙化阴影，肱骨大结节骨折或骨赘形成，肩峰下间隙变小。

4 针刀治疗

4.1 治疗原则

依据人体弓弦力学系统理论及疾病病理构架的网眼理论，肩峰下撞击综合征是由于神经周围软组织卡压神经所致。通过针刀准确松解卡压，治愈该病。

4.2 操作方法

4.2.1 第一次针刀松解部分肩袖的止点

（1）体位 端坐位。

（2）体表定位 肩关节。

（3）消毒 施术部位用碘状消毒 2 遍，然后铺无菌洞巾，使治疗点正对洞巾中间。

（4）麻醉 1%利多卡因局部麻醉。

（5）刀具 使用Ⅰ型针刀。

（6）针刀操作（图 3-15）

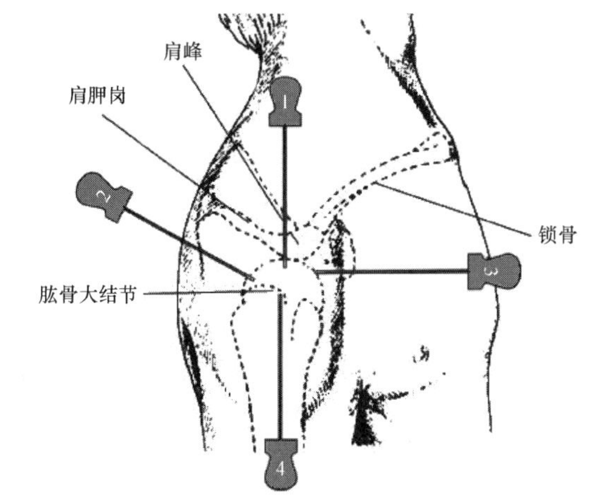

图 3-15 肩袖止点针刀松解

①第一支针刀松解冈上肌行径路线的粘连瘢痕点 沿冈上肌肌纤维方向在肩峰下寻找其压痛点定位，刀口线与冈上肌纤维走行一致，针刀体与皮肤呈 90° 角，按针刀四步进针规程进针刀，经皮肤、皮下组织，刀下有硬节或者条索状物时，纵疏横剥 2～3 刀，范围不超过 0.5cm，然后调转刀口线 90°，用提插刀法切割 2～3 刀，当刀下有落空感时停止切割。

②第二支针刀松解冈下肌行径路线及其止点 在第一支针刀后下方 2～3cm 压痛点定点，刀口线与冈下肌肌纤维方向一致，针刀体与皮肤呈 90° 角，按针刀四步进针规程进针刀，经皮肤、皮下组织，当刀下有硬节或者条索状物时，纵疏横剥 2～3 刀，范围不超过 0.5cm，然后达肱骨大结节后面骨面，调转刀口线 90°，在骨面上铲剥 2～3 刀，范围不超过 0.5cm。

③第三支针刀松解肩关节前侧关节囊的粘连瘢痕 在第一支针刀前下方 2～3cm 压痛点定点，针刀体与皮肤垂直，刀口线与肱骨长轴一致，按针刀四步进针规程进针刀，经皮肤、经皮下组织，当刀下有硬节或者条索状物时，纵疏横剥 2～3 刀，范围不超过 0.5cm，然后进一步深入针刀，当刀下有落空感时，即到达肩关节前侧关节囊，纵疏横剥 2～3 刀，范围不超过 0.5cm。

④第四支针刀松解冈上肌止点的粘连瘢痕 在肱骨大结节顶点的压痛点定位，刀口线与冈上肌纤维走行一致，针刀体与皮肤呈 90° 角，按针刀四步进针规程进针刀，刺入皮肤，经皮下组织，当刀下有硬节或者条索状物时，纵疏横剥 2～3 刀，范围不超过 0.5cm，然后直达骨面，调转刀口线 90°，在骨面上铲剥 2～3 刀，范围不超过 0.5cm。

⑤术毕，拔出针刀，局部压迫止血 3 分钟后，创可贴覆盖针眼。

4.2.2 第二次针刀松解肩部外侧顽固性疼痛点

（1）体位 端坐位。

（2）体表定位　分别在肩关节外侧压痛点定位。

（3）消毒　施术部位用碘伏消毒2遍，然后铺无菌洞巾，使治疗点正对洞巾中间。

（4）麻醉　局部麻醉。

（5）刀具　使用Ⅰ型针刀。

（6）针刀操作（见图2-85）

①第一支针刀松解肩峰部的压痛点　在肩峰压痛点定位，刀口线与上肢纵轴方向一致，针刀体与皮肤呈90°角，按针刀四步进针规程进针刀，刺入皮肤，经皮下组织，达硬结或者条索状物，纵疏横剥2～3刀，范围1cm。

②第二支针刀松解肩关节外侧的压痛点　在肩关节外侧压痛点定位，刀口线与上肢纵轴方向一致，针刀体与皮肤呈90°角，按针刀四步进针规程进针刀，刺入皮肤，经皮下组织，达硬结或者条索状物，纵疏横剥2～3刀，范围1cm。

③第三支针刀松解肩关节后外侧的压痛点　在肩关节后外侧压痛点定位，刀口线与上肢纵轴方向一致，针刀体与皮肤呈90°角，按照针刀四步进针规程进针刀，经皮肤、皮下组织，达硬结或者条索状物，纵疏横剥3刀。范围1cm。

④第四支针刀松解三角肌止点压痛点　在三角肌止点压痛点定位，刀口线与上肢纵轴方向一致，针刀体与皮肤呈90°角，按针刀四步进针规程进针刀，刺入皮肤，经皮下组织，达硬结或者条索状物，纵疏横剥2～3刀，范围1cm。

⑤第五支针刀松解三角肌肌腹部的压痛点　在三角肌肌腹部压痛点定位，刀口线与上肢纵轴方向一致，针刀体与皮肤呈90°角，按照针刀四步进针规程进针刀，经皮肤、皮下组织，达硬结或者条索状物，纵疏横剥3刀。范围1cm。

⑥术毕，拔出针刀，局部压迫止血3分钟后，创可贴覆盖针眼。

（7）注意事项　防止头静脉损伤（详见肩周炎第一次针刀松解注意事项）。

5　针刀术后手法治疗

本病采用上举外展手法，在端坐位进行。医者站于患侧，患者应充分放松，左手按住患肩关节上端，右手托扶患肢肘关节，嘱患者尽量外展上举患肢，当达到最大限度，不能再上举时，右手迅速向上提位肘关节，可听到患肩关节有“喀叭”的撕裂声。推弹速度必须要快，待患者反应过来时，手法应已结束。

三、四边孔综合征

1　范围

本《规范》规定了四边孔综合征的诊断和治疗。

本《规范》适用于四边孔综合征的诊断和治疗。

2　术语和定义

下列术语和定义适用于本规范。

四边孔综合征（Four sides of hole syndrome）　本病即旋肱后动脉和神经或腋神经的一个主要分支在四边孔处受压后所引起的一系列临床症候群。

3　诊断

3.1　临床表现

（1）病史　本病以青壮年多见，以优势手为主，可发生于双侧肢体，可能有肩部外伤史。

（2）症状　患肢呈间歇性疼痛或麻痛，可播散到上臂、前臂和手部，部分患者可有肩沉加重、肩部无力的感觉，一些病例有夜间疼痛史，症状在不知不觉中加重，在就诊时已有肩外展障碍。

（3）体征

①肩关节前屈、外展、外旋时症状加重。

②肩外展肌力下降，或肩外展受限。

③可有三角肌萎缩的现象。

④从后方按压四边孔有明显的局限性压痛。

⑤将肩关节置外旋位 1 分钟可诱发疼痛。

3.2　诊断标准

诊断主要依靠体检结果，即肩部疼痛，肩外展肌力下降，三角肌萎缩，四边孔处的局限性压痛，肩和上臂外侧的麻木及肩外展无力或受限。以下辅助检查有助于诊断：

（1）肌电图　三角肌可有纤颤电位，腋神经传导速度减慢。

（2）血管造影　旋肱后动脉闭塞，常可提示腋神经受压。

4　针刀治疗

4.1　治疗原则

依据人体弓弦力学系统理论及疾病病理构架的网眼理论，四边孔综合征是由于腋神经受到周围软组织卡压神经所致。通过针刀准确松解神经卡压处，治愈该病。

4.2　操作方法

（1）体位　坐位。

（2）体表定位　四边孔 Tinel 征阳性点。

（3）消毒　在施术部位，用碘伏消毒 2 遍，然后铺无菌巾，使治疗点正对洞巾中间。

（4）麻醉　用 1%利多卡因局部浸润麻醉，每个治疗点注药 1ml。

（5）刀具　Ⅰ型 4 号直形针刀。

（6）针刀操作（图 3-16）针刀切开部分四边孔粘连筋膜和瘢痕　在四边孔 Tinel 征阳性点定位，针刀体与皮肤垂直，刀口线与人体纵轴一致。按四步进针规程进针刀，经皮肤、皮下组织，刀下有坚韧感时即到达四边孔，以提插刀法切割 3 刀，范围 0.5cm，然后再纵疏横剥 3 刀，范围 0.5cm。出针刀后，创可贴覆盖针眼。

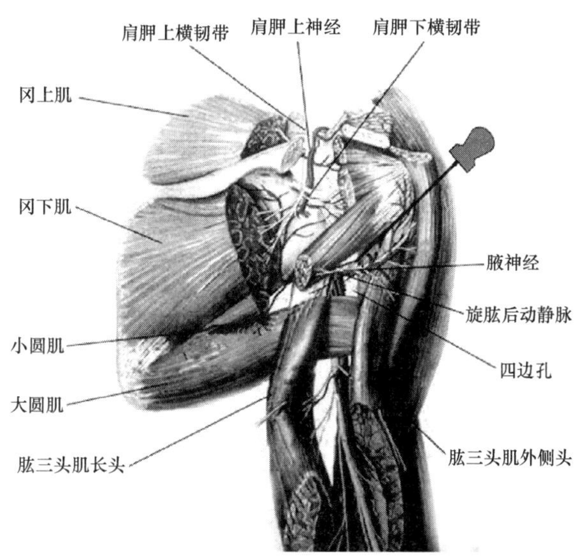

图 3-16　四边孔卡压针刀松解

（7）注意事项　针刀进行要缓慢，如果在进针刀过程中患者有剧痛或肩关节有电麻感，可能为针刀刺伤了旋肱后动脉或者腋神经，应退针刀于皮下，稍调整针刀体角度，再进针刀，即可避开血管神经。

5　针刀术后手法治疗

针刀术后，患者坐位，嘱患者做拥抱动作4次，以进一步拉开四边孔的粘连。

第五节　肘部神经卡压综合征

一、旋前圆肌综合征

1　范围

本《规范》规定了旋前圆肌综合征的诊断和治疗。

本《规范》适用于旋前圆肌综合征的诊断和治疗。

2　术语和定义

下列术语和定义适用于本规范。

旋前圆肌综合征（Pronator syndrome）　本病是前臂正中神经主干由于各种因素作用受到卡压，表现为正中神经主干受损后运动及感觉障碍的一种综合征。

3　诊断

3.1　临床表现

旋前圆肌综合征发病年龄多在50岁左右，女性多于男性，为男性患者的4倍以上。

（1）症状

①前臂近端疼痛　以旋前圆肌区疼痛为主，抗阻力旋前时疼痛加剧，可向肘部、上臂放射，也可向颈部和腕部放射。一般无夜间疼痛史。该特点可与腕臂综合征进行鉴别。

②感觉障碍　手掌桡侧和桡侧3个半手指麻木，但感觉减退比较轻，反复旋前运动可使感觉减退加重。

③肌肉萎缩　手指不灵活，拇、示指捏力减弱，以拇、示指对指时拇指的掌指关节、示指的近指关节过屈，而远指关节过伸为特征，鱼际肌有轻度萎缩。

（2）体征

①感觉检查　正中神经分布区（包括手掌侧基底部、正中神经掌皮支的支配区域）感觉减退或过敏，前臂近侧压痛。

②运动检查　手指屈曲，大鱼际对掌、对指肌力减弱。

3.2　诊断标准

根据病史、症状、体征多可对本病进行诊断。辅助检查有助于旋前圆肌综合征的诊断。

（1）物理检查

①Tinel征　肘部附近、旋前圆肌深面Tinel征阳性，阳性率约50%。向前臂、桡侧三指半或肘部近侧放射，另称McMamy征。

②旋前圆肌激发试验　屈肘、抗阻力前臂旋前检查多为阳性。

③指浅屈肌腱弓激发试验　中指抗阻力屈曲诱发桡侧3个半指麻木，为指浅屈肌腱弓激发试验阳性。

④肱二头肌腱膜激发试验　前臂屈肘120°，抗阻力旋前，诱发正中神经感觉异常，为肱二头肌腱膜激发试验阳性。

（2）肌电图检查　旋前圆肌综合征患者可出现运动或感觉传导速度减慢。应用电极针对卡压区正中神经支配肌群进行电诊断，判断肌肉、神经失电位的变化，有助于诊断和鉴别诊断。

旋前圆肌综合征应与腕管综合征相鉴别，两者临床表现相似，主要相同点：

①腕部和前臂痛。

②大鱼际肌肌力减弱。

③桡侧 3 个半手指麻木或感觉异常。

但旋前圆肌综合征无夜间痛，腕部 Tinel 征阴性，腕部神经传导速度正常，掌皮支区感觉减退。旋前圆肌综合征需与胸廓出口综合征、臂丛神经炎、神经根型颈椎病等病症相鉴别。

4 针刀治疗

4.1 治疗原则

依据人体弓弦力学系统理论及疾病病理构架的网眼理论，旋前圆肌综合征是由于正中神经周围软组织卡压神经所致。通过针刀准确松解神经卡压处，治愈该病。

4.2 操作方法

（1）体位 坐位。肩关节外展 90°，前臂置于手术台上。

（2）体表定位 肱二头肌腱止点，旋前圆肌肌腹部，指浅屈肌所形成的腱弓。

（3）消毒 在施术部位，用碘伏消毒 2 遍，然后铺无菌巾，使治疗点正对洞巾中间。

（4）麻醉 用 1%利多卡因局部浸润麻醉，每个治疗点注药 1ml。

（5）刀具 Ⅰ型 4 号直形针刀。

（6）针刀操作

①第一支针刀松解正中神经在肱二头肌止点腱膜处的卡压点（图 3-17） 在肱二头肌腱止点处，以 Tinel 征阳性点定位，针刀体与皮肤垂直，刀口线与上肢纵轴一致，按四步进针规程，从定位处刺入，针刀经皮肤、皮下组织、浅筋膜，当刀下有坚韧感，患者有酸、麻、胀感时，即到达肱二头肌止点腱膜处的卡压点，在此纵疏横剥 3 刀，范围 0.5cm。

②第二支针刀松解正中神经在旋前圆肌肌腹部的卡压点（图 3-18） 在前臂前侧上 1/3 部，以 Tinel 征阳性点定位，针刀体与皮肤垂直，刀口线与上肢纵轴一致，按四步进针规程，从定位处刺入，针刀经皮肤、皮下组织、浅筋膜，当刀下有坚韧感，患者有酸、麻、胀感时，即到达旋前圆肌肌腹部的卡压点，在此纵疏横剥 3 刀，范围 0.5cm。

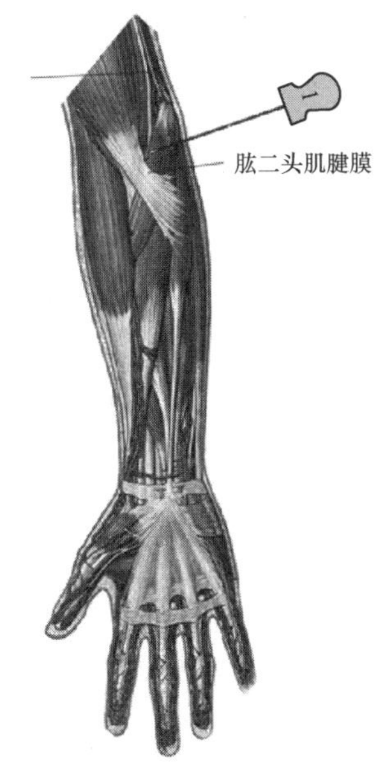

图 3-17 肱二头肌止点腱膜针刀松解

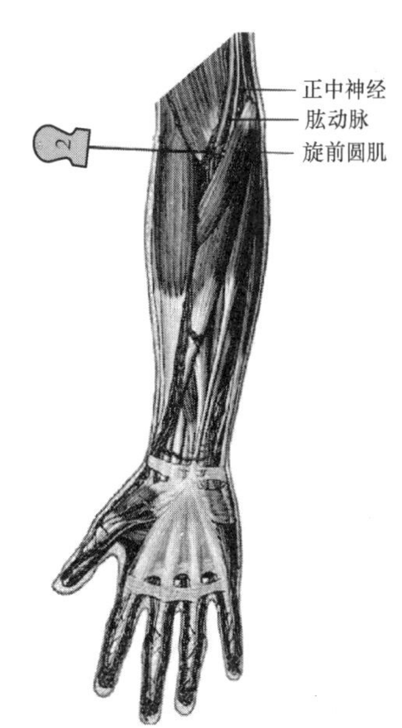

图 3-18 旋前圆肌肌腹部针刀松解

5 针刀术后手法治疗

针刀术后，患者坐位，做肘关节伸屈旋转及过伸动作 3 次。

二、肘管综合征

1 范围

本《规范》规定了肘管综合征的诊断和治疗。

本《规范》适用于肘管综合征的诊断和治疗。

2 术语和定义

下列术语和定义适用于本规范。

肘管综合征（Cubital tunnel syndrome） 本病又称创伤性尺神经炎、迟发性尺神经炎、肘部尺神经卡压等，是临床上最常见的尺神经卡压病变，也是最常见的上肢神经卡压征之一。

3 诊断

3.1 临床表现

（1）症状 肘部尺神经卡压常见于中年男性，以体力劳动者多见。患者最常见的症状是环指、小指的麻木和刺痛感。轻度患者可能只有症状的存在；中、重度患者可有感觉的减退和消失。患者在肘内侧可有酸痛不适感，并可向远侧或近侧放射。可有夜间因麻木而醒。患者还可有手部乏力、握力减退、肌肉萎缩、手部活动笨拙、不灵活、抓不紧东西等主诉。常常在用手工作时，特别是做屈肘活动时症状会加重。

（2）体征

①尺神经支配区的感觉障碍 包括刺痛、过敏或感觉缺失。除尺侧一个半手指出现感觉障碍外，手背尺侧也出现感觉障碍。

②肌肉萎缩、肌力减退 病程不同，手部肌萎缩程度也不同。早期可出现手部肌无力现象，晚期可出现爪型手畸形。肌力减退最突出的表现是小指处于外展位，内收不能，握力、捏力减弱。重度患者肌肉完全麻痹，有时尺侧腕屈肌和指深屈肌受累而肌力减弱。

③肘部尺神经滑脱、增粗 尺神经随着肘关节的屈伸运动，在肱骨内上髁上方会出现异常滑动。有时可摸到肘部一端尺神经增粗或有梭形肿大，并有压痛。

④肘外翻畸形 肘部有骨折史者可出现肘外翻畸形。

⑤屈肘试验阳性 屈肘时可加剧尺侧一个半手指的麻木或异常感。

⑥肘部 Tinels 征阳性。

（3）分类 Dellon 等于 1988 年对本病提出了新的分类标准。

①轻度

a. 感觉 间歇性感觉异常，振动觉增高。

b. 运动 自觉（主观）衰弱无力，笨拙或失去协调。

c. 试验 屈肘试验和（或）Tinel（+）。

②中度

a. 感觉 间歇性感觉异常，振动觉正常或增高。

b. 运动 衰弱的程度较明显，有夹、握力减弱。

c. 试验 屈肘试验和（或）Tinel 征（+）。

③重度

a. 感觉 感觉异常持续存在，振动觉减低，两点辨别觉异常。

b. 运动 夹、握力减弱及肌力萎缩。

c. 试验 屈肘试验和（或）Tinel 征（+），爪形手畸形。

3.2 诊断标准

根据病史和临床表现、特殊检查及肌电检查，对典型病不难做出诊断，但早期诊断有一定的困难。

①感觉功能检查　感觉功能检查对诊断肘管综合征具有重要意义。肘管综合征尺侧皮肤感觉变化的特点是：手部尺侧 1 个半手指、小鱼际及尺侧手背部感觉障碍。

②屈肘试验　屈肘试验对于肘管综合征的诊断具有一定的特异性。检查方法：患者上肢自然下垂位，屈肘 120°，持续约 3 分钟，出现手部尺侧感觉异常者为阳性。

③X 线平片　X 线检查可发现肘部骨性结构的异常。

④肌电图电生理检查　对肘管综合征的诊断与鉴别诊断，特别是一些复杂病例的诊断，有一定的参考价值。

4　针刀治疗

4.1　治疗原则

依据人体弓弦力学系统理论及疾病病理构架的网眼理论，肘管综合征是由于尺神经周围软组织卡压神经所致。通过针刀准确松解卡压，治愈该病。

4.2　操作方法

（1）体位　坐位，患侧肩关节外展 90°，肘关节屈曲 90°。

（2）体表定位　肱骨内上髁、尺骨鹰嘴。

（3）消毒　在施术部位，用碘伏消毒 2 遍，然后铺无菌巾，使治疗点正对洞巾中间。

（4）麻醉　用 1%利多卡因局部浸润麻醉，每个治疗点注药 1ml。

（5）刀具　Ⅰ型 4 号直形针刀。

（6）针刀操作（图 3-19）

①第一支针刀松解肘管弓状韧带起点　在肱骨内上髁定位。针刀体与皮肤垂直，刀口线与尺侧腕屈肌纤维方向一致，按四步进针规程，从定位处刺入，针刀经皮肤、皮下组织，直达肱骨内上髁骨面，针刀沿骨面向后，提插刀法切割 3 刀，范围 0.5cm。

②第二支针刀松解肘管弓状韧带止点　在尺骨鹰嘴内缘定位。针刀体与皮肤垂直，刀口线与尺侧腕屈肌纤维方向一致，按四步进针规程，从定位处贴鹰嘴内缘进针刀，针刀经皮肤、皮下组织，直达尺骨鹰嘴骨面，针刀向后沿骨面，提插刀法切割 3 刀，范围 0.5cm。

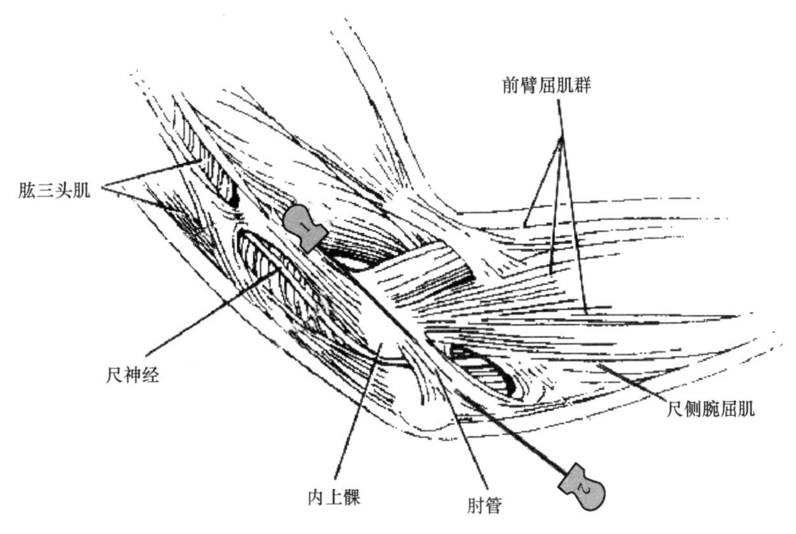

图 3-19　肘管针刀松解

（7）注意事项　在做针刀松解时，如患者出现沿尺神经方向串麻感，系因针刀碰到尺神经的缘故，退针刀于皮下，严格按照上述针刀松解方法再进针刀即可。

5　针刀术后手法治疗

针刀松解术毕，患者坐位，主动伸屈肘关节 2 次。

三、桡管综合征

1 范围

本《规范》规定了桡管综合征的诊断和治疗。

本《规范》适用于桡管综合征的诊断和治疗。

2 术语和定义

下列术语和定义适用于本规范。

桡管综合征（Radial tunnel syndrome） 本病又称骨间背侧神经卡压综合征，是桡神经深支在桡管内被旋后肌浅层腱弓或桡侧腕短伸肌起腱弓卡压所致。

3 诊断

3.1 临床表现

（1）病史和症状 本病以中年男性为多见，可能有长期的“网球肘”的病史。最主要的临床表现是肘外侧痛，以钝痛为主，可向近端沿桡神经放射，也可向远端沿骨间后神经放射，患者常不能明确指出疼痛点。前臂及肘部活动后疼痛加剧，夜间痛比较明显。

（2）体征

①压痛点 在肘外侧沿桡神经的行经部位进行触压会出现不适、酸痛，肱骨外上髁亦有压痛，但最显著压痛点位于肱骨外上髁下方，偏内侧 2～3cm。

②中指试验 抗阻力伸中指均可诱发肘外侧疼痛。

③感觉检查 手背桡侧、前臂外侧，可能有轻度的感觉减退。

3.2 诊断标准

肘外侧疼痛，肘外侧压痛广泛，最显著压痛点位于肱骨外上髁下内方 2.5cm 处，无功能障碍及感觉障碍，应考虑为桡管综合征。

4 针刀治疗

4.1 治疗原则

依据人体弓弦力学系统理论及疾病病理构架的网眼理论，桡管综合征是由于桡神经周围软组织卡压神经所致。通过针刀准确松解卡压，治愈该病。

4.2 操作方法

（1）体位 坐位。肩关节外展 90°，前臂置于手术台上。

（2）体表定位 桡骨小头水平卡压点、桡骨颈水平卡压点、桡侧伸腕短肌近端内侧神经卡压点、Frohse 弓卡压点。

（3）消毒 在施术部位，用碘伏消毒 2 遍，然后铺无菌巾，使治疗点正对洞巾中间。

（4）麻醉 用 1%利多卡因局部浸润麻醉，每个治疗点注药 1ml。

（5）刀具 Ⅰ型 4 号直形针刀。

（6）针刀操作

①第一支针刀松解肱肌和肱桡肌之间的卡压点（图 3-20） 在上臂外侧下 1/3，以 Tinel 征阳性点定位，针刀体与皮肤垂直，刀口线与上肢纵轴一致，按四步进针规程，从定位处刺入，针刀经皮肤、皮下组织、浅筋膜，当刀下有坚韧感，患者有酸、麻、胀感时，即到达肱肌和肱桡肌之间的筋膜束带或两肌之间的组织粘连瘢痕点，在此纵疏横剥 3 刀，范围 0.5cm。

②第二支针刀松解桡骨颈水平卡压点（图 3-21） 在桡骨颈前外侧水平，以 Tinel 征阳性点定位，针刀体与皮肤垂直，刀口线与上肢纵轴一致，按四步进针规程，从定位处刺入，针刀经皮肤、皮下组织、浅筋膜，达桡骨颈骨面，患者有酸、麻、胀感，在骨面上铲剥 3 刀，范围 0.5cm。

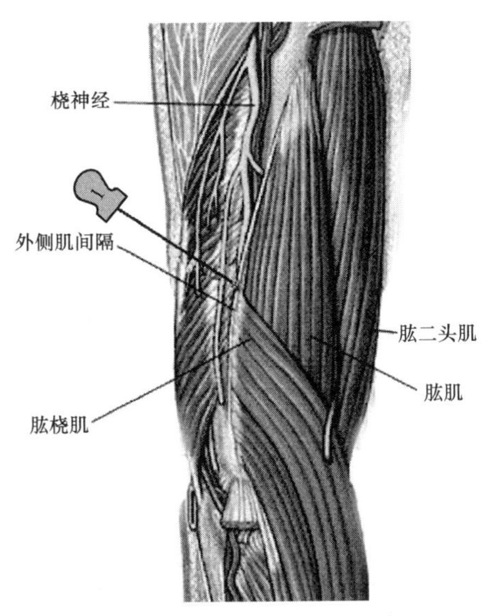

图 3-20　桡神经桡骨小头水平卡压点针刀松解

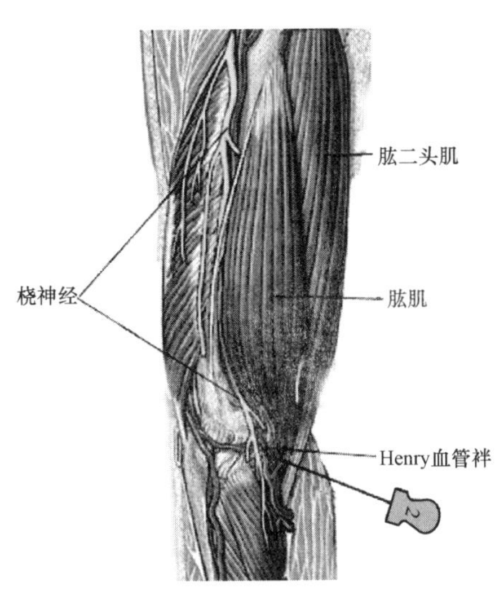

图 3-21　桡神经桡骨颈水平卡压点针刀松解

③第三支针刀松解桡侧伸腕短肌近端内侧引起的神经卡压点（图 3-22）　在肱骨外上髁定位，针刀体与皮肤垂直，刀口线与上肢纵轴一致，按四步进针规程，从定位处刺入，针刀经皮肤、皮下组织、浅筋膜，达肱骨外上髁骨面，在外上髁前缘贴骨向前铲剥 3 刀，范围 0.5cm。

④第四支针刀松解 Frohse 弓卡压点　参见骨间后神经卡压综合征的针刀治疗。

5　针刀术后手法治疗

针刀术后，患者坐位，做肘关节伸屈、旋转动作 3 次。

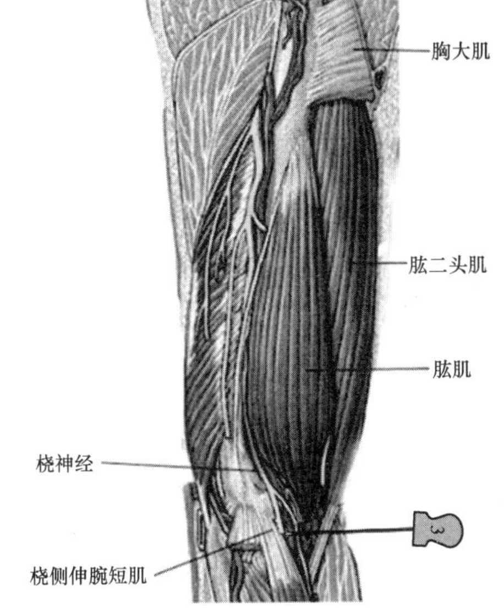

图 3-22　桡侧伸腕短肌近端神经卡压点针刀松解

四、骨间后神经卡压综合征

1　范围

本《规范》规定了骨间后神经卡压综合征的诊断和治疗。

本《规范》适用于骨间后神经卡压综合征的诊断和治疗。

2　术语和定义

下列术语和定义适用于本规范。

骨间后神经卡压综合征（Posterior interosseous nerve entrapment syndrome）　骨间后神经是桡神经在肘关节水平附近分出的深支，为运动支。本病是指此神经由于各种原因受卡压而出现肘外侧疼痛、手部无力等临床表现的病症。

3　诊断

3.1　临床表现

3.1.1　症状

（1）常见于男性优势手，以手工业者多见。

（2）肘外侧疼痛为早期症状，多为放射性疼痛，向上可放射至肘部，向下可放射到前臂下段，夜间或休息时疼痛更为明显。

（3）手部无力　患者主诉伸指、伸拇及前臂旋后无力。

（4）手功能障碍　晚期患者可出现指下垂、拇下垂。

3.1.2　体征

（1）肌萎缩　确诊为骨间后神经卡压的患者，常常有前臂伸肌群的萎缩。

（2）局部压痛　压痛常常局限在肱骨外上髁下方 2～4 cm 处，外上髁亦可能同时有压痛。

（3）诱发痛　伸肘时抗阻力旋后，可诱发疼痛。因旋前时旋后肌被拉长，抗阻力旋后，旋后肌在拉长的情况下收缩使骨间神经压迫加重，而伸腕短肌的腱性缘在前臂旋后时亦强力收缩而加强对神经的压迫。伸肘位、腕平伸、抗阻力伸中指，可诱发肘外侧痛，

（4）局部肿块　少数纤瘦的患者肌肉可出现萎缩，可于 Frohse 弓处扪及条索状肿块，并有压痛。

（5）伸指伸拇障碍　晚期患者可出现拇指不能伸、不能向桡侧外展，2～5 指掌指关节不能伸直。

3.2　诊断标准

（1）肘外侧有夜间疼痛，肱骨外上髁下方压痛，前臂抗阻力旋后，有诱发痛，指下垂、拇下垂等。

（2）甩水试验　屈腕位，反复旋转前臂，像甩掉手部所沾的水，亦可诱发疼痛，实为牵拉旋后肌和桡侧伸腕短肌，而对骨间后神经产生压迫。

（3）电生理检查　可发现骨间后神经的运动神经传导速度下降，伸指、伸拇及尺侧伸腕肌有纤颤电位。

4　针刀治疗

4.1　治疗原则

根据针刀闭合性手术理论和慢性软组织损伤病因病理学理论，用针刀精确松解神经卡压处，可以治愈该病。

4.2　操作方法

（1）体位坐位　肩关节外展 90°，前臂旋前，置于手术台上。

（2）体表定位　旋后肌 Frohse 弓。

（3）消毒　在施术部位，用碘伏消毒 2 遍，然后铺无菌洞巾，使治疗点正对洞巾中间。

（4）麻醉　1%利多卡因局部麻醉。

（5）刀具　使用Ⅰ型针刀。

（6）针刀操作（图 3-23）　针刀松解桡神经在旋后肌 Frohse 弓的卡压点：在前臂外前侧上 1/3 处，以 Tinel 征阳性点定位，针刀体与皮肤垂直，刀口线与上肢纵轴一致，按针刀四步进针规程，从定位处刺入，针刀经皮肤、皮下组织、浅筋膜，当刀下有坚韧感，患者有酸、麻、胀感时，即到达桡神经在旋后肌 Frohse 弓的卡压点，在此处用提插刀法切割 2～3 刀，范围不超过 0.5cm。

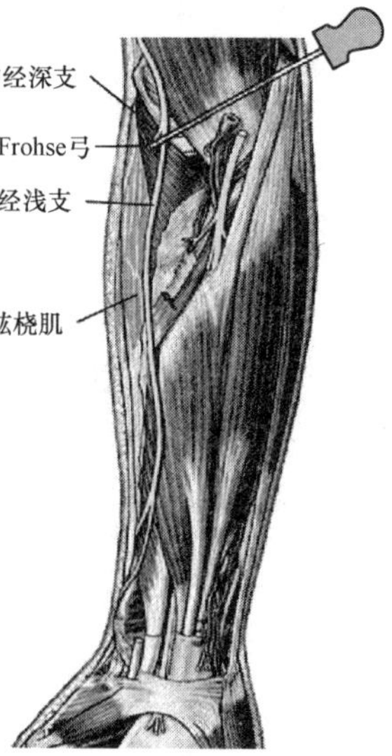

图 3-23　Frohse 弓针刀松解

5　针刀术后手法治疗

针刀术后，患者坐位，做腕关节及肘关节伸屈旋转动作 2～3 次。

五、桡神经感觉支卡压综合征

1　范围

本《规范》规定了桡神经感觉支卡压综合征的诊断和治疗。

本《规范》适用于桡神经感觉支卡压综合征的诊断和治疗。

2　术语和定义

下列术语和定义适用于本规范。

桡神经感觉支卡压综合征（Sensory branch of radial nerve entrapment syndrome） 1932 年，Wartenbery 首次报道 35 例由桡神经感觉支引起的手部疼痛的病例，患者手背桡侧麻痛、感觉减退、握力降低，临床称之为 Wartenbery 综合征，又称之为手痛性麻痹。Wartenbery 认为该病由桡神经浅支单纯性神经炎和神经炎性疾病所引起。随着有关研究的进展，人们逐渐认识到，桡神经感觉支在前臂的卡压是腕部疼痛、无力的重要原因之一。

3　诊断

3.1　临床表现

3.1.1　症状

（1）外伤劳损史　大多数患者可被问及前臂有外伤、扭伤和反复腕关节活动史，包括需长期伸屈腕关节和旋转前臂史。

（2）疼痛为灼性痛、麻痛和针刺样痛，随腕关节活动而加剧，可向上臂和肩部放射。

（3）手部无力　握拳、抓、捏均可能诱发疼痛而不能用力。

3.1.2　体征

（1）Tinel 征阳性　Tinel 征最明显处往往是桡神经浅支卡压处。

（2）手背及前臂桡侧感觉异常　包括痛觉、触觉和两点辨别觉异常。

（3）腕部压痛。

（4）屈腕握拳、屈腕尺偏、前臂旋前均可诱发疼痛。

3.2　诊断标准

手背疼痛、麻木、前臂桡侧 TineI 征阳性，握拳、屈腕、前臂旋前时症状加重，即可诊断该病，电生理检查可协助诊断。

（1）Tinel 征　于前臂中段、肱桡肌肌腹远端，Tinel 征阳性。

（2）桡神经浅支激发试验多为阳性。

（3）诊断性神经阻滞　于肱桡肌腱腹交界处注射 2%利多卡因 5ml，10～20min 后症状改善，疼痛减轻，手指力量加强。因在注射处，前臂外侧皮神经与桡神经浅支相距很近，可先于前臂上段、头静脉旁注射利多卡因，以排除前臂外侧皮神经引起的疼痛。

（4）电生理检查　传导速度减慢，严重者记录不到感觉电位。

4　针刀治疗

4.1　治疗原则

根据针刀闭合性手术理论和慢性软组织损伤病因病理学理论，用针刀精确松解神经卡压处，可以治愈该病。

4.2　操作方法

（1）体位　坐位。肩关节外展 90°，前臂中立位，置于手术台上。

（2）体表定位　桡神经浅支出筋膜点。

（3）消毒　在施术部位，用碘伏消毒 2 遍，然后铺无菌洞巾，使治疗点正对洞巾中间。

（4）麻醉　1%利多卡因局部麻醉。

（5）刀具　使用Ⅰ型针刀。

（6）针刀操作（图 3-24）　针刀松解桡神经浅支出筋膜处的卡压点：在前臂外前侧下 1/3 处，以 Tinel 征阳性点定位，针刀体与皮肤垂直，刀口线与上肢纵轴一致，按针刀四步进针规程，从定位处刺入，针刀经皮肤、皮下组织、浅筋膜，当刀下有坚韧感，患者有酸、麻、胀感时，即到达桡神经浅支出筋膜处的卡压点，以提插刀法切割 2～3 刀，范围不超过 0.5cm。

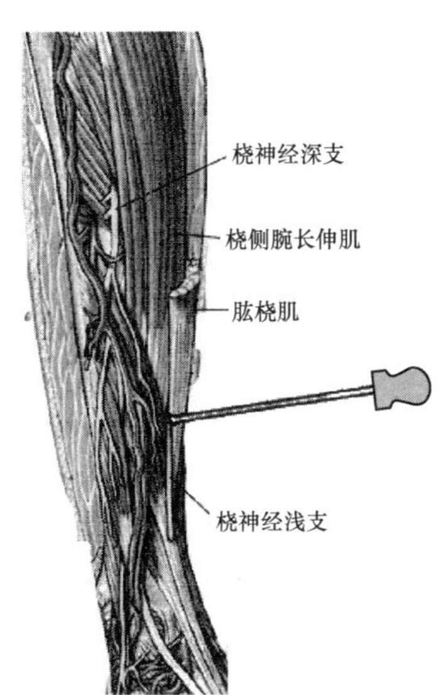

图 3-24　桡神经浅支针刀松解

5 针刀术后手法治疗

针刀术后，患者坐位，做腕关节及肘关节伸屈旋转动作 2～3 次。

六、前臂内侧皮神经卡压综合征

1 范围

本《规范》规定了前臂内侧皮神经卡压综合征的诊断和治疗。

本《规范》适用于前臂内侧皮神经卡压综合征的诊断和治疗。

2 术语和定义

下列术语和定义适用于本规范。

前臂内侧皮神经卡压综合征（Medial antebrachial cutaneous nerve entrapment syndrome） 前臂内侧皮神经常可作为指神经移植的来源，以后支应用为主。肘部手术或瘢痕可引起该神经损伤，诱发疼痛。

3 诊断

3.1 临床表现

3.1.1 症状

前臂内侧掌侧面刺痛或灼样痛，并伴有麻木感。疼痛范围较广泛，患者多不能指出确切的痛点。

3.1.2 体征

体检可发现前臂内侧掌侧面有痛觉减退或痛觉过敏区，在臂中、下 1/3 交界处的内侧附近有明显压痛点，Tinel 征阳性。

3.2 诊断标准

本病可根据临床表现诊断，另外，诊断性神经阻滞和电生理学检查有助于本病的确诊。

①诊断性神经阻滞　在肘部贵要静脉旁注射 0.25%布比卡因 3～5ml，5～10min 后，如前臂内侧掌侧面的疼痛减轻甚至完全消失，则支持本病。

②肌电图检查　可发现大多数患者前臂内侧皮神经传导速度减慢，动作电位潜伏期延长，波幅降低，严重者可记录不到动作电位。

4 针刀治疗

4.1 治疗原则

根据针刀闭合性手术理论和慢性软组织损伤病因病理学理论，用针刀精确松解神经卡压处，可以治愈该病。

4.2 操作方法

（1）体位　坐位。肩关节外展 90°，前臂旋前位，置于手术台上。

（2）体表定位　前臂内侧皮神经出筋膜点。

（3）消毒　在施术部位，用碘伏消毒 2 遍，然后铺无菌洞巾，使治疗点正对洞巾中间。

（4）麻醉　1%利多卡因局部麻醉。

（5）刀具　使用Ⅰ型针刀。

（6）针刀操作（图 3-25）　针刀松解前臂内侧皮神经出筋膜点的卡压点：在上臂内侧中上 1/3 处，以 Tinel 征阳性点定位，针刀体与皮肤垂直，刀口线与上肢纵轴一致，按针刀四步进针规程，从定位处刺入，针刀经皮肤、皮下组织及浅

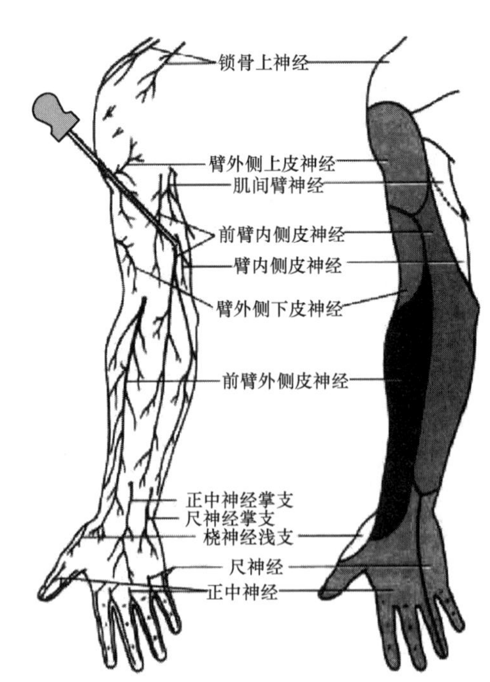

图 3-25　前臂内侧皮神经卡压点针刀松解

筋膜，当刀下有坚韧感，患者有酸、麻、胀感时，即到达前臂内侧皮神经出筋膜点的卡压点，以提插刀法切割 2～3 刀，范围不超过 1cm。

5　针刀术后手法治疗

针刀术后，患者坐位，做腕关节及肘关节伸屈旋转动作 2～3 次。

第六节　腕手部神经卡压综合征

一、腕管综合征

1　范围

本《规范》规定了腕管综合征的诊断和治疗。

本《规范》适用于腕管综合征的诊断和治疗。

2　术语和定义

下列术语和定义适用于本规范。

腕管综合征（Carpal tunnel syndrome）　本病是周围神经卡压中最常见的一种，多以重复性手部运动特别是抓握性手部运动者多见，如用充气钻的工人、木工、铁匠等。中年人多发，占患者总数的 82%，女性多于男性。

3　诊断

3.1　临床表现

（1）分型　根据网眼理论，我们将腕管综合征分为腕管入口卡压和腕管出口卡压。正中神经进入腕管时受到的卡压为入口卡压，正中神经出腕管时受到的卡压为出口卡压。临床上绝大部分正中神经有腕管的卡压都是入口卡压（图 3-26）。

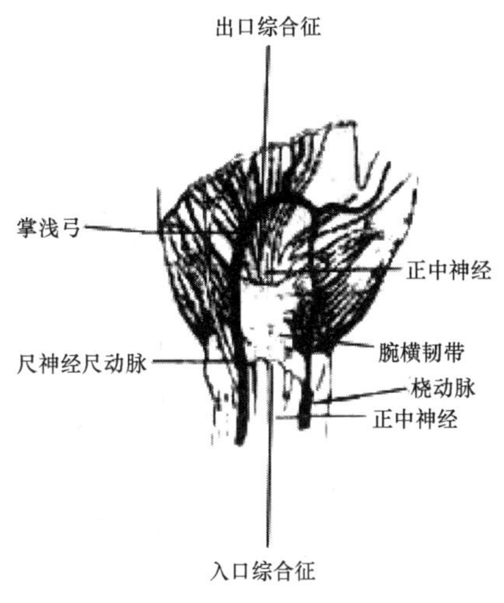

图 3-26　腕管综合征分型

（2）临床表现　腕管综合征好发于中年女性，多为 40～60 岁，其临床表现为：

①桡侧三指半麻木、疼痛和感觉异常。这些症状也可在环指、小指或腕管近端出现。掌部桡侧近端无感觉异常。

②常有夜间痛及反复屈伸腕关节后症状加重。

③患者常以腕痛、指无力、捏握物品障碍及物品不自主从手中掉下为主诉。

④病变严重者可发生大鱼际肌萎缩，拇对掌功能受限。腕部的不适可向前臂、肘部甚至肩部放射；当症状进一步加重，出现精细动作受限，如拿硬币、系纽扣困难。

3.2　诊断标准

患者出现桡侧三指半疼痛、麻木、感觉减退和鱼际肌萎缩 3 大症状中的 1 个或 2 个症状时要考虑该病，尤其伴有夜间因麻木而醒者更应高度怀疑该病。物理检查及其他辅助检查具有重要诊断价值。

（1）两点辨别觉　用钝头分规纵向检查（＞6mm 为阳性）。可作为评价腕管综合征的一项指标。

（2）单丝检查　用单丝垂直触压皮肤。检查中，患者视野应离开检查手。该项检查灵敏度、特异度均较高。

（3）振感检查　用 256 频率的音叉击打坚硬物后，用音叉的尖端置于检查指指尖，并双手同指对照，观察感觉变化。

（4）Phalen 试验　双前臂垂直，双手尽量屈曲，持续 60 秒手部正中神经支配区出现麻木和感觉障碍为阳性。30 秒出现阳性表明病变较重。该检查灵敏度为 75%～88%，特异性为 47%，与单丝检查合用灵敏度增加 82%，特异性增至 86%。

（5）止血带试验　用血压表置于腕部，充气使气压达 20kPa（150mmHg），持续 30 秒，出现麻木为阳性。该检查灵敏度、特异度较高。

（6）腕部叩击试验　腕部正中神经部叩击，灵敏度为 67%。

（7）肌电图、X 线、CT 和 MRI 检查对腕管综合征的辅助诊断和鉴别诊断具有重要价值。

4　针刀治疗

4.1　治疗原则

依据人体弓弦力学系统理论及疾病病理构架的网眼理论，腕管损伤后，引起瘢痕和挛缩，使腕管容积变小，管腔狭窄而产生上述临床表现。在慢性期急性发作时，病变组织有水肿渗出刺激神经末梢，使上述临床表现加剧。用针刀将腕横韧带切开松解，使腕部的力学平衡得到恢复，此病就得到治愈，针刀闭合性手术完全可以取代开放性手术。

4.2　操作方法

（1）体位　坐位。

（2）体表定位　腕横韧带 Tinel 征阳性点。

（3）消毒　在施术部位，用碘伏消毒 2 遍，然后铺无菌巾，使治疗点正对洞巾中间。

（4）麻醉　用 1%利多卡因局部浸润麻醉，每个治疗点注药 1ml。

（5）刀具　斜刃针刀。

（6）针刀操作　针刀松解腕横韧带 Tinel 征阳性点：在 Tinel 征阳性点旁开 0.5cm 进针刀，刀口线先与前臂纵轴平行，针刀体与皮肤垂直，按针刀治疗四步操作规程进针刀，针刀斜面刀刃向上，针刀经皮肤、皮下组织，刀下有坚韧感时到达腕横韧带近端，然后针刀向近端探寻，当有落空感时到达腕横韧带近端，此时将针刀体向前臂近端倾斜 90°，与腕横韧带平行，向上挑切腕横韧带，范围 0.5cm，以切开部分腕管远端的腕横韧带（图 3-27）。

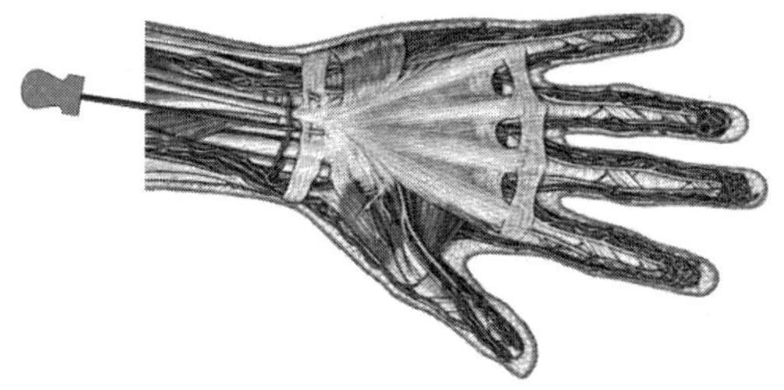

图 3-27　腕管出口卡压针刀松解

（7）注意事项　在做出口针刀松解时，注意针刀始终在有坚韧感的腕横韧带上切割，不能在其他部位切割，否则可能引起正中神经的医源性损伤。

5　针刀术后手法治疗

针刀松解术毕，患者坐位，将腕关节过度背伸 2 次。

二、腕尺管综合征

1　范围

本《规范》规定了腕尺管综合征的诊断和治疗。

本《规范》适用于腕尺管综合征的诊断和治疗。

2　术语和定义

下列术语和定义适用于本规范。

腕尺管综合征（Carpal ulnar tunnel syndrome）　本病又被称为 Guyon 管尺神经卡压、腕尺管综合征和腕部尺神经卡压等，是临床上常见的尺神经卡压病变，也是较早被认识的上肢周围神经卡压病变之一。本病多为慢性职业劳损，多见于木工、铁工、铲掘工、骑自行车长途旅行者。

3　诊断

3.1　临床表现

Shea 和 McIaine 将腕部尺神经卡压根据神经在 Guyon 管内受压部位的不同分为以下 3 型。

Ⅰ型　包括运动和感觉的损伤。病变位于 Guyon 管或其近侧。运动的受累包括所有尺神经支配的手内肌，而感觉的受累则影响到手掌尺侧、小指两侧和环指尺侧的皮肤感觉。

Ⅱ型　仅有运动功能的受累。病变位于 Guyon 管的远端出口处。尺神经支配的蚓状肌、骨间肌、拇收肌被累及，但小鱼际肌未受累。临床表现为骨间肌的萎缩，拇内收无力，环指小指的爪形手畸形，Froment 征阳性，而手部感觉正常。

Ⅲ型　仅有感觉功能的受累。病变位于 Guyon 管的远端出口处。感觉改变局限在手掌尺侧、小指两侧和环指尺侧的皮肤，手背皮肤无累及，而手部运动功能也正常。

在Ⅰ型中，最常见的原因是腱鞘囊肿，其次是远侧尺桡关节附近的骨折和异位肌肉。在Ⅱ型中，最常见原因是腱鞘囊肿，其次是腕骨骨折。在Ⅲ型中，掌浅弓或尺动脉末端的栓塞是最常见的原因。

3.2　诊断标准

①患者主诉常有环指、小指麻木、手内肌无力。

②腕钩骨区压痛或肿块：1 区和 2 区卡压最常见的原因为钩骨钩骨折，故此类患者常有钩骨附近的压痛。

③Tinel 征：腕尺管区 Tinel 征阳性对诊断具有一定的价值。

④运动和感觉检查：尺侧环指小指感觉异常和手内肌肌肉萎缩。

4　针刀治疗

4.1　治疗原则

根据针刀闭合性手术理论和慢性软组织损伤病因病理学理论，用针刀精确松解神经卡压处，可以治愈该病。

4.2　操作方法

（1）体位　坐位，仰掌。

（2）体表定位　腕尺管。

（3）消毒　在施术部位，用碘伏消毒 2 遍，然后铺无菌洞巾，使治疗点正对洞巾中间。

（4）麻醉　1%利多卡因局部麻醉。

（5）刀具　使用Ⅰ型针刀。

（6）操作方法

①第一支针刀松解尺管入口在 Tinel 征阳性点近端 0.5cm　刀口线先与前臂纵轴平行，按针刀治疗四步操作规程进针刀，针刀经皮肤、皮下组织，刀下有坚韧感时到达腕筋膜掌侧和尺侧腕屈肌延续部，提插切法切割 2～3 刀，范围不超过 0.5cm，以切开部分腕筋膜掌侧和尺侧腕屈肌延续部（图 3-28）。

②第二支针刀松解尺管出口在 Tinel 征阳性点远端 0.5cm　刀口线先与前臂纵轴平行，按针刀治疗四步操作规程进针刀，针刀经皮肤、皮下组织，刀下有韧性感时到达腕筋膜延续部，提插切法切割 2～3 刀，范围不超过 0.5cm，然后继续进针刀，当有坚韧感时即到达小鱼际肌腱弓，提插切法切割 2～3 刀，范围不超过 0.5cm，以切开部分小鱼际肌腱弓（图 3-29）。

5　针刀术后手法治疗

针刀松解术毕，患者坐位，将腕关节过度桡偏 1～2 次。

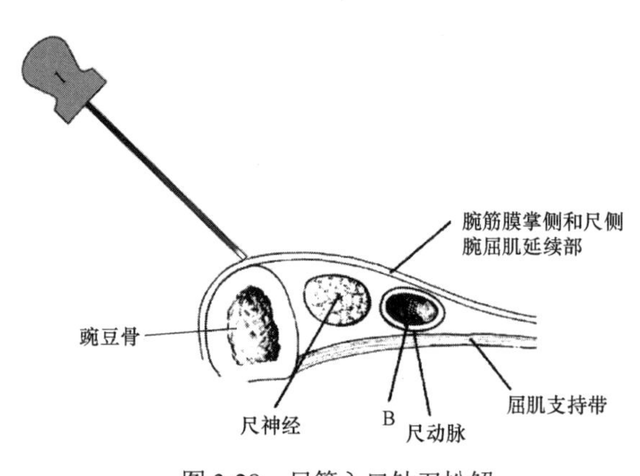

图 3-28　尺管入口针刀松解

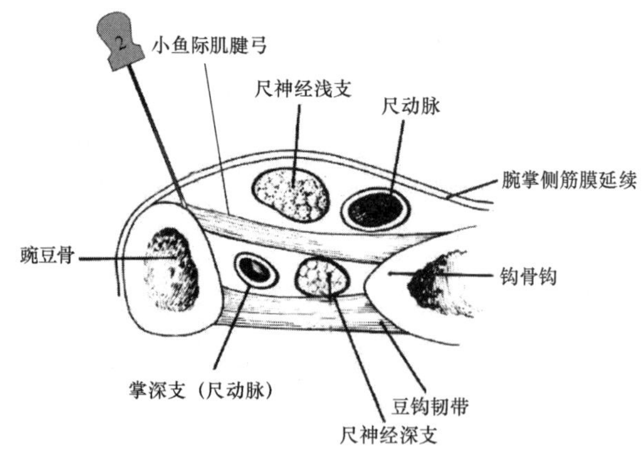

图 3-29　尺管出口针刀松解

三、正中神经返支卡压综合征

1　范围

本《规范》规定了正中神经返支卡压综合征的诊断和治疗。

本《规范》适用于正中神经返支卡压综合征的诊断和治疗。

2　术语和定义

下列术语和定义适用于本规范。

正中神经返支卡压综合征（Recurrent branch of median nerve entrapment syndrome）　正中神经返支卡压是正中神经出腕管以后其鱼际肌支所受到软组织的卡压。

3　诊断

3.1　临床表现

临床以拇对掌、对指功能受限为主，疼痛不明显，表现为大鱼际肌萎缩，但无感觉异常。一旦确诊应尽早行神经松解术。

3.2　诊断标准

根据临床表现可明确诊断。

4　针刀治疗

4.1　治疗原则

根据针刀闭合性手术理论和慢性软组织损伤病因病理学理论，用针刀精确松解神经卡压处，可以治愈该病。

4.2　针刀操作

（1）体位　坐位。肩关节外展 90°，前臂旋前位，置于手术台上。

（2）体表定位　正中神经返支卡压点。

（3）消毒　在施术部位，用碘伏消毒 2 遍，然后铺无菌巾，使治疗点正对洞巾中间。

（4）麻醉　用 1%利多卡因局部浸润麻醉，每个治疗点注药 1ml。

（5）刀具　斜刃针刀。

（6）针刀操作　针刀松解正中神经返支卡压点在远侧腕掌横纹远端约 2.5cm：腕关节掌侧正中偏外侧，以 Tinel 征阳性点定位，针刀体与皮肤垂直，刀口线与上肢纵轴一致，按针刀治疗四步操作规程进针刀，针刀经皮肤、皮下组织、浅筋膜，当刀下有坚韧感，患者有酸、麻、胀感时，即到达正中神经返支卡压点，然后针刀向远端探寻，当有落空感时到达腕横韧带远端，此时将针刀体向前臂远端倾斜 90°，与腕横韧带平行，以提插切法向近端切割韧带 3 刀，范围 0.5cm，以切开部分腕管远端的腕横韧带（图 3-30）。

5　针刀术后手法治疗

针刀术后，患者坐位，做腕关节过度背伸活动 3 次。

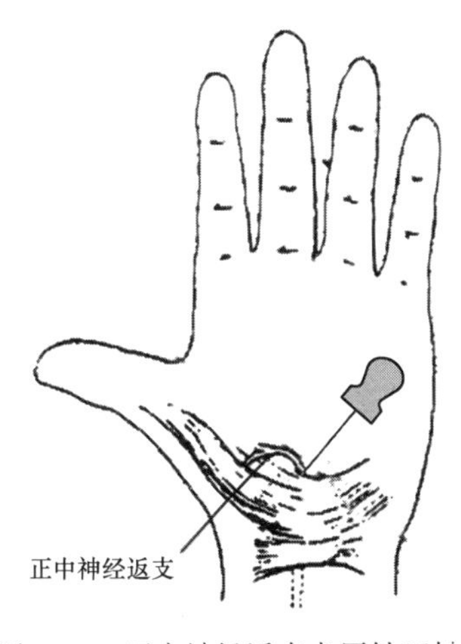

图 3-30　正中神经返支卡压针刀松解

四、指神经卡压综合征

1　范围

本《规范》规定了指神经卡压综合征的诊断和治疗。

本《规范》适用于指神经卡压综合征的诊断和治疗。

2　术语和定义

下列术语和定义适用于本规范。

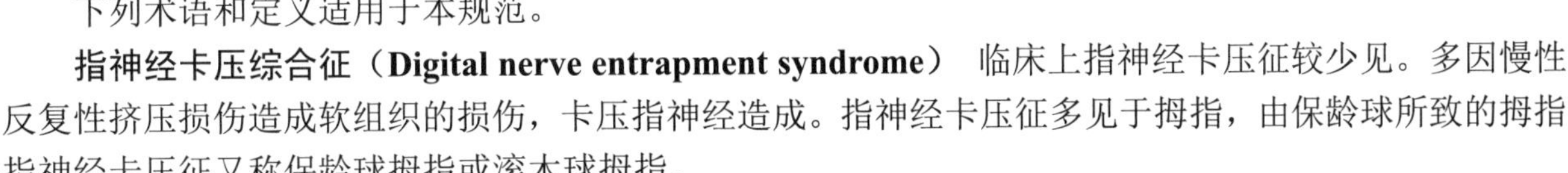

指神经卡压综合征（Digital nerve entrapment syndrome）　临床上指神经卡压征较少见。多因慢性反复性挤压损伤造成软组织的损伤，卡压指神经造成。指神经卡压征多见于拇指，由保龄球所致的拇指指神经卡压征又称保龄球拇指或滚木球拇指。

3　诊断

3.1　临床表现

3.1.1　症状

以指掌面半侧的持久性麻木和感觉障碍为主要特征，并可伴有疼痛、手指发凉、萎缩、指甲变形等指神经受压和营养不良症状。

3.1.2　体征

受累指掌面半侧刺痛觉减退或丧失，手指患侧可有局部触痛，能扪及增粗之指神经，在神经卡压处（增粗神经近端）叩击，Tinel 征为阳性。

3.2　诊断标准

依据临床表现，可以明确诊断。

4　针刀治疗

4.1　治疗原则

根据针刀闭合性手术理论和慢性软组织损伤病因病理学理论，用针刀精确松解神经卡压处，可以治愈该病。

4.2　操作方法

（1）体位　坐位。肩关节外展 90°，前臂旋前位，手置于手术台上。

（2）体表定位　Tinel 征阳性点。

（3）消毒　在施术部位，用碘伏消毒 2 遍，然后铺无菌洞巾，使治疗点正对洞巾中间。

（4）麻醉　1%利多卡因局部麻醉。

（5）刀具　使用Ⅰ型针刀。

（6）针刀操作（图 3-31）

①第一支针刀松解拇指指神经卡压拇指根部　在 Tinel 征阳性点定位，针刀体与皮肤垂直，刀口线与上肢纵轴一致，按针刀治疗四步操作规程进针刀，针刀经皮肤、皮下组织、浅筋膜，患者有酸、麻、胀感，当刀下有韧性感，即到达指神经卡压点，继续进针刀约 1mm，纵疏横剥 2～3 刀，范围 0.5cm。

②第二支针刀松解中指指神经卡压中指根部　在 Tinel 征阳性点定位，针刀体与皮肤垂直，刀口线与上肢纵轴一致，按针刀治疗四步操作规程进针刀，针刀经皮肤、皮下组织、浅筋膜，患者有酸、麻、

胀感，当刀下有韧性感，即到达指神经卡压点，继续进针刀约 1mm，纵疏横剥 2～3 刀，范围 0.5cm。

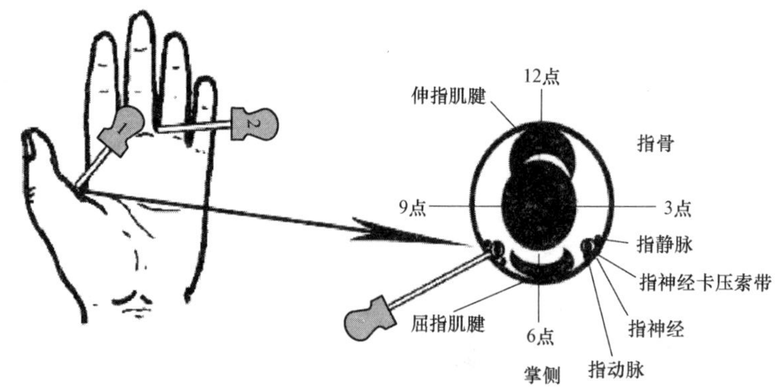

图 3-31　指神经卡压针刀松解部位

（7）注意事项　指神经周围有指动脉和指静脉，指神经卡压是由于在指神经的外面被增生的软组织环形卡压所致，而 Tinel 征阳性点就是软组织卡压的位置，由于针刀的刀口线只有数微米，同时将进针刀时，由于针刀对人体的刺激，刀下的指血管会自动收缩，加以血管神经是圆形，只要刀口线始终与指神经血管的走行方向保持一致，所以进针刀的速度不要太快，切破索带就停止进针刀，这样就不会损伤指血管和指神经。

5　针刀术后手法治疗

针刀松解术毕，患者坐位，术者将掌指关节过度背伸 1～2 次。

第七节　髋部神经卡压综合征

一、臀上皮神经卡压综合征

1　范围

本《规范》规定了臀上皮神经卡压综合征的诊断和治疗。

本《规范》适用于臀上皮神经卡压综合征的诊断和治疗。

2　术语和定义

下列术语和定义适用于本规范。

臀上皮神经卡压综合征（Cutaneous nerve entrapment syndrome）　本病是指臀上皮神经在其行径途中的骨纤维管、筋膜的出入点、神经本身因损伤、水肿、粘连而受到卡压，引起相应神经支配部位疼痛的综合征。

3　诊断

3.1　临床表现

主要表现为患侧腰臀部尤其是臀部的疼痛，呈刺痛、酸痛或撕裂样疼痛。而且疼痛常常是持续发生的，很少有间断发生。一般疼痛的部位较深，区域模糊，没有明确的界限。急性期疼痛较剧烈，并可向大腿后侧放散，但常不超过膝关节。患侧臀部可有麻木感，但无下肢麻木；患者常诉起坐困难，弯腰时疼痛加重。

3.2　诊断标准

多数患者可以检查到固定的压痛点，一般在腰三横突和髂嵴中点及其下方压痛，按压时可有胀痛或麻木感，并向同侧大腿后方放射，一般放射痛不超过膝关节。直腿抬高试验多为阴性，但有10%的患者可出现直腿抬高试验阳性，腱反射正常。

4　针刀治疗

4.1　治疗原则

依据人体弓弦力学系统理论及疾病病理构架的网眼理论，本病是由于臀上皮神经周围软组织卡压神经所致。通过针刀准确松解卡压，治愈该病。

4.2　操作方法

（1）体位　俯卧位。

（2）体表定位　第三腰椎横突点，髂嵴中后部。

（3）消毒　在施术部位，用碘伏消毒2遍，然后铺无菌巾，使治疗点正对洞巾中间。

（4）麻醉　用1%利多卡因局部浸润麻醉，每个治疗点注药1ml。

（5）刀具　Ⅰ型3号直形针刀。

（6）针刀操作（图3-32）

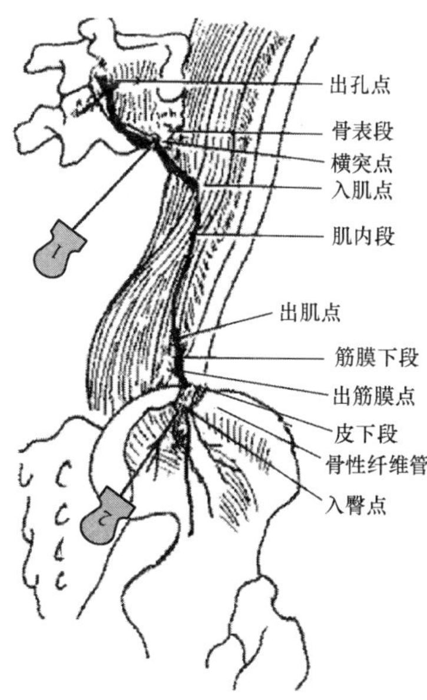

图3-32　臀上皮神经卡压针刀松解

①第一支针刀松解腰三横突点的粘连瘢痕　从腰3棘突上缘顶点旁开3cm，在此定位。刀口线与脊柱纵轴平行，针刀经皮肤、皮下组织，直达横突骨面，刀体向外移动，当有落空感时即到腰三横突尖，在此用提插刀法切割横突尖的粘连瘢痕3刀，深度0.5cm，以松解臀上皮神经在横突尖部的粘连和瘢痕。

②第二支针刀松解臀上皮神经入臀点的粘连瘢痕　在髂嵴中后部压痛点定位。刀口线与脊柱纵轴平行，针刀经皮肤、皮下组织，直达髂骨骨面，刀体向上移动当有落空感时，即到髂嵴上缘臀上皮神经的入臀点，在此用纵疏横剥3刀，深度0.5cm，以松解臀上皮神经入臀点的粘连和瘢痕。

5　针刀术后手法治疗

针刀松解术毕，患者仰卧位，屈膝屈髋2次。

二、梨状肌综合征

1　范围

本《规范》规定了梨状肌综合征的诊断和治疗。

本《规范》适用于梨状肌综合征的诊断和治疗。

2　术语和定义

下列术语和定义适用于本规范。

梨状肌综合征（Pyriformis syndrome）　本病是坐骨神经在通过梨状肌出口时受到卡压或慢性损伤引起的一组临床症候群。本病多见于青壮年，男性多于女性，近2:1，可有臀部外伤史、劳累、受寒湿等诱因。

3　诊断

3.1　临床表现

坐骨神经除发出至髋关节囊后部的关节支与大腿后屈肌群的肌支外，主要以其两大终末支，即胫神经与腓总神经，支配膝关节以下的运动功能及部分感觉功能。患者主诉大腿后侧至小腿外侧或足底有放射性疼痛及麻木感，患肢无力，但腰痛常不明显。检查患肢股后肌群，小腿前、后，足部肌力减弱，重者踝、趾关节活动完全丧失，出现足下垂；小腿外侧及足部感觉减退或消失。可发现梨状肌有痉挛呈条索状或腊肠状，梨状肌有压痛，并向下放射，一般腰椎棘突旁无压痛，脊柱前屈时下肢疼痛加重，后伸时疼痛减轻或缓解。直腿抬高试验多为阳性，端坐屈头无腿痛。将足内旋疼痛出现，并向下放射。

3.2 诊断标准

（1）特殊检查

①主动试验 令患者伸髋、伸膝时做髋关节外旋动作，同时在患者足部予以对抗。患者出现臀中部及坐骨神经疼痛或加重为阳性。

②被动试验 被动用力内旋、屈曲、内收髋关节，引起疼痛或疼痛加重者为阳性。臀部压痛点加强试验：患者俯卧于检查床上，按压臀区痛点后，嘱患者支撑起上肢，使脊柱过伸，继而嘱患者跪俯床上使脊柱屈曲。比较臀部同一压痛点伸屈两种姿势的疼痛程度，如脊柱过伸时压痛减轻，而脊柱屈曲时压痛加重，称为椎管外疼痛反应。

③行骶管冲击试验 向骶管内推注 0.5%普鲁卡因 20ml，如患肢放射痛不加重，为椎管外反应。而椎管内病变常常在注药时出现下肢疼痛，可助于与椎间盘突出症的鉴别。

（2）辅助检查 腰椎 X 线摄片多无明显病变，骨盆摄片时有骶髂关节炎等表现。超声检查在梨状肌综合征诊断中有一定价值。谢雁翔（1990 年）认为：①梨状肌横断径增大、形态异常；②梨状肌肌外膜粗糙增厚（≥3mm）；③梨状肌回声不均，光点粗强；④梨状肌下孔狭窄或消失（≤8mm）；⑤坐骨神经变异或显示不清。上述 5 条中具有 4 条者，即可提示为梨状肌综合征。坐骨神经肌电图亦可有异常发现，如呈现纤颤电位或单纯相等变化，神经传导速度可下降，CT 检查一般认为无诊断价值。

4 针刀治疗

4.1 治疗原则

依据人体弓弦力学系统理论及疾病病理构架的网眼理论，梨状肌综合征是由于坐骨神经周围软组织卡压神经所致。通过针刀准确松解卡压，治愈该病。

4.2 操作方法

（1）体位 俯卧位。

（2）体表定位 坐骨神经在梨状肌下孔的体表投影，即髂后上棘与尾骨尖连线的中点与股骨大转子连线的中内 1/3 的交点处。

（3）消毒 在施术部位，用碘伏消毒 2 遍，然后铺无菌巾，使治疗点正对洞巾中间。

（4）麻醉 用 1%利多卡因局部浸润麻醉，每个治疗点注药 1ml。

（5）刀具 Ⅰ型 3 号直形针刀。

（6）针刀操作（图 3-33） 针刀松解坐骨神经在梨状肌下孔的卡压点：在定位处进针刀，针刀体与皮肤垂直，刀口线与下肢纵轴一致，按针刀治疗四步操作规程进针刀，针刀经皮肤、皮下组织、浅筋膜、

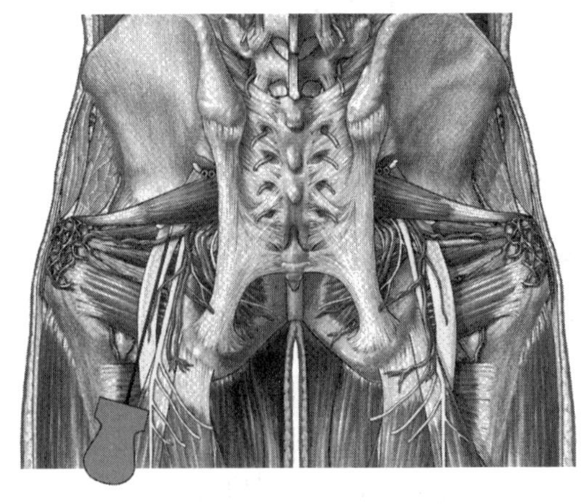

图 3-33 梨状肌卡压针刀松解

肌肉，当患者有麻木感时，已到坐骨神经在梨状肌下孔的部位，退针刀 2cm，针刀体向内或者向外倾斜 10°～15°，再进针刀，刀下有坚韧感时，即到坐骨神经在梨状肌下孔的卡压点，以提插刀法向下切割 3 刀，范围 0.5cm。

5　针刀术后手法治疗

针刀术后，进行手法治疗，俯卧位，做直腿抬高 3 次。

三、股神经卡压综合征

1　范围

本《规范》规定了股神经卡压综合征的诊断和治疗。

本《规范》适用于股神经卡压综合征的诊断和治疗。

2　术语和定义

下列术语和定义适用于本规范。

股神经卡压综合征（Femoral nerve entrapment syndrome）　本病是由于股神经途经的鞘管发生狭窄而使股神经受压所引起的一系列症状，如处理不及时，往往引起不易恢复的股四头肌麻痹。

3　诊断

3.1　临床表现

外伤后发病者，常为突发而渐加重。病情的进程与髂腰肌出血的缓急有关。患者首先主诉患侧髂窝部疼痛，患髋不能伸直，呈外展、外旋位。此常为髂腰肌内张力增高，引起肌肉痉挛所致，这时患侧髂窝部可触及肿块或有饱满感。

3.2　诊断标准

在腹股沟韧带上方有明显压痛，下腹部也有压痛。先有大腿前内侧至膝及小腿前内侧的麻木，而后伸膝力弱，膝腱反射由弱到消失，股四头肌逐渐无力而麻痹，肌肉出现萎缩。本征可同时并发股外侧皮神经卡压征，出现股外侧皮肤感觉障碍。

4　针刀治疗

4.1　治疗原则

依据人体弓弦力学系统理论及疾病病理构架的网眼理论，股神经卡压综合征是由于股神经周围软组织卡压神经所致。通过针刀准确松解卡压，可治愈该病。

4.2　操作方法

（1）体位　仰卧位。

（2）体表定位　腹股沟韧带中点外下 2cm，Tinel 阳性点。

（3）消毒　在施术部位，用碘伏消毒 2 遍，然后铺无菌巾，使治疗点正对洞巾中间。

（4）麻醉　用 1%利多卡因局部浸润麻醉，每个治疗点注药 1ml。

（5）刀具　Ⅰ型直形针刀。

（6）针刀操作（图 3-34、图 3-35）　针刀松解股神经在腹股沟韧带处的卡压点：在定位处进针刀，针刀体与皮肤垂直，刀口线与下肢纵轴一致，按针刀治疗四步操作规程进针刀，针刀经皮肤、皮下组织、浅筋膜，当患者有麻感时，已到达股神经在腹股沟韧带处卡压点的部位，退针刀 2cm，针刀体向外侧倾斜 10°～15°，以提插刀法向下切割 3 刀，范围 0.5cm。

5　针刀术后手法治疗

针刀松解术毕，患者仰卧位，医者用拇指揉按局部 2min。

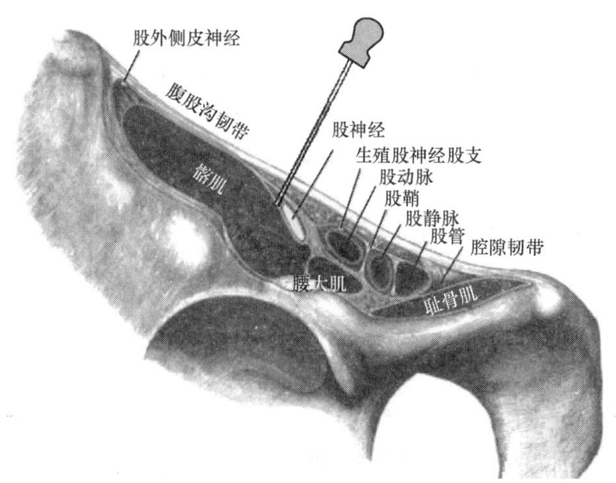

图 3-34　股神经卡压针刀松解上面观

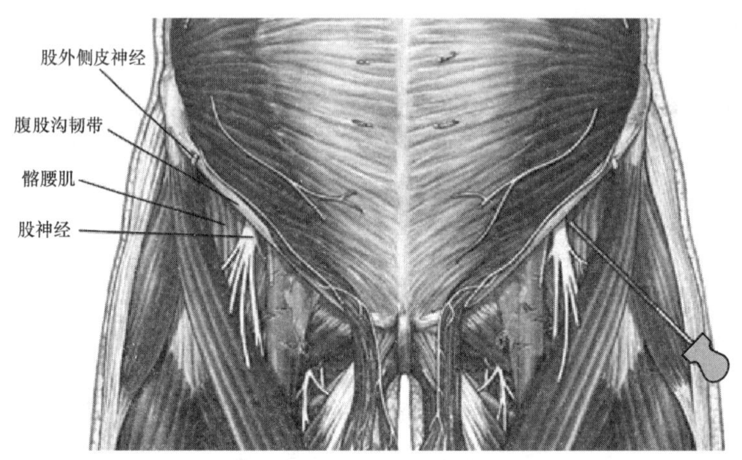

图 3-35　股神经卡压针刀松解前面观

四、股外侧皮神经卡压综合征

1　范围

本《规范》规定了股外侧皮神经卡压综合征的诊断和治疗。

本《规范》适用于股外侧皮神经卡压综合征的诊断和治疗。

2　术语和定义

下列术语和定义适用于本规范。

股外侧皮神经卡压综合征（Lateral femoral cutaneous nerve entrapment syndrome） 股外侧皮神经在途经之处因某种致压因素卡压引起的神经功能障碍，从而引起大腿部麻痛等一系列症状，称为股外侧皮神经卡压综合征。

3　诊断

3.1　临床表现

患者主诉股前外侧麻木，有针刺或灼样疼痛，但不超过膝关节，患侧臀部可有麻木感，无下肢麻木，有些患者还伴有股四头肌萎缩，行走时疼痛加重，卧床休息症状可缓解。

3.2　诊断标准

髂前上棘内下方有压痛，该处 Tinel 征阳性，股前外侧感觉减退或过敏。后伸髋关节、牵拉股外侧皮神经时，症状加重。为了明确诊断，了解致压原因，应进一步用 X 线检查腰椎、骨盆及髋部有无骨性病变，或采用其他诊断技术排除肿瘤、结核、炎症或出血导致的股外侧皮神经受压等。

4　针刀治疗

4.1　治疗原则

依据人体弓弦力学系统理论及疾病病理构架的网眼理论，股前外侧皮神经卡压综合征是由于股前外侧皮神经周围软组织卡压神经所致。通过针刀准确松解卡压，可治愈该病。

4.2　操作方法

（1）体位　仰卧位。

（2）体表定位　髂前上棘压痛点。

（3）消毒　在施术部位，用碘伏消毒 2 遍，然后铺无菌巾，使治疗点正对洞巾中间。

（4）麻醉　用 1%利多卡因局部浸润麻醉，每个治疗点注药 1ml。

（5）刀具　Ⅰ型直形针刀。

（6）针刀操作（图 3-36）　针刀松解股前外侧皮神经髂前上棘卡压点：在髂前上棘压痛点定位，针刀体与皮肤垂直，刀口线与下肢纵轴一致，按针刀治疗四步操作规程进针刀，针刀经皮肤、皮下组织、筋膜，直达髂前上棘内侧骨面，针刀在骨面上向下铲剥 3 刀，范围 0.5cm。

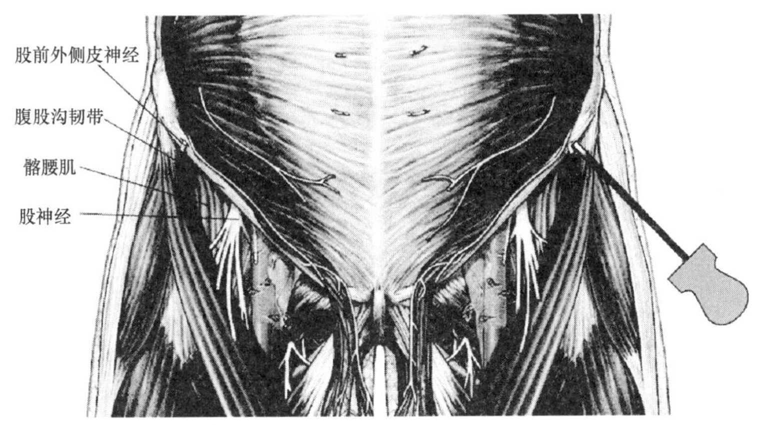

图 3-36　髂前上棘压痛点针刀松解前面观

（7）注意事项　在做针刀松解时，针刀松解一定在骨面上操作，不可脱离骨面，否则可能刺破腹壁，损伤腹腔内脏器官。

5　针刀术后手法治疗

针刀松解术毕，患者仰卧位，医者用拇指揉按局部 2min。

第八节　膝部神经卡压综合征

一、腓总神经卡压综合征

1　范围

本《规范》规定了腓总神经卡压综合征的诊断和治疗。

本《规范》适用于腓总神经卡压综合征的诊断和治疗。

2 术语和定义

下列术语和定义适用于本规范。

腓总神经卡压综合征（Common peroneal nerve entrapment syndrome） 腓总神经与腓骨小头相邻，各种原因引起的腓骨小头的变形或增大，以及解剖的变异，均可引起腓总神经卡压综合征的发生。

3 诊断

3.1 临床表现

多有膝关节外伤史、不良体位等诱因或有占位性病变。患者常有小腿酸软无力、前外侧麻木，或足下垂等临床表现。

3.2 诊断标准

（1）患者有明确的膝关节外伤史、不良体位等诱因或有占位性病变。

（2）患侧胫前肌、趾长伸肌、踇长伸肌、腓骨长肌肌力减弱，小腿外侧及足背部皮肤感觉减退。

（3）有时患侧局部可扪及肿块，腓骨颈部 Tinel 征呈阳性。

（4）症状严重，出现足下垂者，需高抬膝、髋关节，足向上甩。

（5）对于腓深神经卡压程度的检测，可通过检测胫前肌的背伸踝关节功能和踇长伸肌、踇伸和 2～4 趾的伸趾功能改变来判断。踇伸功能往往表现微弱和不完全麻痹，这时可以通过双侧对比来确定。肌电图检查可见无随意活动电位，刺激诱发电位可正常。

（5）X 线检查，可对本病辅助诊断，并排除膝关节其他病变。

4 针刀治疗

4.1 治疗原则

依据人体弓弦力学系统理论及疾病病理构架的网眼理论，腓总神经卡压综合征是由于腓总神经周围软组织卡压神经所致。通过针刀准确松解卡压，治愈该病。

4.2 操作方法

（1）体位 仰卧位，患膝屈曲 60°。

（2）体表定位 腓骨头前后。

（3）消毒 在施术部位，用碘伏消毒 2 遍，然后铺无菌巾，使治疗点正对洞巾中间。

（4）麻醉 用 1%利多卡因局部浸润麻醉，每个治疗点注药 1ml。

（5）刀具 Ⅰ型 4 号直形针刀。

（6）针刀操作（图 3-37）

①第一支针刀切开腓管后部的卡压点 在腓骨头颈交界的后方点定位，针刀体与皮肤垂直，刀口线与腓骨纵轴呈 45° 角，与腓总神经走行方向一致，按四步进针规程进针刀，经皮肤、皮下组织、筋膜直达腓骨头颈交界骨面，针刀向前下方纵疏横剥 3 刀，范围 0.5cm。

②第二支针刀切开腓管前部的卡压点 在腓骨头颈交界的前方点定位，针刀体与皮肤垂直，刀口线与腓骨纵轴呈 45° 角，与腓总神经走行方向一致，按四步进针规程进针刀，经皮肤、皮下组织、筋膜直达腓骨头颈交界骨面，针刀向前下方纵疏横剥 3 刀，范围 0.5cm。

（7）注意事项 在做针刀松解时，针刀先到达腓骨骨面，刀口线方向必须与腓总神经保持一致，针刀松解一定要在腓骨骨面上操作，否则可能损伤腓总神经。

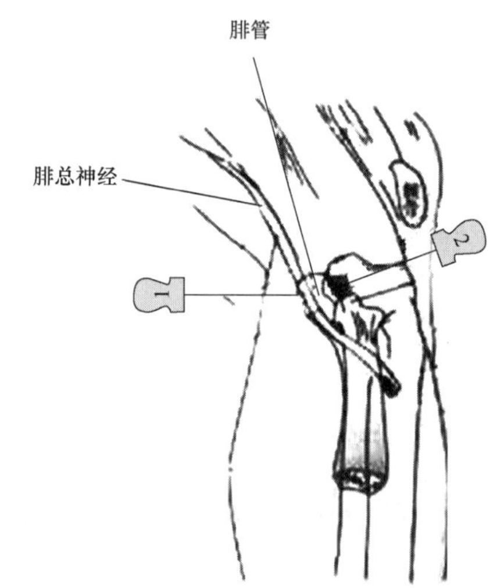

图 3-37 腓管针刀松解

5　针刀术后手法治疗

针刀松解术毕，伸屈膝关节2次。

第九节　踝足部神经卡压综合征

一、腓浅神经卡压综合征

1　范围

本《规范》规定了腓浅神经卡压综合征的诊断和治疗。

本《规范》适用于腓浅神经卡压综合征的诊断和治疗。

2　术语和定义

下列术语和定义适用于本规范。

腓浅神经卡压综合征（Superficial peroneal nerve entrapment syndrome） 本病常发生于慢性劳损性骨筋膜室高压或胫腓骨骨折及筋膜室内出血等因素所致的急性骨筋膜室高压，此时膨大的肌肉引起腓浅神经在穿出筋膜部受压，引发一系列临床表现。

3　诊断

3.1　临床表现

该病在临床上较少见，小腿、足背及踝前疼痛是该综合征的主要特征（图3-38）。疼痛与站立有关，站立抬高患肢时，疼痛可缓解，故又可称之为“站立性”疼痛。患者可有怕走远路等主诉。体检时，可发现小腿外侧有固定压痛点或Tinel征阳性。X线摄片检查无异常，肌电图检查可有腓浅神经感觉传导速度减慢，潜伏期改变。

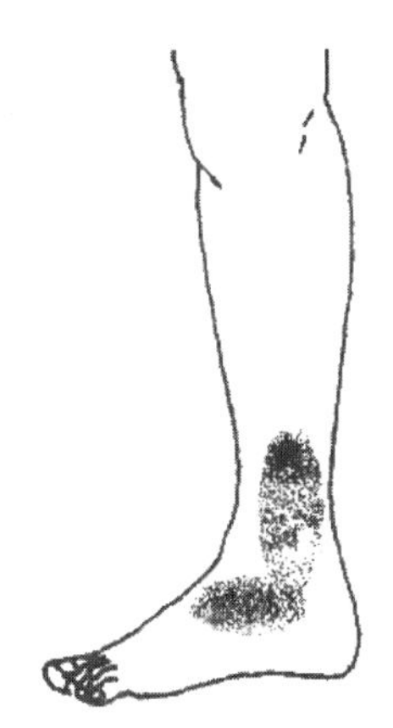

图3-38　疼痛分布示意图

3.2　诊断标准

依据临床表现及相关检查，可对本病做出准确的诊断。

4　针刀治疗

4.1　治疗原则

依据人体弓弦力学系统理论及疾病病理构架的网眼理论，腓浅神经卡压综合征是由于腓浅神经周围软组织卡压神经所致。通过针刀准确松解卡压，可治愈该病。

4.2　操作方法

（1）体位　仰卧位。

（2）体表定位　小腿外侧中下1/3，Tinel征阳性点（图3-39）。

（3）消毒　在施术部位，用碘伏消毒2遍，然后铺无菌巾，使治疗点正对洞巾中间。

（4）麻醉　用1%利多卡因局部浸润麻醉，每个治疗点注药1ml。

（5）刀具　Ⅰ型4号直形针刀。

（6）针刀操作（图3-40）　针刀松解腓浅神经出筋膜处的卡压点定位：针刀体与皮肤垂直，刀口线与下肢纵轴一致，按四步进针规程进针刀，经皮肤、皮下组织，当刀下有坚韧感，患者有酸、麻、胀感时，已到达腓浅神经出筋膜处的卡压点，纵疏横剥3刀，范围0.5cm。

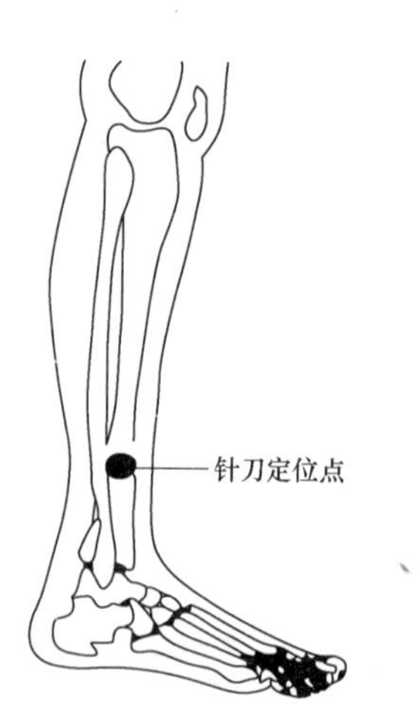

图 3-39　腓浅神经卡压体表定位

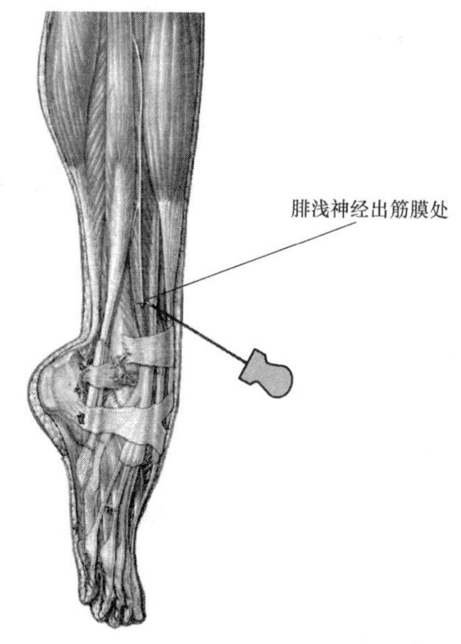

图 3-40　腓浅神经卡压针刀松解

5　针刀术后手法治疗

针刀术后，仰卧位，做踝关节内翻、外翻动作 3 次。

二、跖管综合征

1　范围

本《规范》规定了跖管综合征的诊断和治疗。

本《规范》适用于跖管综合征的诊断和治疗。

2　术语和定义

下列术语和定义适用于本规范。

跖管综合征（Plantar tunnel syndrome）　本病又称踝管综合征，多发于老年人，其次踝关节反复扭伤也容易发病，它与跖管所在的位置和本身结构有很大关系。

3　诊断

3.1　临床表现

初期主要表现为在走路多、久立或劳累后出现内踝后部不适，休息后改善。持续日久，则出现跟骨内侧和足底麻木或有蚁行感。重者可出现足趾皮肤干燥、发亮，汗毛脱落及足部内在肌肉萎缩，走路跛行。

3.2　诊断标准

①痛麻区域局限于跟骨内侧和足底。

②叩击内踝后方，足部针刺感可加剧。

③做足部极度背伸时，症状加剧。

4　针刀治疗

4.1　治疗原则

依据人体弓弦力学系统理论及疾病病理构架的网眼理论，跖管综合征是由于胫后神经周围软组织卡压神经所致。通过针刀准确松解卡压，可治愈该病。

4.2　操作方法

（1）体位　患侧卧位。患侧在下，将患足内踝朝上，沙袋垫平稳。

（2）体表定位　在内踝后缘与足跟骨划一直线，分别在内踝与跟骨内侧定位。

（3）消毒　在施术部位，用碘伏消毒 2 遍，然后铺无菌巾，使治疗点正对洞巾中间。

（4）麻醉　用 1%利多卡因局部浸润麻醉，每个治疗点注药 1ml。

（5）刀具　Ⅰ型 4 号直形针刀。

（6）针刀操作（图 3-41）

①第一支针刀切开分裂韧带内踝部的起点　在内踝后缘定位，针刀体与皮肤垂直，刀口线与腓骨纵轴呈 45° 角，按针刀治疗四步操作规程进针刀，针刀经皮肤、皮下组织、筋膜，直达内踝后缘骨面，沿骨面向下探寻，刀下有坚韧感时，即到达分裂韧带的起点，以提插刀法切割 3 刀，范围 0.5cm。

②第二支针刀切开分裂韧带跟骨内侧的止点　在跟骨内侧面定位，针刀体与皮肤垂直，刀口线与下肢纵轴呈 45° 角，按针刀治疗四步操作规程进针刀，针刀经皮肤、皮下组织、筋膜，直达跟骨内侧骨面，沿骨面探寻，刀下有坚韧感时，即到达分裂韧带的止点，向上下各铲剥切割 3 刀，范围 0.5cm。

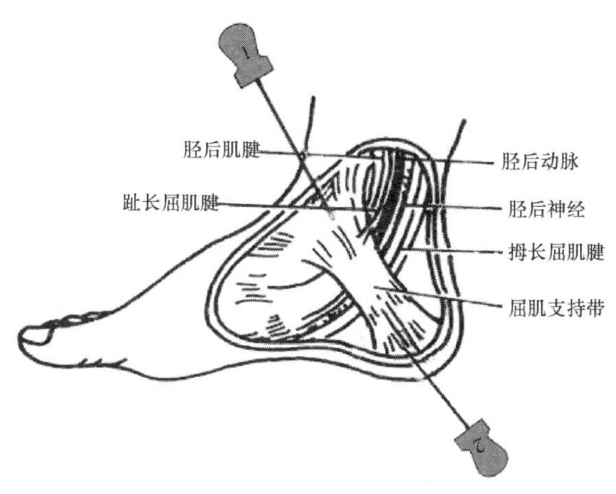

图 3-41　跖管针刀松解

5　针刀术后手法治疗

针刀术后，患者仰卧，患肢外旋，医生以一指禅推法或揉法于小腿内后侧，由上而下推至踝部，重点在跖管局部，沿与跖管纵向肌纤维垂直的方向推、揉 5min，以通经活血，使跖管压力降低，同时在局部配合弹拨法疏理经筋，最后顺肌腱方向用擦法。

三、Morton 跖骨痛

1　范围

本《规范》规定了 Morton 跖骨痛的诊断和治疗。

本《规范》适用于 Morton 跖骨痛的诊断和治疗。

2　术语和定义

下列术语和定义适用于本规范。

Morton 跖骨痛（Morton Neuroma）　足底趾间神经病变通常发生于第三趾间，为趾总神经病变，被称之为趾间神经瘤。1876 年由 Morton 首先提出，故临床常以 Morton 跖骨痛命名。

3 诊断

3.1 临床表现

疼痛常常发生于第三跖骨，也可表现为第一、二、四跖骨间疼痛。疼痛往往较为剧烈，无明显诱因，有时行走时突然绊倒或鞋过紧可诱发疼痛，并向相应的足趾放射。疼痛也可向足跟、小腿放射，表现为电击样、烧灼样疼痛，常持续几秒钟。足掌弥散性疼痛可持续数分钟。

跖骨头部可有压痛，第三趾蹼跖面或第三跖骨头部跖面可触及一隆起物，第三趾蹼区与对侧相比可有感觉改变，但亦有双侧同时出现者。

3.2 诊断标准

除出现以上症状和体征外，X 线摄片可发现跖骨头变平变宽，以第二、第三跖骨多见。在趾蹼间用利多卡因阻滞可消除患者症状。肌电图有助于排除其他部位神经受压。

4 针刀治疗

4.1 治疗原则

依据针刀医学慢性软组织损伤病因病理学理论和针刀闭合性手术理论，通过对神经卡压点进行精确闭合性针刀松解，完全可以取代开放性手术松解，治愈该病。

4.2 操作方法

（1）体位　仰卧位。

（2）体表定位　第三、第四趾间跖面压痛点定位。

（3）消毒　在施术部位，用碘伏消毒 2 遍，然后铺无菌洞巾，使治疗点正对洞巾中间。

（4）麻醉　1%利多卡因局部麻醉。

（5）刀具　使用 I 型针刀。

（6）针刀操作（图 3-42）针刀切开部分第三、第四跖骨间韧带：在第三、第四趾间跖面压痛点定位，针刀体与皮肤垂直，刀口线与足底纵轴一致，按针刀治疗四步操作规程进针刀，针刀经皮肤、皮下组织，刀下有坚韧感时，即到达第三、第四跖骨间韧带，以提插刀法切割 2～3 刀，范围不超过 0.5cm。

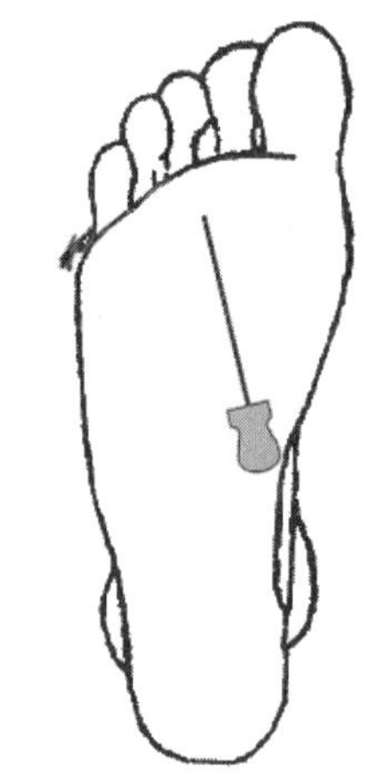

图 3-42　Morton 跖骨痛针刀松解

5 针刀术后手法治疗

针刀术后，患者仰卧，术者推压患肢跖趾关节的跖面，做跖趾关节背伸活动 1～2 次。

第四章
常见内科疾病

一、中风后遗症

1 范围

本《规范》规定了中风后遗症的诊断和治疗。

本《规范》适用于中风后遗症的诊断和治疗。

2 术语和定义

下列术语和定义适用于本规范。

中风后遗症（Sequelae of stroke） 本病主要是因为脑血管意外之后，脑组织缺血或受血肿压迫、推移、脑水肿等而使脑组织功能受损。常见的后遗症主要有肢体瘫痪、口角歪斜、失语、大小便失禁、性格异常、痴呆等。

3 诊断

3.1 临床表现

脑中风临床最主要的表现是神志障碍和运动、感觉以及语言障碍。经过一段时间的治疗，除神志清醒外，其余症状依然会不同程度地存在，这些症状称为后遗症。后遗症的轻重因病人的体质和并发症而异。常见的中风后遗症如下：

（1）麻木　患侧肢体，尤其是肢体的末端如手指、脚趾、偏瘫侧的面颊部皮肤，有蚁爬感觉或有针刺感，或表现为刺激反应迟钝。麻木常与天气变化有关，天气急剧转变、潮湿闷热，或下雨前后，天气寒冷等情况下，麻木感觉尤其明显。

（2）口角歪斜　一侧眼袋以下的面肌瘫痪。表现为鼻唇沟变浅，口角下垂，露齿；鼓颊和吹哨时，口角歪向健侧，流口水，说话时更为明显。

（3）中枢性瘫痪　中枢性瘫痪，又称上运动神经元性瘫痪，或称痉挛性瘫痪、硬瘫。是由于大脑皮层运动区锥体细胞及其发出的神经纤维——锥体束受损而产生。由于上运动神经元受损，失去了对下运动神经元的抑制调控作用，使脊髓的反射功能“释放”，产生随意运动减弱或消失，临床上主要表现为肌张力增高，腱反射亢进，出现病理反射，呈痉挛性瘫痪。

（4）偏瘫　又叫半身不遂，是指一侧上下肢、面肌和舌肌下部的运动障碍，它是急性脑血管病的一个常见症状。轻度偏瘫病人虽然尚能活动，但走起路来，往往上肢屈曲，下肢伸直，瘫痪的下肢走一步划半个圈，即为偏瘫步态。病情严重者常卧床不起，丧失生活能力。

（5）失语　失语是脑血管病的一个常见症状，主要表现为对语言的理解、表达能力丧失，是由于大脑皮层（优势半球）的语言中枢损伤所引起的。在中风病中，最常见的是运动性失语，表现为患者丧失说话能力，不会说话，但能理解别人说话的意思，常用手势或点头来回答问题。其次是感觉性失语，表现为患者仍会说话，而且有时说起话来快而流利，但因不懂别人说话的内容而答非所问。如果两者并存者叫作混合性失语。这种病人自己不会说话，也不理解别人说话的意思，这是病变损及优势半球的额叶、颞叶所致。

除上述情况还有一种失语，叫作“命名性失语”。其特点是：病人理解物品的性质和用途，就是叫不出名字。如指着牙刷问病人“这是什么东西？”他会答“刷牙用的”。拿着茶缸问病人“这叫什么名字？”他会说“喝水用的”。病人心里明白就是叫不出名字，所以叫命名性失语。命名性失语的中枢，在优势半球颞叶后部和顶叶上部，当这个部位受损时，就会发生上述情况的失语。

3.2 诊断标准

（1）急性脑血管意外（脑出血、脑血栓、脑栓塞、蛛网膜下腔出血等）经临床救治后，生命体征相对平稳。

（2）中风恢复期一般为脑梗死发病 2 周后或脑出血发病 1 个月后，后遗症为发病半年后，遗留意识、语言、肢体运动功能、感觉功能等诸项神经功能缺损症状。

（3）头部 CT 示软化灶形成或见不同程度脑萎缩。

4 针刀治疗

4.1 治疗原则

依据人体弓弦力学系统理论及疾病病理构架的网眼理论，中风引起的偏瘫，中枢性瘫痪及口眼歪斜是中风后脊柱弓弦力学系统、脊肢弓弦力学系统以及四肢弓弦力学系统的应力异常，在弓弦结合部及弦的行径路线上形成粘连、瘢痕、挛缩后引起的畸形。应用针刀整体松解、剥离粘连、挛缩及瘢痕组织，针刀术后，配合手法将残余的粘连瘢痕拉开，从而达到治疗目的。

4.2 操作方法

4.2.1 偏瘫、中枢性瘫痪的针刀治疗

4.2.1.1 第一次针刀松解采用后颈部“T”形针刀整体松解术

参照颈椎病针刀治疗之“T”形针刀整体松解术方法进行。

4.2.1.2 第二次针刀松解术

参照颈椎病骨关节移位型第三次针刀松解病变颈椎及上、下相邻关节突关节囊及关节突韧带的方法进行。

4.2.1.3 第三次针刀松解为“口”字形针刀整体松解术（图 4-1）

腰部的整体松解包括 L_3～L_5 棘上韧带、棘间韧带；左右 L_3～L_5 腰椎横突的松解，在骶正中嵴上和两侧骶骨后面竖脊肌起点的松解。从各个松解点的分布上看，棘上韧带点、棘间韧带点、左右 L_3～L_5 腰椎横突点、骶正中嵴上和两侧骶骨后面竖脊肌起点的连线共同围成“口”字形状，故称之为“口”字形针刀整体松解术。下面从每个松解点阐述“口”字形针刀整体松解术的针刀操作方法。

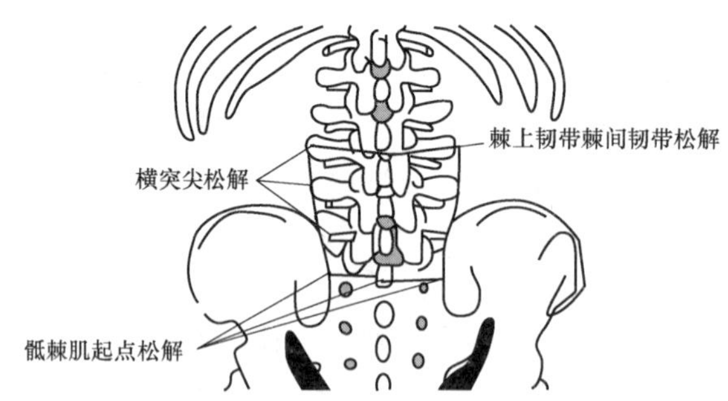

图 4-1 “口”字形针刀整体松解术各松解部位

（1）体位 俯卧位，腹部置棉垫，使腰椎前屈缩小。

（2）体表定位 L_3、L_4、L_5 棘突及棘间，L_3、L_4、L_5 横突，骶正中嵴及骶骨后面。

（3）消毒 在施术部位，用碘伏消毒 2 遍，然后铺无菌巾，使治疗点正对洞巾中间。

（4）麻醉 用 1%利多卡因局部浸润麻醉，每个治疗点注药 1ml。

（5）刀具　Ⅰ型 4 号直形针刀。

（6）针刀操作　分别参照棘上韧带、棘间韧带损伤、第三腰椎横突综合征、髂腰韧带损伤及竖脊肌下段损伤之针刀松解方法进行。

（7）针刀术后手法治疗　针刀术后行腰部斜扳手法。

4.2.1.4　第四次针刀松解人体后面相关弓弦结合部的粘连瘢痕

（1）体位　俯卧位。

（2）体表定位　相关肢带骨软组织附着处。

（3）消毒　在施术部位，用碘伏消毒 2 遍，然后铺无菌巾，使治疗点正对洞巾中间。

（4）麻醉　用 1%利多卡因局部浸润麻醉，每个治疗点注药 1ml。

（5）刀具　Ⅰ型 4 号直形针刀。

（6）针刀操作（图 4-2）

①第一支针刀松解肩胛提肌止点　在肩胛骨内上角定点，刀口线方向和肩胛提肌肌纤维方向平行，针体和背部皮肤成 90° 角，按针刀四步进针规程进针刀，针刀经皮肤、皮下组织达肩胛骨内上角边缘骨面。纵疏横剥 3 刀，然后调转刀口线 90°，向肩胛骨内上角边缘方向铲剥 3 刀，范围 0.5cm。

②第二支针刀松解肱三头肌止点　在尺骨鹰嘴尖定点，刀口线方向和肩胛提肌肌纤维方向平行，针体和背部皮肤成 90° 角，按针刀四步进针规程进针刀，针刀经皮肤、皮下组织达尺骨鹰嘴尖骨面。纵疏横剥 3 刀，然后调转刀口线 90°，在骨面上向四周铲剥 3 刀，范围 0.5cm。

③第三支针刀松解桡腕背侧韧带起点　在桡骨茎突后侧定位，刀口线与前臂纵轴平行，针刀体与皮肤呈 90° 角，按针刀四步进针规程，从定位处刺入，达桡骨茎突后侧骨面后，沿茎突骨面向下进针刀，当刀下有落空感时，即穿过茎突边缘，退针刀至茎突边缘骨面，调转刀口线 90°，在骨面上铲剥 3 刀，范围 0.5cm。

④第四支针刀松解臀中肌止点　在大粗隆尖臀中肌止点定位。刀口线与髂胫束走行方向一致，针刀体与皮肤垂直，针刀经皮肤、皮下组织、髂胫束，到达股骨大粗隆尖骨面，调转刀口线 90°，在骨面上铲剥 3 刀，范围为 0.5cm。

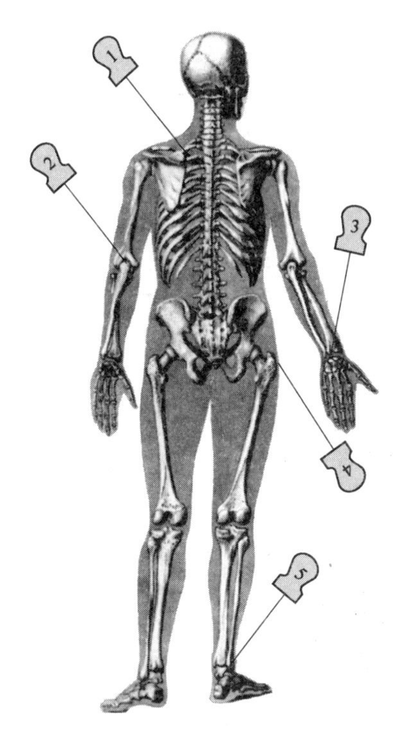

图 4-2　针刀松解人体后面相关弓弦结合部

⑤第五支针刀松解跟腱止点中部的粘连瘢痕　在跟腱止点中部定位。刀口线与下肢纵轴平行，针刀体与皮肤呈 90° 角，针刀经皮肤、皮下组织，当刀下有阻力感时，即到达跟腱，继续进针刀 1cm，纵疏横剥 3 刀，范围 0.5cm，以松解跟腱内部的粘连和瘢痕，然后再进针刀达跟骨骨面，调转刀口线 90°，在骨面上向上铲剥 3 刀，范围 0.5cm，以松解跟腱止点的粘连和瘢痕。

（7）针刀术后手法治疗　针刀术后被动屈伸各关节 3 次。

4.2.1.4　第五次针刀松解人体前面相关弓弦结合部的粘连瘢痕

（1）体位　仰卧位。

（2）体表定位　相关肢带骨软组织附着处。

（3）消毒　在施术部位，用碘伏消毒 2 遍，然后铺无菌巾，使治疗点正对洞巾中间。

（4）麻醉　用 1%利多卡因局部浸润麻醉，每个治疗点注药 1ml。

（5）刀具　Ⅰ型 4 号直形针刀。

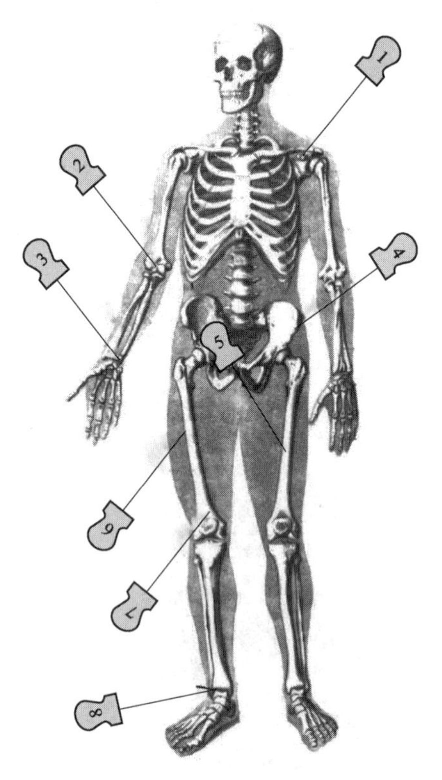

图 4-3　针刀松解人体前面相关弓弦结合部

（6）针刀操作（图 4-3）

①第一支针刀松解肱二头肌短头的起点　在喙突顶点定点针刀体与皮肤垂直，刀口线与肱骨长轴一致，按针刀四步进针规程进针刀，直达喙突顶点外 1/3 骨面，提插切割 3 刀，范围 0.5cm。

②第二支针刀松解肘关节前侧筋膜及肱二头肌腱膜的粘连瘢痕　在肘关节前侧肱二头肌腱外侧定点，针刀体与皮肤垂直，刀口线与前臂纵轴平行，按照针刀四步进针规程进针刀，针刀经皮肤、皮下组织，达硬结处，纵疏横剥 3 刀，范围 0.5cm。

③第三支针刀松解腕掌掌侧韧带起点　在腕掌侧中部定位，刀口线与前臂纵轴平行，针刀体与皮肤呈 90° 角，按针刀四步进针规程，从定位处刺入，刀下有韧性感时，即到达腕掌掌侧韧带，进针刀 2mm，纵疏横剥 3 刀，范围 0.5cm。

④第四支针刀松解缝匠肌起点　在髂前上棘处触摸到缝匠肌起点处定点，刀口线与缝匠肌纤维方向一致，针刀体与皮肤垂直刺入，达肌肉起点处，调转刀口线 90°，与缝匠肌肌纤维方向垂直，在骨面上向内铲剥 3 刀，范围 0.5cm。

⑤第五支针刀松解股直肌与股中间肌行径路线　在大腿前侧正中定点，刀口线与股四头肌纤维方向一致，针刀体与皮肤垂直刺入，达股直肌肌层，纵疏横剥 3 刀，范围 0.5cm，然后进针刀穿过股直肌达股中间肌内，纵疏横剥 3 刀，范围 0.5cm。

⑥第六支针刀松解髂胫束及股外侧肌行径路线　在大腿外侧正中定点，刀口线与股四头肌纤维方向一致，针刀体与皮肤垂直刺入，刀下有韧性感时，即到达髂胫束，纵疏横剥 3 刀，范围 0.5cm，然后进针刀穿过髂胫束，达股外侧肌内，纵疏横剥 3 刀，范围 0.5cm。

⑦第七支针刀松解股四头肌止点　在髌骨上缘中点定点，刀口线与股四头肌纤维方向一致，针刀体与皮肤垂直刺入，刀下有韧性感时，即到达骨四头肌止点，纵疏横剥 3 刀，范围 0.5cm，然后调转刀口线 90°，在髌骨面上向上铲剥 3 刀，范围 0.5cm，

⑧第八支针刀松解踝关节前方关节囊部　触摸足背动脉搏动处，在足背动脉内侧 1cm 足背侧横纹线上进针刀，刀口线与下肢纵轴平行，针刀体与皮肤呈 90° 角，针刀经皮肤、皮下组织，当有落空感时即到关节腔，用提插刀法切割 3 刀，范围 0.5cm。再调转刀口线 90°，用提插刀法切割 3 刀，范围 0.5cm。

（7）针刀术后手法治疗　被动屈伸各关节 3 次。

4.2.2　口角歪斜的针刀治疗

4.2.2.1　第一次针刀松解采用后颈部针刀整体松解术

参照颈椎病针刀治疗之“T”形针刀整体松解术方法进行。

4.2.2.2　第二次针刀松解头面部软组织的粘连瘢痕。

（1）体位　仰卧位。

（2）体表定位　眼眶附近、额部、眉弓、鼻部、两颊、唇及口周等处皮下硬节及条索。

（3）消毒　在施术部位，用碘伏消毒 2 遍，然后铺无菌巾，使治疗点正对洞巾中间。

（4）麻醉　用 1%利多卡因局部浸润麻醉，每个治疗点注药 1ml。

（5）刀具　Ⅰ型 4 号直形针刀。

（6）针刀操作（图 4-4）

①第一支针刀松解右侧眉部皮肤、皮下的硬节和条索　从硬节和条索处进针刀，刀口线与人体纵轴一致，针刀体与皮肤垂直，严格按四步进针刀规程进针刀，针刀经皮肤、皮肤组织筋膜达硬节条索，纵

疏横剥 3 刀，然后提插切割 3 刀。

②第二支针刀松解左眉部皮肤、皮下的硬节和条索　针刀操作方法与第一支针刀的操作方法相同。

③第三支针刀松解右侧鼻翼部的硬节和条索　从硬节和条索处进针刀，刀口线与人体纵轴一致，针刀体与皮肤垂直，严格按四步进针刀规程进针刀，针刀经皮肤、皮下组织筋膜达硬节条索，纵疏横剥 3 刀，然后提插切割 3 刀。

④第四支针刀松解左侧鼻翼部的硬节和条索　针刀操作方法与第三支针刀的操作方法相同。

⑤第五支针刀松解右侧口角轴的硬节和条索　从硬节和条索处进针刀，刀口线与人体纵轴一致，针刀体与皮肤垂直，严格按四步进针刀规程进针刀，针刀经皮肤、皮肤组织筋膜达硬节条索，纵疏横剥 3 刀，然后提插切割 3 刀。

⑥第六支针刀松解左侧口角轴的硬节和条索　针刀操作方法与第五支针刀的操作方法相同。

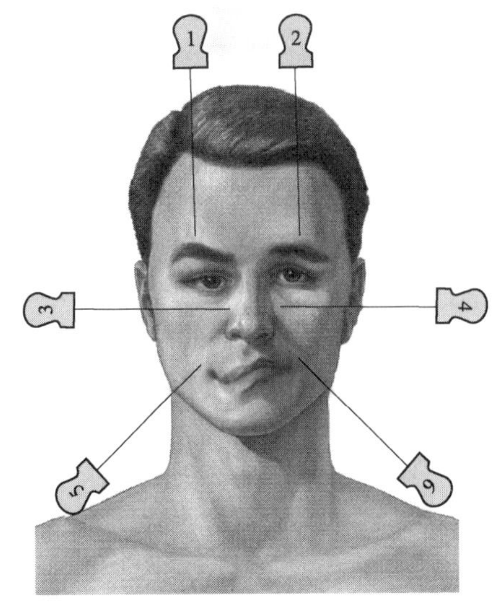

图 4-4　针刀松解面部软组织

5　针刀术后手法治疗

针刀术后取迎香、颧髎、地仓、颊车、翳风、牵正、合谷进行点穴按摩，每穴点按约 30s，再以大鱼际轻揉前额和面颊 5min；后用中医捏拿手法按摩患侧面部肌肉 5min。

二、面肌痉挛

1　范围

本《规范》规定了面肌痉挛的诊断和治疗。

本《规范》适用于面肌痉挛的诊断和治疗。

2　术语和定义

下列术语和定义适用于本规范。

面肌痉挛（Facial spasm）　本病又称半面痉挛，为半侧面部肌肉阵发性不自主抽搐，中年以上女性较多见。

3　诊断

3.1　临床表现

痉挛常自一侧眼轮匝肌起始，后渐扩展到同侧诸表情肌，唯额肌较少受累。抽搐呈间歇性不规则发作，不能自控。疲劳、情绪激动、谈笑瞬目等可诱发或使之加重。多数患者抽搐时面部无疼痛。频繁发作可影响视力、言语与咀嚼功能。偶见患侧面部血管舒缩功能紊乱。镫骨肌受累可致耳鸣和听觉过敏。长期持续痉挛可致面部联动与肌无力。

3.2　诊断标准

根据临床表现，无其他神经系统体征，肌电图显示有纤维震颤而无失神经支配等即可确诊。X 线颞骨断层、CT、MRI，有助于排除面神经鞘膜瘤、听神经瘤等引起的面肌阵挛。此外尚需与特发性眼睑痉挛、局灶性癫痫、面神经错位再生、面部肌束的轻微颤动（肌颤搐）及儿童面肌习惯性跳动区别。

4　针刀治疗

4.1　治疗原则

依据人体弓弦力学系统理论及疾病病理构架的网眼理论，面肌痉挛是面部弓弦力学系统力平衡失调，形成网络状的病理构架，导致面肌功能异常所致。通过针刀整体松解面部弓弦力学系统软组织的粘连和瘢痕，收到良好疗效。

4.2 操作方法

4.2.1 第一次调节眼轮匝肌、颞肌的应力集中点

（1）体位 仰卧位。

（2）体表定位 眼轮匝肌、颞肌。

（3）消毒 在施术部位，用碘伏消毒 2 遍，然后铺无菌洞巾，使治疗点正对洞巾中间。

（4）麻醉 用 1%利多卡因局部定点麻醉，每个治疗点注药 1ml。

（5）刀具 Ⅰ型弧形针刀。

（6）操作方法（图 4-5）

①第一支针刀定在右眉的正中点或眶上缘中点正对瞳孔处 刀口线与眼轮匝肌肌纤维平行，刺入后调转刀口线，向眉两旁垂直切断部分肌纤维。

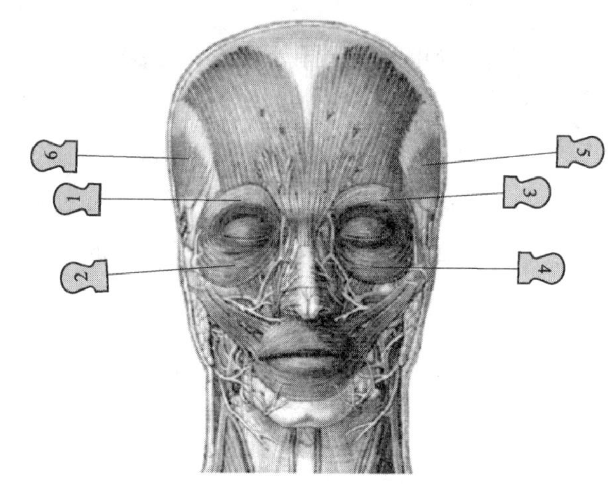

图 4-5 面肌痉挛第一次针刀松解

②第二支针刀在右眶下孔凹陷处松解 眶下孔凹陷处（四白穴）为进针刀点（此为眶下神经起始部），刀口线与身体横轴平行，针刀体与针刀刺入点皮肤平面垂直，直达骨面，铲剥 3 刀，范围 0.5cm。

③第三、第四支针刀分别松解左侧眼轮匝肌的粘连瘢痕 针刀操作方法与第一、第二支针刀操作方法相同。

④第五支针刀松解左侧颞肌的粘连瘢痕 在左外眼角上 2cm 再向外 2cm 处定点进针刀，刀口线与身体横轴平行，针刀体与针刀刺入点皮肤平面垂直，针刀经皮肤、皮下组织、筋膜直达骨面，铲剥 3 刀，范围 0.5cm。

⑤第六支针刀松解右侧颞肌的粘连瘢痕 针刀操作方法与第五支针刀操作方法相同。

⑥术毕，拔出针刀，局部压迫止血 3 分钟后，创可贴覆盖针眼。

4.2.2 第二次调节口轮匝肌及降眉间肌的应力集中点

（1）体位 仰卧位。

（2）体表定位 口轮匝肌及降眉间肌。

（3）消毒 在施术部位，用碘伏消毒 2 遍，然后铺无菌洞巾，使治疗点正对洞巾中间。

（4）麻醉 用 1%利多卡因局部浸润麻醉，每个治疗点注药 1ml。

（5）刀具 Ⅰ型 4 号弧形防滑针刀。

（6）针刀操作（图 4-6）

①在与右侧鼻翼外缘中点平齐的鼻唇沟向内侧定一点 刀口线与鼻翼线平行，针刀向内下刺入达骨面，铲剥 3 刀，范围 0.5cm。

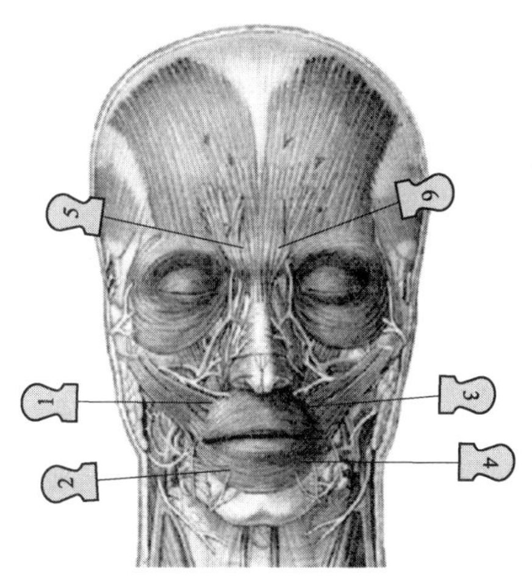

图 4-6　面肌痉挛第二次针刀松解

②在一侧下颌部，下唇的侧方，颏唇沟中央的凹陷处旁开 1cm 处　刀口线与口轮匝肌的肌纤维平行，针刀向内下刺入达骨面，铲剥 3 刀，范围 0.5cm。

③第三、第四支针刀分别松解左侧口轮匝肌的粘连瘢痕　针刀操作方法与第一、第二支针刀操作方法相同。

④第五支针刀松解右侧降眉间肌的粘连瘢痕　在印堂穴向右旁开 0.5cm 处定点进针刀，刀口线与身体横轴平行，针刀体与针刀刺入点皮肤平面垂直，针刀经皮肤、皮下组织、筋膜直达骨面，向下铲剥 3 刀，范围 0.5cm。

⑤第六支针刀松解左侧降眉间肌的粘连瘢痕　针刀操作方法与第五支针刀操作方法相同。

⑥术毕，拔出针刀，局部压迫止血 3 分钟后，创可贴覆盖针眼。

5　针刀术后手法治疗

5.1　点穴

患者仰卧位，面部取阳白、睛明、鱼腰、太阳、瞳子髎、水沟、颊车、承浆、听宫、翳风、风池；循经取合谷、行间、太冲。上述穴位，每穴点按 5s。

5.2　按揉头面部腧穴

患者仰卧位，医者用单手拇指指腹按揉面部：从印堂至头维穴；从睛明向上经攒竹、鱼腰、太阳至率谷穴；从睛明向下经四白、球后、瞳子髎至下关穴；从水沟经地仓至颊车穴；从承浆经大迎至听宫穴。每一条线反复操作，途经相关穴位时，稍作停留，用力点按各穴，每穴约 5s，最后，令患者坐位，拿其风池穴结束治疗。

三、慢性支气管炎

1　范围

本《规范》规定了慢性支气管炎的诊断和治疗。

本《规范》适用于慢性支气管炎的诊断和治疗。

2　术语和定义

下列术语和定义适用于本规范。

慢性支气管炎（Chronic bronchitis）　本病是由于感染或非感染因素引起气管、支气管黏膜及其周围组织的慢性非特异性炎症。其病理特点是支气管腺体增生、黏液分泌增多。临床出现连续 2 年以上，每年持续 3 个月以上的咳嗽、咳痰或气喘等症状。早期多在冬季发作，春暖后缓解；晚期炎症加重，症状长年存在，不分季节。疾病进展又可并发慢性阻塞性肺气肿、肺源性心脏病，严重影响劳动能力和健康。本病为常见病、多发病，根据我国普查的结果，患病率为3.82%。随着年龄增长，患病率递增，50岁以上的患病率高达15%或更多。本病流行与吸烟、地区和环境卫生等有密切关系。针刀医学对本病的病因病理机制有了全新的知识，通过针刀整体松解脊柱弓弦力学系统软组织的粘连和瘢痕，间接调节了肺及支气管的位置，从而改善了肺及支气管的功能。

3 诊断

3.1 临床表现

（1）症状　部分患者在起病前有急性呼吸道感染史。常在寒冷季节发病，出现咳嗽、咯痰，尤以晨起为著，痰呈白色黏液泡沫状，黏稠不易咳出。在急性呼吸道感染时，症状加剧，痰量增多，痰的黏稠度增加或为黄色脓性，偶有痰中带血。随着病情发展，终年咳嗽，咳痰不停，秋冬加剧。喘息型支气管炎患者在症状加剧成继发感染时，常有哮喘样发作，气急不能平卧。呼吸困难一般不明显，但并发肺气肿后，随着肺气肿程度增加，则呼吸困难的程度逐渐加剧。

（2）体征　本病早期多无体征。有时在肺底部可听到湿性和干性啰音。喘息型支气管炎在咳嗽或深吸气后可听到哮鸣音，发作时有广泛哮鸣音，长期发作的病例可有肺气肿的体征。

用拇指触压 T_3 上、下、左、右可见压痛，软组织可见结节和条索。

根据临床表现，将慢性支气管炎分为单纯型与喘息型两型，前者主要表现为反复咳嗽、咳痰，后者除咳嗽、咳痰外尚有喘息症状，并伴有哮鸣音。

3.2 诊断标准

主要依靠病史和症状。在排除其他心、肺疾患（如肺结核、尘肺、支气管哮喘、支气管扩张、肺癌、心脏病、心功能不全等）后，临床上凡有慢性或反复的咳嗽、咳痰或伴喘息，每年发病至少持续3个月，并连续2年或以上者，诊断即可成立。如每年发病持续不足3个月，而有明确的客观检查依据（如X线、肺功能等）亦可诊断。

（1）血液检查　慢性支气管炎急性发作期或并发肺部感染时，可见白细胞计数及中性粒细胞增多。喘息型者嗜酸性粒细胞可增多。缓解期多无变化。

（2）痰液检查　痰液培养可见肺炎球菌、流感嗜血杆菌、甲型链球菌及奈瑟球菌等。涂片中可见大量中性粒细胞、已破坏的杯状细胞，喘息型者常见较多的嗜酸性粒细胞。

（3）呼吸功能检查　早期常无异常。有小气道阻塞时，最大呼气流速——容积曲线在75%和50%肺容量时，流量明显降低，闭合容积可增加。发展到气道狭窄或有阻塞时，第一秒用力呼气量占用总肺活量的比值减少（＜70%），最大通气量减少（＜预计值的80%）。

（4）X线检查　单纯型慢性支气管炎，X线检查正常，或仅见两肺下部纹理增粗，或呈条索状，这是支气管壁纤维组织增生变厚的征象。若合并支气管周围炎，可有斑点阴影重叠其上。

此外，必须摄以 T_3 为中心的胸椎正侧位片，根据针刀诊断学的读片方法，仔细阅读X光片，检查 T_3 有无旋转移位和前后移位，有无以 T_3 为中心的轻度侧弯。

4 针刀治疗

4.1 治疗原则

依据人体弓弦力学系统理论及疾病病理构架的网眼理论，该病的根本病因不在支气管而在肺脏本身，是由于颈胸段脊柱弓弦力学系统的力平衡失调后，引起脊柱变形，导致肺及支气管等内脏组织位置异常，引起肺及支气管功能异常。通过针刀对脊背部的软组织损伤进行整体松解，配合手法及适当的药物，有效矫正脊柱形变，使支气管及肺的位置恢复正常，从而恢复肺及支气管功能。

4.2 针刀操作

4.2.1　第一次针刀松解 T_2～T_3、T_3～T_4 周围的粘连瘢痕

（1）体位　俯卧位，肩关节及髂嵴部置棉垫，以防止呼吸受限。

（2）体表定位　T_2～T_3、T_3～T_4 棘突及周围。

（3）消毒　在施术部位，用碘伏消毒 2 遍，然后铺无菌巾，使治疗点正对洞巾中间。

（4）麻醉　用 1%利多卡因局部浸润麻醉，每个治疗点注药 1ml。

（5）刀具　Ⅰ型 4 号直形针刀。

（6）针刀操作（图 4-7）

①第一支针刀松解 T_2～T_3 棘上韧带、棘间韧带及多裂肌止点的粘连瘢痕　在 T_3 棘突顶点定位，刀口线与人体纵轴一致，刀体先向头侧倾斜 45°，与胸椎棘突呈 60°角，按针刀四步进针规程进针刀，针刀经皮肤、皮下组织，直达棘突骨面，纵疏横剥 2～3 刀，范围 0.5cm，然后将针刀体逐渐向脚侧倾斜与胸椎棘突走行方向一致，先沿棘突骨面分别从棘突左、右侧向椎板方向铲剥 3 刀，深度达棘突根部，以松解多裂肌止点的粘连瘢痕。再退针刀到棘突表面，调转刀口线 90°，从 T_3 棘突上缘骨面向上沿 T_2 和 T_3 棘间方向用提插刀法切割棘间韧带 3 刀，范围 0.5cm。

②第二支针刀松解左侧 T_4 肋横突关节囊韧带　在 T_3～T_4 棘间中点旁开 2cm 定位，刀口线与人体纵轴一致，针刀体与皮肤呈 90°角，按针刀四步进针规程进针刀，针刀经皮肤、皮下组织、胸腰筋膜浅层、竖脊肌达横突骨面，沿横突骨面向外到横突尖部，纵疏横剥 3 刀，范围 0.5cm。

③第三支针刀松解右侧 T_4 肋横突关节囊韧带　针刀松解方法参照第二支针刀松解方法。

T_2～T_3，T_3～T_4 其余部位的粘连瘢痕的针刀松解参照上述针刀松解方法进行。

（7）注意事项

①做胸椎针刀松解术，为了避免针刀进入椎管而损伤脊髓，在后正中线上松解棘上韧带和棘间韧带时，应按以下步骤进行操作。进针时，刀体向头侧倾斜 45°，与胸椎棘突呈 60°角，针刀直达胸椎棘突顶点骨面；对棘突顶点的病变进行松解，要进入棘间松解棘间韧带，必须退针刀于棘突顶点的上缘，将针刀体逐渐向脚侧倾斜与胸椎棘突走行方向一致，才能进入棘突间，切棘间韧带的范围限制在 0.5cm 以内，以免切入椎管，否则针刀的危险性明显加大（图 4-8）。

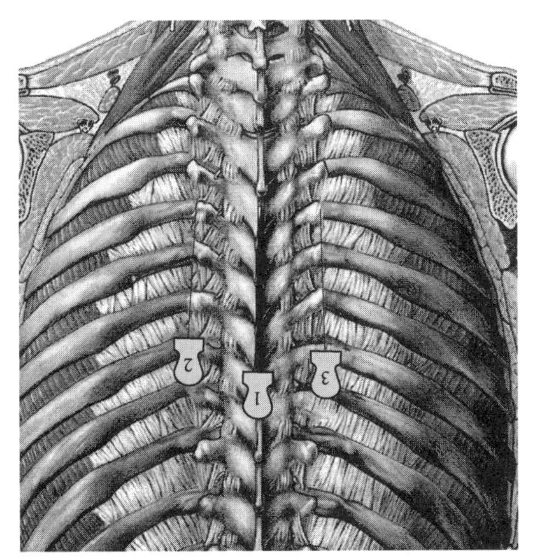

图 4-7　T_2～T_3、T_3～T_4 周围软组织粘连瘢痕针刀松解

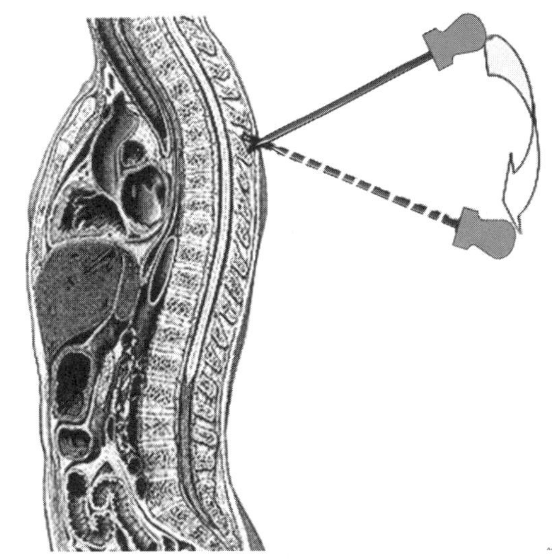

图 4-8　胸椎松解针刀刀体角度变化

②凡高热、喘急、声高者针刀均快速横行；凡无热、喘息无力、声音低微者，针刀均慢速纵行。

③如果定位困难，需要在 X 线视下进行定位后再进行针刀治疗，不能盲目定点作针刀松解，否则可能引起胸腔内脏器官损伤，造成严重的并发症和后遗症。

4.2.2　第二次针刀松解 C_7～T_1、T_1～T_2 周围的粘连瘢痕

（1）体位　俯卧位，肩关节及髂嵴部置棉垫，以防止呼吸受限。

（2）体表定位　C_7～T_1、T_1～T_2 棘突及周围。

（3）消毒　在施术部位，用碘伏消毒2遍，然后铺无菌巾，使治疗点正对洞巾中间。

（4）麻醉　用1%利多卡因局部浸润麻醉，每个治疗点注药1ml。

（5）刀具　Ⅰ型4号直形针刀。

（6）针刀操作（图4-9）

①第一支针刀松解C_7～T_1棘上韧带、棘间韧带及多裂肌止点的粘连瘢痕　在T_1棘突顶点定位，刀口线与人体纵轴一致，刀体先向头侧倾斜45°，与胸椎棘突呈60°角，按针刀四步进针规程进针刀，针刀经皮肤、皮下组织，直达棘突骨面，纵疏横剥3刀，范围0.5cm，然后将针刀体逐渐向脚侧倾斜与胸椎棘突走行方向一致，先沿棘突骨面分别从棘突左、右侧向椎板方向铲剥3刀，深度达棘突根部，以松解多裂肌止点的粘连瘢痕。再退针刀到棘突表面，调转刀口线90°，从T_1棘突上缘骨面向上沿C_7和T_1棘间方向用提插刀法切割棘间韧带3刀，范围0.5cm。

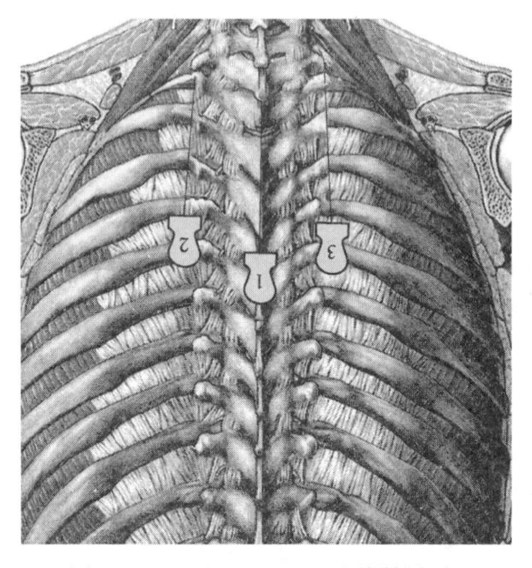

图4-9　C_7～T_1、T_1～T_2周围软组织粘连瘢痕针刀松解

②第二支针刀松解左侧T_1肋横突关节囊韧带　在C_7～T_1棘间上缘旁开2～3cm定位，刀口线与人体纵轴一致，针刀体与皮肤呈90°角，按针刀四步进针规程进针刀，针刀经皮肤、皮下组织、胸腰筋膜浅层、竖脊肌达横突骨面，沿横突骨面向外到横突尖部，纵疏横剥3刀，范围0.2cm。

③第三支针刀松解右侧T_1肋横突关节囊韧带　针刀松解方法参照第二支针刀松解方法。

④T_1～T_2周围的粘连瘢痕的针刀松解参照第一次T_2～T_3针刀松解方法进行。

（7）注意事项　与第一次针刀松解的注意事项相同。

4.2.3　第三次针刀松解T_4～T_5、T_5～T_6周围的粘连瘢痕

（1）体位　俯卧位，肩关节及髂嵴部置棉垫，以防止呼吸受限。

（2）体表定位　T_4～T_5、T_5～T_6棘突及周围。

（3）消毒　在施术部位，用碘伏消毒2遍，然后铺无菌巾，使治疗点正对洞巾中间。

（4）麻醉　用1%利多卡因局部浸润麻醉，每个治疗点注药1ml。

（5）刀具　Ⅰ型4号直形针刀。

（6）针刀操作（图4-10）

①第一支针刀松解T_4～T_5棘上韧带、棘间韧带及多裂肌止点的粘连瘢痕　在T_5棘突顶点定位，刀口线与人体纵轴一致，刀体先向头侧倾斜45°，与胸椎棘突呈60°角，按针刀四步进针规程进针刀，针刀经皮肤、皮下组织，直达棘突骨面，纵疏横剥3刀，范围0.5cm，然后将针刀体逐渐向脚侧倾斜与胸椎棘突走行方向一致，先沿棘突骨面分别从棘突左、右侧向椎板方向铲剥3刀，深度达棘突根部，以松解多裂肌和回旋肌止点的粘连瘢痕。再退针刀到棘突表面，调转刀口线90°，从T_5棘突上缘骨面向上沿T_4和T_5棘间方向用提插刀法切割棘间韧带3刀，范围0.5cm。

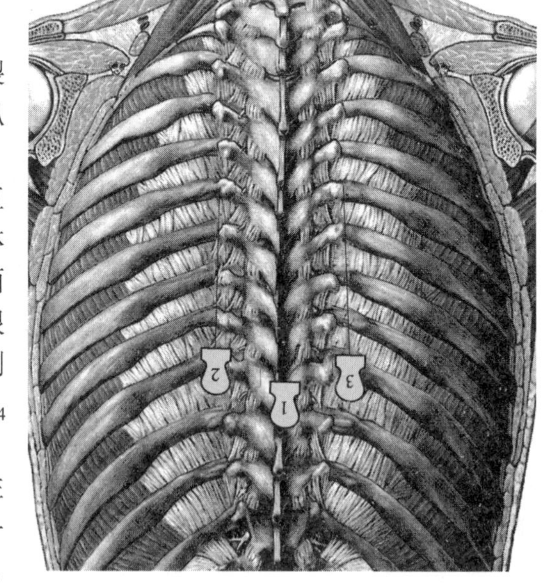

图4-10　T_4～T_5、T_5～T_6周围粘连瘢痕针刀松解

②第二支针刀松解左侧T_5肋横突关节囊韧带　在T_3～T_4棘间上缘旁开2～3cm定位，刀口线与人体纵轴一致，针刀体与皮肤呈90°角，按针刀四步进针规程进针刀，针刀经皮肤、皮下组织、胸腰筋膜浅层、竖脊肌达横突骨面，沿横突骨面向外到横突尖部，纵疏横剥3刀，范围0.2cm。

③第三支针刀松解右侧T_5肋横突关节囊韧带　针刀松解方法参照第二支针刀松解方法。

④T_5～T_6周围的粘连瘢痕的针刀松解参照T_4～T_5针刀松解方法进行。

（7）注意事项　与第一次针刀松解的注意事项相同。

5　针刀术后手法治疗

针刀术后进行手法治疗，如属于T_3关节位置变化者，用俯卧推压整复手法进行整复；如属于T_3上、下、左、右有压痛、结节、条索者，在局部用指揉法按揉1min即可。

四、支气管哮喘

1　范围

本《规范》规定了支气管哮喘的诊断和治疗。

本《规范》适用于支气管哮喘的诊断和治疗。

2　术语和定义

下列术语和定义适用于本规范。

支气管哮喘（Bronchial asthma）　中华医学会呼吸病学会于1997年4月在青岛召开的第二届全国哮喘会议规定哮喘病的定义是：支气管哮喘是由嗜酸性粒细胞、肥大细胞、T淋巴细胞等多种炎性细胞参与的气道慢性炎症。这种炎症使易感者对各种激发因子具有气道高反应性，并可引起气道缩窄，表现为反复发作的喘息、呼吸困难、胸闷或咳嗽等症状，常在夜间和（或）清晨发作、加剧，常常出现广泛多变的可逆性气流受限，多数患者可自行缓解或经治疗缓解。

3　诊断

3.1　临床表现

3.1.1　症状

与哮喘相关的症状有咳嗽、喘息、呼吸困难、胸闷、咳痰等。典型的表现是发作性伴有哮鸣音的呼气性呼吸困难。严重者可被迫采取坐位或呈端坐呼吸，干咳或咯大量白色泡沫痰，甚至出现紫绀等。哮喘症状可在数分钟内发作，经数小时至数天，用支气管扩张药或自行缓解。早期或轻症的患者多数以发作性咳嗽和胸闷为主要表现，这些表现缺乏特征性。

哮喘的发病特征是　①发作性：当遇到诱发因素时呈发作性加重。②时间节律性：常在夜间及凌晨发作或加重。③季节性：常在秋冬季节发作或加重。④可逆性：平喘药通常能够缓解症状，可有明显的缓解期。认识这些特征，有利于哮喘的诊断与鉴别。

3.1.2　体征

缓解期可无异常体征。发作期胸廓膨隆，叩诊呈过清音，多数有广泛的呼气相为主的哮鸣音，呼气延长。严重哮喘发作时常有呼吸费力、大汗淋漓、紫绀、胸腹反常运动、心率增快、奇脉等体征。

3.2　诊断标准

（1）反复发作的喘息、呼吸困难、胸闷或咳嗽，多与接触变应原、冷空气、物理、化学性刺激、病毒性上呼吸道感染、运动等有关。

（2）发作时在双肺可闻及散在弥漫性、以呼气相为主的哮鸣音，呼气相延长。

（3）用平喘药能明显缓解症状，或上述症状可自行缓解。

（4）排除其他疾病所引起的喘息、气急、胸闷和咳嗽。

（5）临床表现不典型者（如无明显喘息或体征）至少应有下列三项中的一项：①支气管激发试验或运动试验阳性。②支气管舒张试验阳性。③昼夜PEF变异率大于等于20%。

符合1～4条或4～5条者可以诊断支气管哮喘。通过随诊治疗后的反应符合哮喘的规律，可以确定诊断。

4 针刀治疗

4.1 治疗原则

依据针刀医学关于慢性软组织损伤病因病理学的理论、关于脊柱区带病因学的理论以及与肺脏有关的解剖学的定位，认为该病的根本病因不在肺脏的本身，而在 C_7～T_3 周围的软组织损伤，导致相应节段脊柱发生错位，影响支配肺的自主神经的正常功能所致。根据软组织损伤病理构架的网眼理论，通过针刀对脊背部的软组织损伤进行整体松解，配合手法及适当的药物，来纠正自主神经受牵拉卡压的问题，使收缩的支气管得以扩张。

4.2 操作方法

4.2.1 第一次针刀松解下列穴位

（1）松解大椎穴　在 C_7～T_1 棘突间定位，刀口线与脊柱纵轴平行，按针刀四步进针规程进针刀，针刀经皮肤、皮下组织，深度 3～5mm，行纵行疏通 2～3 刀（图 4-11）。

（2）松解肺俞穴　在双侧 T_3～T_4 棘突间旁开 1.5 寸定位，刀口线与脊柱纵轴平行，按针刀四步进针规程进针刀，针刀经皮肤、皮下组织，深度达肋骨骨面，纵行疏通 2～3 刀（图 4-12）。

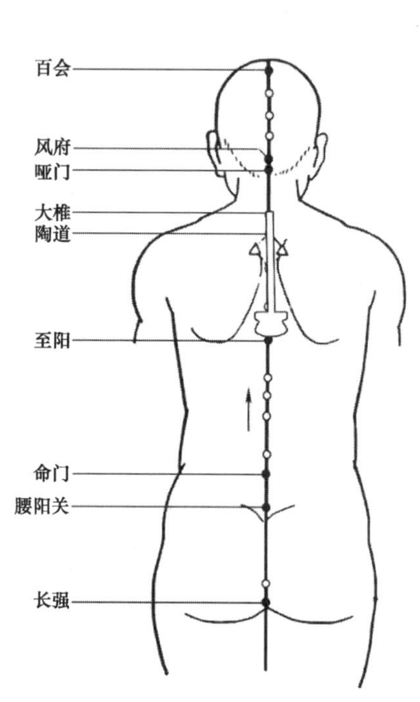

图 4-11　针刀调节大椎穴

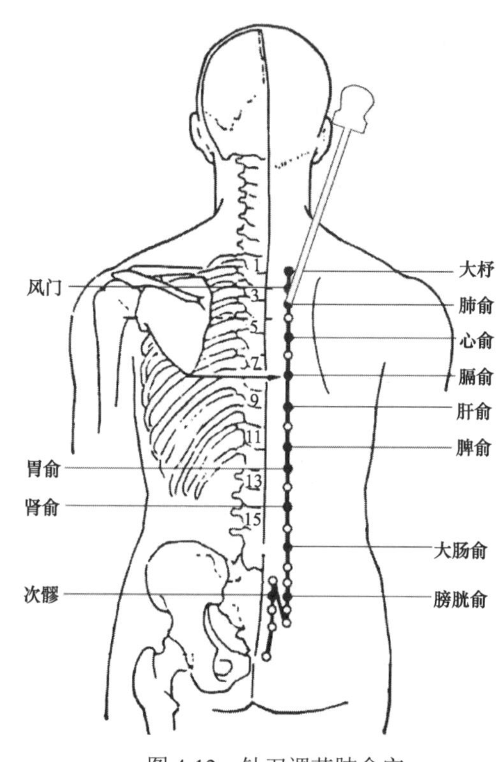

图 4-12　针刀调节肺俞穴

（3）松解膏肓穴　在双侧 T_4～T_5 棘突间旁开 3 寸定位，刀口线与脊柱纵轴平行，按针刀四步进针规程进针刀，针刀经皮肤、皮下组织，深度达肋骨骨面，纵行疏通 2～3 刀（图 4-13）。

4.2.2 第二次针刀松解 C_7～T_1、T_1～T_2 周围的粘连瘢痕

（1）体位　俯卧位，肩关节及髂嵴部置棉垫，以防止呼吸受限。

（2）体表定位　C_7～T_1、T_1～T_2 棘突及周围。

（3）消毒　在施术部位，用碘伏消毒 2 遍，然后铺无菌洞巾，使治疗点正对洞巾中间。

（4）麻醉　用 1%利多卡因局部浸润麻醉，每个治疗点注药 1ml。

（5）刀具　使用Ⅰ型针刀。

（6）针刀操作（图 4-14）

①第一支针刀松解 C_7～T_1 棘上韧带、棘间韧带及多裂肌止点的粘连瘢痕　在 T_1 棘突顶点定位，刀

口线与人体纵轴一致，刀体先向头侧倾斜 45°，与胸椎棘突呈 60° 角，按针刀四步进针规程进针刀，针刀经皮肤、皮下组织，直达棘突骨面，纵疏横剥 2～3 刀，范围不超过 0.5cm，然后将针刀体逐渐向脚侧倾斜与胸椎棘突走行方向一致，先沿棘突骨面分别从棘突左、右侧向椎板方向铲剥 2～3 刀，深度达棘突根部，以松解多裂肌止点的粘连瘢痕。再退针刀到棘突表面，调转刀口线 90°，从 T_1 棘突上缘骨面向上沿 C_7 和 T_1 棘间方向用提插刀法切割棘间韧带 2～3 刀，范围不超过 0.5cm。

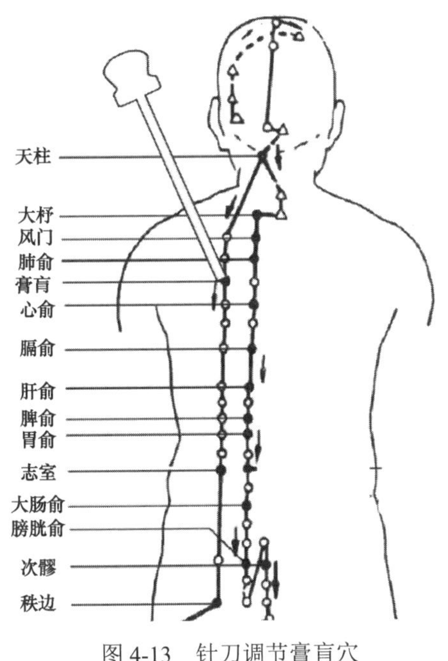

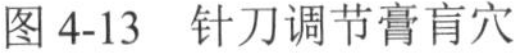
图 4-13　针刀调节膏肓穴

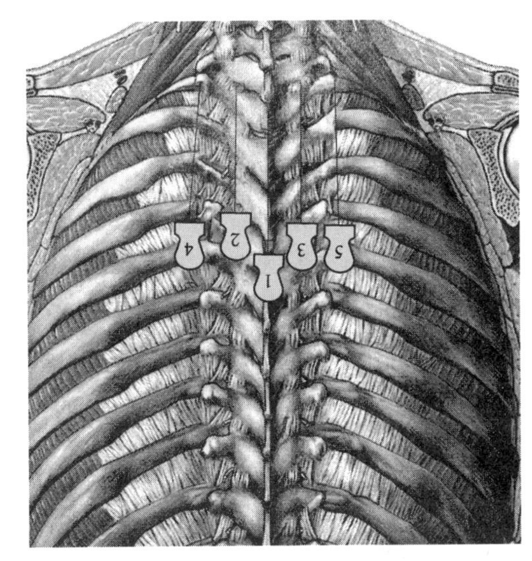

图 4-14　C_7～T_1 与 T_1～T_2 周围软组织粘连瘢痕针刀松解

②第二支针刀松解 C_7～T_1 左侧关节突关节韧带的粘连瘢痕　在 C_7～T_1 棘间旁开 1.5cm～1.8cm 定位，刀口线与人体纵轴一致，针刀体与皮肤呈 90° 角，按针刀四步进针规程进针刀，针刀经皮肤、皮下组织，到第一胸椎椎板，沿椎板上缘缓慢进针刀，当针刀有韧性感时，即到达 C_7～T_1 左侧关节突关节韧带的粘连瘢痕，提插切割 2～3 刀，范围不超过 2mm。

③第三支针刀松解 C_7～T_1 右侧关节突关节韧带的粘连瘢痕　针刀松解方法与第二支针刀相同。

④第四支针刀松解左侧 T_1 肋横突关节囊韧带　在 C_7～T_1 棘间旁开 2～3cm 进针刀，刀口线与人体纵轴一致，针刀体与皮肤呈 90° 角，按针刀四步进针规程进针刀，针刀经皮肤、皮下组织、胸腰筋膜浅层、骶棘肌达横突骨面，沿横突骨面向外到横突尖部，纵疏横剥 2～3 刀，范围不超过 2mm。

⑤第五支针刀松解右侧 T_1 肋横突关节囊韧带　针刀松解方法参照第四支针刀松解方法。

⑥T_1～T_2 周围的粘连瘢痕的针刀松解　参照 C_7～T_1 针刀松解方法进行。

（7）注意事项

①做胸椎针刀松解术，为了避免针刀进入椎管而损伤脊髓，在后正中线上松解棘上韧带和棘间韧带时，应按以下步骤进行操作。进针时，刀体向头侧倾斜 45°，与胸椎棘突呈 60° 角，针刀直达胸椎棘突顶点骨面；对棘突顶点的病变进行松解，要进入棘间，松解棘间韧带，必须退针刀于棘突顶点的上缘，将针刀体逐渐向脚侧倾斜与胸椎棘突走行方向一致，才能进入棘突间，切棘间韧带的范围限制在 0.5cm 以内，以免切入椎管，否则针刀的危险性明显加大。

②凡高热、喘急、声高者，针刀均快速横行；凡无热、喘息无力、声音低微者，针刀均慢速纵行。

③如果定位困难，需要在 X 透视下进行定位后再进行针刀治疗，不能盲目定点作针刀松解，否则可能引起胸腔内脏器官受损，造成严重的并发症和后遗症。

5　针刀术后手法治疗

（1）C_7、T_1 有错位的患者，针刀术后即用俯卧推压手法进行整复。

（2）电生理线路功能紊乱者，无需手法治疗。

抗生素常规预防感染 3 天，对伴有肺部感染的患者须请内科会诊，哮喘发作期，按西医支气管解痉方案用药。

五、阵发性心动过速

1 范围

本《规范》规定了阵发性心动过速的诊断和治疗。

本《规范》适用于阵发性心动过速的诊断和治疗。

2 术语和定义

下列术语和定义适用于本规范。

阵发性心动过速（Paroxysmal tachycardia） 本病是一种阵发性、规则而快速的异位性节律，心率一般为 160～220 次/分，有突然发作和突然停止的特点，根据异位起搏点的部位不同可分为房性、交界性和室性 3 种，前二者有时极难区别，故统称为室上性阵发性心动过速。室上性阵发性心动过速多发生于功能性心脏病患者，预后多良好。室性心动过速，大多发生于患有较严重心脏病患者，特别是急性心肌梗死或心肌炎时，亦可发生于低血钾、低血镁及原发性 Q-T 间期延长综合征，以及洋地黄、奎尼丁中毒时。

3 诊断

3.1 临床表现

心动过速突然发作和突然中止，其诱发因素多为情绪激动、猛然用力、疲劳或饱餐，亦可无明显诱因。发作时主要症状为心悸、胸闷、头颈部发胀、头晕、乏力、出汗及恶心；心室性阵速发作尤其是持续时间较长时，大多有明显血流动力障碍，表现为休克、昏厥、阿-斯综合征发作、急性心力衰竭，甚至猝死，预后严重，应作紧急处理。

3.2 诊断标准

（1）室上性心动过速　心电图表现为心率多在 160～220 次/分，心律齐，QRS 时间在 0.10 秒以内。如见有 P 波，P–R＞0.12 秒，则为房性心动过速；如每个搏动前或后见到逆行 P 波，P–R＜0.10 秒，则为交界性心动过速。

（2）室性心动过速　心电图表现为心率多在 140～180 次/分；QRS 波群宽大畸形，间期＞0.12 秒，T 波方向与主波方向相反；如能发现 P 波，其频率比心室率慢，且彼此无固定关系；如能发现 P 波传入心室，形成心室夺获（由窦性 P 波下传引起心室激动，QRS 波群为室上性），或室性融合波（分别由窦性 P 波下传激动心室形成 QRS 波群前半部及由异位室性起搏点激动心室，形成 QRS 波群后半部分所组成），则诊断更为明确。

（3）扑动与颤动　当异位起搏点自律性增高，超过阵发性心动过速频率，便形成扑动或颤动。

①心房扑动：频率一般 250～350 次/分，快速而规则，如房室传导比例恒定，心室律总是规则的，多为 2:1 传导或 4:1 传导；传导比例发生改变时，则室律不规则，心电图表现为 P 波消失，代之以 250～350 次/分、间隔均匀、形状相同、连续的扑动波（f 波），形如锯齿状；QRS 波呈室上性；心室率随不同房室比例而定，心律可规则或不规则。

②心房颤动：较常见，其心电图表现为 P 波消失，代之以大小不等、形态各异、间隔极不规则的颤动波（f 波），其频率为 350～600 次/分，QRS 波群间隔极不规则。

③心室扑动和心室颤动：心室扑动心电图表现为连续比较规则的大振幅波动，其频率每分钟约 250 次/分左右，预后严重，且一般迅速转变为心室颤动。心室颤动时，QRS-T 波群完全消失，代之以形状不一、大小各异、极不均匀的颤动波，其频率为 250～350 次/分。

4 针刀治疗

4.1 治疗原则

依据人体弓弦力学系统理论及疾病病理构架的网眼理论，阵发性心律失常是由于脊柱弓弦力学系统的力平衡失调后，引起胸段及腰胸结合部脊柱变形，导致膈肌移位，进而引起心包错位最终使得心脏错位而引发的临床表现。通过针刀整体松解脊柱周围软组织的粘连和瘢痕，恢复膈肌、心包、心脏的正常位置，从而恢复心脏的正常功能。

4.2 操作方法

4.2.1 第一次松解 T_4～T_5、T_5～T_6 及 T_6～T_7 处棘突、棘间、肋横突关节的粘连

（1）体位 俯卧位，肩关节及髂嵴部置棉垫，以防止呼吸受限。

（2）体表定位 T_6～T_7 胸椎棘突。

（3）消毒 在施术部位，用碘伏消毒 2 遍，然后铺无菌巾，使治疗点正对洞巾中间。

（4）麻醉 用 1%利多卡因局部浸润麻醉，每个治疗点注药 1ml。

（5）刀具 Ⅰ型 4 号直形针刀。

（6）针刀操作（图 4-15）

①第一支针刀松解 T_6～T_7 棘上韧带、棘间韧带及多裂肌止点的粘连瘢痕 在 T_7 棘突顶点定位，刀口线与人体纵轴一致，刀体先向头侧倾斜 45°，与胸椎棘突呈 60° 角，按针刀四步进针规程进针刀，针刀经皮肤、皮下组织，直达棘突骨面，纵疏横剥 3 刀，范围 0.5cm，然后将针刀体逐渐向脚侧倾斜与胸椎棘突走行方向一致，先沿棘突骨面分别从棘突左、右侧向椎板方向铲剥 3 刀，深度达棘突根部，以松解多裂肌止点的粘连瘢痕。再退针刀到棘突表面，调转刀口线 90°，从 T_7 棘突上缘骨面向上沿 T_6 和 T_7 棘间方向用提插刀法切割棘间韧带 3 刀，范围 0.5cm。

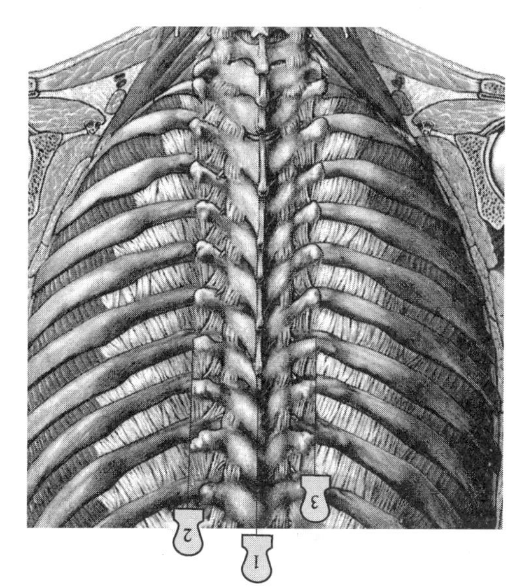

图 4-15 T_6～T_7 椎间及 T_7 肋横突关节囊针刀松解

②第二支针刀松解左侧 T_7 肋横突关节囊韧带 从 T_6～T_7 棘间中点旁开 2～3cm 进针刀，刀口线与人体纵轴一致，针刀体与皮肤呈 90° 角，按针刀四步进针规程进针刀，针刀经皮肤、皮下组织、胸腰筋膜浅层、竖脊肌达横突骨面，沿横突骨面向外到横突尖部，纵疏横剥 3 刀，范围 0.2cm。

③第三支针刀松解右侧 T_7 肋横突关节囊韧带 针刀松解方法参照第二支针刀松解方法。

4.2.2 第二次针刀松解 T_5 的上、下、左、右的压痛、结节及条索

（1）体位 俯卧位，肩关节及髂嵴部置棉垫，以防止呼吸受限。

（2）体表定位 T_5 周围压痛点及痛性结节。

（3）消毒 在施术部位，用碘伏消毒 2 遍，然后铺无菌巾，使治疗点正对洞巾中间。

（4）麻醉 用 1%利多卡因局部浸润麻醉，每个治疗点注药 1ml。

（5）刀具 Ⅰ型 4 号直形针刀。

（6）针刀操作 在 T_5 横突周围的压痛点，或结节、或条索处定若干点，刀口线均和人体纵轴平行，按针刀四步进针规程进针刀，深度可达肋横突关节骨面，如在横突之间深度也不得超过肋骨的外表面，如在棘突之间深度达椎管外 3mm 以上，各点针刀达到相应深度后，疼痛的点则进行纵行疏通法和横行剥离法即可，有结节和条索者则采用纵行切开法或切开瘢痕法。术毕，贴好创可贴后，按压各点 2～5min。在治疗期间，一般 1 周需复诊 1 次，仔细检查，新发现及上一次经过治疗的各个部位的压痛、结节、条索，需继续治疗，直至其消失为止。

4.3.3 第三次针刀松解胸腰结合部软组织的粘连和瘢痕

针刀操作方法与腰椎间盘突出症第四次针刀治疗相同。

5 针刀术后手法治疗

针刀术后进行手法治疗，如属于 T_5 关节位置变化者，针刀术后，即用有关胸椎整复手法进行整复；如属于 T_5 上、下、左、右有压痛、结节、条索者，针刀术后即在局部用指揉法按揉 1min 即可。

六、窦性心动过缓

1 范围

本《规范》规定了窦性心动过缓的诊断和治疗。

本《规范》适用于窦性心动过缓的诊断和治疗。

2 术语和定义

下列术语和定义适用于本规范。

窦性心动过缓（Sinus bradycardia） 当窦房结发出的冲动频率过慢，每分钟在 60 次以下称为窦性心动过缓。在正常情况下，常见于健康的青年人、运动员与睡眠状态，主要为自主神经功能紊乱，如迷走神经张力增强所致；其他原因包括甲状腺功能减退、阻塞性黄疸、颅内压增高、冠状动脉硬化性心脏病、慢性心肌病变等。

3 诊断

3.1 临床表现

可无症状。但若心率减慢较明显，则可有心悸、胸闷、头晕、乏力，偶亦有发生晕厥者。听诊心率慢而规则，第一心音减弱，活动后心率可增快。

3.2 诊断标准

窦性 P 波规律出现，每分钟 40～60 次；P–R 间期＞0.12 秒；常伴有窦性心律不齐，即不同 P–P 间期之间的差异大于 0.12s。

4 针刀治疗

4.1 治疗原则

根据网眼理论，通过针刀治疗，提高交感神经兴奋性，减弱迷走神经兴奋。

4.2 操作方法

4.2.1 第一次针刀调节下列穴位

（1）体位 俯卧位。

（2）体表定位 厥阴俞（双），心俞（双），百会。

（3）消毒 在施术部位，用碘伏消毒 2 遍，然后铺无菌洞巾，使治疗点正对洞巾中间。

（4）麻醉 用 1%利多卡因局部浸润麻醉，每个治疗点注药 1ml。

（5）刀具 使用Ⅰ型针刀。

（6）针刀操作

①厥阴俞 在 T_4～T_5 棘突之间，通过两个棘突的中点，划一垂直于脊柱纵轴线的横线，并以此中点向两侧各旁开 1 寸半（同身寸）定位（图 4-16），按照针刀四步进针规程，在此两点进针刀，刀口线和脊柱纵轴线平行，针体和背部平面垂直刺入，深度达肋骨背面，纵行疏通 2～3 刀即可。在纵行疏通时速度应缓慢，不可快速。

②心俞 在 T_5～T_6 棘突之间通过两个棘突的中点，划一垂直于脊柱纵轴线的横线，并以此中点向两侧各旁开 1 寸半（同身寸）定位（图 4-17），按照针刀四步进针规程，在此两点上进针刀，刀口线和脊柱纵轴线平行，针体垂直于背平面刺入，深入达肋骨背面，纵行疏通 2～3 刀即可。在纵行疏通时速度应缓慢，不可快速。

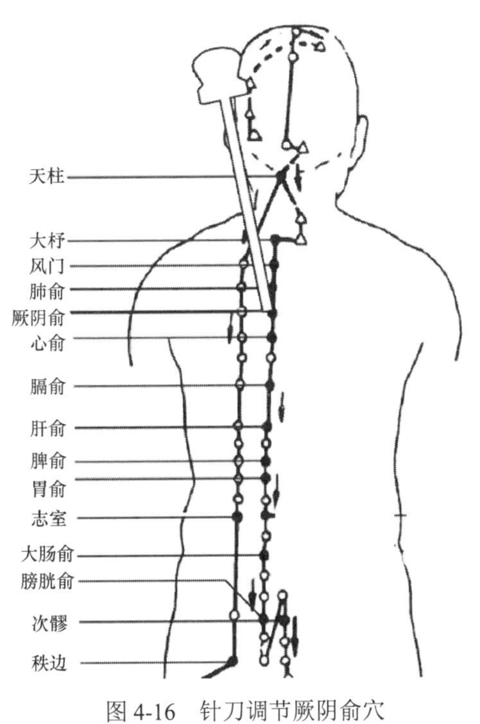

图 4-16　针刀调节厥阴俞穴

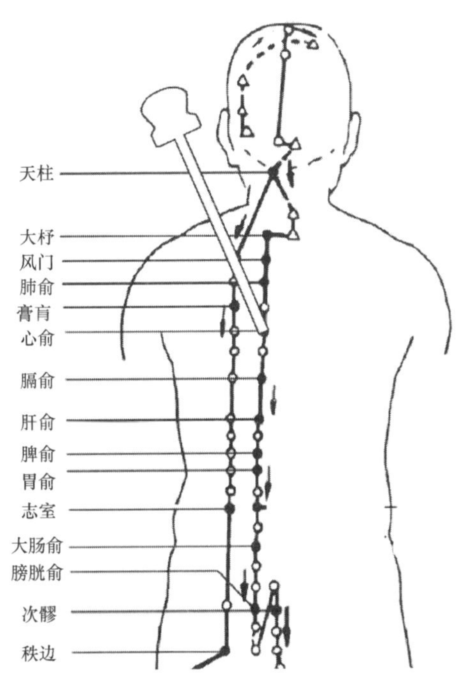

图 4-17　针刀调节心俞穴

③百会　两耳尖直上，头顶正中（图 4-18），在此点上进针刀，刀口线和颅骨矢状面平行，针体垂直于颅骨刺入，深达颅骨骨面，纵行疏通 2～3 刀即可。在纵行疏通时速度应缓慢，不可快速。

4.2.2　第二次针刀松解 T_4～T_5 和 T_5～T_6 周围的粘连瘢痕

（1）体位　俯卧位，肩关节及髂嵴部置棉垫，以防止呼吸受限。

（2）体表定位　T_4～T_5 和 T_5～T_6 棘突及周围。

（3）消毒　在施术部位，用碘伏消毒 2 遍，然后铺无菌洞巾，使治疗点正对洞巾中间。

（4）麻醉　用 1%利多卡因局部浸润麻醉，每个治疗点注药 1ml。

（5）刀具　使用Ⅰ型针刀。

（6）操作方法（图 4-19）

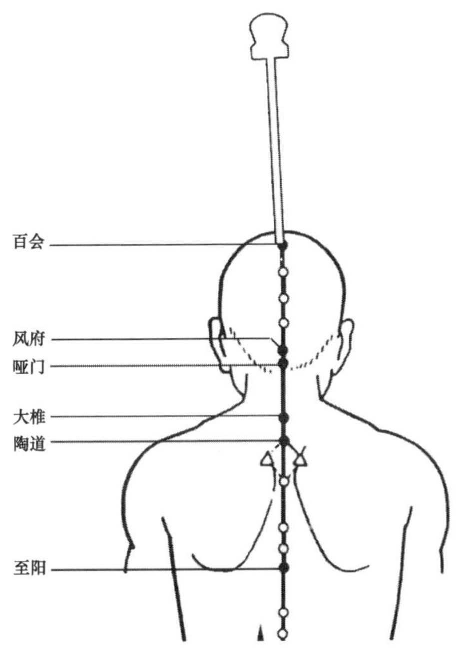

图 4-18　针刀调节百会穴

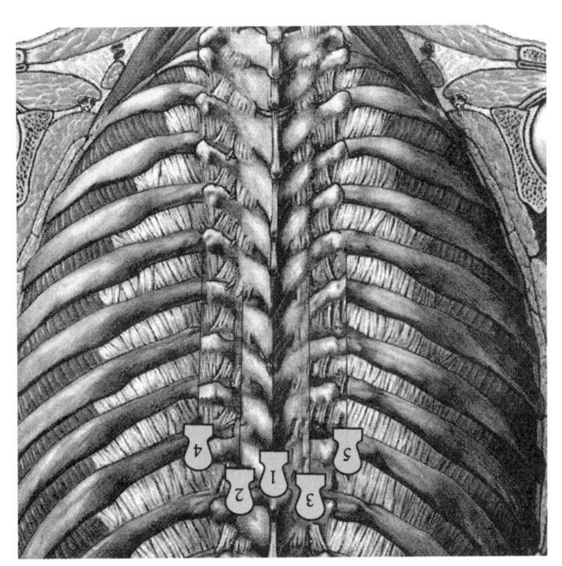

图 4-19　T_4～T_5 和 T_5～T_6 周围软组织粘连瘢痕针刀松解

①第一支针刀松解 T_4～T_5 棘上韧带、棘间韧带及多裂肌止点的粘连瘢痕　在 T_5 棘突顶点定位，刀口线与人体纵轴一致，刀体先向头侧倾斜 45°，与胸椎棘突呈 60° 角，按针刀四步进针规程进针刀，针刀经皮肤、皮下组织，直达棘突骨面，纵疏横剥 2～3 刀，范围不超过 0.5cm，然后将针刀体逐渐向脚侧倾斜与胸椎棘突走行方向一致，先沿棘突骨面分别从棘突左、右侧向椎板方向铲剥 2～3 刀，深度达棘突根部，以松解多裂肌止点的粘连瘢痕。再退针刀到棘突表面，调转刀口线 90°，从 T_5 棘突上缘骨面向上沿 T_4～T_5 棘间方向用提插刀法切割棘间韧带 2～3 刀，范围不超过 0.5cm。

②第二支针刀松解 T_5～T_6 左侧关节突关节韧带的粘连瘢痕　从 T_5～T_6 棘间旁开 1.5cm～1.8cm 进针刀，刀口线与人体纵轴一致，针刀体与皮肤呈 90° 角，按针刀四步进针规程进针刀，针刀经皮肤、皮下组织，到第一胸椎椎板，沿椎板上缘缓慢进针刀，当针刀有韧性感时，即到达 T_5～T_6 左侧关节突关节韧带的粘连瘢痕，提插切割 2～3 刀，范围不超过 2mm。

③第三支针刀松解 T_5～T_6 右侧关节突关节韧带的粘连瘢痕　针刀松解方法与第二支针刀相同。

④第四支针刀松解左侧 T_5 肋横突关节囊韧带　从 T_4～T_5 棘间旁开 2～3cm 进针刀，刀口线与人体纵轴一致，针刀体与皮肤呈 90° 角，按针刀四步进针规程进针刀，针刀经皮肤、皮下组织、胸腰筋膜浅层、竖脊肌达 T_5 横突骨面，沿横突骨面向外到横突尖部，纵疏横剥 2～3 刀，范围不超过 2mm。

⑤第五支针刀松解右侧 T_5 肋横突关节囊韧带　针刀松解方法参照第四支针刀松解方法。

⑥T_5～T_6 周围的粘连瘢痕的针刀松解　参照 T_4～T_5 针刀松解方法进行。

（7）注意事项

①做胸椎针刀松解术时，为了避免针刀进入椎管而损伤脊髓，在后正中线上松解棘上韧带和棘间韧带时，应按以下步骤进行操作：进针时，刀体向头侧倾斜 45°，与胸椎棘突呈 60° 角，针刀直达胸椎棘突顶点骨面；对棘突顶点的病变进行松解，要进入棘间；松解棘间韧带，必须退针刀于棘突顶点的上缘，将针刀体逐渐向脚侧倾斜与胸椎棘突走行方向一致，才能进入棘突间，切棘间韧带的范围限制在 0.5cm 以内，如此则不会切入椎管。如超过此范围，针刀的危险性明显加大。

②如定位困难，需要在 X 透视下进行定位后再进行针刀治疗，不能盲目定点作针刀松解，否则可能引起胸腔内脏器官损伤，造成严重的并发症和后遗症。

5　针刀术后手法治疗

在脊柱区带，出针刀点上用拇指按压 1min。

七、贲门失弛缓症

1　范围

本《规范》规定了贲门失弛缓症的诊断和治疗。

本《规范》适用于贲门失弛缓症的诊断和治疗。

2　术语和定义

下列术语和定义适用于本规范。

贲门失弛缓症（Achalasia of cardia）　本病又称贲门痉挛、巨食管，是由食管神经肌肉功能障碍所致的疾病，其主要特征是食管缺乏蠕动，食管下端括约肌（LES）高压和对吞咽动作的松弛反应减弱。在食管运动功能紊乱的疾病中常见。临床表现为咽下困难、食物反流和下端胸骨后不适或疼痛。本病为一种少见病（每 10 万人中仅约 1 人），可发生于任何年龄，但最常见于 20～39 岁的年龄组。儿童很少发病，男女发病大致相等，较多见于欧洲和北美。

3　诊断

3.1　临床表现

（1）咽下困难　无痛性咽下困难是本病最常见最早出现的症状，占 80%～95%以上。起病多较缓慢，但亦可较急，初起可轻微，仅在餐后有饱胀感觉而已。咽下困难多呈间歇性发作，常因情绪波动、发怒、忧虑、惊骇或进食过冷和辛辣等刺激性食物而诱发。病初咽下困难时有时无，时轻时重，后期则转为持续性。

（2）疼痛　约占40%～90%，性质不一，可为闷痛、灼痛、针刺痛、割痛或锥痛。疼痛部位多在胸骨后及中上腹；也可在胸背部、右侧胸部、右胸骨缘以及左季肋部。疼痛发作有时酷似心绞痛，甚至舌下含硝酸甘油片后可获缓解。疼痛发生的机制可由于食管平滑肌强烈收缩，或食物滞留性食管炎所致。随着咽下困难的逐渐加剧，梗阻以上食管的进一步扩张，疼痛反可逐渐减轻。

（3）食物反流　发生率可达90%，随着咽下困难的加重，食管的进一步扩张，相当量的内容物可潴留在食管内至数小时或数日之久，而在体位改变时反流出来。从食管反流出来的内容物因未进入过胃腔，故无胃内呕吐物的特点，但可混有大量黏液和唾液。在并发食管炎、食管溃疡时，反流物可含有血液。

除此之外还有体重减轻、出血或贫血等症状。

3.2　诊断标准

（1）咽下困难、食物反流和胸骨后疼痛为本病的典型临床表现。

（2）上消化道钡餐检查：食管扩大并有液平面，下端呈鸟嘴状，出现逆蠕动。如食管高度扩大，可屈曲呈“S”形。

（3）以胸椎6～8为中心的X光正侧位片：可见到胸椎骨关节不同情况位移。

4　针刀治疗

4.1　治疗原则

依据人体弓弦力学系统理论及疾病病理构架的网眼理论，贲门失弛缓症是由于胸段及胸腰结合部脊柱弓弦力学系统受力异常后，人体通过粘连、瘢痕、挛缩对异常应力进行代偿，形成网络状的病理构架，引起胸段脊柱的变形，使食道及贲门的位置发生改变，进而引发贲门失弛缓症的临床表现。故应用针刀整体松解胸段脊柱、胸腰结合部、颈胸结合部弦的行径路线及弓弦结合部的粘连瘢痕和挛缩，调节脊柱弓弦力学系统，恢复食道及贲门的正常位置和功能。

4.2　操作方法

4.2.1　第一次针刀松解胸腰结合部的粘连瘢痕

针刀操作方法参照腰椎间盘突出症第四次针刀治疗。

4.2.2　第二次松解T_4～T_5、T_5～T_6及T_6～T_7处棘突、棘间、肋横突关节的粘连和瘢痕

针刀操作方法参照阵发性心过速第一次针刀治疗。

4.2.3　第三次针刀松解C_7～T_1、T_1～T_2周围的粘连瘢痕

具体操作方法见支气管哮喘第二次针刀松解C_7～T_1、T_1～T_2周围的粘连瘢痕。

5　针刀术后手法治疗

每次针刀松解术后，均进行颈椎对抗牵引手法。

八、慢性胃炎

1　范围

本《规范》规定了慢性胃炎的诊断和治疗。

本《规范》适用于慢性胃炎的诊断和治疗。

2　术语和定义

下列术语和定义适用于本规范。

慢性胃炎（Chronic gastritis）　本病系指不同病因引起的胃黏膜的慢性炎症或萎缩性病变，其实质

是胃黏膜上皮遭受反复损害后，由于黏膜特异的再生能力，以致黏膜发生改建，且最终导致不可逆的固有胃腺体的萎缩，甚至消失。本病十分常见，约占接受胃镜检查患者的 80%～90%，男性多于女性，随年龄增长发病率逐渐增高。针刀医学对本病的病因病理机制有了全新的知识，通过针刀整体松解脊柱弓弦力学系统软组织的粘连和瘢痕，间接调节了胃的位置，从而改善了胃的功能。

3 诊断

3.1 临床表现

慢性胃炎缺乏特异性症状，症状的轻重与胃黏膜的病变程度并非一致。大多数患者常无症状或有程度不同的消化不良症状如上腹隐痛、食欲减退、餐后饱胀、反酸等。萎缩性胃炎患者可有贫血、消瘦、舌淡、腹泻等，个别患者伴黏膜糜烂者上腹痛较明显，并可有出血。

3.2 诊断标准

（1）本病的诊断主要依赖于胃镜检查和直视下胃黏膜活组织检查。

①浅表性胃炎 黏膜充血、水肿，呈花斑状红白相间的改变，且以红为主，或呈麻疹样表现，有灰白或黄白色分泌物附着，可有局限性糜烂和出血点。

②萎缩性胃炎 黏膜失去正常的橘红色，可呈淡红色、灰色、灰黄色或灰绿色，重度萎缩呈灰白色，色泽深浅不一，皱襞变细、平坦，黏膜下血管透视如树枝状或网状。有时在萎缩黏膜上见到上皮细胞增生而成的颗粒。萎缩的黏膜脆性增加，易出血，可有糜烂灶。

③慢性糜烂性胃炎 又称疣状胃炎或痘疹状胃炎，它常和消化性溃疡、浅表性或萎缩性胃炎等伴发，亦可单独发生。主要表现为胃黏膜出现多个疣状、膨大皱襞状或丘疹样隆起，直径 5～10mm，顶端可见黏膜缺损或脐样凹陷，中心有糜烂，隆起周围多无红晕，但常伴有大小相仿的红斑，以胃窦部多见，可分为持续型及消失型。在慢性胃炎悉尼系统分类中它属于特殊类型胃炎，内镜分型为隆起糜烂型胃炎和扁平糜烂型胃炎。

（2）实验室检查

①胃酸测定 浅表性胃炎胃酸正常或偏低，萎缩性胃炎则明显降低，甚至缺乏。

②血液胃泌素含量测定 B 型胃炎含量一般正常，A 型胃炎常升高，尤其恶性贫血者上升更加明显。

③幽门螺杆菌检查 可通过培养、涂片、尿素酶测定等方法检查。

④其他检查 萎缩性胃炎血清中可出现壁细胞抗体、内因子抗体或胃泌素抗体。X 线钡餐检查对慢性胃炎诊断帮助不大，但有助于鉴别诊断。

（3）针刀医学对慢性胃炎的诊断，除了依据西医学检查所提供的胃脏本身的病理变化情况以外，主要在进一步寻求慢性胃炎的根本病因：

①要拍摄上胸段的 X 光正侧位片，看相应节段的胸椎有无位置移动的变化。

②触压相应胸椎上、下、左、右的软组织有无压痛和结节，其范围在相应棘突的两侧各旁开 3 寸之内。

4 针刀治疗

4.1 治疗原则

依据人体弓弦力学系统理论及疾病病理构架的网眼理论，慢性胃炎是由于胸段及腰段脊柱弓弦力学系统受力异常后，人体通过粘连、瘢痕、挛缩对异常应力进行代偿，形成网络状的病理构架，引起胸段及胸腰段脊柱的变形，使胃的位置发生改变，进而引发胃的功能异常。故应用针刀整体松解胸段脊柱、胸腰结合部弦的行径路线及弓弦结合部的粘连瘢痕和挛缩，调节脊柱弓弦力学系统，恢复胃的正常位置和功能。

4.2 操作方法

4.2.1 第一次松解 T_4～T_5、T_5～T_6及 T_6～T_7处棘突、棘间、肋横突关节的粘连和瘢痕

针刀操作方法参照阵发性心过速第一次针刀治疗。

4.2.2 第二次针刀松解胸腰结合部的粘连和瘢痕

针刀操作方法参照腰椎间盘突出症第四次针刀治疗。

4.2.3　第三次针刀松解腹白线的粘连瘢痕

（1）体位　俯卧位。

（2）体表定位　剑突到耻骨联合连线上。

（3）消毒　在施术部位，用碘伏消毒2遍，然后铺无菌巾，使治疗点正对洞巾中间。

（4）麻醉　用1%利多卡因局部浸润麻醉，每个治疗点注药1ml。

（5）刀具　Ⅰ型4号直形针刀。

（6）针刀操作（图4-20）

①第一支针刀松解剑突部腹白线的粘连瘢痕　在剑突顶点定位，刀口线与人体纵轴一致，按针刀四步进针规程进针刀，针刀体与皮肤垂直。针刀经皮肤、皮下组织，直达剑突骨面，纵疏横剥3刀，范围0.5cm，然后调转刀口线90°角，向下铲剥3刀。

②第二支针刀松解腹白线中上部的粘连瘢痕　在剑突与脐连线中点定位，刀口线与人体纵轴一致，针刀体与皮肤呈90°角，针刀经皮肤、皮下组织，当针刀有韧性感时，即到达白线的粘连瘢痕，提插切割3刀，刀下有落空感时停止。

③第三支针刀松解腹白线中下部的粘连瘢痕　在脐与耻骨联合线连线中点定位，刀口线与人体纵轴一致，针刀体与皮肤呈90°角，针刀经皮肤、皮下组织，当针刀有韧性感时，即到达白线的粘连瘢痕，提插切割3刀，刀下有落空感时停止。

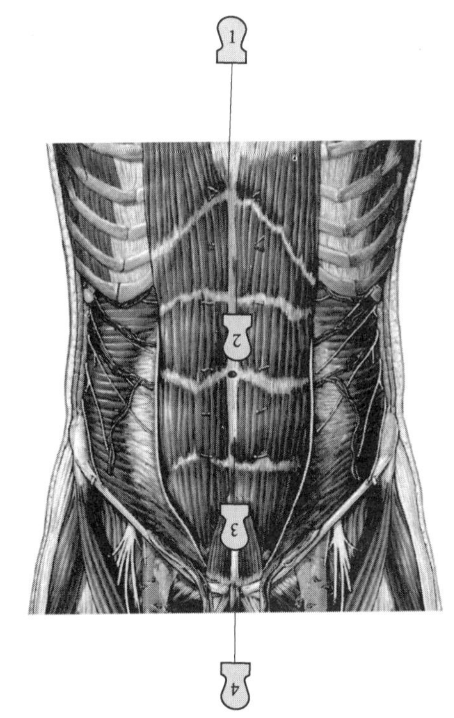

图4-20　针刀松解剑突部腹白线的粘连瘢痕

④第四支针刀松解耻骨联合部腹白线的粘连瘢痕　在耻骨联合定位，刀口线与人体纵轴一致，按针刀四步进针规程进针刀，针刀体与皮肤垂直。针刀经皮肤、皮下组织，直达耻骨联合软骨骨面，纵疏横剥3刀，范围0.5cm，然后调转刀口线90°角，向上铲剥3刀。

5　针刀术后手法治疗

针刀术后进行手法治疗，如属于相关椎体位移，立即进行胸椎整复手法治疗。如属于脊柱区带软组织损伤者，在各个进针点处，指压20s，以促进局部的微循环。

九、消化性溃疡

1　范围

本《规范》规定了消化性溃疡的诊断和治疗。

本《规范》适用于消化性溃疡的诊断和治疗。

2　术语和定义

下列术语和定义适用于本规范。

消化性溃疡（Peptic ulcer）　本病主要指胃溃疡和十二指肠溃疡。溃疡的形成有各种因素，其中酸性胃液对黏膜的消化作用是溃疡形成的基本因素，此病也因此得名。在大多数国家和地区，十二指肠溃疡比胃溃疡多见。男性多见，男女之比为（5.23～6.5）:1。本病可见于任何年龄，但以青壮年发病者居多。

3 诊断

3.1 临床表现

3.1.1 腹痛

本病患者少数可无症状，或以出血、穿孔等并发症的发生作为首诊症状，但绝大多数是以中上腹疼痛起病的。消化性溃疡疼痛特点如下：

（1）长期性　由于溃疡发生后可自行愈合，但每于愈合后又好复发，故常有上腹疼痛长期反复发作的特点。整个病程平均 6～7 年，有的可长达 10～20 年，甚至更长。

（2）周期性　上腹疼痛呈反复周期性发作，乃此种溃疡的特征之一，尤以十二指肠溃疡更为突出。中上腹疼痛发作可持续数日、数周或更长，继以较长时间的缓解。全年都可发作，但以春、秋季节发作者多见。

（3）节律性　溃疡疼痛与饮食之间的关系具有明显的相关性和节律性。十二指肠溃疡的疼痛好在两餐之间发生，持续不减直至下餐进食或服制酸药物后缓解。一部分十二指肠溃疡病人可发生半夜疼痛。胃溃疡疼痛的发生较不规则，常在餐后 1 小时内发生，经 1～2 小时后逐渐缓解，直至下餐进食后再复出现上述节律。

（4）疼痛部位　十二指肠溃疡的疼痛多出现于中上腹部，或在脐上方，或在脐上方偏左处；胃溃疡疼痛的位置也多在中上腹，但稍偏高处，或在剑突下和剑突下偏左处。

（5）疼痛性质　多呈钝痛、灼痛或饥饿样痛，一般较轻而能耐受，持续性剧痛提示溃疡穿孔。

3.1.2 其他症状与体征

（1）其他症状　本病除中上腹疼痛外，尚可有唾液分泌增多、烧心、反胃、嗳酸、嗳气、恶心、呕吐等其他胃肠道症状。食欲多保持正常，但偶可因食后疼痛发作而惧食，以致体重减轻。全身症状可有失眠等神经官能症的表现，或有缓脉、多汗等自主神经系统不平衡的症状。

（2）体征　溃疡发作期，中上腹部可有局限性压痛，程度不重，其压痛部位多与溃疡的位置基本相符。

3.2 诊断标准

（1）内镜检查　不论选用纤维胃镜或电子胃镜，均为确诊消化性溃疡的主要方法。在内镜直视下，消化性溃疡通常呈圆形、椭圆形或线形，边缘锐利，基本光滑，为灰白色或灰黄色苔膜所覆盖，周围黏膜充血、水肿，略隆起。

（2）X 线钡餐检查　消化性溃疡的主要 X 线征象是壁龛或龛影，是钡悬液填充溃疡的凹陷部分所造成。在正面观，龛影呈圆形或椭圆形，边缘整齐，因溃疡周围的炎性水肿而形成环形透亮区。因溃疡纤维组织的收缩，四周黏膜皱襞呈放射状向壁龛集中，直达壁龛边缘。在侧面观，壁龛突出胃壁轮廓以外。龛影与胃腔的交界处，即溃疡口部，有时可显示一宽约 1～2mm 的透光细线。

胃溃疡的龛影多见于胃小弯，且常在溃疡对侧见到痉挛性胃切迹。十二指肠溃疡的龛影常见于球部。由于溃疡周围组织的炎症和局部痉挛等，X 线钡餐检查时可发现局部压痛与激惹现象。溃疡愈合和瘢痕收缩，可使局部发生变形，尤多见于十二指肠球部溃疡，后者可呈三叶草形、花瓣样等变形，这些均为溃疡存在的间接征象。

（3）HP 感染的检测　细菌培养是诊断 HP 感染最可靠的方法，革兰染色检查 HP 是一种快速简便的方法。组织尿素酶检测也是一种简便、快速的诊断方法。血清学检测采用酶联免疫吸附测定（ELISA）法，测定血清中抗 HP 抗体。其敏感性和特异性都比较好，可应用于流行病学调查，了解人群的感染情况。随着分子生物学技术的迅速发展，应用 PCR 技术，能特异地检出活检组织中的 HP。

（4）胃液分析　正常男性和女性的基础酸排出量（BAO）平均分别为 2.5 和 1.3mmol/h，男性和女性十二指肠溃疡病人的 BAO 平均分别为 5.0mmol/h 和 3.0mmol/h。当 BAO＞10mmol/h，常提示胃泌素瘤的可能。五肽胃泌素按 6μg/kg 注射后，最大酸排出量（MAO）十二指肠溃疡者常超过 40mmol/h。由于各种胃病的胃液分析结果，胃酸幅度与正常人有重叠，对溃疡病的诊断仅作参考。

4　针刀治疗

4.1　治疗原则

根据该病的病因和发病机制，本病治疗需依据内脏慢性软组织损伤的理论及脊柱区带病因学的理论来彻底解除其病因。

4.2　操作方法

4.2.1　属于T_5～T_8胸椎处有骨关节移位的，按下法治疗

（1）体位　俯卧位，肩关节及髂嵴部置棉垫，以防止呼吸受限。

（2）体表定位（图 4-21）

①T_5～T_8胸椎棘突、棘间、肋横突关节　胸椎的肋横突关节的位置，一般在本椎与下胸椎棘间中点旁开 2～3cm，如T_6的肋横突关节位于T_6～T_7棘间中点旁开 2～3cm，以此类推。第一次松解T_5～T_6、T_6～T_7；第二次松解T_7～T_8；第三次松解T_8～T_9。

②T_6～T_8的上、下、左、右有压痛，或结节、或条索等局部病灶。

（3）消毒　在施术部位，用碘伏消毒 2 遍，然后铺无菌洞巾，使治疗点正对洞巾中间。

（4）麻醉　用 1%利多卡因局部浸润麻醉，每个治疗点注药 1ml。

（5）针刀操作（图 4-22）

①第一次松解T_5～T_6、T_6～T_7棘上韧带、棘间韧带、肋横突关节

a. 第一支针刀松解T_6～T_7棘上韧带、棘间韧带　在T_7棘突顶点定位，刀口线与人体纵轴一致，刀体先向头侧倾斜 45°，与胸椎棘突呈 60°角，针刀经皮肤、皮下组织，直达棘突骨面，纵疏横剥 2～3 刀，范围不超过 0.5cm，然后将针刀体逐渐向脚侧倾斜与胸椎棘突走行方向一致，从T_7棘突上缘骨面向上沿T_6～T_7棘间方向用提插刀法切割棘间韧带 2～3 刀，范围不超过 0.5cm。

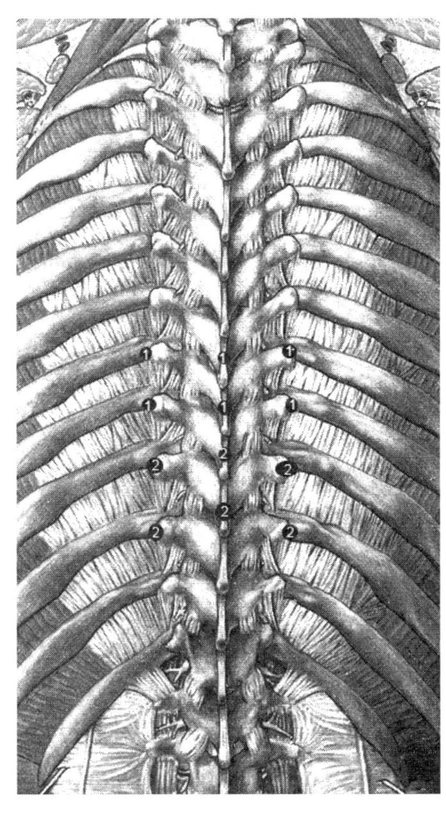

图 4-21　T_5～T_8胸椎棘突、棘间、肋横突关节体表定位

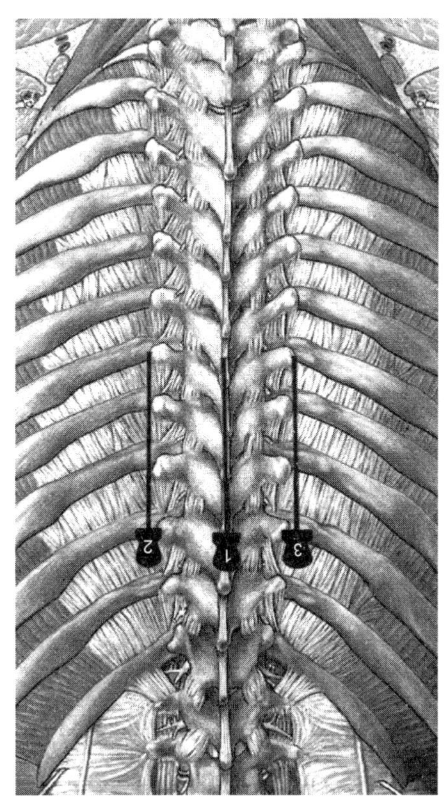

图 4-22　T_6～T_7棘上韧带、棘间韧带、肋横突关节针刀松解

b. 第二支针刀松解T_7左侧肋横突关节囊韧带　从T_6～T_7棘间中点旁开 2～3cm 进针刀，刀口线与人体纵轴一致，针刀体与皮肤呈 90°角，针刀经皮肤、皮下组织、胸腰筋膜浅层、竖脊肌达横突骨面，

沿横突骨面向外到横突尖部，纵疏横剥 2～3 刀，范围不超过 2mm。

c. 第三支针刀松解 T_7 右肋横突关节囊韧带　针刀松解方法参照第二支针刀松解方法。

松解 T_5～T_6 棘上韧带、棘间韧带、肋横突关节囊：只是松解胸椎序数不同，针刀松解方法参照 T_6～T_7 棘上韧带、棘间韧带及肋横突关节囊的针刀松解方法。

②第二次松解 T_7～T_8　只是松解胸椎序数不同，针刀松解方法参照第一次针刀松解方法。

③第三次松解 T_8～T_9　只是松解胸椎序数不同，针刀松解方法参照第一次针刀松解方法。

4.2.2　如属电生理功能紊乱者，进行如下针刀治疗

①中脘穴　在剑突与脐连线的中点定一点，针刀体和腹部平面垂直，刀口线和腹中线平行，刺入 10mm～15mm 深处，纵行疏通剥离 3～4 刀，如食欲不振者纵行剥离速度应缓慢，如经常感到饥饿者，纵行疏通剥离后，即行快速的横行剥离 5～6 刀。

②内关穴　在前臂内侧腕横纹中点上 2 寸处定一点，该点位于掌长肌与桡侧腕屈肌之间，针刀从此点刺入，针体垂直于前臂内侧面，刀口线和前臂中线平行，刺入 25mm～40mm，纵行剥离 3～4 刀，如食欲不振者纵行剥离速度应缓慢，如经常感到饥饿者，纵行疏通剥离后，即行快速的横行剥离 5～6 刀。

③胃俞穴　在 T_{12} 棘突与 L_1 棘突之间向两旁旁开 1.5 寸各取一点，在此两点上进针刀，针体和背部平面垂直，刀口线和脊柱中线平行，刺入 15mm～25mm，纵行剥离 3～4 刀，如食欲不振者纵行剥离速度应缓慢，如经常感到饥饿者，纵行疏通剥离后，即行快速的横行剥离 5～6 刀。

④脾俞穴　在 T_{11} 棘突与 T_{12} 棘突之间向两旁旁开各 1.5 寸取两点，在此两点上进针刀，针体和背部平面垂直，刀口线和脊柱中线平行，刺入 15mm～25mm，纵行剥离 3～4 刀，如食欲不振者纵行剥离速度应缓慢，如经常感到饥饿者，纵行疏通剥离后，即行快速的横行剥离 5～6 刀。

⑤血海穴　在双侧大腿内侧面之下部股骨内上髁，向上 1 寸处在缝匠肌与股内侧肌之间各定一点，针体和进针处的平面垂直，刀口线和大腿的纵轴平行，从内向外刺入 25mm～40mm。纵行疏通剥离 2～3 刀，在横行剥离 2～3 刀即可。

⑥膈俞穴　在 T_7～T_8 棘突间向两旁旁开各 1.5 寸取两点，在此两点上进针刀，针体和背部平面垂直，刀口线和脊柱中线平行，刺入 15mm～25mm 深处，纵行疏通剥离 3～4 刀，即行快速的横行剥离 5～6 刀，向棘突方向斜刺点弹 3～4 刀。

（6）注意事项　参见慢性支气管炎针刀治疗中的注意事项①。

5　针刀术后手法治疗

（1）属于相关椎体位移，针刀术后可采用胸椎后移位的复位手法。让病人俯卧治疗床上，医生右手握拳，示指和中指的掌指关节扣在患椎棘突上，左手握住自己右手的腕部，令病人吸气，当吸气到最大限度时，医生突然将中、示指的掌指关节平衡下压，速度要快，1s 左右，此时即可有震动感或弹响声，手法结束，即告复位。

（2）属于脊柱区带软组织损伤者，针刀术后，在各个进针点处指压 20s，以促进局部的微循环。

十、甲状腺功能亢进症

1　范围

本《规范》规定了甲状腺功能亢进症的诊断和治疗。

本《规范》适用于甲状腺功能亢进症的诊断和治疗。

2　术语和定义

下列术语和定义适用于本规范。

甲状腺功能亢进症（Hyperthyroidism）　本病（简称甲亢）是由于多种病因（包括自身免疫、遗传和精神因素等）引起的甲状腺激素分泌过多所致的一组内分泌系统的常见病。本病临床上以高代谢症群、

神经兴奋性增高、甲状腺弥漫性肿大、不同程度的突眼症为特征。患者表现为急躁亢奋、多食消瘦、恶热多汗、心悸心慌、大便量多、目突颈肿等。

3　诊断

3.1　临床表现

甲亢的主要临床表现有甲状腺肿大、性情急躁、容易激动、失眠、两手颤动、怕热、多汗、食欲亢进、体重减轻、心悸、脉快有力（脉率常在每分钟 100 次以上，休息及睡眠时仍快）、脉压增大（主要由于收缩压升高）、内分泌功能紊乱（如月经失调）等。其中脉率增快及脉压增大尤为重要，常可作为判断病情程度和治疗效果的重要标志。

3.2　诊断标准

除依据其主要临床表现，还需结合一些特殊检查，甲亢的特殊检查方法中，较重要的有：

（1）基础代谢率测定　可根据脉压和脉率计算，或用基础代谢测定器测定。后者较可靠，前者简便易行。常用计算公式为：基础代谢率=（脉率+脉压）-111。

测定基础代谢率要在完全安静、空腹时进行。基础代谢率正常为±10%；增高至+20%～30%为轻度甲亢，+30%～60%为中度，+60%以上为重度。

（2）甲状腺摄 ^{131}I 率测定　正常甲状腺 24 小时内摄取的 131I 量为人体总量的 30%～40%。如果在 2 小时内甲状腺摄取 ^{131}I 量超过人体总量的 25%，或在 24 小时内超过人体总量的 50%，且吸 ^{131}I 高峰提前出现，都表示有甲亢。

（3）血清中 T_3 和 T_4 含量的测定　甲亢患者血清 T_3 可高于正常 4 倍左右，而 T_4 仅为正常的 2 倍半，因此 T_3 测定对甲亢的诊断具有较高的敏感性。

拍以 C_6～T_1 为中心的 X 光片，了解椎体的移位情况。

4　针刀治疗

4.1　治疗原则

依据慢性软组织损伤病因病理学理论，慢性软组织损伤病理构架的网眼理论，颈前区甲状腺肿大，局部产生粘连、瘢痕、挛缩和堵塞，人体在自我修复过程中，引起颈后区的软组织的慢性损伤，甚至下段颈椎错位，对颈后区的病灶采用大“T”形针刀整体松解术，可以治疗本病。

4.2　操作方法

4.2.1　第一次针刀松解术为“T”形针刀整体松解术

见颈椎病“T”形针刀整体松解术。

4.2.2　第二次针刀松解病灶，适用于伴甲状腺弥漫性肿大的患者

（1）体位　仰卧位。

（2）体表定位　胸骨切迹上 2 横指，甲状腺肿块处。

（3）消毒　在施术部位，用碘伏消毒 2 遍，然后铺无菌洞巾，使治疗点正对洞巾中间。

（4）麻醉　用 1%利多卡因局部浸润麻醉，每个治疗点注药 1ml。

（5）刀具　用 1 型 4 号针刀。

（6）针刀操作（图 4-23）　在肿块中心定点，术者用押手固定一侧肿物，刺手持针刀从肿块腺体中心进针刀，刀口线与人体纵轴一致，垂直肿块腺体刺入，针刀经皮肤、皮下组织，刺破肿块包膜时有落空感，用提插刀法继续进针刀达肿块对侧壁有韧性感，穿过对侧包膜有落空感时停止进针刀。退针刀至皮下，再向肿块上下左右刺 4 针，深度均穿过对侧壁，出针后指压止血。如对侧有肿块，针刀操作相同。

4.2.3　第三次针刀调节相关穴位

（1）廉泉穴　仰头，在颈前部，喉结上方，甲状软骨上切迹与舌骨体下缘之间的凹陷处定点，术者刺手持针刀，刀口线与前正中线平行，针尖向舌根部方向斜刺 1.5cm，横行摆动 2～3 下，速度宜慢（图 4-24）。

（2）间使穴　在双侧前臂掌面的下段，腕上 3 寸，掌长肌腱与桡侧腕屈肌腱之间定点，术者刺手持

针刀，刀口线与桡骨纵轴平行，针体与进针部位皮肤平面垂直刺入 0.5～1.5cm，横行剥离 2～3 下，速度宜慢（图 4-25）。

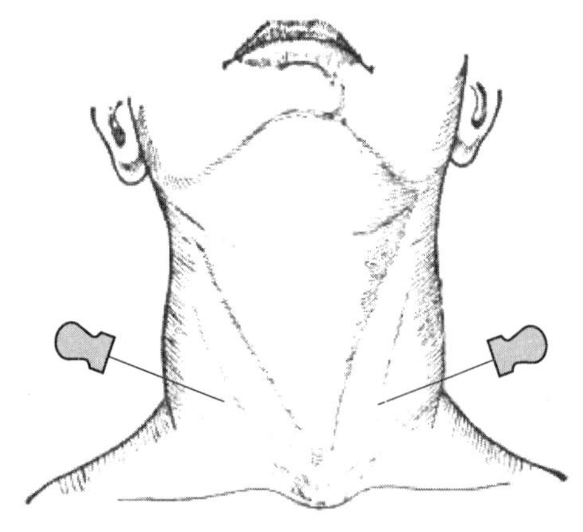

图 4-23　甲亢第二次针刀松解术

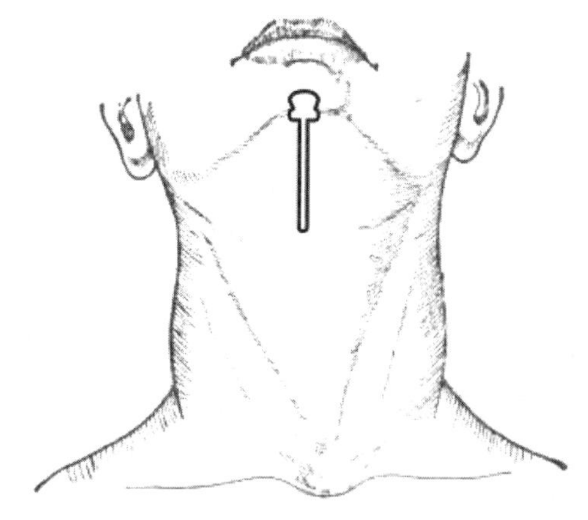

图 4-24　从甲状软骨上切迹与舌骨体下缘之间的凹陷处进针刀

（3）攒竹穴　如伴眼突症加用。在面部眉弓内侧端的凹陷处定点，术者刺手持针刀，刀口线与人体纵轴平行，针尖沿皮向下沿皮刺 0.5cm，有酸胀感即可（图 4-26）。

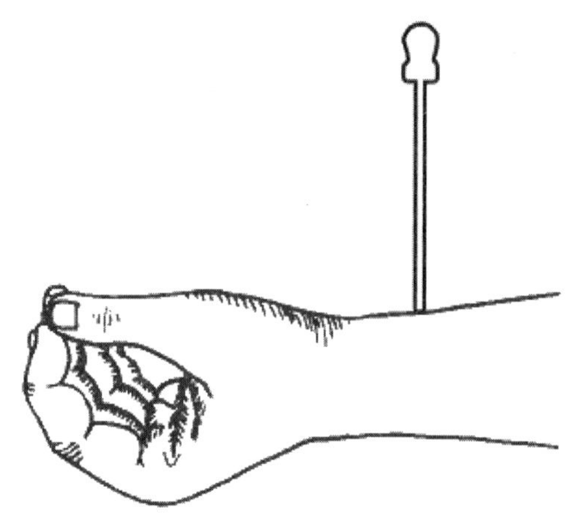

图 4-25　从间使穴进针刀

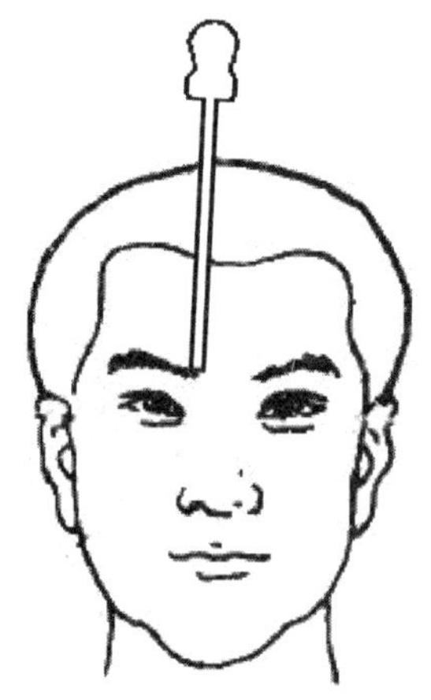

图 4-26　从攒竹穴进针刀

（4）心俞穴　如伴心悸失眠、易激动者加用：在 T_5 棘突下，左右各旁开 1.5 寸，定 2 点，术者刺手持针刀，刀口线与脊柱纵轴平行，针体与背部皮肤垂直，刺入 0.5～1cm，横行剥离 2～3 下（图 4-17）。

5　针刀术后手法治疗

针刀术后进行手法治疗，如有 X 片显示有颈椎错位，大“T”形针刀术毕，嘱患者俯卧位，一助手牵拉肩部，术者正对患者头项，右肘关节屈曲并托住患者下颌，左手前臂尺侧压在患者枕骨，随颈部的活动施按揉法。用力不能过大，以免造成新的损伤。最后，提拿两侧肩部，并从患者肩至前臂反复揉搓几次。

十一、慢性前列腺炎

1　范围

本《规范》规定了慢性前列腺炎的诊断和治疗。

本《规范》适用于慢性前列腺炎的诊断和治疗。

2 术语和定义

下列术语和定义适用于本规范。

慢性前列腺炎（Chronic prostatitis） 本病是男性泌尿生殖系统的常见病，发病率高，占泌尿科男性患者的35%～40%，多发于20～40岁的青壮年。本病发病缓慢，经久难愈。分为细菌性慢性前列腺炎和非菌性慢性前列腺炎两种，且以后者较多见。

3 诊断

3.1 临床表现

3.1.1 症状

（1）排尿症状 由于后尿道炎可引起尿频、轻度尿急，尿痛或尿道烧灼感，并可放射到阴茎头部。严重者出现排尿困难，甚至尿潴留。可见终末血尿。细菌性慢性前列腺炎患者清晨尿道口有黏液、黏丝及脓液分泌。

（2）局部症状 后尿道、会阴部和肛门部钝痛，肛门坠胀感，下蹲或大便时加重。下腰部有反射痛，可放射至阴茎、精索、睾丸、腹股沟部、耻骨上区、大腿内侧、臀部等处。

（3）性功能障碍 性欲减退或消失、射精痛、血精、阳痿、遗精、早泄以及不育。

（4）精神症状 患者情绪低落，甚或并发神经官能症，表现为乏力、头晕、眼花、失眠、精神抑郁。

3.1.2 体征

肛门指诊 可扪及前列腺表面大小不同的结节。它可以有一定弹性和活动度，或完全硬固，腺体周围粘连固定，大多数有轻度压痛。

3.1.3 实验室及其他检查

慢性前列腺炎的临床症状和体征比较复杂而又无特异性，仅根据症状和体征做出诊断是不可靠的。实验室及其他检查对提高慢性前列腺炎诊断水平有决定性的意义。

（1）尿液检查 尿的常规检查和培养意义不大。尿三杯试验有较大诊断价值。前列腺炎常在第一杯出现碎屑，第二杯清晰，第三杯继续有碎片、白细胞及上皮细胞。

（2）前列腺液检查 对慢性前列腺炎的诊断目前仍以前列腺液中白细胞的多少作为主要依据。正常前列腺液镜检，每一高倍视野白细胞不超过10个，还可看到许多黄色屈光的卵磷脂小体；若每高倍视野白细胞超过10个以上，即可诊断，此时卵磷脂小体也显著减少或消失。

（3）前列腺液培养 在慢性前列腺炎诊断，特别是鉴别细菌性或非细菌性前列腺炎有诊断价值。

（4）尿液或前列腺液分段定位培养和菌落计数（Meares-stamey检查法） 按要求无菌操作下，分别收集按摩前列腺前首先排出的10ml尿（VB1），代表尿道标本；排尿200ml弃去，留取10ml中段尿（VB2），代表膀胱标本；经按摩后排出的纯前列腺液（EPS）以及前列腺按摩后立即排出的10ml尿（VB3），代表前列腺及后尿道标本。将收集的各标本作培养及定量菌落计数和药敏试验。若VB2菌落数多而超出1000个/毫升，为膀胱炎；VB1菌落之最高污染极限为100个/毫升，在VB2无菌时，VB1菌落数明显＞EPS或VB3，为尿道炎；若VB1及VB2阴性，或＜3000个菌落数/毫升，而EPS或VB3超过5000个菌落数/毫升，即VB3超过VB2的2倍时，就可诊断为细菌性前列腺炎；VB1等4个标本均无菌时可诊断为非细菌性前列腺炎。

（5）精液检查 前列腺感染严重时，在精液中可发现大量脓细胞和细菌，对不愿做前列腺按摩或按摩失败者，精液检查有一定参考价值。

（6）前列腺液pH值测定 目前一般认为前列腺液的pH值为6～7，即呈弱酸性。慢性前列腺炎时，前列腺液pH值则明显增高；并观察到前列腺治愈之程度和前列腺液pH值恢复正常成正比。因此前列腺液pH值的测定不仅可作为慢性前列腺炎诊断的参考，而且还可作为衡量疗效的一项指标。

（7）前列腺液免疫球蛋白测定 在慢性前列腺炎的前列腺液中，3种免疫球蛋白都有不同程度的增加，其中 IgA 最明显，其次为 IgG，而且这种增加在细菌性前列腺炎中比非细菌性前列腺炎更明显。

（8）尿流动力学检查　慢性前列腺炎中层最高尿流率偏低，尿流曲线高峰多呈锯齿状，曲线升线和降段呈长斜坡状。

3.2 诊断标准

本病诊断主要依据病史、症状、体征，辅以实验室检查。一般说来，如果无尿路感染及全身症状，而前列腺液检查每一高倍视野有 10 个以上白细胞，前列腺液培养找到一定量的致病菌即可做出细菌性前列腺炎诊断；若症状像慢性前列腺炎，前列腺液有白细胞增多，但前列腺液涂片及培养都没有细菌，尿液检查细菌阴性者，则可诊断为无菌性慢性前列腺炎。

4 针刀治疗

4.1 治疗原则

依据关于针刀医学慢性内脏软组织损伤理论，用针刀治疗局部软组织损伤和松解穴位，配合药物，从根本上予以治疗。

4.2 操作方法

4.2.1　第一次针刀松解下列穴位

①中极穴　在脐正下方 4 寸，刀口线与身体纵轴平行，针刀体与进针刀点皮肤表面垂直刺激入 0.5～1cm，行纵行疏通剥离 2～3 刀，速度宜慢（图 4-27）。

②三阴交穴　在双侧小腿内侧面的下部，内踝尖缘上 3 寸，刀口线与下肢纵轴平行，针刀体与进针刀点皮肤平面垂直刺入，纵行疏通剥离 2～3 刀（图 4-28）。

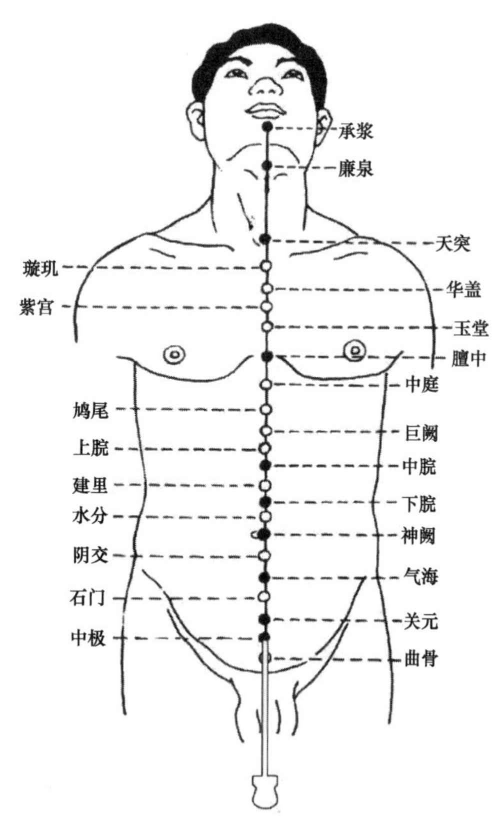

图 4-27　从中极穴进针刀

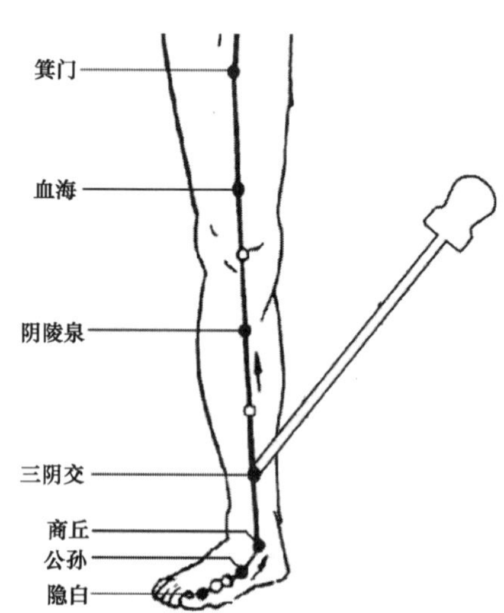

图 4-28　从三阴交穴进针刀

③秩边穴　在双侧臀部第四骶椎下方凹陷的旁开 3 寸处，刀口线与脊柱纵轴平行，针刀体与进针部位皮肤垂直刺入 1.2cm，纵行疏通剥离 2～3 刀，速度宜慢（图 4-29）。

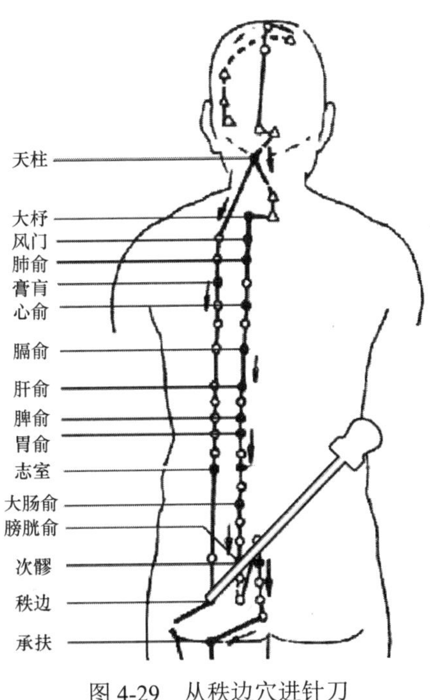

图 4-29　从秩边穴进针刀

④水道穴　在脐下 3 寸，前正中线左右各旁开 2 寸，刀口线与人体前正中线平行，针刀体与腹部皮肤平面垂直刺入 1.2cm，纵行疏通剥离 2～3 下，速度宜慢（图 4-30）。

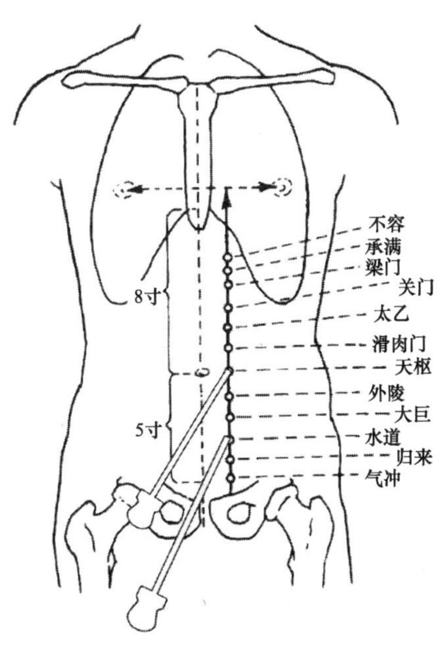

图 4-30　从水道、天枢穴进针刀

⑤天枢穴　在平脐左右各旁开 2 寸处，刀口线与前正中线平行，针刀体与腹部皮肤平面垂直刺入 1.2cm，行横行剥离 2～3 刀（图 4-30）。

⑥如伴有下腹坠胀、精神疲惫的，可加用：

a. 关元穴　脐正下方 3 寸。在此纵行疏通剥离 2～3 刀，速度宜慢（图 4-31）。

b. 脾俞穴　第十一胸椎棘突下向左右各旁开 1.5 寸。在此 2 穴处各定一点，刀口线与脊柱纵轴平行，针刀体与背部平面垂直，刺入 1cm，纵行剥离 2～3 刀，速度宜慢（图 4-32）。

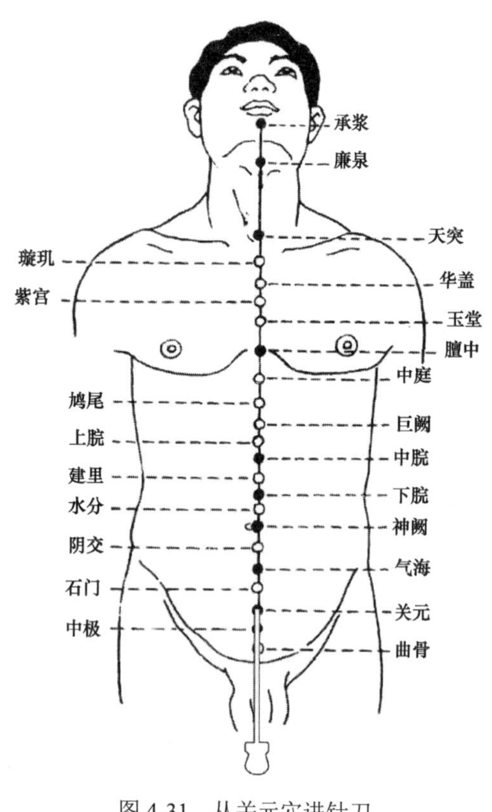

图 4-31　从关元穴进针刀

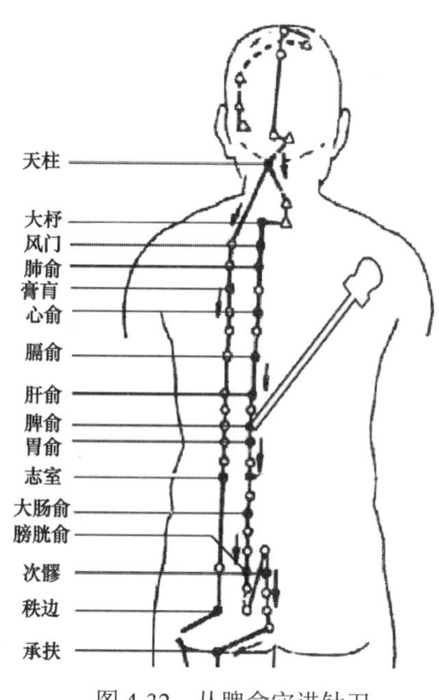

图 4-32　从脾俞穴进针刀

⑦如会阴部酸胀，分泌物减少，前列腺硬化，可加如下治疗：

a. 血海穴　屈膝，在大腿内侧，髌底内侧端上 2 寸，当股四头肌内侧头的隆起处定点，刀口线与大腿纵轴平行，针刀体垂直于进针部位皮肤刺入纵行剥离 2～3 刀（图 4-33）。

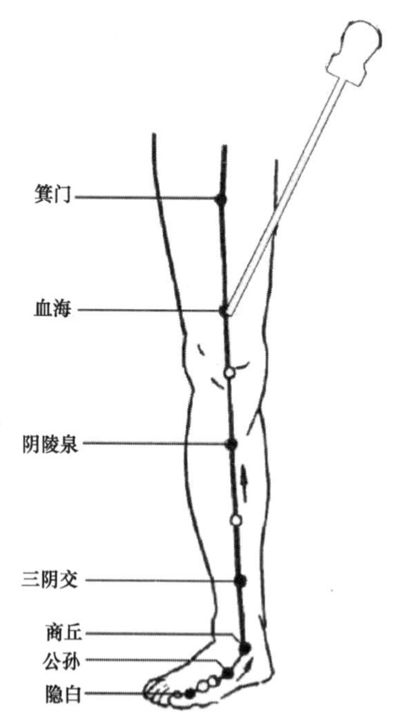

图 4-33　从血海穴进针刀

b. 行间穴　在足背侧，当第一、二趾间，趾蹼缘的后方赤白肉际处定点，刀口线方向与跖骨纵轴方向平行，针刀体与皮肤平面垂直刺入 0.3cm，纵行剥离 2～3 刀，速度易慢（图 4-34）。

c. 会阴穴 患者跪位，充分显露会阴囊根部与肛门连线的中点处，在此处定点。备皮后严格消毒，刀口线与其连线方向平行，针刀体与进针部位皮肤垂直进针，深度2～3cm左右，横行剥离2～3刀，出针刀，按压片刻，用小块无菌纱布覆盖（图4-35）。

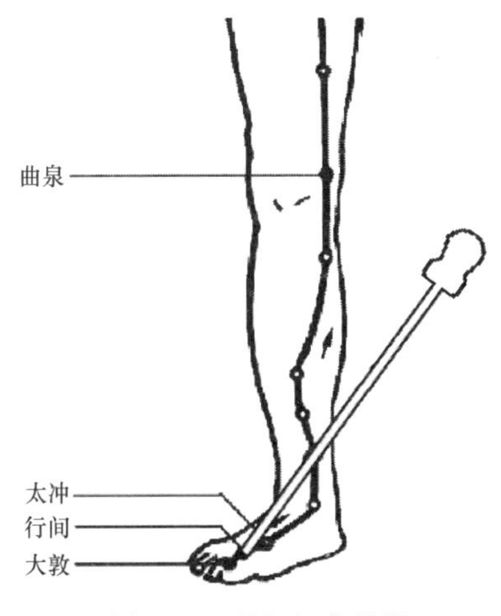

图4-34 从行间穴进针刀

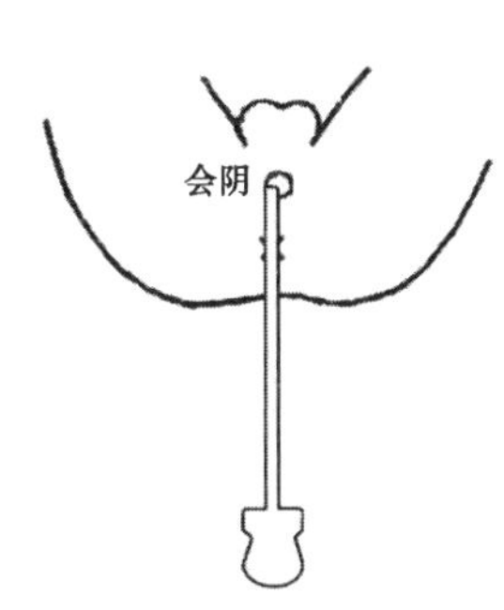

图4-35 从会阴穴进针刀

4.2.2 第二次针刀松解前列腺包膜的挛缩

（1）体位 俯卧位。

（2）体表定位 下腹部。

（3）消毒 在施术部位，用碘伏消毒2遍，然后铺无菌洞巾，使治疗点正对洞巾中间。

（4）麻醉 用1%利多卡因局部浸润麻醉，每个治疗点注药1ml。

（5）刀具 用1型4号针刀。

（6）针刀操作 医生左手示指从肛门插入即可触到前列腺，用示指将前列腺推顶至小腹腹壁，用针刀刺穿腹壁，刀口线和腹中线平行，针刀体和进针部位垂直，刀锋达前列腺表面，纵行切开3～4刀，即是将前列腺表面张力很大的包膜切开。拔出针刀后，用力压迫针孔3～5min，小便可顿时通畅。

5 针刀术后手法治疗

针刀术后进行手法治疗，按摩前列腺，每周1次，以促进前列腺内炎性分泌物的排出，改善前列腺血液循环，加速炎症的吸收和消退。

前列腺按摩术，通常采用膝胸位或直立前伏位（下肢分开站立，胸部伏于检查台上），体质虚弱者可用侧卧位或仰卧位。按摩前嘱患者排净小便。术者立于患者左侧，指套及肛门处涂以石蜡油，末节指腹轻压肛门，同时嘱患者张口呼吸，以缓解肛门括约肌痉挛。示指伸入直肠约5cm深，摸到前列腺后，分别从左右两叶外侧由上而下向中线按压，再沿中线向尿道方向推挤。如此反复2～3次，即可见前列腺液由尿道外口滴出。操作时用力要轻柔均匀，每次3～5min，若患者疼痛难忍，应停止操作，每周1次，6～8次为1个疗程。

急性前列腺炎时，按摩可促使炎症扩散，应当禁忌。

第五章
常见妇科疾病

一、痛经

1 范围

本《规范》规定了痛经的诊断和治疗。

本《规范》适用于痛经的诊断和治疗。

2 术语和定义

下列术语和定义适用于本规范。

痛经（Imtermenstrual pain） 凡在经期前后或行经期出现下腹疼痛或其他不适，影响工作及生活者，称为痛经。痛经分为原发性及继发性两种。前者是生殖器官无器质性病变者，后者是指由生殖器官器质性病变而致的痛经。本节主要叙述原发性痛经。针刀医学对本病的病因病理机制有了全新的知识，通过针刀整体松解脊柱弓弦力学系统软组织的粘连和瘢痕，短时间即可治愈该病。

3 诊断

3.1 临床表现

下腹疼痛是痛经的主要症状，疼痛常于经前数小时开始，逐渐或迅速加剧，呈阵发性绞痛、痉挛性、瘀血性或进行性加重，持续时间长短不一，多于 2～3 日后缓解，严重者疼痛可放射到外阴、肛门、腰骶部并伴有恶心、呕吐、腹痛、腹泻、头痛、烦躁、四肢厥冷、面色苍白等全身症状。

3.2 诊断标准

根据经期腹痛的症状及盆腔检查诊断一般不难。检查时应注意盆腔内有无器质性病变并作相应的辅助检查。

4 针刀治疗

4.1 治疗原则

依据人体弓弦力学系统理论及疾病病理构架的网眼理论，痛经是由于盆底部软组织慢性损伤后引起盆底脊柱弓弦力学系统力平衡失调，形成网络状的病理构架，经期及其前后子宫收缩，引起腰腹部软组织痉挛而引发的疼痛。通过针刀整体松解腰腹部软组织的粘连和瘢痕，可解除腰腹部软组织的痉挛，达到治疗目的。本疗法不适合于器质性病变引起的痛经。

4.2 操作方法

4.2.1 第一次针刀整体松解腰段脊柱弓弦力学系统软组织的粘连瘢痕

针刀治疗方法参照中风后遗症第三次针刀松解术。

4.2.2 第二次针刀松解腹白线及腹肌的粘连和瘢痕

（1）体位 仰卧位。

（2）体表定位 剑突顶点，耻骨联合点，双髂嵴中点。

（3）消毒　在施术部位，用碘伏消毒2遍，然后铺无菌巾，使治疗点正对洞巾中间。

（4）麻醉　用1%利多卡因局部浸润麻醉，每个治疗点注药1ml。

（5）刀具　Ⅰ型4号直形针刀。

（6）针刀操作（图5-1）

①第一支针刀松解剑突部腹白线的粘连瘢痕　在剑突顶点定位，刀口线与人体纵轴一致，按针刀四步进针规程进针刀，针刀体与皮肤垂直。针刀经皮肤、皮下组织，直达剑突骨面，纵疏横剥3刀，范围0.5cm，然后调转刀口线90°角，向下铲剥3刀。

②第二支针刀松解耻骨联合部腹白线的粘连瘢痕　在耻骨联合定位，刀口线与人体纵轴一致，按针刀四步进针规程进针刀，针刀体与皮肤垂直。针刀经皮肤、皮下组织，直达耻骨联合软骨骨面，纵疏横剥3刀，范围0.5cm，然后调转刀口线90°角，向上铲剥3刀。

③第三支针刀松解右侧腹肌在髂嵴中份止点的粘连瘢痕　在右髂嵴中点定位，刀口线与人体纵轴一致，按针刀四步进针规程进针刀，针刀体与皮肤垂直。针刀经皮肤、皮下组织，直达髂嵴骨面，纵疏横剥3刀，范围0.5cm，然后调转刀口线90°角，沿髂嵴骨面铲剥3刀，刀下有落空感时停止。

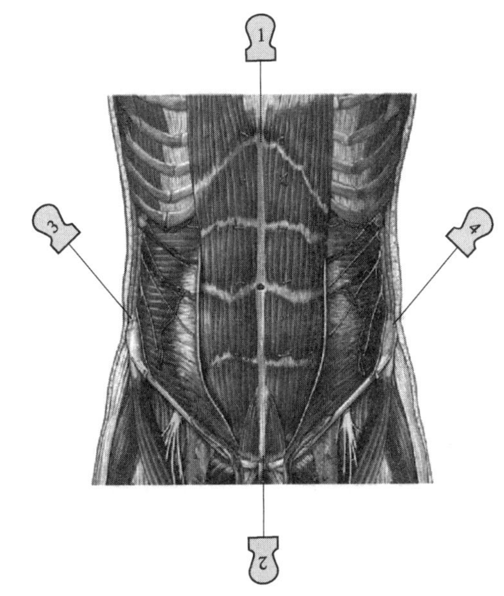

图5-1　针刀松解腹白线及腹肌的粘连和瘢痕

④第四支针刀松解左侧腹肌在髂嵴中份止点的粘连瘢痕　在左髂嵴中点定位，刀口线与人体纵轴一致，按针刀四步进针规程进针刀，针刀体与皮肤垂直。针刀经皮肤、皮下组织，直达髂嵴骨面，纵疏横剥3刀，范围0.5cm，然后调转刀口线90°角，沿髂嵴骨面铲剥3刀，刀下有落空感时停止。

5　针刀术后手法治疗

主动弯腰伸腰3次。

二、闭经

1　范围

本《规范》规定了闭经的诊断和治疗。

本《规范》适用于闭经的诊断和治疗。

2　术语和定义

下列术语和定义适用于本规范。

闭经（Amenorrhea）　本病是妇科疾病的常见症状，可分为原发性和继发性两类。前者是指女性年过18岁，月经尚未来潮者，后者是指女性在建立了正常月经周期后，停经6个月以上者。

3　诊断

3.1　临床表现

（1）子宫性闭经

①先天性无子宫或子宫发育不良　都为原发性闭经，外生殖器和第二性征发育良好，无阴道或仅有很浅的隐窝，如已婚，常诉性交困难，妇科检查可扪及偏小的子宫或只有残迹。

②子宫内膜粘连　常引起继发性闭经，伴有周期性下腹或腰背痛，外生殖器和第二性征正常。

（2）卵巢性闭经

①先天性卵巢发育不良原发性闭经　身材矮，蹼颈、桶胸，肘外翻，后发际低，第二性征不发育，生殖器呈幼稚型，常并发主动脉狭窄与泌尿系统异常。先天性卵巢发育不良的另一种表现是身材高大，骨骺闭合延迟，阴毛少，乳房小，骨盆狭窄。

②无反应性卵巢综合征原发性闭经　第二性征发育不良、腋毛、阴毛稀少或缺如，外阴及乳房发育较差，其临床表现酷似单纯性卵巢发育不全。

③卵巢功能早衰　此症多发生在 20～30 岁妇女，患者可有正常生育史，然后突然出现闭经；也可先有月经过少而后长期闭经。少数病例在月经初潮后有 1～2 次月经即出现闭经。由于雌激素水平低落，出现阴道干枯、性交困难、面部潮热、出汗烦躁等更年期综合征症状和体征。

（3）垂体性闭经　垂体前叶功能减退症最早出现和最常见的症状是产后无乳，然后出现产后闭经，性欲减退，第二性征逐渐消退，生殖器萎缩。如果促甲状腺素及促肾上腺素的分泌也受到影响，患者除闭经外，出现乏力、怕冷、毛发脱落、反应迟钝、心动过缓、血压降低等症状。

（4）丘脑下部性闭经　症状有嗜睡或失眠、多食、肥胖或顽固性厌食、消瘦，发热或体温过低，多汗或不出汗，手足发绀，括约肌功能障碍，精神变态，喜怒无常。如为肥胖性生殖无能营养不良症，除闭经外，有生殖器官及第二性征发育不全和脂肪分布集中于躯干，大腿及肩臂，膝肘以下并不肥胖。如同时出现尿崩症，肢端肥大或溢乳症等，提示病变在下丘脑。

（5）其他内分泌腺功能异常　如肾上腺皮质功能和甲状腺功能异常。

3.2　诊断标准

根据病史、体格检查、药物实验及相关的实验室检查可明确诊断。

4　针刀治疗

4.1　治疗原则

依据人体弓弦力学系统理论及疾病病理构架的网眼理论，闭经是由于盆底部软组织慢性损伤后引起盆底段脊柱弓弦力学系统力平衡失调，形成网络状的病理构架，导致子宫及附件的位置异常。通过针刀整体松解腰段脊柱弓弦力学系统软组织的粘连和瘢痕，可恢复子宫及附件的正常位置及功能。

4.2　操作方法

4.2.1　第一次针刀整体松解腰段脊柱弓弦力学系统软组织的粘连和瘢痕

针刀治疗方法参照中风后遗症第三次针刀松解术。

4.2.2　第二次针刀松解髂嵴骨面胸腰筋膜附着点、竖脊肌止点、腰方肌止点、腹外斜肌止点的粘连瘢痕

针刀治疗方法参照慢性溃疡性结肠炎第二次针刀松解术。

5　针刀术后手法治疗

主动弯腰伸腰 3 次。

三、功能性子宫出血

1　范围

本《规范》规定了功能性子宫出血的诊断和治疗。

本《规范》适用于功能性子宫出血的诊断和治疗。

2　术语和定义

下列术语和定义适用于本规范。

功能性子宫出血（Functional uterine bleeding）　本病（简称“功血”）是指由于神经内分泌功能失调而引起的子宫出血，经临床检查排除了全身出血性疾病及生殖器官明显的器质性病变。功血是妇科常见病，亦是月经病中常见的 1 种类型。根据卵巢功能障碍的不同，临床可分为无排卵性功能性子宫出血和排卵性功能性子宫出血。

3　诊断

3.1　临床表现

无排卵型功能性子宫出血多发于青春期及更年期妇女。无规律的子宫出血是本型的主要症状，其表现特点是月经周期、经期、经量都不正常，常见月经周期紊乱、经期长短不一、出血量时多时少，甚至大量出血休克，半数患者先有短期停经，然后发生出血，出血量往往较多，持续长达月余不能自止，有时一开始即表现为不规则出血，也有开始时周期尚准，但经量多、经期长。出血多者可伴有贫血。

排卵型功能性子宫出血多发于生育年龄妇女，尤多见于产后或流产后，表现为月经规律，但周期缩短，月经频发，经期流血时间延长，可长达 10 日以上。月经量也较多，少数可出现贫血。

3.2　诊断标准

根据详细的病史、全身检查和妇科检查结合临床表现可明确诊断。

4　针刀治疗

4.1　治疗原则

依据人体弓弦力学系统理论及疾病病理构架的网眼理论，功能性子宫出血是由于盆底部软组织慢性损伤后引起盆底段脊柱弓弦力学系统力平衡失调，形成网络状的病理构架，导致子宫及附件的位置异常。通过针刀整体松解腰段脊柱弓弦力学系统软组织的粘连和瘢痕，可恢复子宫及附件的正常位置及功能。

4.2　操作方法

4.2.1　*针刀治疗*

针刀松解下列穴位：

①命门穴　腰部后正中线上，第二腰椎棘突下进针刀，刀口线与脊柱正中线平行，针刀体与进针处皮肤平面垂直刺入 1 寸，纵疏横剥 2～3 下后出针刀（图 5-2）。

②三阴交穴　在小腿内侧内踝尖上 3 寸，胫骨内侧缘后方处进针刀。刀口线和胫骨中线平行，针刀体和进针部位平面垂直刺入，当刀锋进入皮肤后，针刀体向内后侧倾斜，直达胫骨骨面，深度约 1 寸，纵疏横剥 2～3 下后出针刀（图 4-28　从三阴交穴进针刀）。

③关元穴　下腹部前正中线上，脐中下 3 寸处进针刀，刺入 0.8 寸，纵疏横剥 2～3 下后出针刀（图 4-31 从关元穴处进针刀）。

④肝俞穴　在背部第九胸椎棘突下，后正中线旁开 1.5 寸处进针刀。刀口线与脊柱正中线平行，针刀体与进针处皮肤平面垂直刺入 1 寸，纵疏横剥 2～3 下后出针刀（图 5-3）。

⑤血海穴　屈膝，在大腿内侧，髌底内侧端上 2 寸，当股四头肌内侧头的隆起处进针刀，刺入 1 寸，纵疏横剥 2～3 下后出针刀（图 4-33　从血海穴进针刀）。

⑥肾俞穴　在腰部第二腰椎棘突下，后正中线旁开 1.5 寸处进针刀，刺入 1 寸，纵疏横剥 2～3 下后出针刀（图 5-4）。

5　针刀术后手法治疗

在取出针刀后，于每个治疗点指压 30s。

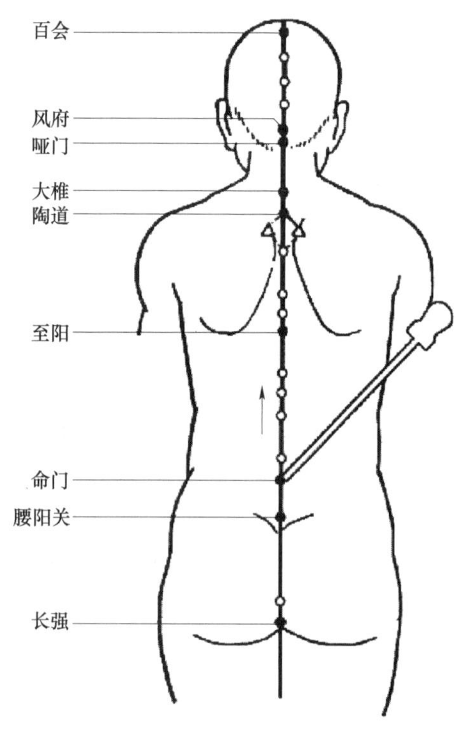

图 5-2　从命门穴进针刀

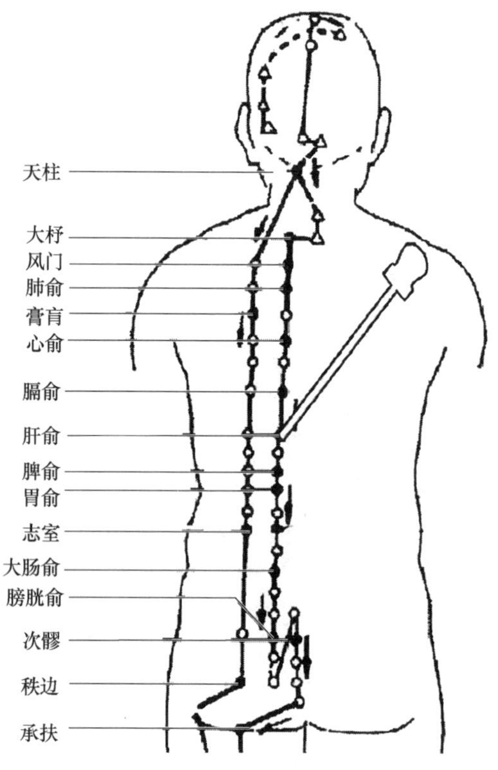

图 5-3　从肝俞穴进针刀

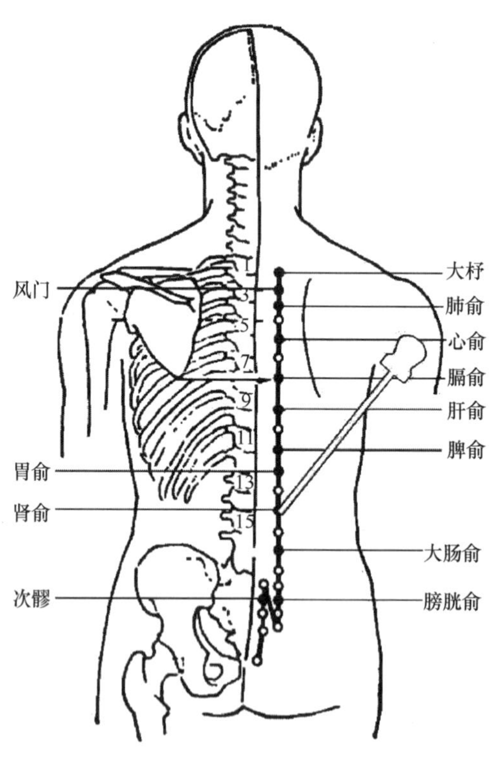

图 5-4　从肾俞穴进针刀

四、慢性盆腔炎

1 范围

本《规范》规定了慢性盆腔炎的诊断和治疗。

本《规范》适用于慢性盆腔炎的诊断和治疗。

2 术语和定义

下列术语和定义适用于本规范。

慢性盆腔炎（Chronic pelvic inflammatory disease） 本病指内生殖器（包括子宫、输卵管和卵巢）及其周围结缔组织、盆腔腹膜的炎症，可局限于某部位，也可涉及整个内生殖器，常因急性期未经彻底治疗而转为慢性。

3 诊断

3.1 临床表现

一般由急性期未经彻底治疗转化而来，大多数人全身症状不明显。症见下腹坠胀疼痛及腰骶部疼痛，在劳累、性生活后和经期加剧，常伴有月经不调，白带增多；子宫活动受限，在子宫及输卵管一侧或双侧可能触及囊状物，并有轻度压痛，盆腔结缔组织炎时，一侧或双侧有结状节增厚、压痛或可扪到包块。

3.2 诊断标准

根据以上的临床表现、体征及辅助检查的情况，可以确诊。

需要与子宫内膜异位症和盆腔瘀血症，盆腔结核等作仔细鉴别。

4 针刀治疗

4.1 治疗原则

依据人体弓弦力学系统理论及疾病病理构架的网眼理论，慢性盆腔炎是由于盆底部软组织慢性损伤后引起盆底段脊柱弓弦力学系统力平衡失调，形成网络状的病理构架，导致子宫、膀胱、直肠失去正常的位置。通过针刀整体松解腰骶段脊柱弓弦力学系统软组织的粘连和瘢痕，可恢复子宫、膀胱及直肠的正常位置及功能。

4.2 操作方法

4.2.1 第一次针刀整体松解腰段脊柱弓弦力学系统软组织的粘连和瘢痕

针刀治疗方法参照中风后遗症第三次针刀松解术。

4.2.2 第二次针刀松解髂嵴骨面胸腰筋膜附着点，骶棘肌止点，腰方肌止点，腹外斜肌止点的粘连和瘢痕

针刀治疗方法参照慢性溃疡性结肠炎第二次针刀松解术。

4.2.3 第三次针刀松解骶髂部软组织的粘连和瘢痕

（1）体位 俯卧位。

（2）体表定位 髂后上棘，骶骨第二棘突结节，尾骨尖上1cm。

（3）消毒 在施术部位，用碘伏消毒2遍，然后铺无菌巾，使治疗点正对洞巾中间。

（4）麻醉 用1%利多卡因局部浸润麻醉，每个治疗点注药1ml。

（5）刀具 Ⅰ型4号直形针刀。

（6）针刀操作（图5-5）

①第一支针刀松解左侧骶结节韧带的粘连瘢痕 在左侧髂后上棘定位，刀口线与脊柱纵轴平行，针刀体与皮肤垂直，针刀经皮肤、皮下组织，直达髂后上棘骨面，纵疏横剥3刀，调转刀口线90°，在骨面上向上铲剥3刀，范围0.5cm。

②第二支针刀松解右侧骶结节韧带的粘连瘢痕 在右侧髂后上棘定位，刀口线与脊柱纵轴平行，针

刀体与皮肤垂直，针刀经皮肤、皮下组织，直达髂后上棘骨面，纵疏横剥 3 刀，调转刀口线 90°，在骨面上向上铲剥 3 刀，范围 0.5cm。

③第三支针刀松解骶髂后韧带的粘连瘢痕　在骶骨第二棘突结节定位，刀口线与脊柱纵轴平行，针刀体与皮肤垂直，针刀经皮肤、皮下组织，直达骨面，纵疏横剥 3 刀，调转刀口线 90°，沿棘突结节分别向左右铲剥 3 刀，范围 0.5cm。

④第四支针刀松解骶尾后韧带的粘连瘢痕　在尾骨尖上 1cm 定位，刀口线与脊柱纵轴平行，针刀体与皮肤垂直，针刀经皮肤、皮下组织，直达骨面，纵疏横剥 3 刀，调转刀口线 90°，沿棘突结节分别向左右铲剥 3 刀，范围 0.5cm。

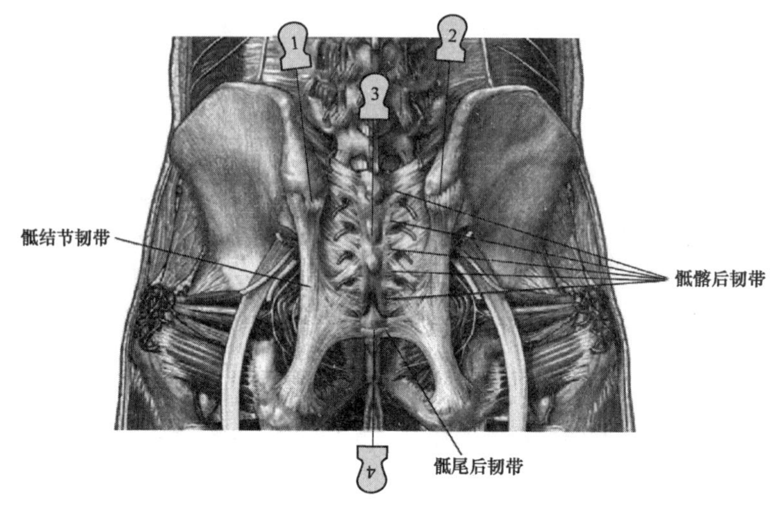

图 5-5　骶神经针刀松解

5　针刀术后手法治疗

针刀术后任应根据患者的具体情况决定是否配合手法治疗：

（1）如属于相关椎体位移，针刀术后立即进行手法治疗。

（2）如属于脊柱区带软组织损伤者，针刀术后在各个进针点处，指压 20s，以促进局部的微循环。

五、乳腺囊性增生症

1　范围

本《规范》规定了乳腺囊性增生症的诊断和治疗。

本《规范》适用于乳腺囊性增生症的诊断和治疗。

2　术语和定义

下列术语和定义适用于本规范。

乳腺囊性增生症（Cystic hyperplasia of breast）　本病也称慢性囊性乳腺病（简称乳腺病），是乳腺间质的良性增生。如增生发生于腺管周围，可伴有大小不等的囊肿形成；如增生发生于腺管内，可表现为上皮的乳头样增生，并伴有乳腺管囊性扩张；也可见增生发生于小叶实质者。本病是妇女多发病之一，最常见于 25～40 岁之间。

3　诊断

3.1　临床表现

（1）症状

①乳房胀痛　具有周期性，常于月经前期发生或加重，少数病人也可无周期性加重。

②乳房肿块　常为多发性，见于一侧或两侧。可较局限，或可分散于整个乳房，月经期后可减少或消失。

③约有15%的患者可见乳头溢液。

（2）体征　查体可见肿块呈结节状，大小不一，质韧而不硬，活动度好，但与周围组织分界不清楚。腋窝淋巴结不肿大。

3.2　诊断标准

根据以上临床表现和体征，诊断并不困难，对不能排除有乳腺癌的病人，必要时可进行活组织切片检查。如病人有乳腺癌家族史，组织切片发现上皮细胞增生活跃。若是乳腺癌，则以外科手术为主。

4　针刀治疗

4.1　治疗原则

依据人体弓弦力学系统理论及疾病病理构架的网眼理论，乳腺囊性增生症是由于乳腺软组织代偿性增生所形成的肿块。针刀闭合性手术治疗将肿块包膜刺破，使肿块内容物进入组织间隙，人体将其作为异物吸收。需要注意的是针刀治疗前，必须对肿块作穿刺活检，以排除乳腺癌。

4.2　操作方法

4.2.1　针刀刺破乳腺肿块

（1）体位　坐位。

（2）体表定位　乳腺肿块。

（3）消毒　在施术部位，用碘伏消毒2遍，然后铺无菌巾，使治疗点正对洞巾中间。

（4）麻醉　用1%利多卡因局部浸润麻醉，每个治疗点注药1ml。

（5）刀具　Ⅰ型4号直形针刀。

（6）针刀操作　乳腺肿块较小的，可用1支针刀以一点三孔方式切破肿块包膜（图5-6）。摸准肿块，用一手固定。针刀于12点定位点进针，刀口线与乳腺管方向一致，针刀体与皮肤呈90°角，按针刀四步进针规程进针刀，通过皮肤达皮下组织，刺破囊壁，即有一落空感，此时，缓慢进针刀，在囊腔中做纵疏横剥3刀，范围0.5cm。当刀下再有一突破感时，即刺破对侧囊壁，退针刀到囊腔中，作扇形提插刀法切割3刀，以刺破对侧囊壁为准。

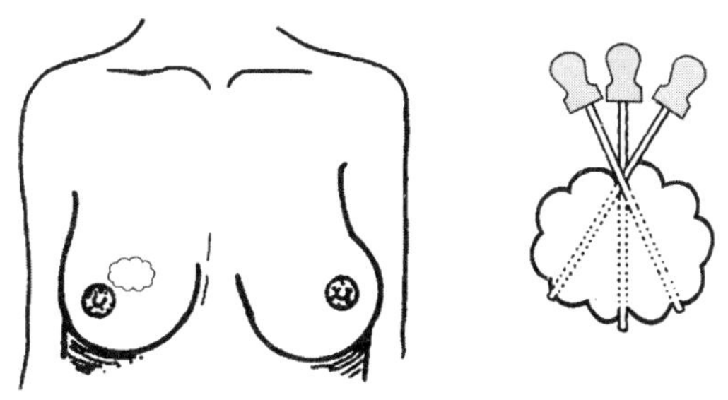

图5-6　一点三孔针刀切割术

4.2.2　对乳腺肿块较大者，用4支针刀分别切破肿块四周的包膜（图5-7）

摸准肿块，用一手固定：

①第一支针刀于12点定位点进针刀　刀口线与乳腺管方向一致，针刀体与皮肤呈90°角，按针刀四步进针规程进针刀，通过皮肤达皮下组织，刺破囊壁，即有一落空感，此时，缓慢进针刀，在囊腔中纵疏横剥3刀，范围0.5cm。

②第二支针刀于6点定位点进针刀　刀口线与乳腺管方向一致，针刀体与皮肤呈90°角，按针刀四步进针规程进针刀，通过皮肤达皮下组织，刺破囊壁，即有一落空感，此时，缓慢进针刀，在囊腔中纵

疏横剥 3 刀，范围 0.5cm，与第一支针刀“会师”。

③第三支针刀于 9 点定位点进针刀　刀口线与乳腺管方向一致，针刀体与皮肤呈 90° 角，按针刀四步进针规程进针刀，通过皮肤达皮下组织，刺破囊壁，即有一落空感，此时，缓慢进针刀，在囊腔中纵疏横剥 3 刀，范围 0.5cm。

④第四支针刀于 3 点定位点进针刀　刀口线与乳腺管方向一致，针刀体与皮肤呈 90° 角，按针刀四步进针规程进针刀，通过皮肤达皮下组织，刺破囊壁，即有一落空感，此时，缓慢进针刀，在囊腔中纵疏横剥 3 刀，范围 0.5cm，与第三支针刀“会师”。

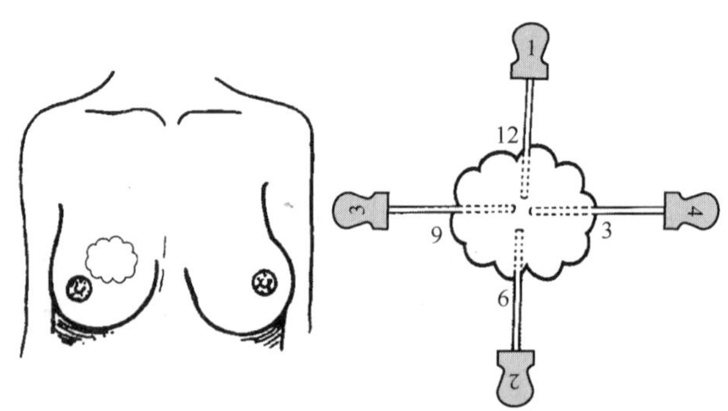

图 5-7　乳腺肿块针刀切割术

5　针刀术后手法治疗

针刀术后一般无需手法治疗。

第六章

常见儿科疾病

一、小儿先天性斜颈

1 范围

本《规范》规定了小儿先天性斜颈的诊断和治疗。

本《规范》适用于小儿先天性斜颈的诊断和治疗。

2 术语和定义

下列术语和定义适用于本规范。

小儿先天性斜颈（Congenital torticollis） 本病是一侧胸锁乳突肌发生纤维性挛缩后形成的畸形。一般认为发病原因是一侧胸锁乳突肌在难产时受伤，发生出血、机化，以致纤维变性后引起该肌挛缩。

3 诊断

3.1 临床表现

婴儿出生后，在一侧胸锁乳突肌内，可摸到梭形的肿块，质硬而较固定。约 3～4 个月后，肿块逐渐消失而发生挛缩，出现斜颈（但亦有部分患儿由于病情较轻，不发生显著挛缩，亦无畸形出现）。到 1 周岁左右，斜颈畸形更为明显，头部向一侧倾斜，下颌转向健侧。如勉强将头摆正，可见胸锁乳突肌紧张而突出于皮下，形如硬索。在发育过程中脸部逐渐不对称，健侧饱满，患侧短小，颈椎侧凸，头部运动受限制。若不及时治疗，畸形可随年龄的增长而加重。

3.2 诊断标准

（1）畸形表现为头颈倾向患侧，而脸转向对侧并后仰。

（2）新生儿胸锁乳突肌挛缩可触及梭形纤维肿块，肿块可在胸锁乳突肌内自行消退，胸锁乳突肌变短并挛缩。随年龄增长上述畸形加重，而且邻近器官产生继发畸形。

（3）头面五官不对称，如双眼不在同一水平，甚至大小不等，患侧颅骨发育扁平而小，颈胸椎出现代偿侧弯，双肩不平等一系列畸形。

（4）先天性肌性斜颈诊断并不困难，但应与其他原因所致的斜颈相鉴别 如应注意排除骨关节疾患或损伤所致的斜颈；通过 X 线片排除先天性颈椎畸形、颈椎半脱位、高肩胛症、颈椎外伤、结核、类风湿关节炎等；亦应排除肌炎、淋巴腺炎、眼病引起的斜颈，某些神经性疾患和痉挛性斜颈以及姿势异常等引起的斜颈。

4 针刀治疗

4.1 治疗原则

依据人体弦力学系统理论及疾病病理构架的网眼理论，先天性斜颈一是因为胸锁乳突肌起止点的粘连、瘢痕，其肌腹挛缩，二是由于该肌的病变引起其附近的软组织也产生网络状的粘连、瘢痕，且病变侧的粘连、挛缩所引起的拉力异常，从而形成一个病理构架。故治疗应通过针刀整体松解颈部及胸锁乳突肌的粘连和瘢痕，从而纠正畸形。

4.2 操作方法

4.2.1 第一次针刀松解颈部软组织的粘连和瘢痕

参照颈椎病软组织损伤型之“T”形针刀整体松解术方法进行。

4.2.2 第二次针刀整体松解胸锁乳突肌起止点及行经途中的粘连瘢痕

（1）体位 侧卧位，头偏向对侧。

（2）体表定位 胸锁乳突肌起止点，肌腹部。

（3）消毒 在施术部位，用碘伏消毒2遍，然后铺无菌巾，使治疗点正对洞巾中间。

（4）麻醉 用1%利多卡因局部浸润麻醉，每个治疗点注药1ml。

（5）刀具 Ⅰ型4号直形针刀。

（6）针刀操作（图6-1）

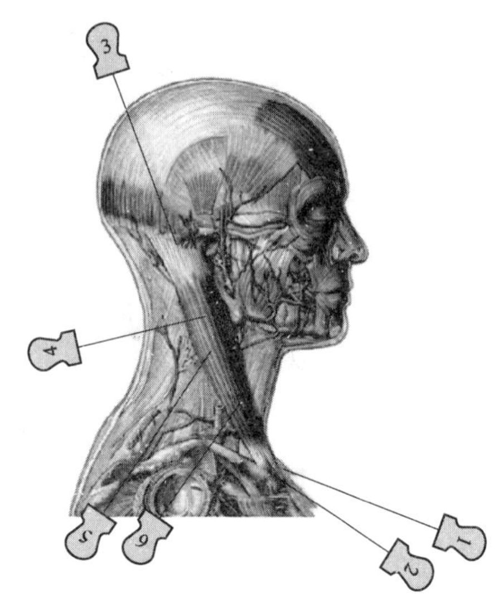

图6-1 针刀整体松解胸锁乳突肌起止点及行径路线的粘连瘢痕

①第一支针刀松解胸锁乳突肌胸骨头起点 触压到肌肉起点的压痛点，针刀线与胸锁乳突肌肌纤维方向一致，针刀体与皮肤呈60°角刺入，达胸骨肌肉起点处，调转刀口线90°，与胸锁乳突肌肌纤维方向垂直，在骨面上向内铲剥2刀，范围0.5cm。出针刀后，针眼处创可贴覆盖。

②第二支针刀松解胸锁乳突肌锁骨部起点 触压到肌肉锁骨头起点的压痛点，刀口线与胸锁乳突肌肌纤维方向一致，针刀体与皮肤呈90°角刺入，达胸锁乳突肌锁骨起点处，调转刀口线90°，与胸锁乳突肌肌纤维方向垂直，在骨面上向内铲剥2刀，范围0.5cm。出针刀后，针眼处创可贴覆盖。

③第三支针刀松解胸锁乳突肌止点 如疼痛、压痛点在肌肉止点，在患侧压痛点处进针刀，针体与枕骨面成90°角刺入达乳突骨面后，调转刀口线90°，在乳突骨面上向乳突尖方向铲剥2刀，范围0.5cm，出针刀后，针眼处创可贴覆盖。

④第四支针刀松解肌腹部上1/3交界点的粘连瘢痕 在胸锁乳突肌肌腹部上1/3交界点定位，刀口线与胸锁乳突肌肌纤维方向一致，针刀体与皮肤呈90°角刺入，有一落空感，再刺入肌肉内，纵疏横剥2刀，范围0.5cm。

⑤第五支针刀松解肌腹部中点的粘连瘢痕 在胸锁乳突肌肌腹部中点定位，针刀操作方法与第四支针刀相同。

⑥第六支针刀松解肌腹部下1/3交界点的粘连和瘢痕 在胸锁乳突肌肌腹下1/3交界点定位，针刀操作方法与第四支针刀相同。

（7）注意事项 在做肌腹部针刀松解时，应注意不要损伤胸锁乳突肌中段后侧的颈外静脉，具体方法是在针刀定位时，用手指按压锁骨上窝，显露颈外静脉在胸锁乳突肌中段后侧的充盈程度，用定点笔标出静脉走行方向，针刀松解时避开血管走行路径即可。

5 针刀术后手法治疗

（1）针刀治疗后即刻手法 每次针刀治疗后均须立刻行手法治疗。主要的方法为分筋、理筋及肌抗阻力牵拉。

（2）针刀间隔期手法 以传统的推拿按摩手法为主，目的是帮助肌肉恢复血液循环，解除硬结，增加弹性。

二、小儿膝内翻

1　范围

本《规范》规定了小儿膝内翻的诊断和治疗。

本《规范》适用于小儿膝内翻的诊断和治疗。

2　术语和定义

下列术语和定义适用于本规范。

小儿膝内翻（Varus in children）　本病（即“O”型腿）是由于婴儿时期缺乏维生素D，以致骨质缺钙、变软、骨骺发育障碍引起的肢体畸形。近年来，由于营养条件的改善和采取各种预防措施，典型病例已不多见，但在我国贫困山区和农村并不少见。

3　诊断

3.1　临床表现

因1岁内小儿可有生理性弯曲，故仅1岁以上的小儿才出现明显下肢畸形。膝内翻，双下肢伸直或站立时，两膝之间形成空隙，严重者近似“O”形，又叫“O”型腿。

3.2　诊断标准

膝内翻根据典型的“O”型腿畸形的临床症状和体征，结合血生化改变及X线改变可做出正确诊断。

辅助检查：

①血清钙稍降低，血磷明显降低，钙磷沉积亦低（常＜30），碱性磷酸酶增高。

②X线检查　干骺端临时钙化带模糊或消失，呈毛刷样，并有杯口状改变，骨骺软骨明显增宽，骨骺与干骺端的距离加大，骨质普遍稀疏，密度减低，可有骨干弯曲。

4　针刀治疗

4.1　治疗原则

依据人体弓弦力学系统理论及疾病病理构架的网眼理论，小儿膝内翻是由于膝关节前内侧软组织的粘连、瘢痕所引起的关节畸形。应用针刀将膝关节周围软组织所产生的粘连、瘢痕进行整体松解，使膝部的力学平衡得到恢复，从而矫正畸形。本法适应于年龄在10周岁以内的婴幼儿和未患过小儿麻痹症者。

4.2　操作方法

4.2.1　第一次针刀松解参照膝关节骨性关节炎针刀治疗进行

4.2.2　第二次针刀松解胫侧副韧带的粘连和瘢痕

（1）体位　仰卧伸膝位。

（2）体表定位　膝关节内侧副韧带行径路线。

（3）消毒　在施术部位，用碘伏消毒2遍，然后铺无菌巾，使治疗点正对洞巾中间。

（4）麻醉　用1%利多卡因局部浸润麻醉，每个治疗点注药1ml。

（5）刀具　Ⅰ型和Ⅱ型直形针刀。

（6）针刀操作（图6-2）

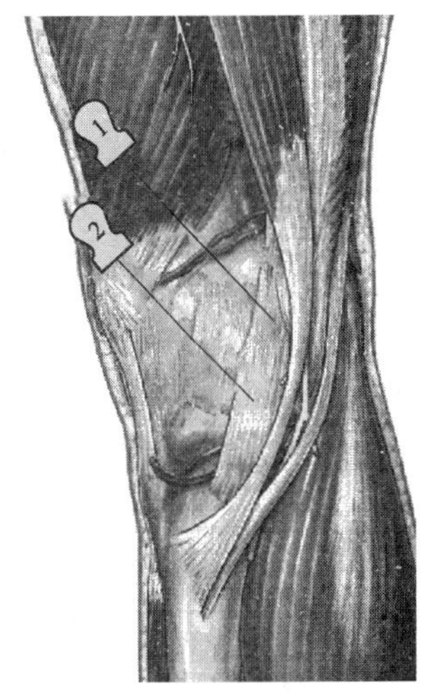

图6-2　胫侧副韧带针刀松解

①第一支针刀松解胫侧副韧带行径路线的粘连瘢痕　使用直形Ⅱ型针刀。在膝关节内侧间隙上缘定点，针刀体与皮肤垂直，刀口线与小腿纵轴平行，按针刀四步进针规程进针刀，经皮肤、皮下组织，当刀下有韧性感时，即到达到胫侧副韧带，刺入韧带，纵疏横剥2刀，范围0.5cm。

②第二支针刀松解胫侧副韧带行径路线的粘连瘢痕　使用直形Ⅱ型针刀。在膝关节内侧间隙下缘定点，针刀体与皮肤垂直，刀口线与小腿纵轴平行，按针刀四步进针规程进针刀，经皮肤、皮下组织，当刀下有韧性感时，即到达到胫侧副韧带，刺入韧带，纵疏横剥 2 刀，范围 0.5cm。

（7）注意事项　对典型的患者，还需配合药物治疗，每日口服维生素 D 5000～10000IU，连服 1 月后改为预防量，即每日 500～1000IU。需大量长期服用维生素 D 制剂时，宜用纯维生素 D 制剂而不宜用鱼肝油，以防维生素 A 中毒。对人工喂养的婴儿，每日服用维生素 D 500～1000IU。对早产儿，出生后 3 个月内，给予较大量的维生素 D，可达 2000IU。同时应注意环境卫生和足够的阳光照射。

5　针刀术后手法治疗

每次针刀术毕，均作短暂膝关节对抗牵引，以进一步拉开粘连和挛缩，但由于儿童在生长期，不能使用暴力牵引，应循序渐进。否则，可能造成膝关节骨折等严重并发症。

三、小儿膝外翻

1　范围

本《规范》规定了小儿膝外翻的诊断和治疗。

本《规范》适用于小儿膝外翻的诊断和治疗。

2　术语和定义

下列术语和定义适用于本规范。

小儿膝外翻（Pediatric knee valgus）　本病（即“X”型腿），是膝关节以下向外翻转，股骨下面关节向外倾斜，患儿双膝靠拢后，两侧内踝之间有一距离。其发病机理和病因与“O”型腿同。

3　诊断

3.1　临床表现

膝外翻，与膝内翻相反，双下肢伸直时，两足内踝分离而不能并拢，严重者近似“X”形，又叫“X”型腿。

3.2　诊断标准

膝外翻根据典型的“X”型腿畸形的临床症状和体征，结合辅助检查，可做出正确诊断。辅助检查同膝内翻。

4　针刀治疗

4.1　治疗原则

依据人体弓弦力学系统理论及疾病病理构架的网眼理论，小儿膝外翻是由于膝关节前外侧软组织的粘连、瘢痕所引起的关节畸形。应用针刀将膝关节周围软组织所产生的粘连、瘢痕进行整体松解，使膝部的力学平衡得到恢复，从而矫正畸形。

4.2　操作方法

4.2.1　第一次针刀松解参照膝关节骨性关节炎针刀治疗进行

4.2.2　第二次针刀松解髂胫束的粘连瘢痕

（1）体位　仰卧伸膝位。

（2）体表定位　髂胫束行径路线。

（3）消毒　在施术部位，用碘伏消毒 2 遍，然后铺无菌巾，使治疗点正对洞巾中间。

（4）麻醉　用 1%利多卡因局部浸润麻醉，每个治疗点注药 1ml。

（5）刀具　Ⅱ型直形和弧形针刀。

（6）针刀操作（图 6-3）

①第一支针刀松解髂胫束止点的粘连瘢痕　在胫骨外侧髁定点，使用弧形Ⅱ型针刀，刀口线与下肢纵轴方向一致，针刀与皮肤呈 90° 角，按针刀四步进针规程进针刀，经皮肤、皮下组织、筋膜达骨面，调转刀口线 90°，弧形向下，然后向上铲剥 2 刀，范围 0.5cm。

②第二支针刀松解髂胫束行径路线的粘连瘢痕　在股骨外侧髁定点，使用直形Ⅱ型针刀，刀口线与下肢纵轴方向一致，针刀与皮肤呈 90° 角，按针刀四步进针规程进针刀，经皮肤、皮下组织、刀下有韧性感时提插切割 2 刀，深度 0.5cm。

5　针刀术后手法治疗

每次针刀术毕，均做短暂膝关节对抗牵引，以进一步拉开粘连和挛缩，但由于儿童在生长期，不能使用暴力牵引，应循序渐进。否则，可能造成膝关节骨折等严重并发症。

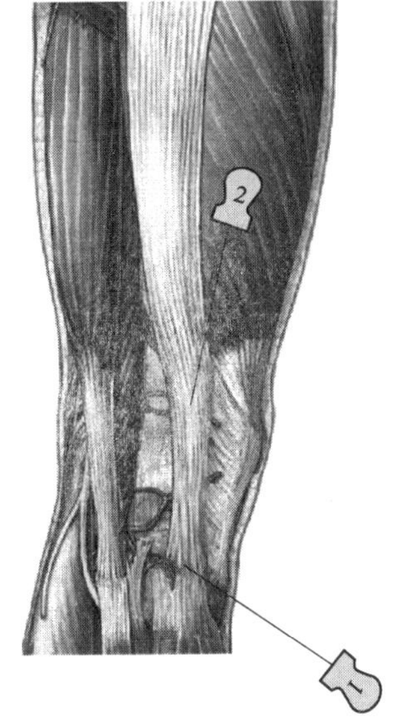

图 6-3　髂胫束针刀松解

四、小儿股骨头骨骺炎

1　范围

本《规范》规定了小儿股骨头骨骺炎的诊断和治疗。

本《规范》适用于小儿股骨头骨骺炎的诊断和治疗。

2　术语和定义

下列术语和定义适用于本规范。

小儿股骨头骨骺炎（Yan capital femoral epiphysis in children）　本病又称幼年畸形性骨软骨炎，临床上又将其称为扁平髋或潘西氏病。主要是因为股骨头骺的骨化核的缺血坏死，导致股骨头不同程度的变形，从而影响髋关节功能活动的一种骨性关节炎。本病多见于儿童，特别是 4～7 岁的幼童，多以单侧发病为主；在成人，该病则以骨关节炎的形式出现。

3　诊断

3.1　临床表现

在患者步行时，可发现跛行，在快速步行时跛行会表现得更加明显，而远行困难。患者在开始时，往往会在走路时出现患髋的疼痛，而于休息后减轻。主要表现在腹股沟的内侧处，并常向同侧的髋膝部放射，随病情的进展，疼痛可由间歇性逐渐转变为持续性，此时髋关节功能障碍明显。本病开始时会因为疼痛而影响活动以及负重，随病情的进展，由于股骨头骨骺的变形会逐渐影响到患髋的屈伸与旋转活动，特别是在髋关节外展外旋时，活动受限更加明显，严重时下蹲与盘腿不能，连穿裤子都会感到困难。至后期，患髋会出现屈曲、内收挛缩畸，并伴有肌肉萎缩，以大腿为明显，臀部肌肉也可出现萎缩。

3.2　诊断标准

（1）跛行　可于患者步行时发现，让患者快速步行时，跛行会更加明显，远行则显得更为困难。

（2）疼痛　开始于步行时出现患髋疼痛，休息可缓解，常向同侧髋膝部放射，到后期可由间歇性疼痛转变为持续性疼痛。

（3）髋关节运动功能障碍。

（4）后期患髋会呈屈曲、内收样挛缩畸形。

（5）肌肉萎缩，以大腿为明显。

（6）X 线表现

①早期　髋关节囊阴影会扩大，而关节间隙增宽，干骺端脱钙；股骨头处的骨化核会变小，而密度增高，外形尚可，数周后股骨头可向外侧脱位，半年后骨化核会出现碎裂。

②缺血坏死期　此期中，股骨头会变扁。

③退行期　病后 1～3 年内会发生退行性改变，股骨颈变得短而宽，干骺端稀疏，并有囊性样变。

④恢复期　股骨头骨骺密度恢复正常，但股骨头则变成宽扁的卵圆形、杯状，从而形成扁平状髋，甚至会出现半脱位。

4　针刀治疗

4.1　治疗原则

针刀治疗依据针刀医学慢性软组织损伤病因病理学理论和病理构架的网眼理论，通过对髋关节周围软组织的关键病变点进行整体的松解，再加以针刀术后的手法，彻底松解病变的病理构架，消除髋关节的病变，从而增加股骨头的血液供应，以达到治疗目的。区别于股骨头坏死的针刀治疗。

4.2　操作方法

4.2.1　第一次针刀松解髋关节前侧关节囊及内收肌起点的粘连瘢痕

针刀治疗方法参照股头坏死第一次针刀治疗方法。

4.2.2　第二次针刀松解髋关节后外侧关节囊及髂股韧带的粘连瘢痕

（1）体位　俯卧位。

（2）体表定位　髋关节外侧关节穿刺点定位。

（3）消毒　在施术部位，用碘伏消毒 2 遍，然后铺无菌巾，使治疗点正对洞巾中间。

（4）麻醉　用 1%利多卡因局部浸润麻醉，每个治疗点注药 1ml。

（5）刀具　Ⅱ型弧形针刀。

（6）针刀操作（图 6-4）　松解髋关节外侧关节囊：从髋关节外侧关节穿刺点进针刀，刀口线与下肢纵轴平行，针刀体与皮肤呈 130° 角，沿股骨颈干角方向进针刀，针刀经皮肤、皮下组织，达股骨大转子尖，调转刀口线 90°，弧形向上，提插刀法切割 2 刀，切开部分臀中肌止点，然后抬起针刀，使针刀体向上与股骨干呈 90° 角，再向下进针。当针刀有韧性感时即到达髂股韧带，有落空感时即到关节腔，用提插刀法切割 2 刀，范围 0.5cm。

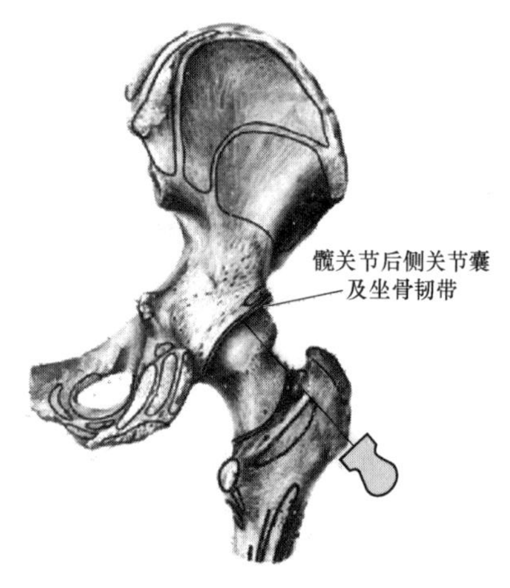

图 6-4　髋关节后外侧关节囊针刀松解

5　针刀术后手法治疗

针刀术毕，手法拔伸牵引，旋转髋关节 3 次，在病床上进行间断下肢牵引 6 周，牵引重量 30kg，以使关节间隙增宽，血液微循环得以恢复，有利于软骨的生长发育。

五、痉挛性脑瘫

1　范围

本《规范》规定了痉挛性脑瘫的诊断和治疗。

本《规范》适用于痉挛性脑瘫的诊断和治疗。

2　术语和定义

下列术语和定义适用于本规范。

痉挛性脑瘫（Spastic cerebral palsy）　本病患儿占小儿脑瘫的 70%，它引起的肢体畸形，关节功能障碍严重影响了患儿的生活质量。针刀医学认为，痉挛性脑瘫是由于各种原因引起脊柱弓弦力学系统、脊肢弓弦力学系统以及四肢弓弦力学系统的应力异常，在弓弦结合部及弦的行径路线上形成粘连、瘢痕、挛缩后引起的畸形。

3　诊断

3.1　临床表现

痉挛型脑瘫的临床表现主要是肌张力增强、腱反射亢进、踝阵挛和巴氏征阳性。又由于屈肌的张力通常比伸肌群的张力高，而出现屈、伸肌力不平衡，出现特有的姿态与肢体畸形；病人走路的步态也由于屈肌张力增高严重痉挛之故而表现其独特步态。损伤部位主要在大脑皮层运动区和锥体束。

（1）肌张力增强　肌张力过高是脑性瘫痪的重要表现，我们根据检查时肢体痉挛产生的阻力分级，可分为三级：

①重度痉挛：这类患儿全身肌肉处于高度共同收缩状态，也就是说，躯干和四肢都处于痉挛状态。在重度痉挛的患儿身上可以发现某些典型的痉挛外形，较常见的一种是：上肢完全屈曲，肘、腕和各指关节处呈屈曲状，肩韧带收缩，肩关节内旋、内收，肘部腕尺关节也内旋；下肢呈伸展状态；患儿头部常后仰，并转向一侧。在有些患儿肘关节也可以伸展为主，他们的肩韧带往往是拉长的；下肢的伸展状态表现为髋关节伸展、内旋，膝关节也伸展，踝关节跖屈，脚掌内翻，整个下肢内收，甚至出现剪刀样交叉。当然，每个患儿尚存在着各种个体差异。重度痉挛不仅仅累及上、下肢，它必然还累及躯干。背部肌群的痉挛可导致躯干运动缺乏，由于背部两侧肌群痉挛程度不同，还可引起脊柱侧弯。腰大肌的痉挛不仅仅导致腿部的屈曲，而且还会引起腰椎前突，抑制腰部肌群的活动。

②中度痉挛：患儿在静止的状态下，出现的痉挛状态是中度的。当患儿企图运动时，特别是患儿平行受到威胁，而做出反应性运动时，他的肌张力会急剧增高。这类患儿的动作往往显得迟缓、笨拙。病理性原始反射可能存在，但不像重度痉挛的患儿那样容易引出。若痉挛状态不能改善，挛缩与畸形可能会逐渐产生，并趋于严重。

③轻度痉挛：患儿在静止状态下或处于各种容易掌握的运动时，肌张力基本正常或轻度增高。当做难度较大的运动时，肌张力会相对增高，并可出现关联运动。做精细动作时，会显得笨拙，动作协调性差。这类患儿常不易引出病理性原始反射，并均能引出一定的自动反应。

（2）姿势异常

①上肢异常姿态　较严重的上肢痉挛性瘫痪时才能出现异常姿态，由于胸大肌、肱二头肌、旋前圆肌、腕屈肌、拇收肌、屈指肌等的张力高于伸肌，使患肢出现肩部外展、肘部屈曲、前臂旋前、屈腕、拇收屈指握拳姿态。

②下肢常见痉挛的肌群　小腿三头肌挛缩；髋部屈肌群（髂腰肌、股直肌、缝匠肌、阔筋膜张肌）挛缩；内收肌群（大收肌、长收肌、短收肌、股薄肌、耻骨肌）挛缩。

③站立姿态　严重的双下肢痉挛性脑瘫往往不能独立站立，需要依靠扶持或靠墙站立，此时上身呈前倾、屈髋、屈膝、双足交叉足跟不能着地的典型姿态。根据病情的程度上述畸形或轻或重。

（3）步态异常

①轻度尖足步态　为了缓解挛缩的小腿三头肌，足尖着地后足跟抬起，足趾伸肌收缩，蹈趾呈鹅头状行走。开始着地是整个足底、膝关节保持屈曲状态似缓解痉挛，当向前跨越伸膝时足跟立即抬起，用前足支撑移动健肢，重心在跖骨头。在以上过程中踝关节运动极少，只是在正着地的前足部做蹬地运动，使身体抬起。

②高度尖足步态　如形成固定性尖足，即不能背屈、足底不再着地，足跟也不再着地。矢状面观：双足支撑时，足的蹬地由足尖进行，急剧离地，从后向前，伸直性痉挛变为失调性收缩，膝强烈过屈，接着足尖再次着地。呈明显的跳跃步态，使垂直方向大幅度运动。此外可以看到患者头部交替向前方探出，有人称其为“鸡样”或“鸽样”步态。

③屈髋、屈膝、尖足步态　在正常步行中，矢状面上主要是髋、膝、踝三大关节反复地进行屈曲和伸展运动，尖足将永久地引起膝与髋的屈曲挛缩，从而丧失了步行中的伸展期。步行时，患者使身体向

前倾斜呈一种持续鞠躬姿势，为的是使足从后方迈到前方，呈典型鸡样步态。

④痉挛性全身障碍步态　患者基本上是四肢瘫或三肢瘫或以双下肢瘫为主。患者不能用足跟站立，看似轻微尖足，但其在腰椎前凸、屈髋、内收、屈膝状态下走路。

（4）锥体束损害特有反射

①巴彬斯基征阳性，此反射是检查大脑皮质运动区及其皮质脊髓束纤维受损害时的重要依据之一。

②霍夫曼反射阳性是判断锥体束损害的依据。

（5）腱反射阵挛　腱反射出现阵挛表现也是锥体束损害类脑性瘫痪的体征之一，通常以踝阵挛出现率最高，其次是髌阵挛，腕阵挛也偶尔见到。

3.2　诊断标准

按 1988 年全国小儿脑瘫座谈会制定的标准，脑性瘫痪是指出生前至出生后 28 天内发育时期非进行性脑损伤所致的综合征。主要表现为中枢性运功障碍及姿势异常，如果符合以下几条，即可确诊：

（1）婴儿期出现的中枢性瘫痪。

（2）可伴有智力低下、惊厥、行为异常、感觉障碍及其他异常。

（3）需除外进行性疾病所致的中枢性瘫痪及正常儿一过性运动发育落后。

另外，据 2000 年 9 月第六届全国小儿脑性瘫痪学术交流暨国际交流会上重新确定，脑瘫的定义应按照《脑瘫流行病学》（英文版）规定，从出生前至出生后 3 岁以前，大脑非进行性损伤引起的姿势运功障碍。此外，超早期脑瘫的诊断标准如下：

（1）高危因素。

（2）五大症状　①头后背等姿势异常；②异常哭闹；③少动；④惊厥；⑤哺乳困难。

（3）体检三要素　①肌张力异常（高或低）；②Vojta 姿势反射异常（5～7 项）；③原始反射异常（减弱、亢进、不对称）。

（4）CT 或脑干听觉诱发电位异常。

痉挛性脑瘫的诊断要符合上述脑性瘫痪的诊断标准，还具有痉挛性脑瘫的临床特点就可以确诊。

4　针刀治疗

4.1　治疗原则

依据针刀医学关于人体弓弦力学系统及疾病病理构架的网眼理论，痉挛性脑瘫所造成的关节畸形及软组织的紧张挛缩是由于脊柱、脊肢及四肢弓弦力学系统的力平衡失调所致。通过针刀整体松解关节周围软组织的粘连瘢痕，调节了关节内张力、拉力和压力平衡，从而有效矫正畸形及软组织的挛缩，从而达到治疗目的。

4.2　操作方法

4.2.1　第一次“口”字形针刀整体松解术

参照中风后遗症第一次针刀松解方法进行。

4.2.2　第二次针刀松解胸腰筋膜

参照腰椎间盘突出症第二次针刀松解方法进行。

4.2.3　第三次针刀松解髋关节内收肌起点的粘连瘢痕

（1）体位　仰卧位。

（2）体表定位　耻骨上下支。

（3）消毒　在施术部位，用碘伏消毒 2 遍，然后铺无菌巾，使治疗点正对洞巾中间。

（4）麻醉　用 1%利多卡因局部浸润麻醉，每个治疗点注药 1ml。

（5）刀具　Ⅱ型弧形针刀。

（6）针刀操作（图 6-5）

①第一支针刀松解耻骨肌起点　在耻骨上支触摸到成条索状的耻骨肌起点处的压痛点，刀口线与耻

骨肌纤维方向一致，针刀体与皮肤垂直刺入，达肌肉起点处，调转刀口线90°与耻骨肌肌纤维方向垂直，在耻骨上支骨面上向内铲剥2刀，范围0.5cm。出针刀后，针眼处创可贴覆盖。

②第二支针刀松解长收肌起点　在耻骨结节处摸到条索状的长收肌起点处的压痛点，刀口线与该肌肌纤维方向一致，针刀体与皮肤呈90°角刺入，针刀经皮肤、皮下组织，直达骨面，在骨面上向内铲剥2刀，范围0.5cm，以松解肌肉与骨面的粘连和瘢痕。出针刀后，针眼处创可贴覆盖。

③第三支针刀松解短收肌和股薄肌起点　在耻骨下支处摸到条索状的短收肌和股薄肌起点后定位，刀口线两肌肌纤维方向一致，针刀经皮肤、皮下组织，达骨面，在骨面上向内铲剥2刀，范围0.5cm，以松解肌肉与骨面的粘连和瘢痕。出针刀后，针眼处创可贴覆盖。

4.2.4　第四次针刀松解内收肌止点的粘连瘢痕

（1）体位　患侧卧位。

（2）体表定位　挛缩的内收肌止点。

（3）消毒　在施术部位，用碘伏消毒2遍，然后铺无菌巾，使治疗点正对洞巾中间。

（4）麻醉　用1%利多卡因局部浸润麻醉，每个治疗点注药1ml。

（5）刀具　Ⅰ型直形针刀。

（6）针刀操作（图6-6）

①第一支针刀松解短收肌止点　在大腿中上段内侧触摸到成条索状的短收肌止点处的压痛点，刀口线与下肢纵轴方向一致，针刀体与皮肤垂直刺入，达肌肉在股骨的止点处，贴骨面向内后铲剥2刀，范围0.5cm。出针刀后，针眼处创可贴覆盖。

②第二支针刀松解长收肌止点　在大腿中上段内侧触摸到成条索状的长收肌止点处的压痛点，刀口线与下肢纵轴方向一致，针刀体与皮肤垂直刺入，达肌肉在股骨的止点处，贴骨面向内后铲剥2刀，范围0.5cm。出针刀后，针眼处创可贴覆盖。

③第三支针刀松解大收肌止点　在大腿中段内侧触摸到成条索状的大收肌止点处的压痛点，刀口线与下肢纵轴方向一致，针刀体与皮肤垂直刺入，达肌肉在股骨的止点处，贴骨面向内后铲剥2刀，范围0.5cm。出针刀后，针眼处创可贴覆盖。

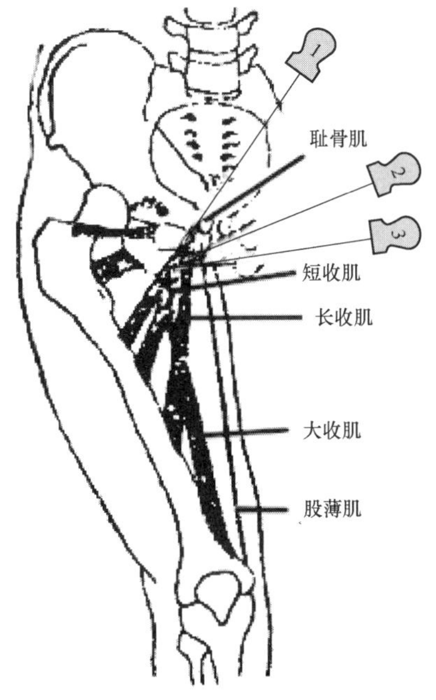

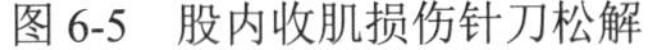
图6-5　股内收肌损伤针刀松解

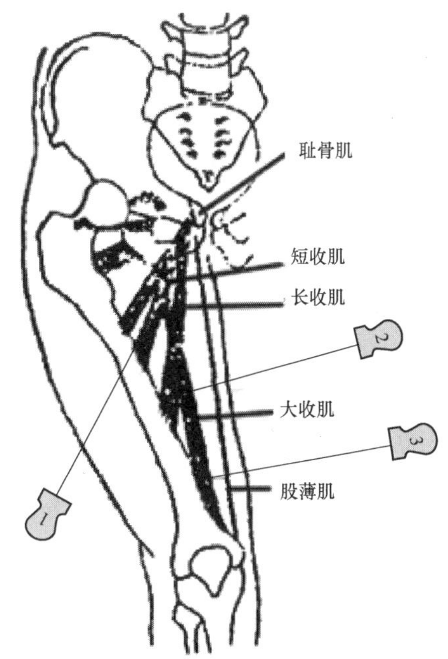

图6-6　短收肌、长收肌、大收肌止点针刀松解

4.2.5　第五次针刀松解髂胫束浅层附着部的粘连和瘢痕

（1）体位　健侧卧位，患侧在上。

（2）体表定位　髂嵴。

（3）消毒　在施术部位，用碘伏消毒 2 遍，然后铺无菌巾，使治疗点正对洞巾中间。

（4）麻醉　用 1%利多卡因局部浸润麻醉，每个治疗点注药 1ml。

（5）刀具　Ⅰ型直形针刀。

（6）针刀操作（图 6-7）

①第一支针刀松解髂胫束浅层附着区前部的粘连瘢痕　在髂前上棘后 2cm 定位。刀口线与髂胫束走行方向一致，针刀体与皮肤垂直，针刀经皮肤、皮下组织，达髂嵴前部髂胫束浅层附着区前部骨面，调转刀口线 90°，在髂骨翼骨面上向下铲剥 2 刀，范围为 1cm。

②第二支针刀松解髂胫束浅层附着区中部的粘连瘢痕　在髂嵴最高点定位。刀口线与髂胫束走行方向一致，针刀体与皮肤垂直，针刀经皮肤、皮下组织，达髂嵴髂胫束浅层附着区中部骨面，调转刀口线 90°，在髂骨翼骨面上向下铲剥 2 刀，范围为 1cm。

③第三支针刀松解髂胫束浅层附着区后部的粘连瘢痕　在髂嵴最高点向后 2cm 定位。刀口线与髂胫束走行方向一致，针刀体与皮肤垂直，针刀经皮肤、皮下组织，达髂嵴髂胫束浅层附着区后部骨面，调转刀口线 90°，在髂骨翼骨面上向下铲剥 2 刀，范围为 1cm。

4.2.6　第六次针刀松解髂胫束行径路线的粘连和瘢痕

（1）体位　健侧卧位，患侧在上。

（2）体表定位　髂胫束。

（3）消毒　在施术部位，用碘伏消毒 2 遍，然后铺无菌巾，使治疗点正对洞巾中间。

（4）麻醉　用 1%利多卡因局部浸润麻醉，每个治疗点注药 1ml。

（5）刀具　Ⅰ型直形针刀。

（6）针刀操作（图 6-8）

①第一支针刀松解髂胫束上段的粘连瘢痕　在大腿外侧上段定位。刀口线与髂胫束走行方向一致，针刀体与皮肤垂直，针刀经皮肤、皮下组织，当刀下有韧性感时，即到达髂胫束，再向内刺入 1cm，纵疏横剥 2 刀，范围为 1cm。

②第二支针刀松解髂胫束中段的粘连瘢痕　在大腿外侧中段定位。刀口线与髂胫束走行方向一致，针刀体与皮肤垂直，针刀经皮肤、皮下组织，当刀下有韧性感时，即到达髂胫束，再向内刺入 1cm，纵疏横剥 2 刀，范围为 1cm。

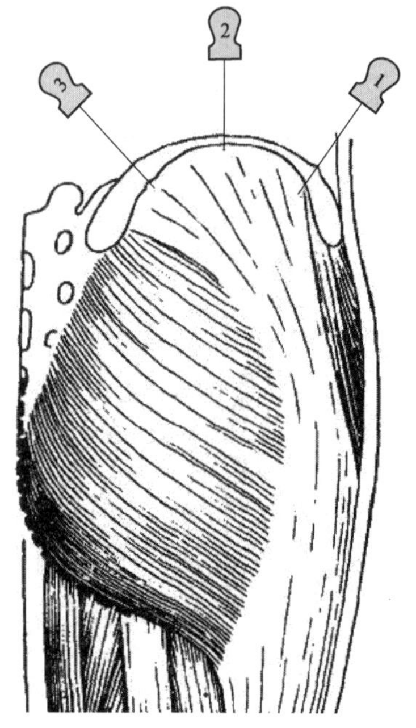

图 6-7　髂胫束浅层针刀松解

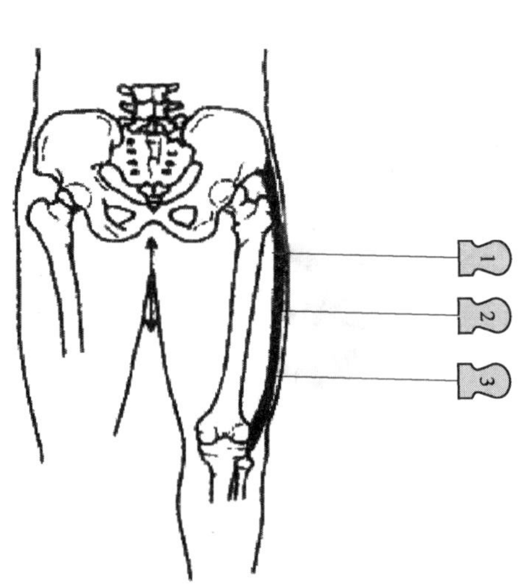

图 6-8　髂胫束行径路线针刀松解

③第三支针刀松解髂胫束下段的粘连瘢痕　在大腿外侧下段定位。刀口线与髂胫束走行方向一致，针刀体与皮肤垂直，针刀经皮肤、皮下组织、当刀下有韧性感时，即到达髂胫束，再向内刺入1cm，纵疏横剥2刀，范围为1cm。

术后患者仰卧位，在患侧下肢在最大屈髋屈膝位时，医生将手压在膝关节髌骨外下缘，向对侧肩关节方向弹压2次。

4.2.7　第七次针刀松解腓肠肌与比目鱼肌内外侧缘之间的纵行粘连瘢痕

（1）体位　俯卧位。

（2）体表定位　跟腱周围。

（3）消毒　在施术部位，用碘伏消毒2遍，然后铺无菌巾，使治疗点正对洞巾中间。

（4）麻醉　用1%利多卡因局部浸润麻醉，每个治疗点注药1ml。

（5）刀具　Ⅰ型直形针刀。

（6）针刀操作（图6-9）

①第一支针刀在跟腱止点上方5cm，跟腱内侧定点　刀口线与下肢纵轴平行，针刀体与皮肤呈90°角，针刀经皮肤、皮下组织，当刀下有阻力感时，即到达跟腱，针刀沿跟腱内缘向内下探寻，当刀下有落空感时，即到达跟腱内缘，向内侧转动针刀体，使针刀体与冠状面平行，针刀刃端从内向外，沿跟腱内侧前缘与比目鱼肌的肌间隙进针刀，一边进针刀，一边纵疏横剥，每次纵疏横剥范围1cm。直至小腿后正中线，准备与第二支针刀汇合。

②第二支针刀在跟腱止点上方5cm，跟腱外侧定点　刀口线与下肢纵轴平行，针刀体与皮肤呈90°角，针刀经皮肤、皮下组织，当刀下有阻力感时，即到达跟腱，针刀沿跟腱外缘向外下探寻，当刀下有落空感时，即到达跟腱外缘，向外侧转动针刀体，使针刀体与冠状面平行，针刀刃端从外向内，沿跟腱外侧前缘与比目鱼肌的肌间隙进针刀，一边进针刀，一边纵疏横剥，每次纵疏横剥范围1cm。直至小腿后正中线，与第一支针刀汇合。

③第三支针刀在第一支针刀上方2cm，腓肠肌内侧定点　刀口线与下肢纵轴平行，针刀体与皮肤呈90°角，针刀经皮肤、皮下组织，刀下有阻力感时，即到达腓肠肌，针刀沿腓肠肌内侧向内下探寻，当刀下有落空感时，即到达腓肠肌内缘，向内侧转动针刀体，使针刀体与冠状面平行，针刀刃端从内向外，沿腓肠肌内侧前缘与比目鱼肌的肌间隙进针刀，一边进针刀，一边纵疏横剥，每次纵疏横剥范围1cm。直至小腿后正中线，准备与第二支针刀汇合。

④第四支针刀在第二支针刀上方2cm，腓肠肌外侧定点　刀口线与下肢纵轴平行，针刀体与皮肤呈90°角，针刀经皮肤、皮下组织，刀下有阻力感时，即到达腓肠肌，针刀沿腓肠肌外侧向内下探寻，当刀下有落空感时，即到达腓肠肌外缘，向内侧转动针刀体，使针刀体与冠状面平行，针刀刃端从外向内，沿腓肠肌外侧前缘与比目鱼肌的肌间隙进针刀，一边进针刀，一边纵疏横剥，每次纵疏横剥范围1cm。直至小腿后正中线，准备与第二支针刀汇合。

⑤第五支针刀在第三支针刀上方 2～3cm，腓肠肌内侧定点　刀口线与下肢纵轴平行，针刀体与皮肤呈90°角，针刀经皮肤、皮下组织，刀下有阻力感时，即到达腓肠肌，此处的腓肠肌与比目鱼肌的间隙比较模糊，应仔细体会刀下的感觉，针刀沿腓肠肌内侧缓慢向内下探寻，当刀下有落空感时，即到达腓肠肌内缘，向内侧转动针刀体，使针刀体与冠状面平行，针刀刃端从内向外，沿腓肠肌内侧前缘与比目鱼肌的肌间隙进针刀，一边缓慢进针刀，一边纵疏横剥，每次纵疏横剥范围1cm。针刀操作深度2cm。

⑥第六支针刀在第四支针刀上方 2～3cm，腓肠肌外侧定点　刀口线与下肢纵轴平行，针刀体与皮肤呈90°角，针刀经皮肤、皮下组织，当刀下有阻力感时，即到达腓肠肌，此处的腓肠肌与比目鱼肌的间隙比较模糊，应仔细体会刀下的感觉，针刀沿腓肠肌外侧缓慢向内下探寻，当刀下有落空感时，即到达腓肠肌外缘，向外侧转动针刀体，使针刀体与冠状面平行，针刀刃端从外向内，沿腓肠肌内侧前缘与比目鱼肌的肌间隙进针刀，一边缓慢进针刀，一边纵疏横剥，每次纵疏横剥范围1cm。针刀操作深度2cm。

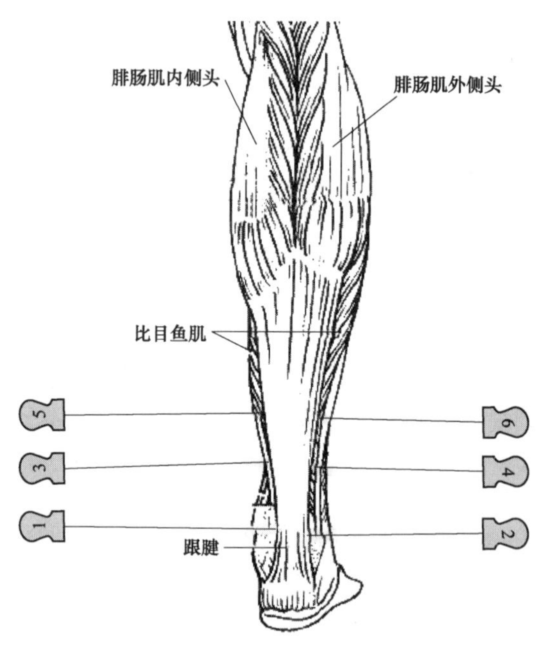

图 6-9 针刀松解腓肠肌与比目鱼肌内外侧缘之间的纵行粘连

4.2.8 第八次针刀松解跟腱周围的粘连瘢痕

（1）体位 俯卧位。

（2）体表定位 跟腱周围。

（3）消毒 在施术部位，用碘伏消毒 2 遍，然后铺无菌巾，使治疗点正对洞巾中间。

（4）麻醉 用 1%利多卡因局部浸润麻醉，每个治疗点注药 1ml。

（5）刀具 弧形针刀和 I 型直形针刀。

（6）针刀操作（图 6-10）

①第一支针刀松解跟腱止点中部的粘连瘢痕 在跟腱止点中点定位。刀口线与下肢纵轴平行，针刀体与皮肤呈 90° 角，针刀经皮肤、皮下组织，当刀下有阻力感时，即到达跟腱，继续进针刀 1cm，纵疏横剥 2 刀，范围 0.5cm，以松解跟腱内部的粘连和瘢痕，然后进针刀达跟骨骨面，调转刀口线 90°，在骨面上向上铲剥 2 刀，范围 0.5cm，以松解跟腱止点的粘连和瘢痕。

②第二支针刀松解跟腱止点内侧的粘连瘢痕 在第一支针刀内侧 0.5cm 定位。刀口线与下肢纵轴平行，针刀体与皮肤呈 90° 角，针刀经皮肤、皮下组织，当刀下有阻力感时，即到达跟腱，继续进针刀 1cm，纵疏横剥 2 刀，范围 0.5cm，以松解跟腱内部的粘连和瘢痕，然后进针刀达跟骨骨面，调转刀口线 90°，在骨面上向上铲剥 2 刀，范围 0.5cm，以松解跟腱止点内侧的粘连和瘢痕。

③第三支针刀松解跟腱止点外侧的粘连瘢痕 在第一支针刀外侧 0.5cm 定位。刀口线与下肢纵轴平行，针刀体与皮肤呈 90° 角，针刀经皮肤、皮下组织，当刀下有阻力感时，即到达跟腱，继续进针刀 1cm，纵疏横剥 2 刀，范围 0.5cm，以松解跟腱内部的粘连和瘢痕，然后进针刀达跟骨骨面，调转刀口线 90°，在骨面上向上铲剥 2 刀，范围 0.5cm，以松解跟腱止点外侧的粘连瘢痕。

④第四支针刀松解跟腱与内侧软组织之间的粘连瘢痕 在第二支针刀上面 1.5～2cm 定位。刀口线与下肢纵轴平行，针刀体与皮肤呈 90° 角，针刀经皮肤、皮下组织，刀下有阻力感时，即到达跟腱，针刀沿跟腱内缘向外探寻，当刀下有落空感时，即到达跟腱与内侧软组织的粘连瘢痕处，调转刀口线 90°，提插刀法切割跟腱内侧部 2 刀，然后纵疏横剥 2 刀，范围 0.5cm。

⑤第五支针刀松解跟腱与内侧软组织之间的粘连瘢痕 在第四支针刀上面 1.5～2cm 定位。刀口线与下肢纵轴平行，针刀体与皮肤呈 90° 角，针刀经皮肤、皮下组织，当刀下有阻力感时，即到达跟腱，针刀沿跟腱内缘向外探寻，当刀下有落空感时，即到达跟腱与内侧软组织的粘连瘢痕处，调转刀口线 90°，提插刀法切割跟腱内侧部 2 刀，然后纵疏横剥 2 刀，范围 0.5cm。

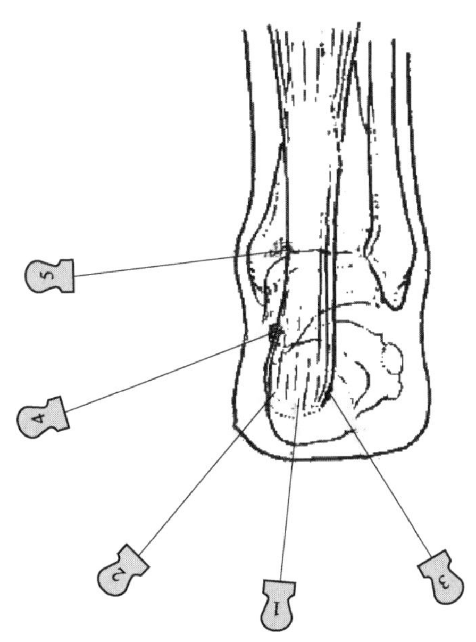

图 6-10　针刀松解跟腱周围的粘连

4.2.9　第九次针刀松解三角韧带及周围的粘连瘢痕

（1）体位　俯卧位，踝关节中立位。

（2）体表定位　踝关节内侧。

（3）消毒　在施术部位，用碘伏消毒 2 遍，然后铺无菌巾，使治疗点正对洞巾中间。

（4）麻醉　用 1%利多卡因局部浸润麻醉，每个治疗点注药 1ml。

（5）刀具　弧形针刀和Ⅰ型直形针刀。

（6）针刀操作（图 6-11）

①第一支针刀松解三角韧带的起点　使用专用弧形针刀，从内踝尖部进针刀，刀口线与下肢纵轴平行，针刀体与皮肤呈 90° 角，按四步进针规程进针刀。针刀经皮肤、皮下组织到达内踝尖骨面，调转刀口线 90°，使针刀的弧形面与内踝尖骨面相吻合，贴骨面向下铲剥 2 刀，范围 0.5cm，然后退刀到皮下，刀体分别向前向后至内踝尖前部及后部，在骨面上向下铲剥 2 刀，范围 0.5cm，

②第二支针刀松解胫舟韧带　使用专用弧形针刀，从内踝尖部前方 2～3cm，摸清楚距舟关节间隙，从关节间隙进针刀，刀口线与下肢纵轴平行，针刀体与皮肤呈 90° 角，针刀经皮肤、皮下组织到达舟骨骨面，调转刀口线 90°，使弧形面与骨面相吻合，在骨面上向下铲剥 2 刀，范围 0.5cm。

③第三支针刀松解胫跟韧带　使用专用弧形针刀，从内踝尖部下方 2～3cm 跟骨内侧进针刀，刀口线与下肢纵轴平行，针刀体与皮肤呈 90° 角，针刀经皮肤、皮下组织，到达跟骨骨面，调转刀口线 90°，使针刀弧形面与跟骨骨面相吻合，在骨面上向上铲剥 2 刀，范围 0.5cm。

④第四支针刀松解胫距后韧带　使用专用弧形针刀，从内踝尖部后下方 2～3cm 进针刀，刀口线与下肢纵轴平行，针刀体与皮肤呈 90° 角，针刀经皮肤、皮下组织到达距骨骨面，调转刀口线 90°，使针刀弧形面与距骨骨面相吻合，在骨面上向上铲剥 2 刀，范围 0.5cm。

⑤第五支针刀松解踝关节前方关节囊部　触摸足背动脉搏动处，在足背动脉内侧 1cm 足背侧横纹线上进针刀，刀口线与下肢纵轴平行，针刀体与皮肤呈 90° 角，针刀经皮肤、皮下组织，当有落空感时即到关节腔，用提插刀法切割 2 刀，范围 0.5cm。再调转刀口线 90°，用提插刀法切割 2 刀，范围 0.5cm。

⑥第六支针刀松解胫跟韧带行经线路　使用Ⅰ型 4 号针刀，从第一支针刀下方 1～2cm 进针刀，刀口线与下肢纵轴平行，针刀体与皮肤呈 90° 角，针刀经皮肤、皮下组织，当刀下有阻力感时，即到达胫跟韧带，再向下进针刀 1mm，行纵疏横剥 2 刀，范围 0.5cm。

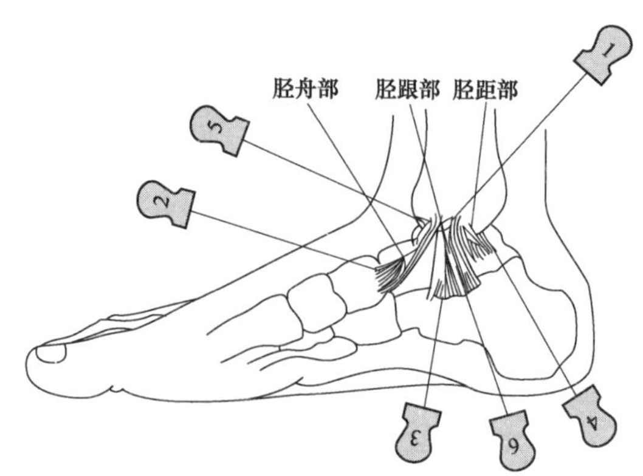

图 6-11 踝关节前内侧针刀松解

4.2.10 第十次针刀松解跗跖关节囊、跗跖韧带及周围的粘连瘢痕

（1）体位 仰卧位，踝关节中立位。

（2）体表定位 踝关节跗跖关节。

（3）消毒 在施术部位，用碘伏消毒2遍，然后铺无菌巾，使治疗点正对洞巾中间。

（4）麻醉 用1%利多卡因局部浸润麻醉，每个治疗点注药1ml。

（5）刀具 弧形针刀和Ⅰ型直形针刀。

（6）针刀操作（图6-12）

①第一支针刀松解距舟关节囊、距舟韧带起点及周围的粘连瘢痕 使用专用弧形针刀，先用记号笔将足背动脉走行路线标记出来，以避损伤。在胫距关节背侧，足背动脉内侧0.5cm定位。使用弧形针刀，刀口线与足纵轴平行，针刀体与皮肤呈90°角，按四步进针规程进针刀。针刀经皮肤、皮下组织到达距骨骨面，调转刀口线90°，使针刀的弧形面与距骨骨面相吻合，贴骨面向前下铲剥2刀，范围0.5cm，然后分别向内、向后外作扇形铲剥，范围0.5cm。

②第二支针刀松解内侧舟楔关节囊、内侧骰舟背侧韧带起点处的粘连瘢痕 使用专用弧形针刀，摸清楚内侧舟楔关节间隙，在内侧舟楔关节间隙进针刀，刀口线与下肢纵轴平行，针刀体与皮肤呈90°角，按照四步进针规程进针刀，针刀经皮肤、皮下组织到达舟骨骨面，调转刀口线90°，使弧形面与舟骨面相吻合，在骨面上向舟楔关节间隙铲剥2刀，范围0.5cm。

③第三支针刀松解中间舟楔关节囊，中侧骰舟背侧韧带起点处的粘连瘢痕 使用专用弧形针刀，摸清楚内侧舟楔关节间隙，在第二支针刀外侧0.5cm～1cm进针刀，刀口线与下肢纵轴平行，针刀体与皮肤呈90°角，按照四步进针规程进针刀，针刀经皮肤、皮下组织到达舟骨骨面，调转刀口线90°，使弧形面与舟骨面相吻合，在骨面上向舟楔关节间隙铲剥2刀，范围0.5cm。

④第四支针刀松解外侧舟楔关节囊，外侧骰舟背侧韧带起点处的粘连瘢痕 使用专用弧形针刀，摸清楚内侧舟楔关节间隙，在第三支针刀外侧0.5cm～1cm进针刀，刀口线与下肢纵轴平行，针刀体与皮肤呈90°角，按照四步进针规程进针刀，针刀经皮肤、皮下组织到达舟骨骨面，调转刀口线90°，使弧形面与舟骨面相吻合，在骨面上向舟楔关节间隙铲剥2刀，范围0.5cm。

⑤第五支针刀松解第一跗跖关节足底韧带及第一跗跖关节囊的粘连瘢痕 使用专用弧形针刀，摸清楚内侧舟楔关节间隙，从第一跗跖关节内侧进针刀，刀口线与足纵轴平行，针刀体与皮肤呈90°角，按照四步进针规程进针刀，针刀经皮肤、皮下组织到达第一跗跖关节跖骨头，调转刀口线90°，使弧形面与跖骨头骨面相吻合，在骨面上向第一跗跖关节间隙铲剥2刀，范围0.5cm。

⑥第六支针刀松解第一跗跖关节背内侧韧带及第一跗跖关节囊的粘连瘢痕 使用专用弧形针刀，摸清楚第一跗跖关节间隙，从第一跗跖关节背内侧进针刀，刀口线与足纵轴平行，针刀体与皮肤呈90°角，按照四步进针规程进针刀，针刀经皮肤、皮下组织到达第一跗跖关节跖骨头，调转刀口线90°，使弧形面与跖骨头骨面相吻合，在骨面上向第一跗跖关节间隙铲剥2刀，范围0.5cm。

⑦第七支针刀松解第一跗跖关节背外侧韧带及第一跗跖关节囊的粘连瘢痕 使用专用弧形针刀，摸

清楚第一跗跖关节间隙，从第一跗跖关节背外侧进针刀，刀口线与足纵轴平行，针刀体与皮肤呈 90° 角，按照四步进针规程进针刀，针刀经皮肤、皮下组织到达第一跗跖关节跖骨头，调转刀口线 90°，使弧形面与跖骨头骨面相吻合，在骨面上向第一跗跖关节间隙铲剥 2 刀，范围 0.5cm。

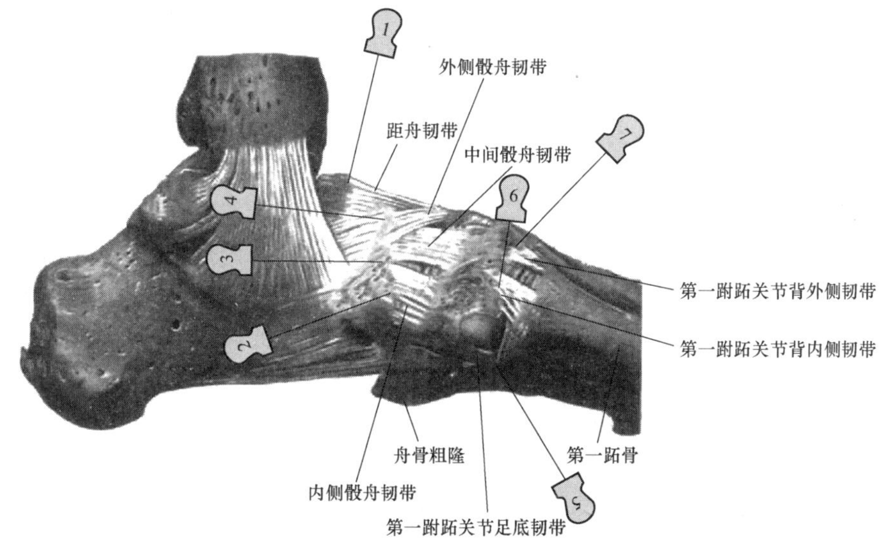

图 6-12　针刀松解跗跖关节囊

4.2.11　第十一次针刀松解踝关节外侧关节囊，相关韧带及周围的粘连瘢痕

（1）体位　仰卧位，踝关节中立位。

（2）体表定位　踝关节外侧。

（3）消毒　在施术部位，用碘伏消毒 2 遍，然后铺无菌巾，使治疗点正对洞巾中间。

（4）麻醉　用 1%利多卡因局部浸润麻醉，每个治疗点注药 1ml。

（5）刀具　弧形针刀。

（6）针刀操作（图 6-13、图 6-14）

①第一支针刀松解踝关节后侧关节囊、距腓后韧带起点的粘连瘢痕　在外踝尖后上方 1cm 处定位。使用专用弧形针刀，刀口线与足纵轴平行，针刀体与皮肤呈 90° 角，按四步进针规程进针刀。针刀经皮肤、皮下组织到达外踝后侧腓骨骨面，调转刀口线 90°，使针刀的弧形面与外踝后缘骨面相吻合，贴骨面向后下铲剥 2 刀，当刀下有落空感时停止，然后分别向上、向下作扇形铲剥，范围 0.5cm。

②第二支针刀松解踝关节外侧关节囊、跟腓韧带起点的粘连瘢痕　在外踝尖定位。使用专用弧形针刀，刀口线与足纵轴平行，针刀体与皮肤呈 90° 角，按四步进针规程进针刀。针刀经皮肤、皮下组织到达外踝尖骨面，调转刀口线 90°，使针刀的弧形面与外踝尖骨面相吻合，贴骨面向后下铲剥 2 刀，当刀下有落空感时停止，然后分别向前、向后外作扇形铲剥，范围 0.5cm。

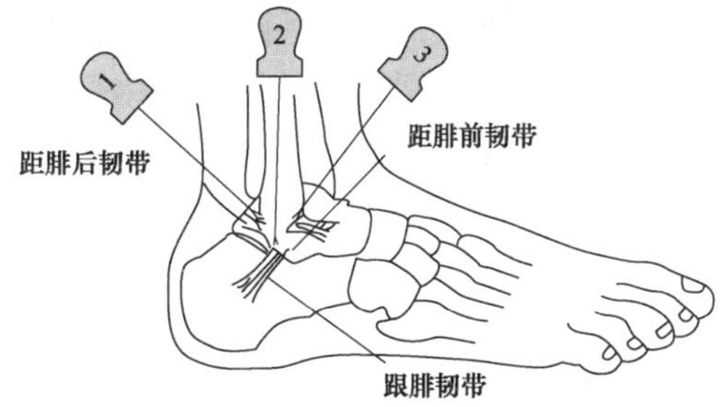

图 6-13　针刀松解踝关节外侧关节囊

③第三支针刀松解踝关节前侧关节囊、距腓前韧带起点的粘连瘢痕　在外踝尖前上方 1cm 处定位。

使用专用弧形针刀，刀口线与足纵轴平行，针刀体与皮肤呈90°角，按四步进针规程进针刀。针刀经皮肤、皮下组织到达外踝前侧腓骨骨面，调转刀口线90°，使针刀的弧形面与外踝前缘骨面相吻合，贴骨面向前下铲剥2刀，当刀下有落空感时停止，然后分别向上、向下作扇形铲剥，范围0.5cm。

④第四支针刀松解距腓后韧带止点的粘连瘢痕　在第一支针刀后方 2cm 处定位。使用专用弧形针刀，刀口线与足纵轴平行，针刀体与皮肤呈90°角，按四步进针规程进针刀。针刀经皮肤、皮下组织到达距骨骨面，调转刀口线90°，使针刀的弧形面与距骨面相吻合，贴骨面向前下铲剥2刀，范围0.5cm，然后分别向上、向下作扇形铲剥，范围0.5cm。

⑤第五支针刀松解跟腓韧带止点的粘连瘢痕　在外踝尖下后方2～3cm处定位。使用专用弧形针刀，刀口线与足纵轴平行，针刀体与皮肤呈90°角，按四步进针规程进针刀。针刀经皮肤、皮下组织到达外跟骨骨面，调转刀口线90°，贴骨面向上铲剥2刀，然后分别向前、向后外作扇形铲剥，范围0.5cm。

⑥第六支针刀松解距腓前韧带止点的粘连瘢痕　在第三支针刀前下方2～3cm处定位。使用专用弧形针刀，刀口线与足纵轴平行，针刀体与皮肤呈90°角，按四步进针规程进针刀。针刀经皮肤、皮下组织到达距骨骨面，调转刀口线90°，使针刀的弧形面与距骨面相吻合，贴骨面向后铲剥2刀，范围0.5cm，然后分别向内、向外作扇形铲剥，范围0.5cm。

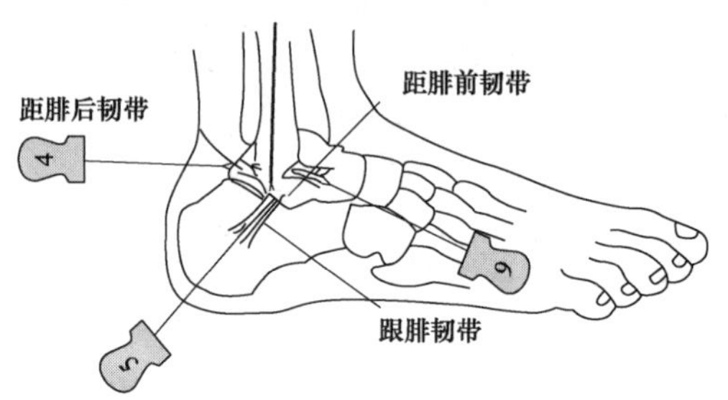

图6-14　针刀松解外踝周围韧带

针刀术毕，先作踝关节对抗牵引3分钟，然后作踝关节外翻、外旋运动3次。

4.2.12　第十二次针刀松解腓骨长、短肌之间的粘连瘢痕

（1）体位　仰卧位。

（2）体表定位　以腓骨为骨性标志选择性定点。

（3）消毒　在施术部位，用碘伏消毒2遍，然后铺无菌巾，使治疗点正对洞巾中间。

（4）麻醉　用1%利多卡因局部浸润麻醉，每个治疗点注药1ml。

（5）刀具　Ⅰ型直形针刀。

（6）针刀操作（图6-15、图6-16）

①第一支针刀松解腓骨长肌起点处的粘连瘢痕　在腓骨头外下3cm定点，针刀体与皮肤垂直，刀口线与小腿纵轴平行，按照针刀四步进针规程，针刀经皮肤、皮下组织，达腓骨面，纵疏横剥2刀，范围1cm。

②第二支针刀松解腓骨长、短肌腱的粘连瘢痕　在外踝后方扪到腓骨长短肌腱硬结处定点，针刀体与皮肤垂直，刀口线与小腿纵轴平行，按照针刀四步进针规程，针刀经皮肤、皮下组织，仔细寻找到腓骨长短肌腱之间的间隙后，纵疏横剥2刀，范围1cm。

③第三支针刀松解腓骨短肌起点处的粘连瘢痕　在腓骨中下1/3外侧定点，针刀体与皮肤垂直，刀口线与小腿纵轴平行，按照针刀四步进针规程，针刀经皮肤、皮下组织，达腓骨面，纵疏横剥2刀，范围1cm。

（7）注意事项　第二支针刀松解腓骨长短肌腱的粘连瘢痕时需注意，当针刀不同程度刺入皮肤、皮下组织后，针刀刃端向前后摆动，寻找两肌腱的间隙，再进行针刀操作，不能作提插切割刀法，否则可能切断肌腱，引起医疗事故。

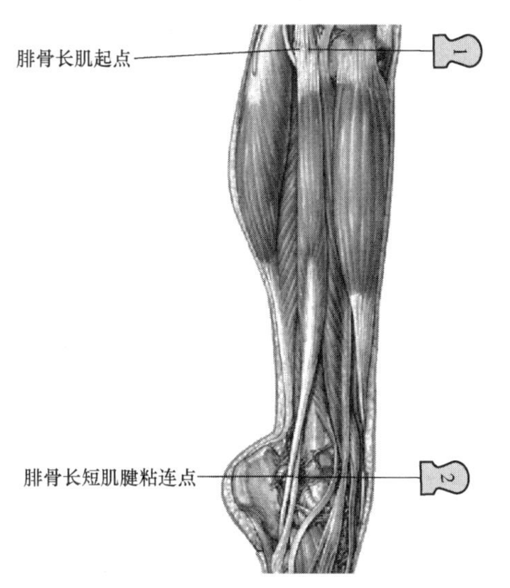

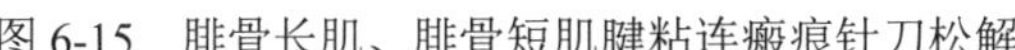

图 6-15　腓骨长肌、腓骨短肌腱粘连瘢痕针刀松解

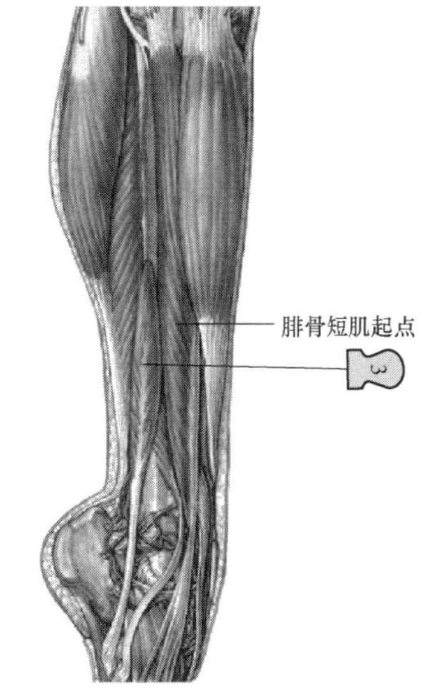

图 6-16　腓骨短肌起点粘连瘢痕针刀松解

5　针刀术后手法治疗

针刀术后做踝关节内外翻被动活动。

第七章

常见五官科疾病

一、颈性失明

1　范围

本《规范》规定了颈性失明的诊断和治疗。

本《规范》适用于颈性失明的诊断和治疗。

2　术语和定义

下列术语和定义适用于本规范。

颈性失明（Cervical blindness）　本病是一段时间内视力极度下降甚至全盲，眼科检查无特殊病理性改变的慢性眼部疾病。针刀医学认为它是由于颈部软组织慢性损伤或劳损后，导致颈项部及眼眶周围的弓弦力学系统力平衡失调，在颈椎X线平片见到寰椎、枢椎有移位，通过针刀松解颈段软组织的粘连和瘢痕，疗效满意。

3　诊断

3.1　临床表现

（1）眼部无任何器质性改变，表现为单纯性视力极度下降甚至全盲。

（2）体格检查示：颈部后群肌肉、软组织紧张；触诊第一颈椎横突双侧位置不对称。

（3）用针刀医学影像学诊断读片法发现，颈椎X线平片寰椎、枢椎有明显移位。

3.2　诊断标准

根据临床表现、针刀影像学诊断读片法，可见颈椎X线平片寰椎、枢椎有移位并排除其他致盲疾病，即可诊断为颈性失明。

4　针刀治疗

4.1　治疗原则

依据针刀医学关于人体弓弦力学系统及疾病病理构架的网眼理论，颈性失明是由于颈段弓弦力学系统力平衡失调引起椎动脉供血不足，使眼部供血减少所致。通过针刀整体松解颈段弓弦力学系统软组织的粘连瘢痕，恢复眼部的血供。

4.2　操作方法

4.2.1　第一次针刀松解上段颈部的慢性软组织损伤

参照颈椎病软组织损伤型“T”形针刀整体松解术进行。

4.2.2　第二次针刀松解寰椎横突头上斜肌起点和头下斜肌止点的粘连和瘢痕

（1）体位　俯卧低头位。

（2）体表定位（图7-1）　以乳突为参照点，在乳突后下方摸到的骨突部即为寰椎横突。

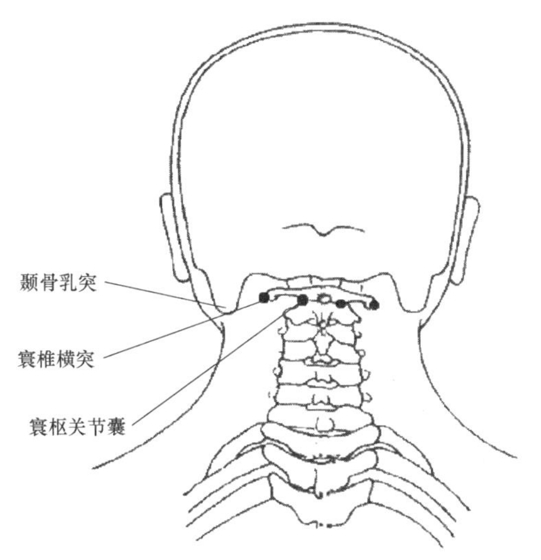

图 7-1 针刀松解寰枢椎软组织附着点的体表定位

（3）消毒 在施术部位，用碘伏消毒 2 遍，然后铺无菌巾，使治疗点正对洞巾中间。

（4）麻醉 用 1%利多卡因局部浸润麻醉，每个治疗点注药 1ml。

（5）刀具 Ⅰ型直形针刀。

（6）针刀操作（图 7-2） 以左侧为例，先摸到左侧乳突，在乳突的后下方摸到的骨突部就是寰椎横突。刀口线与人体纵轴一致，刀体先向头侧倾斜 45°，与寰椎横突呈 60° 角，针刀从正侧面乳突下进针，针刀经过皮肤、皮下组织、头最长肌、胸锁乳突肌后部直达寰椎横突尖骨面，然后，针刀体逐渐向脚侧倾斜与寰椎横突平行，在骨面上铲剥 3 刀，范围 0.5cm，右侧寰椎横突针刀松解与左侧相同。

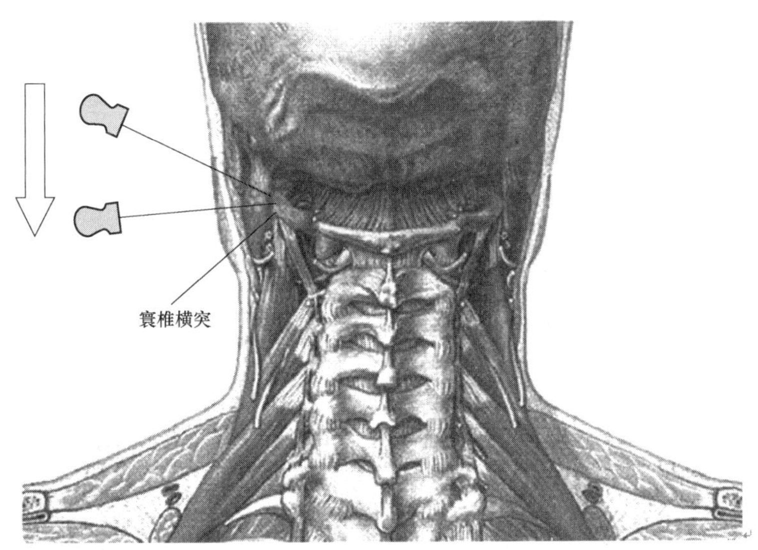

图 7-2 寰椎横突针刀松解

（7）注意事项 此部位的针刀操作，针刀进针时，刀体先向头侧倾斜 45°，到达骨面，针刀不会进入椎管和横突孔，但此时针刀刀法无法进行。所以，在有骨面作参照物的情况下，将针刀体逐渐向脚侧倾斜与寰椎横突平行，就可以进行针刀的铲剥了。横突尖到横突孔的距离在 0.2cm 以上，因此，范围不超过 0.1cm，不会进入横突孔。

5 针刀术后手法治疗

针刀术后，嘱患者俯卧位，一助手牵拉肩部，术者正对患者头项，右肘关节屈曲并托住患者下颌，左手前臂尺侧压在患者枕骨，随颈部的活动施按揉法。用力不能过大，以免造成新的损伤。最后，提拿两侧肩部，并从患者肩至前臂反复揉搓数次。

二、眉棱骨痛

1 范围

本《规范》规定了眉棱骨痛的诊断和治疗。

本《规范》适用于眉棱骨痛的诊断和治疗。

2 术语和定义

下列术语和定义适用于本规范。

眉棱骨痛（Pain in the supra-orbital bone） 本病是指位于两眉上缘骨突即眉弓处，无明显诱因的持续性或是间歇性的疼痛。眉棱骨痛是农村常见病，多发老年妇女。针刀医学研究认为，“眉棱骨痛”实质是由于各种致病因素的影响，眼眶周围的弓弦力学结构异常，使局部形成了粘连、瘢痕和挛缩，卡压了眶上神经或滑车上神经。

3 诊断

3.1 临床表现

多数患者慢性起病，主要表现为眼眶上缘隐痛，单侧、双侧表现不一，受凉或天气变化时加重，保暖或局部按摩后可稍缓解。局部有或无明显压痛，无放射痛；局部皮肤温度不高，一般皮下组织无明显结节样改变，常伴有眼眶胀痛或流泪等症状。

3.2 诊断标准

（1）有颈椎病史、眼眶周围外伤史。

（2）眉棱骨疼痛，单侧、双侧表现不一。

（3）X 线、CT 等影像学检查及实验室检查排除颅脑疾病、全身性疾病、肿瘤及癔症性头痛等病因。

4 针刀治疗

4.1 治疗原则

依据针刀医学关于人体弓弦力学系统及疾病病理构架的网眼理论，眉棱骨痛实质是由于眶上神经或滑车上神经受到卡压。应用针刀松解局部的神经卡压粘连，治愈该病。

4.2 操作方法

（1）体位　仰卧位。

（2）体表定位　眶上缘正中压痛点为眶上神经卡压点，此点向内 1～2cm 为滑车上神经卡压点。

（3）消毒　在施术部位，用碘伏消毒 2 遍，然后铺无菌巾，使治疗点正对洞巾中间。

（4）麻醉　用 1%利多卡因局部浸润麻醉，每个治疗点注药 1ml。

（5）刀具　Ⅰ型直形针刀。

（6）针刀操作（图 7-3）

①第一支针刀松解眶上神经卡压点的粘连瘢痕　从定点为处进针刀，刀口线与人体纵轴一致，针刀体与皮肤垂直，严格按四步进针刀规程进针刀，针刀经皮肤、皮肤组织筋膜达骨面，纵疏横剥 3 刀，然后分别向上向下铲剥 3 刀，范围 0.5cm。

②第二支针刀松解滑车上神经卡压点的粘连瘢痕　从定点为处进针刀，刀口线与人体纵轴一致，针刀体与皮肤垂直，严格按四步进针刀规程进针刀，针刀经皮肤、皮肤组织筋膜达骨面，纵疏横剥 3 刀，然后分别向上向下铲剥 3 刀，范围 0.5cm。

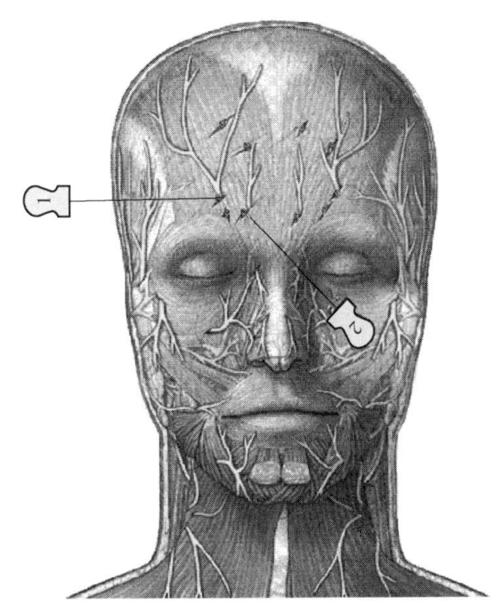

图 7-3　针刀松解眶上神经、滑车上神经

5　针刀术后手法治疗

针刀术毕，行局部指压分拨手法。

三、过敏性鼻炎

1　范围

本《规范》规定了过敏性鼻炎的诊断和治疗。

本《规范》适用于过敏性鼻炎的诊断和治疗。

2　术语和定义

下列术语和定义适用于本规范。

过敏性鼻炎（Anaphylactic rhinitis）　本病是以鼻痒、打喷嚏、流清涕等为主要症状的疾病。往往有明显的过敏体质，在疾病发作时尚可伴结膜、上腭及外耳道等处的发痒。大部分患者起病于儿童期，发病有明显的季节性，其发病期大都与周围环境特异性过敏原的消长有密切关系。针刀医学研究认为，鼻腔软组织的粘连瘢痕是引起本病的重要原因。

3　诊断

3.1　临床表现

发病时鼻痒、连续打嚏、流大量水样性清涕，有时尚伴有眼结膜、上腭部甚至外耳道部的奇痒等为本病的临床特征。由于鼻黏膜的肿胀，患者常有鼻塞和嗅觉减退现象。症状通常早、晚加重，日间及运动后好转。患者通常全身症状不明显，但如并发鼻窦炎后可有发热、面颊部胀痛、乏力和纳滞等症状。

患者得病后常常伴有鼻黏膜的高敏状态，发病季节内对任何强烈的气味、污染的空气，乃至气候温度的变化都会有症状的反复，本病的后期患者常可发展成对多种抗原与刺激因素过敏而呈一种终年易鼻塞、流涕的状态。

患者在发作期常呈一种张口呼吸的面容（儿童尤其明显），由于经常由鼻痒而搓揉可见鼻梁部皮肤的横纹，鼻翼部分肥大，伴过敏性眼结膜炎者尚可见结膜的轻度充血与水肿。窥鼻镜检查可见本症患者鼻黏膜多苍白水肿，分泌物甚多，大都呈水样，镜下检查可见有大量嗜酸粒细胞。

实验室检查方面，患者对相应的抗原皮肤试验常呈阳性速发型反应（反应常在 10～15min 内发生）。在体外用放射性过敏原吸附试验（RAST）或酶联免疫吸附测定（ELISA），也能自患者血清内检出特异性 IgE 的存在。

本症患者中仅 30%～40%有总 IgE 的升高，血象内嗜酸性粒细胞仅稍增高或不增高。

3.2 诊断标准

（1）根据症状、体征和实验室检查，可做出诊断。本病需与常年变应性鼻炎、嗜酸粒细胞增多性非变应性鼻炎、与血管运动性鼻炎相鉴别。

（2）常年变应性鼻炎有个人及家族史，是由Ⅰ型变态反应所引起，鼻痒和喷嚏的症状较重，鼻分泌物量较多，鼻涕少数倒流，鼻黏膜无充血，有水肿，鼻分泌物有少量的嗜酸粒细胞。嗜酸性粒细胞增多性非变应性鼻炎其发病原因尚不清楚，鼻痒和喷嚏的症状较重，鼻分泌物量多，鼻黏膜无充血并呈轻度苍白色，鼻黏膜有水肿，无个人及家族史。血管运动性鼻炎是由血管反应性增强所引起，鼻痒和喷嚏的症状不重，鼻分泌物量少，有较多鼻涕倒流，鼻黏膜充血但颜色不苍白有或无水肿，鼻分泌物无嗜酸粒细胞，无个人及家族史。

（3）其主要并发症有变应性鼻炎、支气管哮喘和分泌性中耳炎等。

4 针刀治疗

4.1 治疗原则

依据针刀医学关于人体弓弦力学系统及疾病病理构架的网眼理论，过敏性鼻炎是由于鼻腔内软组织的粘连和瘢痕，导致鼻腔的功能异常，应用针刀松解局部的粘连，可收到满意疗效。

4.2 操作方法

（1）体位　仰卧位。

（2）体表定位　鼻腔黏膜。

（3）消毒　在施术部位，用碘伏消毒 2 遍，然后铺无菌巾，使治疗点正对洞巾中间。

（4）麻醉　用 1%利多卡因局部浸润麻醉，每个治疗点注药 1ml。

（5）刀具　Ⅰ型直形针刀。

（6）针刀操作（图 7-4）

①针刀由一侧鼻孔进入，沿鼻腔内侧壁刺穿黏膜，紧贴鼻中隔软骨做黏膜下纵疏横剥 3 刀，范围 0.5cm。松解对侧鼻腔内侧壁，方法相同。

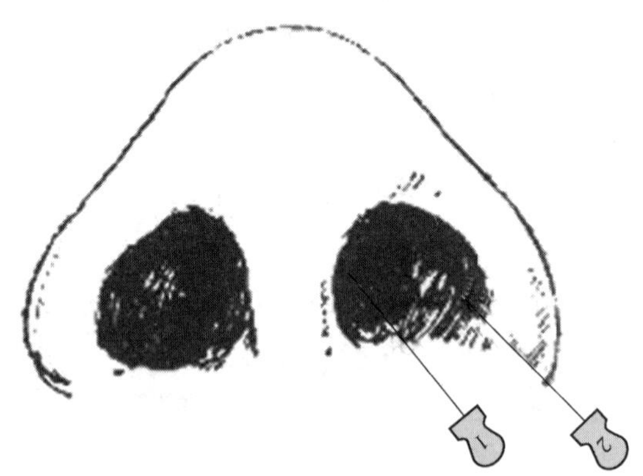

图 7-4　过敏性鼻炎第一次针刀松解——鼻腔内松解

②针刀由一侧鼻孔进入，沿鼻腔外侧壁刺入中鼻甲，紧贴中鼻甲骨质表面做黏膜下纵疏横剥 3 刀，范围 0.5cm。松解对侧鼻腔外侧壁，方法相同。

5 针刀术后手法治疗

局部治疗术后用手在鼻腔外侧按压 1min。

四、慢性咽炎

1　范围

本《规范》规定了慢性咽炎的诊断和治疗。

本《规范》适用于慢性咽炎的诊断和治疗。

2　术语和定义

下列术语和定义适用于本规范。

慢性咽炎（Chronic pharyngitis）　本病为咽部黏膜、黏膜下及淋巴组织的弥漫性炎症，常为上呼吸道炎症的一部分。本病为常见病，多发于成年人。

3　诊断

3.1　临床表现

（1）症状　咽部可有各种不适感觉，如灼热、干燥、微痛、异物感、痰黏感，习惯以咳嗽清除分泌物，常在晨起用力清除分泌物时，有作呕不适。通过咳嗽，清除出稠厚的分泌物后症状缓解。上述症状因人而异，轻重不一，一般全身症状多不明显。

（2）体征

①慢性单纯性咽炎　检查时，咽部反射亢进，易引起恶心，咽黏膜弥漫性充血，色暗红，咽后壁有散在的淋巴滤泡增生，其周围有扩张的血管网，且常附有少量黏稠分泌物。

②慢性肥厚性咽炎　咽黏膜增厚，弥漫充血，色深红，小血管扩张，咽后壁淋巴滤泡增生、充血、肿胀隆起呈点状分布或相互融合成块状，或可见 1~2 个淋巴滤泡顶部有黄白色小点，严重者两侧咽侧索、咽腭弓等处有充血肥厚（实际就是咽部软组织损伤后的增生）。

③萎缩性咽炎　检查时咽部感觉及反射减退，可见咽黏膜菲薄，干燥；萎缩较重者，黏膜薄如发光的蜡纸，咽部吞咽运动时黏膜出现皱纹，咽后壁隐约可见颈椎体轮廓；萎缩更重者，黏膜表面常附有片状深灰色或棕褐色干痂（实际就是咽部软组织损伤后的变性挛缩）。

3.2　诊断标准

（1）根据本病慢性发作，病程长，咽部有干、痒、隐痛、异物感等症状。

（2）检查有咽黏膜慢性充血，肥厚，淋巴滤泡肿大，或咽黏膜萎缩变薄等局部体征。但慢性咽炎有时仅为一继发病变，或与慢性咽炎相似的症状，常是许多全身疾病的局部表现，故须详问病史，重视对鼻腔、鼻窦、喉腔、下呼吸道，消化道以及全身疾病的检查，找出病源，以便进行去因治疗。

（3）颈椎 X 线显示：颈椎关节有旋转移位。

4　针刀治疗

4.1　治疗原则

依据针刀医学关于人体弓弦力学系统及疾病病理构架的网眼理论，慢性咽炎是由于颈段弓弦力学系统受损所引起的咽喉功能异常，应用针刀整体松解颈段弓弦力学系统及咽部软组织的粘连和瘢痕，收到良好疗效。

4.2　操作方法

4.2.1　第一次针刀松解上段颈部软组织的粘连和瘢痕

参照颈椎病软组织损伤型“T”形针刀整体松解术进行。

4.2.2　第二次针刀松解咽部软组织粘连瘢痕的整体松解

（1）体位　仰卧仰头位，闭口。

（2）体表体位　舌骨。

（3）消毒　在施术部位，用碘伏消毒 2 遍，然后铺无菌巾，使治疗点正对洞巾中间。

（4）麻醉　用 1%利多卡因局部浸润麻醉，每个治疗点注药 1ml。

（5）刀具　Ⅰ型直形针刀。

（6）针刀操作（图 7-5）

①第一支针刀松解茎突舌骨肌弓弦结合部的粘连瘢痕　以舌骨体与舌骨大角拐弯处进针刀，刀口线与人体纵轴一致，针刀体与皮肤垂直，严格按四步进针刀规程进针刀，针刀经皮肤、皮下组织筋膜达舌骨面，纵疏横剥 3 刀，然后贴舌骨骨面向下铲剥 3 刀，范围 0.5cm。

②第二支针刀松解颏舌骨肌弓弦结合部的粘连瘢痕　在第一支针刀内侧 0.5cm 定点进针刀，刀口线与人体纵轴一致，针刀体与皮肤垂直，严格按四步进针刀规程进针刀，针刀经皮肤、皮下组织筋膜达舌骨面，纵疏横剥 3 刀，然后贴舌骨骨面向上铲剥 3 刀，范围 0.5cm。

③第三支针刀松解胸骨舌骨肌弓弦结合部的粘连瘢痕　在第二支针刀内侧 0.5cm 定点进针刀，刀口线与人体纵轴一致，针刀体与皮肤垂直，严格按四步进针刀规程进针刀，针刀经皮肤、皮下组织筋膜达舌骨面，纵疏横剥 3 刀，然后贴舌骨骨面向下铲剥 3 刀，范围 0.5cm。

④第四支针刀松解肩胛舌骨肌弓弦结合部的粘连瘢痕　在第二支针刀下 0.5cm 定点进针刀，刀口线与人体纵轴一致，针刀体与皮肤垂直，严格按四步进针刀规程进针刀，针刀经皮肤、皮下组织筋膜达舌骨面，纵疏横剥 3 刀，然后贴舌骨骨面向下铲剥 3 刀，范围 0.5cm。

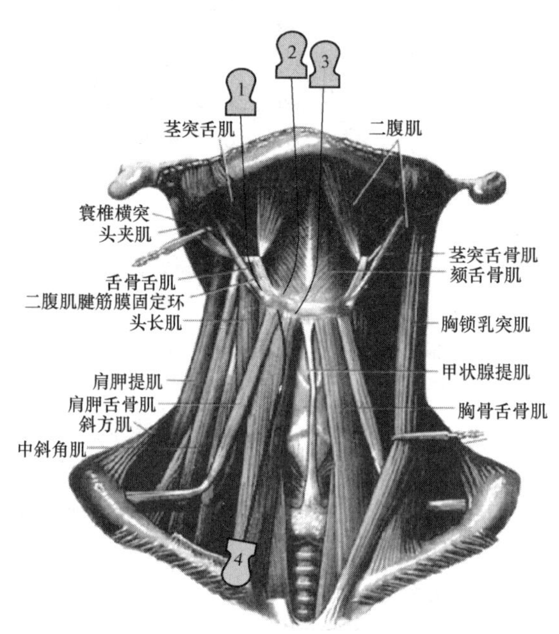

图 7-5　针刀松解咽部软组织粘连瘢痕

4.2.3　第三次针刀松解颈部筋膜

（1）体位　仰卧位，闭口。

（2）体表定位　喉结平面。

（3）消毒　在施术部位，用碘伏消毒 2 遍，然后铺无菌巾，使治疗点正对洞巾中间。

（4）麻醉　用 1%利多卡因局部浸润麻醉，每个治疗点注药 1ml。

（5）刀具　Ⅰ型直形针刀。

（6）针刀操作（图 7-6、图 7-7）

术者在第七颈椎平面，用押手拇指钝性分开内脏鞘（甲状腺、气管、食管）与颈血管神经鞘间隙，刺手持针刀，贴押手拇指背面，从内脏鞘（甲状腺、气管、食管）与颈血管神经鞘间隙进针刀，刀口线和人体纵轴一致，加压分离，到达内脏鞘（甲状腺、气管、食管）与颈血管神经鞘间隙后，一边进针刀，一边纵疏横剥 3 刀，达椎前筋膜。

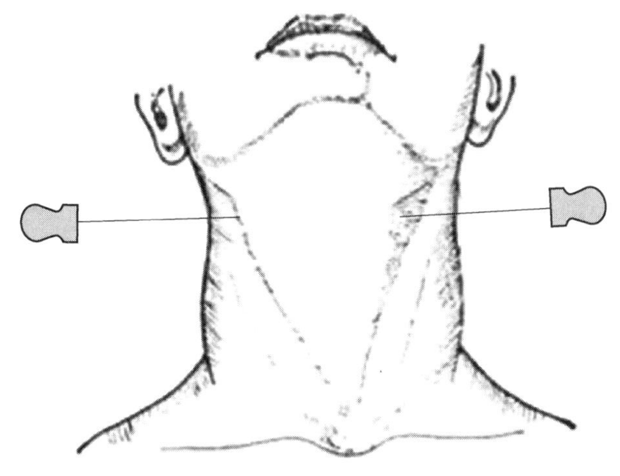

图 7-6　喉结平面针刀进针点

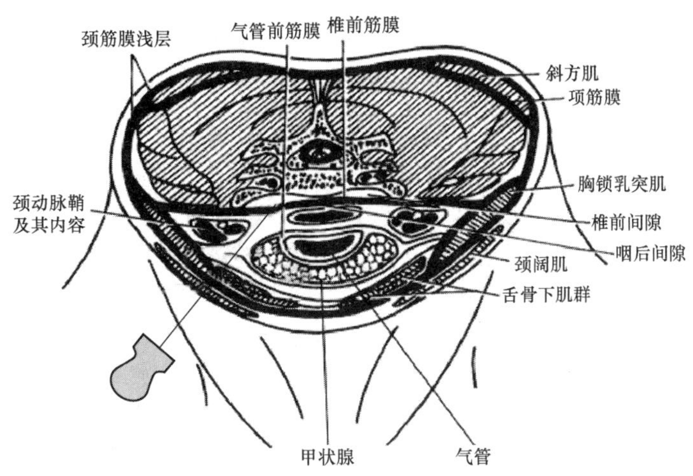

图 7-7　第七颈椎平面断面解剖针刀松解

（7）注意事项　初学者或者对颈部生理解剖不熟悉的医生，不能做此处的针刀松解，以防止损伤重要神经血管。针刀治疗过程中，要缓慢进针刀，控制进针刀速度。如纵疏横剥过程中，患者出现剧痛，可能针刀刺伤颈血管，应立即停止针刀操作，退针刀 1cm 后，稍调整方向继续进针刀，纵疏横剥的范围不能超过 0.5cm。

5　针刀术后手法治疗

针刀术后，嘱患者俯卧位，一助手牵拉肩部，术者正对患者头项，右肘关节屈曲并托住患者下颌，左手前臂尺侧压在患者枕骨，随颈部的活动施按揉法。用力不能过大，以免造成新的损伤。最后，提拿两侧肩部，并从患者肩至前臂反复揉搓 3 次。

五、颞下颌关节紊乱

1　范围

本《规范》规定了颞下颌关节紊乱的诊断和治疗。

本《规范》适用于颞下颌关节紊乱的诊断和治疗。

2　术语和定义

下列术语和定义适用于本规范。

颞下颌关节紊乱（Disorders of temporomandibular joint） 因器质性病变导致长期开口困难或完全不能开口者，称为颞下颌关节紊乱。临床上可分为两类：第一类是由于一侧或两侧关节内发生病变，最后造成关节内的纤维性或骨性粘连，称为关节内紊乱，简称关节紊乱，也有人称真性关节紊乱；第二类病变发生在关节外上下颌间皮肤、黏膜或深层组织，称为颌间挛缩或关节外紊乱，也有人称假性关节紊乱。

3 诊断

3.1 临床表现

（1）关节内紊乱

①开口困难 关节内强直的主要症状是进行性开口困难或完全不能开口，病史较长，一般在数年以上。开口困难的程度因强直的性质而变化。如属纤维性强直一般可有一定的开口度；而完全骨性强直则完全不能开口。有时骨性强直的患者，尤其是儿童，用力开口时，下颌骨仍可有数毫米的活动度，但这并非关节的活动，而是下颌体的弹性及颅颌连接处不全骨化的结果。开口困难造成进食困难，通常只能由磨牙后间隙处缓慢吸入流汁或半流汁，或从牙间隙用手指塞入小块软食。

②面下部发育障碍畸形 多发生在儿童。由于咀嚼功能的减弱和下颌的主要生长中心髁状突被破坏所致。下颌畸形一般随年龄的增长而日益明显，表现为面容两侧不对称，颏部偏向患侧。患侧下颌体、下颌升支短小，相应面部反而丰满；健侧下颌由于生长发育正常，相应面部反而扁平、狭长，因而常常容易误诊。双侧强直者，由于整个下颌发育障碍，下颌内缩、后退，而正常上颌却向前突，形成特殊的下颌畸形面容（图 7-8）。发病年龄愈小，颜面下部发育障碍畸形愈严重。尤其是幼儿，由于下颌发育受阻，形成下颌畸形和下颌后缩，使下颌骨及其相应的组织，特别是舌和舌骨均处于后缩位置，即与咽后壁间的距离缩小，造成上呼吸道狭窄，以至引起阻塞性睡眠呼吸暂停综合征。这种综合征在入睡后，发生严重鼾声，并有呼吸暂停，而频繁的呼吸暂停和缺氧可引起一系列心肺功能障碍，有的伴有精神障碍，甚至可危及生命。

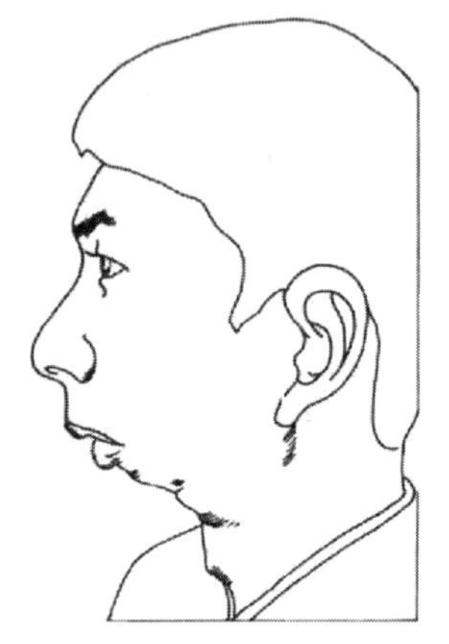

图 7-8 双侧颞下颌关节强直的下颌畸形面容

除有下颌发育障碍外，下颌角前切迹明显凹陷，下颌角显著向下突出。发生角前切迹的一般解释是：由于患者经常力图开口，长期地下颌升颌肌群向上牵引与下颌体上的降颌肌群向下牵拉而形成。

③咬颌关系错乱 下颌骨发育障碍造成面下部垂直距离变短，牙弓变小而狭窄。因此，牙的排列和垂直方向生长均受阻碍，结果造成咬颌关系明显错乱：下颌磨牙常倾向舌侧，下颌牙的颊尖咬于上颌牙的舌尖，甚至无接触；下颌切牙向唇侧倾斜呈扇形分离。如果关节强直发病于成年人或青春发育期以后，因下颌骨已发育正常或基本正常，则面部无明显畸形，仅有开口受限。

④髁状突活动减弱或消失 用两手小指末端放在两侧外耳道内，拇指放在颧骨部做固定，请患者做开闭口运动和侧方运动，此时通过外耳道前壁，不仅能查明髁状突有无活动度，并且可对比两侧髁状突运动的差别，以便确定诊断。关节内强直侧没有活动或者活动度极小（纤维性强直），而健侧则活动明显。

⑤X 线检查 在关节侧位 X 线片上，可见 3 种类型：第一种类型可见正常关节解剖形态消失，关节间隙模糊，关节窝及髁状突骨密质有不规则破坏，临床上可有轻度开口运动，此种类型多属纤维性强直。第二种类型可见关节间隙消失，髁状突和关节窝融合成很大的致密团块，呈骨球状。第三种类型可见致密的骨性团块波及乙状切迹，使正常喙突、颧弓乙状切迹影像消失，在下颌升支侧位 X 线片上，下颌升支和颧弓甚至可完全融合呈“T”形。

（2）关节外紊乱

①开口困难　关节外强直的主要症状也是开口困难或完全不能开口。在询问病史时，常有因坏疽性口炎引起的口腔溃烂史，或上下颌骨损伤史，或放射治疗等病史。开口困难的程度因关节外瘢痕粘连的程度而有所不同。由于病理变化发生在关节外部，而不侵及下颌骨的主要生长发育中心，因此，即使在生长发育期前患病，一般患者面下部发育障碍畸形和咬颌关系错乱，均较关节内强直为轻。

②口腔或颌面部瘢痕挛缩或缺损畸形　颌间挛缩常使患侧口腔龈颊沟变浅或消失，并可触到范围不等的条索状瘢痕区，但当瘢痕发生在下颌磨牙后区以后的部位时，则不易被查到。由坏疽性口炎引起者，常伴有软组织缺损畸形，牙排列错乱。由于损伤或灼伤引起的颌间瘢痕或缺损畸形，诊断比较容易。

③髁状突活动减弱或消失　与关节内强直比较，多数挛缩的瘢痕较关节内强直的骨性粘连有伸缩性，所以开颌运动时，患侧髁状突尚可有轻微活动，尤其在侧方运动时，活动更为明显；但如颌间瘢痕已骨化，呈骨性强直时，则髁状突的活动也可以消失。

④X 线检查　在关节侧位 X 线片上，髁状突、关节窝和关节间隙清楚可见。在下颌骨或颧骨后前位片上，有些病例可见到上颌与下颌升支之间的颌间间隙变窄，密度增高。有时可见大小不等的骨化灶，甚至上、下颌骨之间或下颌与颧骨、颧弓之间形成骨性粘连，这时可称为骨性颌间挛缩。

（3）混合性紊乱　临床上可见关节内和关节外强直同时存在的病例，其症状为二者症状的综合，称为混合型强直。

3.2　诊断标准

根据上述的病史、症状、体征和 X 线表现可做出诊断。

4　针刀治疗

4.1　治疗原则

依据针刀医学关于人体弓弦力学系统及疾病病理构架的网眼理论，对颞下颌关节紊乱是由于颞下颌关节弓弦力学系统受损所引起的关节功能异常，应用针刀整体松解颞下颌关节弓弦力学系统软组织的粘连和瘢痕，收到良好疗效。

4.2　操作方法

4.2.1　第一次针刀松解两侧咬肌的粘连瘢痕和挛缩

（1）体位　仰卧仰头位，闭口。

（2）体表定位　两侧咬肌起止点及硬节条索，以右侧为例，介绍针刀治疗方法。

（3）消毒　在施术部位，用碘伏消毒 2 遍，然后铺无菌巾，使治疗点正对洞巾中间。

（4）麻醉　用 1%利多卡因局部浸润麻醉，每个治疗点注药 1ml。

（5）刀具　面部专用弧形防滑针刀。

（6）针刀操作（图 7-9）

①第一支针刀松解右侧咬肌起点的粘连瘢痕　在颧弓咬肌起点处定点，刀口线与人体纵轴方向平行，针刀体与皮肤垂直，严格按四步进针刀规程进针刀，针刀经皮肤、皮下组织，直达骨面，纵疏横剥 3 刀，范围 0.5cm，然后，调转刀口线 90°，沿骨面向下铲剥 3 刀，深度范围 0.5cm。

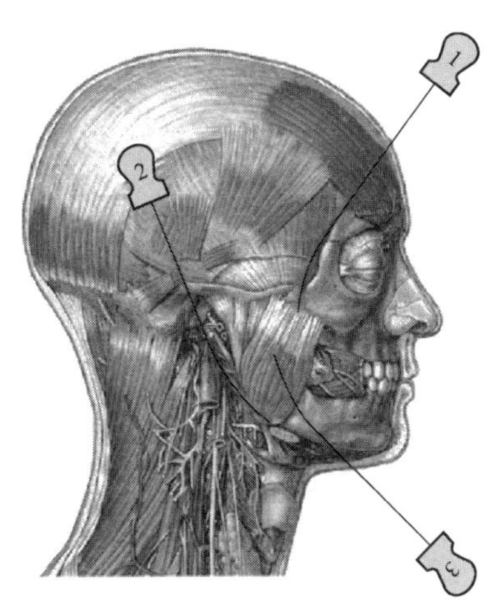

图 7-9　针刀松解两侧咬肌（1）

②第二支针刀松解右侧咬肌止点的粘连瘢痕　在下颌角咬肌止点处定点，刀口线与人体纵轴方向平行，针刀体与皮肤垂直，严格按四步进针刀规程进针刀，针刀经皮肤、皮下组织，直达骨面，纵疏横剥 3 刀，范围 0.5cm，然后，调转刀口线 90°，沿骨面向上铲剥 3 刀，深度范围 0.5cm。

③第三支针刀松解右侧咬肌行经路线的粘连瘢痕　在咬肌表面硬节和条索处定点，刀口线与咬肌肌纤维方向平行，针刀体与

皮肤垂直，严格按四步进针刀规程进针刀，针刀经皮肤、皮下组织，刀下有韧性感时，即到达病变处，再进针刀 0.5cm，纵疏横剥 3 刀，范围 0.5cm。

4.2.2 第二次针刀松解两侧颞下颌关节关节囊及韧带的粘连瘢痕和挛缩

（1）体位 仰卧仰头位，闭口。

（2）体表定位 张嘴触摸到颞下颌关节凹陷两侧的骨突定点，以右侧为例，介绍针刀治疗方法。

（3）消毒 在施术部位，用碘伏消毒 2 遍，然后铺无菌巾，使治疗点正对洞巾中间。

（4）麻醉 用 1%利多卡因局部浸润麻醉，每个治疗点注药 1ml。

（5）刀具 面部专用弧形防滑针刀。

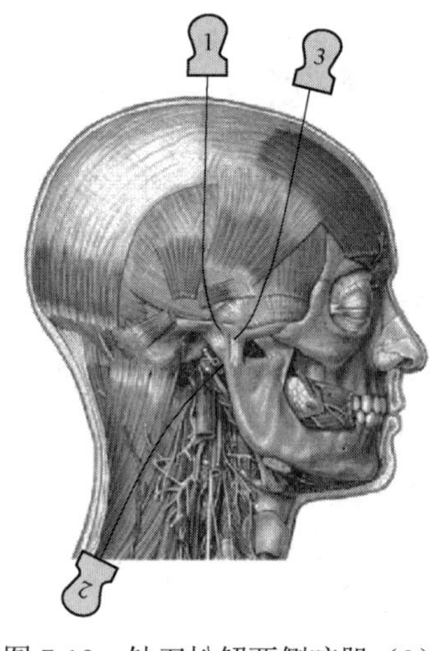

图 7-10 针刀松解两侧咬肌（2）

（6）针刀操作（图 7-10）

①第一支针刀松解右侧颞下颌关节关节囊颞骨起点处的粘连瘢痕 张嘴触摸到颞下颌关节凹陷上缘颞骨关节窝定点，刀口线与人体纵轴方向平行，针刀体与皮肤垂直，严格按四步进针刀规程进针刀，针刀经皮肤、皮下组织，直达颞骨骨面，纵疏横剥 3 刀，范围 0.5cm，然后，调转刀口线 90°，沿骨面向下铲剥 3 刀，深度范围 0.5cm。

②第二支针刀松解右侧颞下颌关节关节囊颞骨止点处的粘连瘢痕 张嘴触摸到颞下颌关节凹陷下缘下颌骨髁头突定点，刀口线与人体纵轴方向平行，针刀体与皮肤垂直，严格按四步进针刀规程进针刀，针刀经皮肤、皮下组织，直达颞骨骨面，纵疏横剥 3 刀，范围 0.5cm，然后，调转刀口线 90°，沿骨面向上铲剥 3 刀，深度范围 0.5cm。

③第三支针刀松解右侧颞下颌外侧韧带起点的粘连瘢痕 在第一支针刀前 0.8cm 定点，刀口线与人体纵轴方向平行，针刀体与皮肤垂直，严格按四步进针刀规程进针刀，针刀经皮肤、皮下组织，直达颞骨骨面，纵疏横剥 3 刀，范围 0.5cm，然后，调转刀口线 90°，沿骨面向下铲剥 3 刀，深度范围 0.5cm。

5 针刀术后手法治疗

针刀术毕，做颞下颌关节推压放松手法。

患者正坐位，术者立于患者后侧，将患者的头部紧贴术者的胸壁，双手四指托住下颌体，双拇指顶在两侧下颌角，拇指先用力向前推压颞下颌关节，然后其余四指用力向后推压颞下颌关节，达到进一步松解病变部位残余的粘连和瘢痕。反复推压 3 次。

第八章

常见肛肠科疾病

一、慢性溃疡性结肠炎

1 范围

本《规范》规定了慢性溃疡性结肠炎的诊断和治疗。

本《规范》适用于慢性溃疡性结肠炎的诊断和治疗。

2 术语和定义

下列术语和定义适用于本规范。

慢性溃疡性结肠炎（Chronic ulcerative colitis） 本病又称慢性非特异性溃疡性结肠炎，是一种原因不明的慢性结肠炎，病变主要位于结肠的黏膜层，可累及直肠和结肠远端，甚至遍布整个结肠。主要症状有腹痛、腹泻、脓血便和里急后重，病程漫长，反复发作。

3 诊断

3.1 临床表现

3.1.1 症状

一般起病缓慢，病情轻重不一，易反复发作。发作的诱因有精神刺激、过度疲劳、饮食失调、继发感染因素等，大便量少而黏滞带脓血，大便次数增多或便秘，里急后重，有些患者出现便前左下腹痉挛性疼痛后排便，便后疼痛缓解的规律，其他症状可见上腹饱胀不适、嗳气、恶心。重症患者因长期营养丢失及厌食，可出现体重减轻、体力下降。

3.1.2 体征

（1）左下腹或全腹有压痛，伴有肠鸣音亢进，常可触及硬管状的乙状结肠和降结肠，提示肠壁增厚。

（2）肛门指检，可有压痛或带出黏液、脓血。

3.1.3 辅助检查

（1）血常规检查　贫血属于轻或重度，白细胞计数活动期高，以中性粒细胞增多为主。

（2）粪便检查　有黏液及不同量的红细胞、白细胞，在急性发作期涂片可见大量的多核巨噬细胞，粪便培养阴性。

（3）X 线检查　钡灌肠检查，肠管边缘模糊、黏膜皱襞失去正常形态；结肠袋消失；铅管状结肠；结肠局部痉挛性狭窄和息肉；还可见到溃疡引起的锯齿样影像。

（4）纤维内窥镜检查　对本病的诊断价值最大，除可对病变的范围、分布情况、炎症情况和溃疡等进行直接观察，还可取活体组织，进行病理鉴别诊断，并可做细胞化学、培养、生化测定和免疫学研究等项目。注意此检查一般对急重症患者暂缓进行，以免穿孔或引起大量的出血。

3.2 诊断标准

本病诊断依据 3 项条件：

（1）临床上有既往病史或持续、反复发作的腹泻、黏液血便等症状。

（2）手术标本病理、肠黏膜活检组织病理、内窥镜检查和 X 线检查，有四种之一即可。

（3）除外肠道特异性感染如寄生虫、结核和肠道肿瘤，以及其他肠道炎症性疾病如克罗恩病和免疫异常性疾病等。

4 针刀治疗

4.1 治疗原则

根据对本病的病因病理的认识，用针刀来解除脊柱区带病理变化的影响，从根本上解决该病的治疗问题。

4.2 操作方法

（1）如椎体有移位者，参见 X 线片，观察 T_{11}～L_1 有否上、下、左、右的移位，在病变椎体与其上下相邻的椎体棘突连线的中点，以及相对应的左右旁开 1～1.5cm 处定点，共 6 点。刀口线方向于脊柱纵轴平行，垂直刺入，松解棘间韧带，两旁刺入深度达骨面，纵行切开关节突关节囊。

（2）如属于脊柱区带有阳性反应物者，在 T_{11}～L_1 的上、下、左、右触及压痛条索、结节者，在此处进针刀，刀口线方向与阳性反应物方向一致，纵行剥离 2～3 下，并将条索和结节切开，进针刀深度达 2～3cm。

（3）如属于单纯电生理功能紊乱者，用针刀松解下列穴位。

①体位　松解足三里取仰卧位；松解大肠俞取俯卧位。

②体表定位　足三里穴：外侧膝眼下 3 寸，距胫骨前外缘侧一横指；大肠俞穴：在 L_4 棘突下向左右各旁开 1.5 寸处。

③消毒　在施术部位，用碘伏消毒 2 遍，然后铺无菌洞巾，使治疗点正对洞巾中间。

④麻醉　用 1%利多卡因局部浸润麻醉，每个治疗点注药 1ml。

⑤针刀操作

a. 松解足三里穴　刀口线与下肢长轴一致，针刀体与皮肤垂直，针刀经皮肤、皮下组织，当患者有酸、麻、胀感时，快速纵行疏通剥离 2～3 刀（图 8-1）。

b. 松解大肠俞穴　刀口线和人体纵轴平行，刺入 1.5cm，纵行剥离 2～3 刀（图 8-2）。

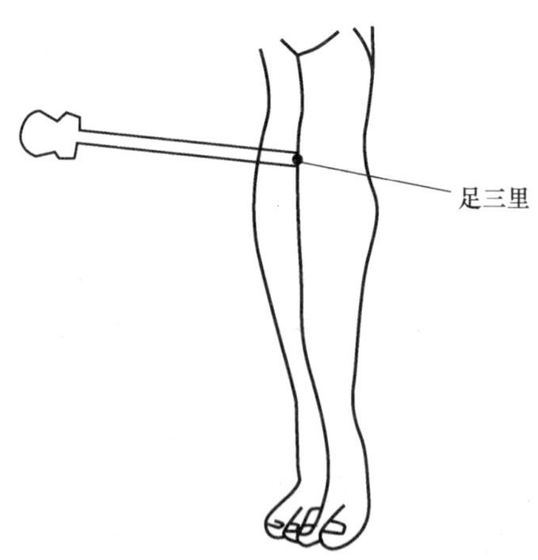

图 8-1　从足三里穴进针刀

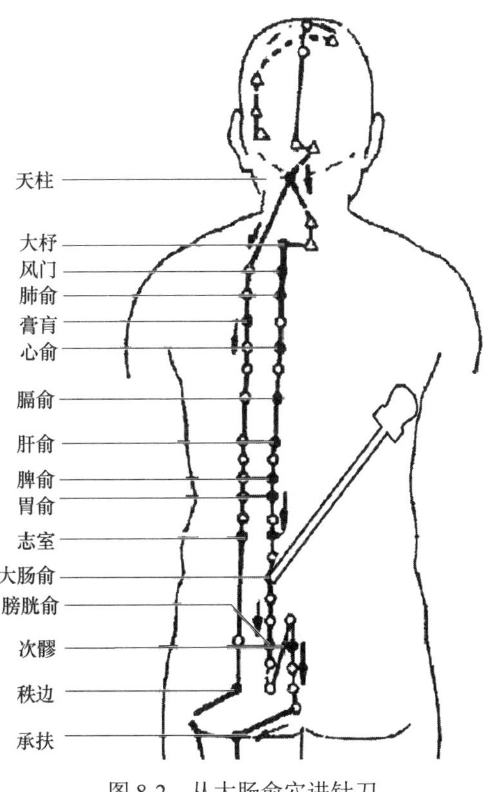

图 8-2　从大肠俞穴进针刀

5　针刀术后手法治疗

①脊柱区带有阳性反应物者，出针刀后在进针刀处按压 3min。

②椎体有移位者，患者俯卧位，腰部肌肉放松，患者双手拉住床头，一助手立于床尾，两手握两踝部牵引，在牵引的基础上，用力上下抖动数下，连续作 3～5 遍，术者立于患者躯干一侧，双手重叠放于 T_{12}～L_1 棘突上，当助手用力牵引时，术者向下弹压 1 次。此手法可隔 2～3 日 1 次。

二、便秘

1　范围

本《规范》规定了便秘的诊断和治疗。

本《规范》适用于便秘的诊断和治疗。

2　术语和定义

下列术语和定义适用于本规范。

便秘（Constipation）　本病是指排便不顺利的状态，包括粪便干燥排出不畅和粪便不干亦难排出两种情况。一般每周排便少于 2～3 次（所进食物的残渣在 48 小时内未能排出），即可称为便秘。

正常人的排便习惯差别很大，这与个体差异、生活习惯尤其是饮食习惯有关。一般情况下，正常人每天排便 1～2 次，有的 2～3 天 1 次（只要无排便困难及其他不适均属正常），但大多数人（约占 60%以上）为每天排便 1 次。

3　诊断

3.1　临床表现

便秘的临床表现与引起便秘的病因有关，有时便秘患者的表现只有粪便干硬、排便费力。另外，由于用力排出干硬粪便会引起肛裂，有些患者还可能有腹胀、恶心、食欲减退、乏力、头昏等症状，但这些症状均缺乏特异性。在为便秘患者作体格检查时，常可在其左下腹触及粪块和痉挛的结肠。

3.2 诊断标准

（1）有关病史　仔细的病史询问对便秘的诊断有极重要的价值。便秘病程长，若患者在体重、食欲、体力方面无明显变化，常提示为功能性便秘；食量过少和食物过于精细，常与单纯性便秘有关；由精神因素、生活形态改变、长途旅行等原因引起的便秘常与肠易激综合征有关；腹部手术后的肠粘连也与便秘有关等。

（2）粪便常规检查和粪潜血试验　可观察到粪便的形状、数量、有无脓血和黏液等；潜血试验则有助于发现肠道的少量出血。

（3）X 线检查　腹部正面摄影如有肠道扩张，且伴有液体平面时，应考虑肠阻塞的可能；如发现肠道内有粪便潴留，尤其粪便潴留于乙状结肠内时，要考虑结肠的排便异常。

（4）钡剂肠摄影及大肠镜检查　可观察结肠、直肠内有无狭窄和阻塞。

4 针刀治疗

4.1 治疗原则

根据针刀医学理论脊柱相关疾病理论及慢性软组织损伤病因病理学理论和软组织损伤病理构架的网眼理论，长期便秘是由于支配胃肠的内脏神经在行径途中被卡压，使肠道长期处于半麻痹状态。依据上述理论，针刀整体松解腰部软组织慢性损伤的粘连、瘢痕，解除被卡压的内脏神经，恢复肠道的动态平衡，可使此病得到治愈。

4.2 操作方法

4.2.1　第一次针刀松解上腰段关节突关节韧带的粘连、瘢痕、挛缩和堵塞

（1）体位　俯卧位。

（2）体表定位　L_1～L_2，L_2～L_3 关节突关节（图 8-3）。

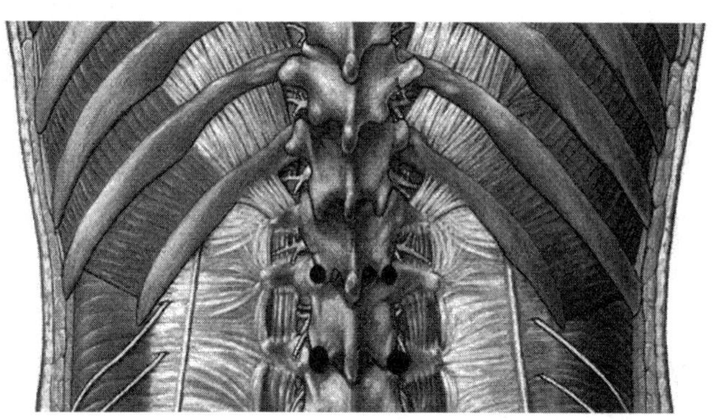

图 8-3　上腰段关节突关节韧带松解术体表定位

（3）消毒　在施术部位，用碘伏消毒 2 遍，然后铺无菌洞巾，使治疗点正对洞巾中间。

（4）麻醉　用 1%利多卡因局部浸润麻醉，每个治疗点注药 1ml。

（5）针刀操作（图 8-4）

以松解右侧和 L_1～L_2 关节突关节韧带为例。摸准在 L_1 棘突顶点下缘旁开 2cm 进针刀，刀口线与脊柱纵轴平行，针刀体与皮肤垂直，针刀经皮肤、皮下组织、胸腰筋膜浅层、竖脊肌，到达骨面。刀刃在骨面上向外移动，可触及一骨突部，此为 L_1 的下关节突。再向外移动，刀下有韧性感时，即到 L_1～L_2 关节突关节韧带，在此用提插刀法切割 2～3 刀，深度不超过 0.5cm，以松解关节突关节韧带的挛缩、粘连和瘢痕。其他节段关节突关节韧带松解方法与此相同。

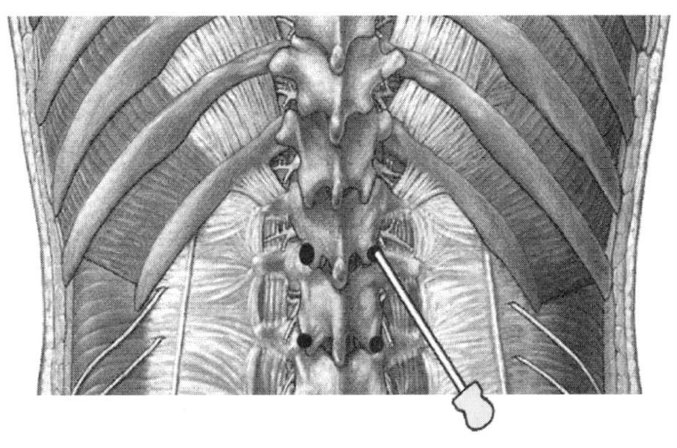

图 8-4　上腰段关节突关节韧带针刀松解

4.2.2　第二次调节足三里穴

（1）体位　坐位。

（2）体表定位　外侧膝眼下 3 寸，距胫骨前外侧一横指。

（3）消毒　在施术部位，用碘伏消毒 2 遍，然后铺无菌洞巾，使治疗点正对洞巾中间。

（4）麻醉　用 1%利多卡因局部浸润麻醉，每个治疗点注药 1ml。

（5）针刀操作　在足三里穴进针刀，刀口线与下肢长轴一致，针刀体与皮肤垂直，针刀经皮肤、皮下组织，当患者有酸、麻、胀感时，快速纵行疏通 2～3 刀（见图 8-1）。

5　针刀术后手法治疗

腰部针刀术后进行抖牵法。患者俯卧位，腰部肌肉放松，患者双手拉住床头，一助手立于床尾，两手握两踝部牵引，在牵引的基础上，用力上下抖动数下，连续作 3～5 遍，术者立于患者躯干一侧，双手重叠放于 L_1～L_2 棘突上，当助手用力牵引时，术者向下弹压 1 次。此手法可隔 2～3 日 1 次。

三、痔疮

1　范围

本《规范》规定了痔疮的诊断和治疗。

本《规范》适用于痔疮的诊断和治疗。

2　术语和定义

下列术语和定义适用于本规范。

痔疮（Haemorrhoids）　本病又叫痔，是一种常见病，随年龄增长而发病率增高，是齿线两侧直肠上、下静脉丛曲张而成的静脉团块。常会因反复机械性损伤而出血、栓塞或团块脱出。

3　诊断

3.1　临床表现

（1）排便时出血　内痔或混合痔最常见的症状是血便，其特点是便时无痛、血色鲜红，且为间歇性。出血量一般不大，但有时也可较大，呈喷射状，以致患者严重贫血，但便后血止。便秘、粪便干硬、大便次数增多、饮酒及进食刺激性食物等是痔出血的诱因。

（2）痔块脱出　内痔或混合痔发展到一定程度（第二、三期）即可脱出肛门外。痔块脱出会影响劳动。

（3）疼痛　单纯性内痔无疼痛感，而外痔和混合痔则有疼痛感。痔常因表浅黏膜或皮肤受损后感染或血栓形成，或脱出后嵌顿引起水肿、感染和坏死，而出现疼痛症状。局部疼痛是血栓性外痔的特点。

（4）瘙痒　由于痔块脱出及括约肌松弛，黏液流出肛门外而刺激周围皮肤，引起瘙痒甚至皮肤湿疹。内痔或混合痔脱出时，可在肛门周围见到痔块。血栓性外痔可在肛门周围见一突出的暗紫色长圆形肿块，有时可见出血点。不脱出的痔块需借助指检和肛镜检查方可查到。另外，指检不但可以排除其他病变，且可用来判断肛镜检查是否可以进行。

3.2　诊断标准

（1）内痔的临床表现和分度：内痔的主要临床表现是出血和脱出，可伴发血栓、绞窄、嵌顿以及排便困难。

内痔的分度：

Ⅰ度：便时带血、滴血或喷射状出血，便后出血可自行停止，无痔脱出。

Ⅱ度：常有便血，排便时有痔脱出，便后可自行还纳。

Ⅲ度：偶有便血，排便或久站、咳嗽、劳累、负重时痔脱出，需用手还纳。

Ⅳ度：偶有便血，痔脱出不能还纳。

（2）外痔的主要临床表现是肛门不适、潮湿不洁、异物感，如发生血栓及皮下血肿有剧痛。

（3）混合痔的主要临床表现是内痔和外痔的症状可同时存在，严重时表现为环状痔脱出。

4　针刀治疗

4.1　治疗原则

依据人体弓弦力学系统理论及疾病病理构架的网眼理论，痔疮是由于腰骶部软组织慢性损伤后引起腰骶段脊柱弓弦力学系统力平衡失调，形成网络状病理构架，导致直肠静脉回流障碍所致，可通过针刀整体松解腰骶段脊柱弓弦力学系统软组织的粘连和瘢痕及病变静脉团。

4.2　操作方法

4.2.1　第一次针刀松解腰骶段脊柱弓弦力学系统软组织的粘连和瘢痕

针刀治疗方法参照中风后遗症第三次针刀治疗。

4.2.2　第二次针刀松解痔疮部位

（1）体位　膝胸卧位。

（2）体表定位　痔核。

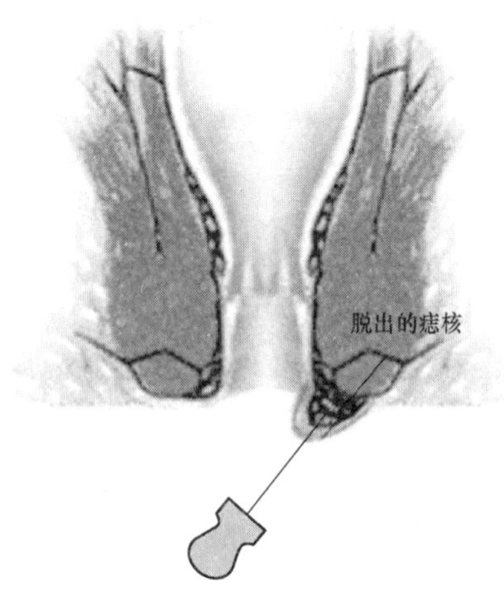

图 8-5　针刀松解痔疮部位

（3）消毒　在施术部位，用碘伏消毒 2 遍，然后铺无菌洞巾，使治疗点正对洞巾中间。

（4）麻醉　用 1%利多卡因局部浸润麻醉，每个治疗点注药 1ml。

（5）刀具　Ⅰ型 4 号直形针刀。

（6）针刀操作（图 8-5）　在痔核处进针刀，刀口线与直肠纵轴一致，针刀体与皮肤垂直，严格按四步进针刀规程进针刀，针刀经痔核部皮肤、皮下组织，在痔核基底部行通透剥离 3 刀。如痔核大或脱出者，应进行局部治疗。用针刀在痔核基底部行通透剥离，痔核会自行枯萎、脱落。

5　针刀术后手法治疗

针刀术毕，做腰部斜扳手法。

四、肛裂

1　范围

本《规范》规定了肛裂的诊断和治疗。

本《规范》适用于肛裂的诊断和治疗。

2　术语和定义

下列术语和定义适用于本规范。

肛裂（Anal fissure）　本病是指肛管后正中部（少数在前正中部）由反复损伤和感染引起的皮肤全层裂开，以致形成溃疡，经久不愈，并有典型症状。患者多有长期便秘史，且肛管后正中部位皮肤裂伤多见。

3　诊断

3.1　临床表现

肛门裂初起时，仅在肛管皮肤上形成一个小的裂隙，裂口表浅，颜色鲜红。继之发展，可以裂到皮下组织，甚或一直裂到肛门括约肌。

（1）疼痛　疼痛的轻重，和肛门裂的大小、深浅，患病时间长短以及因为个人的敏感性不同而有所不同。经常因为排便，而引起阵发性疼痛。

（2）出血　只在排便以后，有几滴鲜血滴出，或者在粪便上、便纸上染有少许血液，有时血与黏液混杂在一起。

（3）便秘　患者因为恐惧排便时的疼痛，不敢大小便而致便秘，又因为便秘使得肛门裂加重，从而形成恶性循环。

（4）瘙痒　因为肛门裂有分泌物，刺激肛门部皮肤所致。

3.2　诊断标准

（1）大便时阵发性肛门疼痛。

（2）大便时出血。

（3）可伴有便秘。

4　针刀治疗

4.1　治疗原则

依据人体弓弦力学系统理论，肛裂是腰骶段弓弦力学系统力平衡失调，导致内脏弓弦力学系统失去平衡所致。依据疾病病理构架的网眼理论，通过针刀整体松解腰骶段弓力学系统相关软组织，同时松解局部病变的粘连、瘢痕和挛缩，可治愈该病。

4.2　操作方法

4.2.1　第一次针刀松解——“口”字形针刀整体松解术

参见中风后遗症第三次针刀松解方法进行。

4.2.2　第二次针刀松解肛门局部的粘连、瘢痕和挛缩

（1）体位　截石位。

（2）体表定位　距肛裂下方 1cm。

（3）消毒　在施术部位，用碘伏消毒 2 遍，然后铺无菌洞巾，使治疗点正对沿巾中间。

（4）麻醉　用 1%利多卡因局部麻醉。

（5）刀具　Ⅰ型 4 号直形针刀。

（6）针刀操作（图 8-6）

①在定点处进针刀，刀口线方向和直肠纵轴平行，针刀体和皮肤呈 90° 角，按四步进针刀规程进针

刀，针刀经皮肤、皮下组织，当刀下有韧性感时提插切割 3 刀，范围 1cm。

②术毕，拔出针刀，局部压迫止血 3min 后，创可贴覆盖针眼。

（7）注意事项　针刀操作在局部粘连和瘢痕组织中进行，不能穿过肠壁，进入肛管，以免引起局部感染；每天用 1:5000 高锰酸钾液坐浴 3 次。大便前后再分别增加坐浴 1 次。

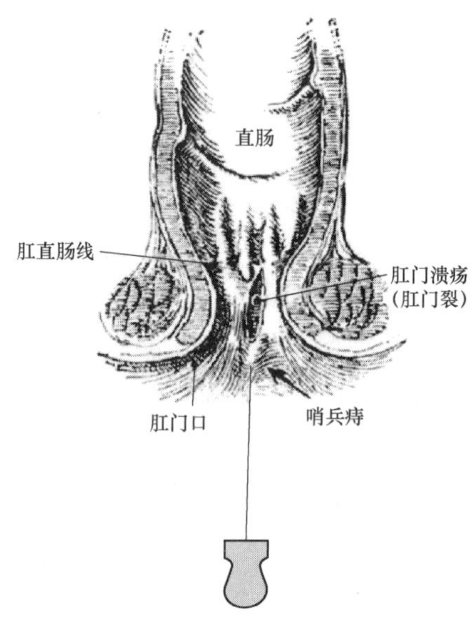

图 8-6　肛裂针刀松解术

第九章
常见皮肤科疾病

一、斑秃

1 范围

本《规范》规定了斑秃的诊断和治疗。

本《规范》适用于斑秃的诊断和治疗。

2 术语和定义

下列术语和定义适用于本规范。

斑秃（Alopecia areata） 本病俗称“鬼剃头”，是一种骤然发生的局限性斑片状的脱发性毛发病。其病变处头皮正常，无炎症及自觉症状。本病病程经过缓慢，可自行缓解和复发。若整个头皮毛发全部脱落，称全秃；若全身所有毛发均脱落者，称普秃。

3 诊断

3.1 临床表现

斑秃可发生在从婴儿到老人的任何年龄，但以中年人较多，性别差异不明显。本病常于无意中发现或被他人发现，无自觉症状，少数病例在发病初期患处可有轻度异常感觉。初起为 1 个或数个边界清楚的圆形或椭圆形脱发区，直径约 1～2cm 更大。脱发区的边缘处常有一些松而易脱的头发，有的已经折断，近侧端的毛发往往萎缩。如将该毛发拔出，可以看到该毛发上粗下细，且下部的毛发色素也脱失。这种现象是进展期的征象。脱发现象继续增多，每片亦扩展，可互相融合形成不规则形。如继续进展可以全秃。严重者眉毛、睫毛、腋毛、阴毛和全身毳毛也都脱落，即为普秃。脱发也可停止，此时脱发区范围不再扩大，边缘毛发也较牢固，不易拔出，经过若干月份，毛发可逐渐或迅速长出。也有的病人先长出白色茸毛，以后逐渐变粗变黑，成为正常头发。脱发的头皮正常，光滑，无炎症现象，有时看上去较薄稍凹，这是由于头发和发根消失之故，而非真正头皮变薄。

3.2 诊断标准

根据突然发生圆形或椭圆形脱发，脱发区头皮正常，不难诊断，但仍需与白癣、梅毒性秃发、假性斑秃相鉴别。

（1）白癣　不完全脱发，毛发多数折断，残留毛根不易被拔出，附有鳞屑。断发中易查到霉菌。好发于儿童。

（2）梅毒性秃发　虽也呈斑状秃发，头发无瘢痕形成，但边缘不规则，呈虫蛀状。脱发区脱发也不完全，数目众多，好发于后侧。伴有其他梅毒症状，梅毒血清学检查阳性。

（3）假性斑秃　患处头皮萎缩，光滑而带有光泽，看不见毛囊开口，斑片边缘处无上粗下细的脱发。

4 针刀治疗

4.1 治疗原则

依据人体弓弦力学系统理论及疾病病理构架的网眼理论，斑秃是由于颈段及头面部弓弦力学系统力平衡失调导致头部皮肤的血供和神经支配障碍所致。用针刀调节颈段及头面部弓弦力学软组织的粘连和瘢痕，恢复头部软组织的营养，可使头发再生。

4.2 操作方法

4.2.1 第一次针刀松解后颈部软组织的粘连瘢痕

参照颈椎病软组织损伤型之“T”形针刀整体松解术进行。

4.2.2 第二次针刀松解头面部软组织的粘连瘢痕

（1）体位 坐位。

（2）体表定位

①前额部正中发际线边缘，此点向左右各旁开 3cm，共 3 点。

②枕外隆凸上 2cm，此点向左右各旁开 3cm，共 3 点。

（3）消毒 在施术部位，用碘伏消毒 2 遍，然后铺无菌巾，使治疗点正对洞巾中间。

（4）麻醉 用 1%利多卡因局部浸润麻醉，每个治疗点注药 1ml。

（5）刀具 面部专用弧形针刀。

（6）针刀操作（图 9-1，图 9-2）

①第一支针刀从前额部正中上缘定点处进针刀 刀口线与脊柱纵轴平行，针刀经皮肤、皮下组织，直达额骨骨面，先纵疏横剥 3 刀，范围 0.5cm，然后调转刀口线 90°，贴骨面向头顶方向铲剥，深度 0.5cm。

②第二支针刀从第一支针刀向右旁开 3cm 进针刀 刀口线与脊柱纵轴平行，针刀经皮肤、皮下组织，直达额骨骨面，先纵疏横剥 3 刀，范围 0.5cm，然后调转刀口线 90°，贴骨面向头顶方向铲剥，深度 0.5cm。

③第三支针刀从第一支针刀向左旁开 3cm 进针刀 刀口线与脊柱纵轴平行，针刀经皮肤、皮下组织，直达额骨骨面，先纵疏横剥 3 刀，范围 0.5cm，然后调转刀口线 90°，贴骨面向头顶方向铲剥，深度 0.5cm。

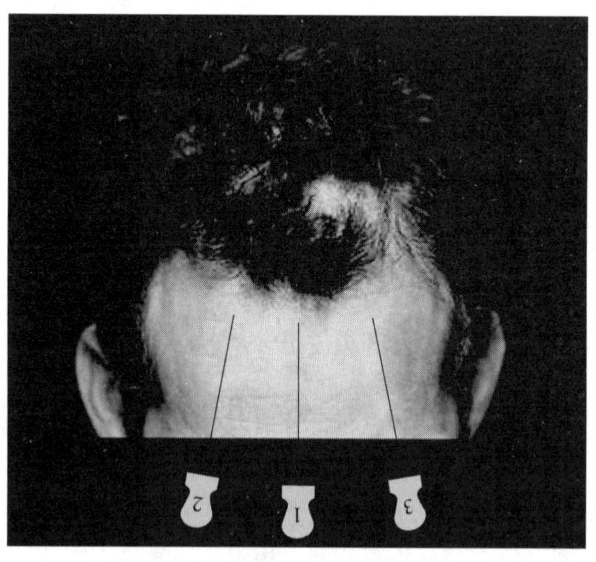

图 9-1 斑秃第二次针刀松解（1）

④第四支针刀从枕外隆凸上 2cm 定点处进针刀 刀口线与脊柱纵轴平行，针刀经皮肤、皮下组织，直达枕骨骨面，先纵疏横剥 3 刀，范围 0.5cm，然后调转刀口线 90°，贴骨面向头顶方向铲剥，深度 0.5cm。

⑤第五支针刀从枕外隆凸上 2cm 向左 3cm 处进针刀 刀口线与脊柱纵轴平行，针刀经皮肤、皮下

组织，直达枕骨骨面，先纵疏横剥 3 刀，范围 0.5cm，然后调转刀口线 90°，贴骨面向头顶方向铲剥，深度 0.5cm。

⑥第六支针刀从枕外隆凸上 2cm 向右 3cm 处进针刀　刀口线与脊柱纵轴平行，针刀经皮肤、皮下组织，直达枕骨骨面，先纵疏横剥 3 刀，范围 0.5cm，然后调转刀口线 90°，贴骨面向头顶方向铲剥，深度 0.5cm。

5　针刀术后手法治疗

针刀术后点穴按摩治疗，选取百会、印堂、风池、曲池、合谷、足三里、三阴交、涌泉。头部腧穴采用推按、叩击手法，其他腧穴采用指压法，每穴 2min，均匀用力，轻重适当，病人感觉全身发热，酸麻胀感明显为止，每日 1 次，每次 30min 左右。

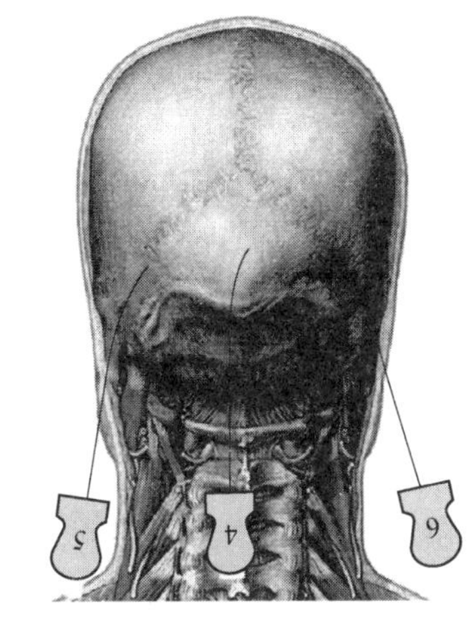

图 9-2　斑秃第二次针刀松解（2）

二、腋臭

1　范围

本《规范》规定了腋臭的诊断和治疗。

本《规范》适用于腋臭的诊断和治疗。

2　术语和定义

下列术语和定义适用于本规范。

腋臭（Bromhidrosis）　本病俗称狐臭，是身体大汗腺分泌物中含有一种特殊气味的丁异酸戊酯而引起的病症。

3　诊断

3.1　临床表现

腋窝的大汗腺分泌的汗液臭味明显，其汗液可呈黄、绿、红或黑色。

3.2　诊断标准

（1）主要发生于腋下，出汗多且有臭味。

（2）多有遗传性，夏季加重。

（3）青春期病状加重。

4　针刀治疗

4.1　治疗原则

依据人体弓弦力学系统理论及疾病病理构架的网眼理论，腋臭是由于腋部的皮肤汗腺分泌异常物质所致，通过针刀破坏大汗腺的基底部，调节汗腺的分泌功能，达到治疗目的。

4.2　操作方法

4.2.1　第一次针刀操作—“十”字针刀松解术

（1）体位　仰卧位，肩关节外展 90°。

（2）体表定位　腋窝部“十”字定位。

（3）消毒　在施术部位，用碘伏消毒 2 遍，然后铺无菌巾，使治疗点正对洞巾中间。

（4）麻醉　用 1%利多卡因局部浸润麻醉，每个治疗点注药 1ml。

（5）刀具　Ⅰ型 4 号直形针刀。

（6）针刀操作（图 9-3）

①第一支针刀从腋窝前侧进针刀　针体与皮肤平面呈 90° 角，按针刀四步进针规程进针刀，经皮肤，

达真皮层，调转针刀体，使针刀体与汗腺集中部的皮肤平行，针刀向汗腺集中部真皮层方向切割到病变中央。

②第二支针刀从腋窝后侧进针刀　针体与皮肤平面呈 90° 角，按针刀四步进针规程进针刀，经皮肤，达真皮层，调转针刀体，使针刀体与汗腺集中部的皮肤平行，针刀向前侧（即汗腺集中部）真皮层方向切割到病变中央。与第一支针刀相接。

③第三支针刀从腋窝远端进针刀　针体与皮肤平面呈 90° 角，按针刀四步进针规程进针刀，经皮肤，达真皮层，调转针刀体，使针刀体与汗腺集中部的皮肤平行，针刀向汗腺集中部真皮层方向切割到病变中央。

④第四支针刀从腋窝近端进针刀　针体与皮肤平面呈 90° 角，按针刀四步进针规程进针刀，经皮肤，达真皮层，调转针刀体，使针刀体与汗腺集中部的皮肤平行，针刀向远端（即汗腺集中部）真皮层方向切割到病变中央。与第三支针刀相接。

出针刀后，创可贴覆盖针眼。

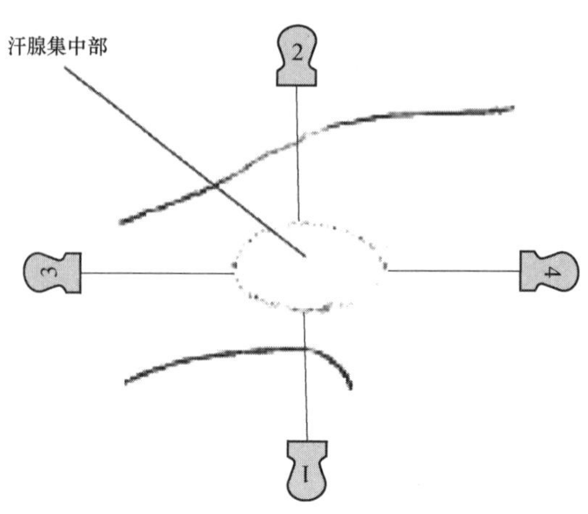

图 9-3　腋窝部“十”字形针刀松解术

4.2.2　第二次针刀操作—大汗腺松解术

（1）体位　仰卧位，肩关节外展 90°。

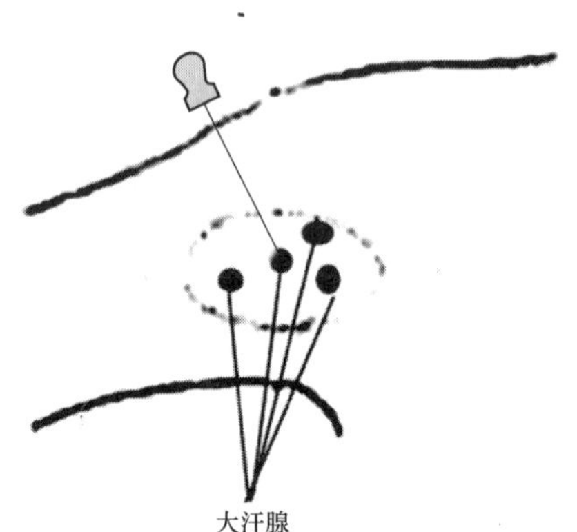

图 9-4　大汗腺针刀松解

（2）体表定位　腋窝汗腺区内找到比正常毛囊大、色素沉着的毛囊孔，一次 3～4 个治疗点。

（3）消毒　在施术部位，用碘伏消毒 2 遍，然后铺无菌巾，使治疗点正对洞巾中间。

（4）麻醉　用 1%利多卡因局部浸润麻醉，每个治疗点注药 1ml。

（5）刀具　Ⅰ型 4 号直形针刀。

（6）针刀操作（图 9-4）在定点处进针刀，按针刀四步进针规程进针刀，经扩大的毛囊孔刺入，达真皮层，提插刀法切割 3 刀，然后在真皮下作扇形提插刀法切割，范围 0.5cm。出针刀后，创可贴覆盖针眼。

三、带状疱疹后遗症

1　范围

本《规范》规定了带状疱疹后遗症的诊断和治疗。

本《规范》适用于带状疱疹后遗症的诊断和治疗。

2　术语和定义

下列术语和定义适用于本规范。

带状疱疹后遗症（Herpes zoster sequelae）　本病是由水痘-带状疱疹病毒感染引起的一种以簇集状丘疱疹、局部刺痛为特征的急性病毒性疱疹皮肤病。该病毒潜伏于脊髓后根神经节的神经元中，当细胞免疫功能下降时被激活而发病。疱疹多沿某一周围神经分布，排列成带状，出现于身体的某一侧，好发于肋间神经、颈神经、三叉神经及腰神经分布区域。若不经治疗，一般2周左右疱疹可结痂自愈。带状疱疹患者一般可获得对该病毒的终生免疫，但亦有反复多次发作者。

3　诊断

3.1　临床表现

本病好发于皮肤与黏膜交界处，特别是口角、唇缘、鼻孔周围。患处往往先有感觉过敏和神经痛，随后出现潮红斑，继而变化为成簇而不融合的粟粒至黄豆大水疱，疱液澄清或混浊。陆续发疹，常依次沿神经呈带状分布，各簇水疱群之间皮肤正常。数日后水疱干涸、结痂，愈后遗留暂时性淡红斑或色素沉着。全程2～3周。皮损常发生在身体的一侧，沿某一周围神经分布区排列，一般不超过中线。多见于肋间神经或三叉神经第一分支区，亦可见于腰腹部、四肢及耳部等。

3.2　诊断标准

根据簇集性水疱、带状排列、单侧分布及伴有明显的神经痛等特点，可以诊断。有时需与单纯疱疹相鉴别，后者好发于皮肤、黏膜交界处，疼痛不著，且有反复发作倾向。

4　针刀治疗

4.1　治疗原则

依据人体弓弦力学系统理论及疾病病理构架的网眼理论，带状疱疹性后遗症是由于病毒引起的肋间神经卡压所致。通过针刀准确松解卡压，治愈该病。

4.2　操作方法

4.2.1　第一次针刀松解肋间神经周围的粘连、瘢痕、挛缩和堵塞（以第九肋间神经病变为例）

（1）体位　根据病变部位取仰卧位或俯卧位。

（2）体表定位　沿病变肋间神经行径路线。

（3）消毒　在施术部位，用碘伏消毒2遍，然后铺无菌洞巾，使治疗点正对洞巾中间。

（4）麻醉　用1%利多卡因局部浸润麻醉，每个治疗点注药1ml。

（5）刀具　Ⅰ型4号直形针刀。

（6）针刀操作（图9-5）

①第一支针刀松解肋角部肋间神经的卡压　在第九肋肋角部定点，刀口线与肋骨平行，针刀体与皮肤呈90°，按四步进针刀规程进针刀，针刀经皮肤、皮下组织达肋骨面，针刀沿肋骨面向下至肋骨下缘，贴骨面纵行疏通3刀，范围0.5cm。

②第二支针刀松解第九肋骨中部肋间神经的卡压　在同一肋骨上，距第一支针刀向外3cm，刀口线与肋骨平行，针刀体与皮肤呈90°，按四步进针刀规程进针刀，针刀经皮肤、皮下组织达肋骨面，针刀沿肋骨面向下至肋骨下缘，贴骨面纵行疏通3刀，范围0.5cm。

③第三支针刀松解第九肋骨中后部肋间神经的卡压　在同一肋骨上，距第二支针刀向外3cm，刀口线与肋骨平行，针刀体与皮肤呈90°，按四步进针刀规程进针刀，针刀经皮肤、皮下组织达肋骨面，针刀沿肋骨面向下至肋骨下缘，贴骨面纵行疏通3刀，范围0.5cm。

④术毕，拔出针刀，局部压迫止血3min后，创可贴覆盖针眼。

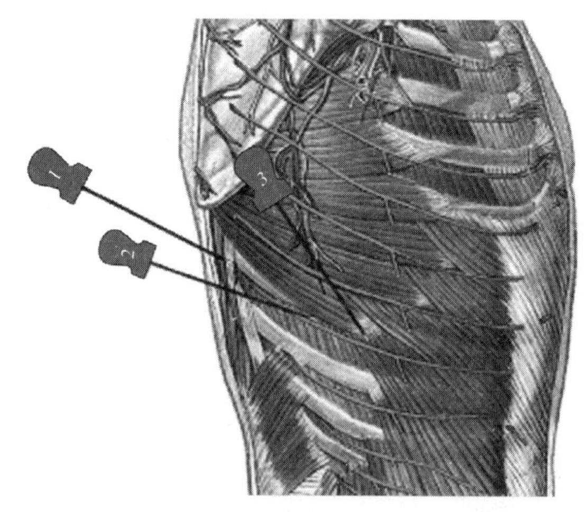

图 9-5　针刀松解第九肋间神经病变

4.2.2　第二次针刀松解各痛性结节、条索的粘连、瘢痕、挛缩和堵塞

（1）体位　根据病变部位取侧卧、仰卧或俯卧位。

（2）体表定位　痛性结节、条索部。

（3）消毒　在施术部位，用碘伏消毒 2 遍，然后铺无菌洞巾，使治疗点正对洞巾中间。

（4）麻醉　用 1%利多卡因局部浸润麻醉，每个治疗点注药 1ml。

（5）刀具　Ⅰ型 4 号直形针刀。

（6）针刀操作　在痛性结节部定点，刀口线与人体主要神经血管走行方向一致，针刀体与皮肤呈 90°，按四步进针刀规程进针刀，针刀经皮肤、皮下组织达结节条索部，纵行疏通 3 刀，范围 0.5cm。术毕，拔出针刀，局部压迫止血 3min 后，创可贴覆盖针眼。

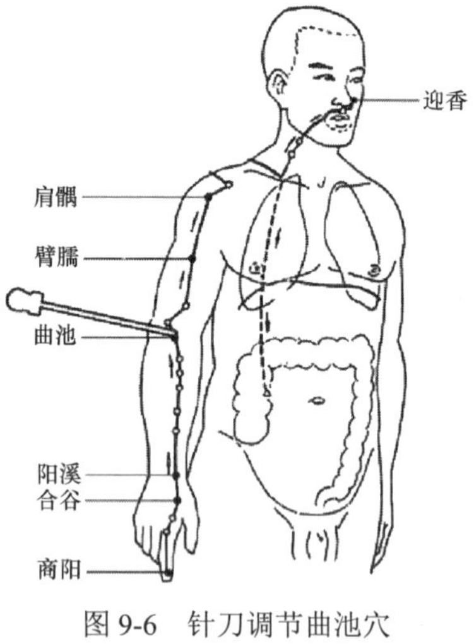

4.2.3　第三次针刀治疗调节下列穴位

（1）体位　仰卧位。

（2）体表定位　曲池、合谷、阳陵泉。

（3）消毒　施术部位用碘伏消毒 2 遍，然后铺无菌洞巾，使治疗点正对洞巾中间。

（4）麻醉　无需麻醉。

（5）刀具　使用Ⅰ型针刀。

（6）针刀操作（以患侧肢体的穴位为主要针刀调节对象）

①曲池穴　屈患肘 90°，在上肢肘横纹桡侧的尽头定点，刀口线与桡骨纵轴平行，针体与进针部位皮肤平面垂直，按针刀四步进针规程进针刀，刺入 1cm，横行剥离 3 刀，速度宜快（图 9-6）。

迎香
肩髃
臂臑
曲池
阳溪
合谷
商阳

图 9-6　针刀调节曲池穴

②合谷穴　在患侧手背第一、二掌骨之间，平第二掌骨中点处定点，刀口线与第二掌骨纵轴平行，针体与进针部位皮肤平面垂直，按针刀四步进针规程进针刀，刺入 1cm，横行剥离 3 刀，速度宜快（图 9-7）。

③阳陵泉穴　在腓骨小头前下方凹陷处定点，刀口线与小腿纵轴一致，针体与进针部位皮肤平面垂直，按针刀四步进针规程进针刀，刺入 1cm，横行剥离 3 刀，速度宜快（图 9-8）。

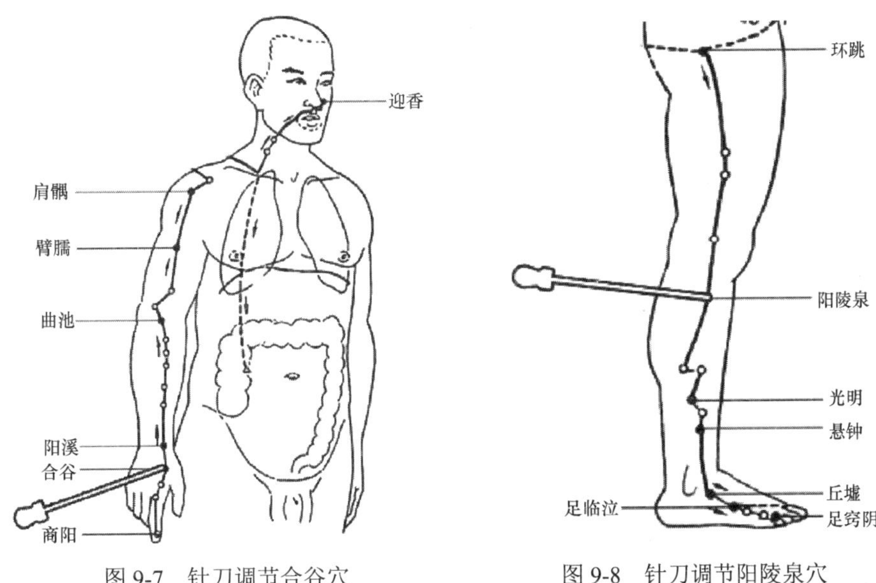

图 9-7 针刀调节合谷穴

图 9-8 针刀调节阳陵泉穴

5 针刀术后手法治疗

（1）如属于颈、胸、腰椎骨关节位置变化者，针刀术后即用颈、胸、腰椎整复手法。

（2）如属于脊椎区带软组织损伤者，针刀术后立即在局部用指揉法按揉 1min 即可。

四、神经性皮炎

1 范围

本《规范》规定了神经性皮炎的诊断和治疗。

本《规范》适用于神经性皮炎的诊断和治疗。

2 术语和定义

下列术语和定义适用于本规范。

神经性皮炎（Neurodermatitis） 本病又名慢性单纯性苔藓，是以阵发性瘙痒和皮肤苔藓样变为特征的慢性炎症性皮肤病。

3 诊断

3.1 临床表现

本病依其受累范围大小，可分为局限性及播散性。

（1）局限性 多见于青年或中年，常发生于颈侧、项部、背部、肘窝、腰、股内侧、会阴、阴囊等部。初发时局部先有瘙痒，由于搔抓或摩擦等机械性刺激。典型皮损为多数针头或稍大的正常皮色或淡红、褐黄色扁平丘疹，表面光滑或有少量鳞屑。多数丘疹密集成片，形成苔藓样变。患部皮肤干燥，浸润肥厚，脊沟明显，表面可有抓伤、血痂及轻度色素沉着；自觉阵发性瘙痒。

（2）播散性 好发于成人及老年。皮损呈多数苔藓样变，散发全身多处。

本病病程迁延，长期难愈，易于复发，可因搔抓继发毛囊炎、疖及淋巴结炎等。

3.2 诊断标准

（1）本病中青年多见，好发于颈后两侧、肘膝关节及腰骶部、腘窝、外阴。

（2）自觉阵发性剧烈瘙痒，尤以夜间及安静时为重。本病病程较长，易反复发作。

（3）常先有局部瘙痒，经反复搔抓摩擦后，局部出现粟粒状绿豆大小的圆形或多角形扁平丘疹，淡红或淡褐色，稍有光泽，以后皮疹数量增多且融合成片，成为典型的苔藓样皮损，皮损大小形态不一，四周可有少量散在的扁平丘疹。

4 针刀治疗

4.1 治疗原则

根据针刀医学慢性软组织损伤病理构架的网眼理论，针刀整体松解病变局部软组织的粘连、瘢痕和挛缩，疏通微循环，本病即可治愈。

4.2 操作方法

（1）体位 根据病情，采取不同的体位。

（2）体表定位 神经性皮炎病变处及相关穴位。

（3）消毒 施术部位用碘伏消毒 2 遍，然后铺无菌洞巾，使治疗点正对洞巾中间。

（4）麻醉 1%利多卡因局部定点麻醉。

（5）刀具 选用Ⅰ型 4 号直形针刀

（6）操作方法“十字”针刀松解术（图 9-9）。

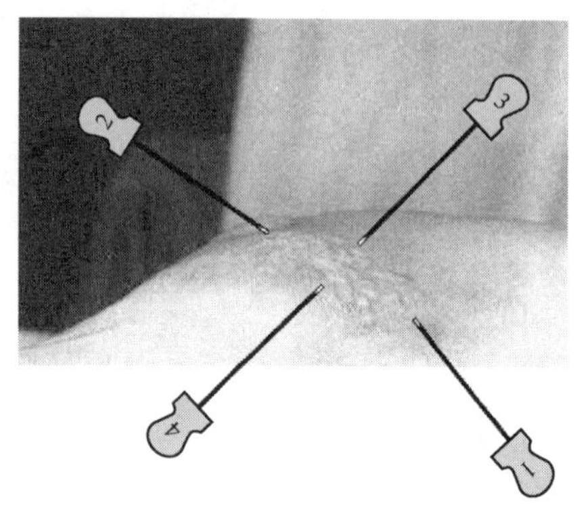

图 9-9 左膝神经性皮炎“十字”针刀松解术

①病变部位松解以左膝部神经性皮炎为例。

a. 第一支针刀从病变的内侧进针刀 针刀体与皮肤平面呈 90° 角，针刀经皮肤，达真皮层，在真皮层内向病变对侧提插切割刀法切割直至病变中央。

b. 第二支针刀从病变的外侧进针刀 针刀体与皮肤平面呈 90° 角，针刀经皮肤，达真皮层，在真皮层内向病变对侧提插切割刀法切割直至病变中央，与第一支针刀相接。

c. 第三支针刀从病变的上面进针刀 针刀体与皮肤平面呈 90° 角，针刀经皮肤，达真皮层，在真皮层内向病变对侧提插切割刀法切割直至病变中央。

d. 第四支针刀从病变的下面进针刀 针刀体与皮肤平面呈 90° 角，针刀经皮肤，达真皮层，在真皮层内向病变对侧提插切割刀法切割直至病变中央，与第三支针刀相接。

②如属于人体关于单纯性系统功能紊乱者，针刀宜纵行剥离、速度宜快。

a. 肾俞穴 第二腰椎与第三腰椎棘突连线的中点旁开 1 寸半定一点，刀口线与脊柱纵轴平行，针体与进针部位皮肤平面垂直刺入 2cm，纵行剥离 3 刀（图 5-4 从肾俞穴进针刀）。

b. 关元穴 人体前正中线、肚脐下 3 寸处定一点，刀口线与前正中线平行，针体与进针部位皮肤平面垂直，刺入 1cm，纵行剥离 3 刀（图 4-31 从关元穴进针刀）。

c. 大椎穴 第七颈椎与第一胸椎棘突连线的中点定一点，刀口线与脊柱纵轴平行，针体与脊柱下段呈 60° 角进针刺入 1cm，纵行剥离 3 刀（图 4-11 大椎穴针刀调节示意图）。

d. 三阴交穴 下肢的内侧面，内踝上 3 寸，在左右各定一点，刀口线与下肢纵轴平行，针体与进针部位皮肤平面垂直，刺入 2cm，纵行剥离 3 刀（图 4-28 从三阴交穴进针刀）。

5 针刀术后手法治疗

针刀术后一般无需手法治疗。

五、寻常疣

1 范围

本《规范》规定了寻常疣的诊断和治疗。

本《规范》适用于寻常疣的诊断和治疗。

2　术语和定义

下列术语和定义适用于本规范。

寻常疣（Verruca vulgaris）　本病是一种常见的病毒性皮肤病，在皮肤表面形成了结节状病理产物，好发于手背、手指、足、甲缘等处。

3　诊断

3.1　临床表现

皮损为针头至豌豆大，呈半圆形或多角形隆起，呈灰褐色或正常肤色，顶端可呈乳头样增生，周围无炎症。初发时多为单个，可因自身接种而增多至数个或数十个。一般无自觉症状，偶有压痛，摩擦或撞击时易出血。好发于手背、手指、足、甲缘等处。病程缓慢，有时可自愈。

3.2　诊断标准

（1）皮损为针头至豌豆大，呈半圆形或多角形隆起，呈灰褐色或正常肤色，顶端可呈乳头样增生，周围无炎症。

（2）初发时多为单个，可因自身接种而增多至数个或数十个。

4　针刀治疗

4.1　治疗原则

依据人体弓弦力学系统理论及疾病病理构架的网眼理论，寻常疣是由于皮肤血供及神经支配功能障碍所致，应用针刀调节皮肤的血液供应，使病变组织枯萎、吸收。

4.2　操作方法

（1）体位　坐位，患肢置于手术台上。

（2）体表定位　寻常疣。

（3）消毒　在施术部位，用碘伏消毒 2 遍，然后铺无菌巾，使治疗点正对洞巾中间。

（4）麻醉　用 1%利多卡因局部浸润麻醉，每个治疗点注药 1ml。

（5）刀具　Ⅰ型 4 号直形针刀。

（6）针刀操作（图 9-10）

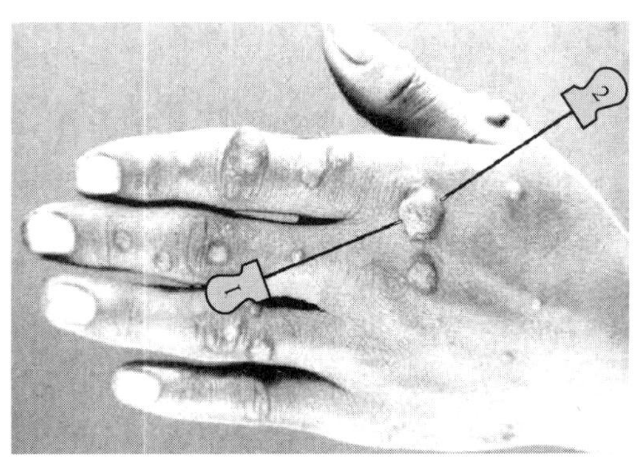

图 9-10　寻常疣针刀松解术

①第一支针刀从寻常疣的一侧进针刀　针体与皮肤平面呈 90° 角，针刀经皮肤、皮下组织，沿疣的根部纵疏横剥 3 刀后至疣体中央。

②第二支针刀从寻常疣的对侧进针刀　针体与皮肤平面呈 90° 角，针刀经皮肤、皮下组织，沿疣的根部纵疏横剥 3 刀后至疣体中央，与第一支针刀相接。

③寻常疣单独 1 个的，按上法针刀治疗，多个群生的只需针刀治疗大的“母疣”，其余的子疣一般在“母疣”术后 1 个月内自行干枯脱落，如有个别不脱落者再行针刀治疗 1 次。

5 针刀术后手法治疗

针刀术后一般无需手法治疗。

六、胼胝

1 范围

本《规范》规定了胼胝的诊断和治疗。

本《规范》适用于胼胝的诊断和治疗。

2 术语和定义

下列术语和定义适用于本规范。

胼胝（Common warts） 本病是手掌、足底皮肤角质层长期受压迫和摩擦而引起的局限性片状增厚，中医学也称“胼底”。

3 诊断

3.1 临床表现

手足掌面较大面积受到长时间的机械性挤压摩擦，引起该处皮肤过度角化，角质增生、增厚形成皮肤硬板块，俗称“老茧子”，中心较厚边缘较薄，坚硬的中心皮肤发亮，皮纹消失，边缘皮纹清楚。胼胝与周围界限不清，皮面呈黄色，去除角质后其下皮肤正常不出血。常有疼痛不适感，如在脚掌，走路和跑跳都受限。大多数发生在长期走路而受挤压的前脚掌部位。

3.2 诊断标准

发生于足跖，蜡黄色、扁平或稍微隆起的局限性角质肥厚性斑块，质硬而稍透明，边界不清，中央较厚，边缘较薄。常对称发生，与职业有关者可见于受压部位。严重时可有压痛。

4 针刀治疗

4.1 治疗原则

依据人体弓弦力学系统理论及疾病病理构架的网眼理论，胼胝是由于局部皮肤应力集中所产生的皮肤增厚挛缩现象，应用针刀切开挛缩，疏通微循环，治愈该病。

4.2 操作方法

（1）体位　仰卧位。

（2）体表定位　胼胝。

（3）消毒　在施术部位，用碘伏消毒 2 遍，然后铺无菌巾，使治疗点正对洞巾中间。

（4）麻醉　用 1%利多卡因局部浸润麻醉，每个治疗点注药 1ml。

（5）刀具　Ⅰ型 4 号直形针刀。

（6）针刀操作（图 9-11）

①第一支针刀从胼胝的一侧进针刀　针刀体与皮肤平面呈 90° 角，针刀经皮肤、皮下组织，沿胼胝的根部纵疏横剥 3 刀后至胼胝中央。

②第二支针刀从胼胝的对侧进针刀　针刀体与皮肤平面呈 90° 角，针刀经皮肤、皮下组织，沿胼胝的根部纵疏横剥 3 刀后至胼胝中央，与第一支针刀相接。

③第三支针刀与第一支针刀呈 90° 角进针刀　针刀体与皮肤平面呈 90° 角，针刀经皮肤、皮下组织，沿胼胝的根部纵疏横剥 3 刀后至胼胝中央。

④第四支针刀在第三支针刀的对侧进针刀　针刀体与皮肤平面呈 90° 角，针刀经皮肤、皮下组织，沿胼胝的根部纵疏横剥 3 刀后至胼胝中央，与第三支针刀相接。

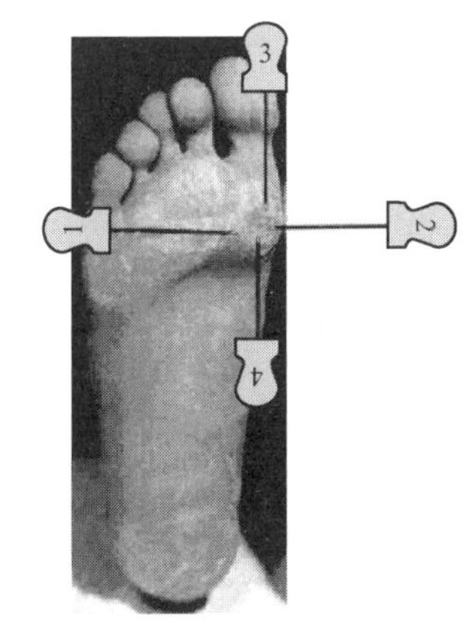

图 9-11　胼胝“十”字形针刀松解术

5　针刀术后手法治疗

针刀术后一般无需手法治疗。

七、鸡眼

1　范围

本《规范》规定了鸡眼的诊断和治疗。

本《规范》适用于鸡眼的诊断和治疗。

2　术语和定义

下列术语和定义适用于本规范。

鸡眼（Clavus）　本病是由于足部长期受挤压或摩擦而发生的角质增生性的疾病，好发于手掌及足跖，发于足者，多见于小趾外侧或趾间，为扁平的圆形角质硬物。病变部位皮肤角质层楔状增生变厚，其根深陷，形如鸡眼。

3　诊断

3.1　临床表现

鸡眼一般为针头至蚕豆大小、散在皮肉的倒圆锥状角质栓，表面光滑，平皮肤表面或稍隆起，境界清楚，呈淡黄或深黄色，嵌入真皮。由于其尖端压迫神经末梢，故行走时引起疼痛。鸡眼多见于足跖前中部、小趾外侧或拇趾内侧缘，也见于趾背。发生于 4～5 趾间的鸡眼，受汗浸渍，呈灰白色浸软角层，称为软鸡眼。

3.2　诊断标准

根据足跖、足趾等受压迫处发生圆锥形的角质栓，并伴压痛，容易诊断。注意与胼胝、跖疣的鉴别诊断。胼胝为扁平片状角质增厚，范围较广，一般不痛。跖疣可散发于足跖各处，不限于受压部位，可多发，损害如黄豆大小，表面角质增厚，用刀削去表面角质层，可见自真皮乳头血管渗出血细胞凝成的小黑点的角质软芯。

4　针刀治疗

4.1　治疗原则

依据人体弓弦力学系统理论及疾病病理构架的网眼理论，鸡眼是由于局部皮肤应力集中所产生的皮肤增厚挛缩现象，应用针刀切开挛缩，疏通微循环，治愈该病。

4.2　操作方法

（1）体位　仰卧位。

（2）体表定位　鸡眼。

（3）消毒　在施术部位，用碘伏消毒 2 遍，然后铺无菌巾，使治疗点正对洞巾中间。

（4）麻醉　用 1%利多卡因局部浸润麻醉，每个治疗点注药 1ml。

（5）刀具　Ⅰ型 4 号直形针刀。

（6）针刀操作（图 9-12）

①第一支针刀从鸡眼的一侧进针刀　针刀体与皮肤平面呈 90° 角，针刀经皮肤、皮下组织，沿鸡眼的根部纵疏横剥 3 刀后至鸡眼中央。

②第二支针刀从鸡眼的对侧进针刀　针刀体与皮肤平面呈 90° 角，针刀经皮肤、皮下组织，沿鸡眼的根部纵疏横剥 3 刀后至鸡眼中央，与第一支针刀相接。

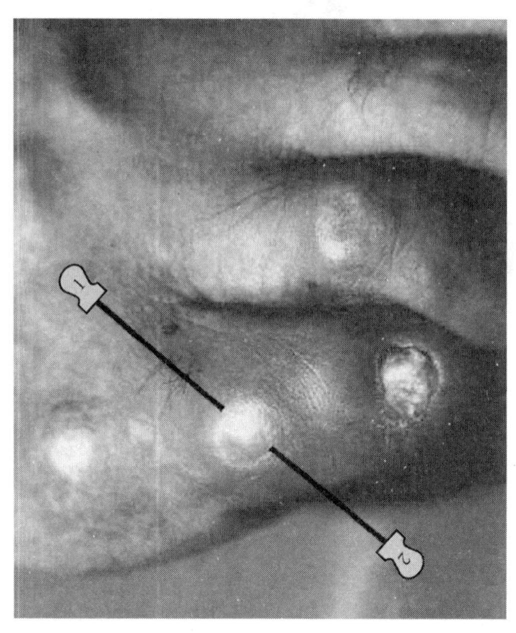

图 9-12　鸡眼针刀相接松解术

③不必把鸡眼剔出，压迫止血，包扎。1 周左右鸡眼自行修平脱落。大多 1 次治愈。个别 7 日不愈者，再做 1 次可愈。

5　针刀术后手法治疗

针刀术后一般无需手法治疗。

第十章 常见美容减肥与整形科疾病

一、黄褐斑

1 范围

本《规范》规定了黄褐斑的诊断和治疗。

本《规范》适用于黄褐斑的诊断和治疗。

2 术语和定义

下列术语和定义适用于本规范。

黄褐斑（Moth-patch） 本病亦称肝斑、蝴蝶斑，是一种常见的发生于颜面部的局限性淡褐色到深褐色的色素沉着性皮肤病。多见于中青年妇女，一般认为与内分泌激素代谢异常有关。

3 诊断

3.1 临床表现

皮损为淡褐色或黄褐色斑，边界较清，形状不规则，对称分布于眼眶附近、额部、眉弓、鼻部、两颊、唇及口周等处，无自觉症状及全身不适。在夏天强烈阳光照晒后、月经行经期、孕期时，色素斑色素加深变黑；分娩后或停用避孕药后部分患者色素斑可以减退，甚至消失。但大多数患者病程难以确定，可持续数月或数年而不退。

3.2 诊断标准

本病是一种比较常见的色素性皮肤病，不难诊断。好发于女性面颊部、鼻梁、口唇周围，其为褐色或淡黑色的斑，形状、大小不等，表面光滑，不痛不痒，呈对称性分布，状如蝴蝶。

4 针刀治疗

4.1 治疗原则

依据人体弓弦力学系统理论及疾病病理构架的网眼理论，黄褐斑是由于面部弓弦力学系统力平衡失调所致。用针刀调节面部的弓弦力学的异常应力，恢复面部皮肤等软组织的营养，使其恢复正常，斑痕消失。

4.2 操作方法

4.2.1 第一次针刀松解面部动静态弓弦力学系统的粘连、瘢痕和挛缩

（1）体位 仰卧位。

（2）体表定位 面部皮肤、皮下及弓弦结合部。

（3）消毒 在施术部位，用碘伏消毒2遍，然后铺无菌巾，使治疗点正对洞巾中间。

（4）麻醉 用1%利多卡因局部浸润麻醉，每个治疗点注药1ml。

（5）刀具 面部专用防滑针刀。

（6）针刀操作（图10-1）

①第一支针刀松解额中部软组织的粘连瘢痕 刀口线与人体纵轴一致，针刀体与皮肤垂直，严格按

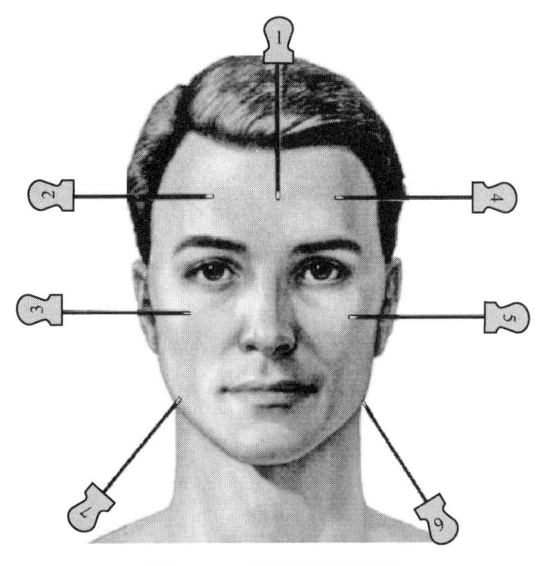

图 10-1　黄褐斑针刀松解

四步进针刀规程进针刀，针刀经皮肤、皮肤组织筋膜达额骨面，纵疏横剥 3 刀，然后调转刀口线 90°，铲剥 3 刀，范围 0.5cm。

②第二支针刀松解右侧额部软组织的粘连瘢痕　刀口线与人体纵轴一致，针刀体与皮肤垂直，严格按四步进针刀规程进针刀，针刀经皮肤、皮下组织筋膜达额骨面，纵疏横剥 3 刀，然后调转刀口线 90°，铲剥 3 刀，范围 0.5cm。然后提针刀于真皮内，针刀体与皮肤平等，向左提插切割 3 刀，范围 0.5cm，以松解真皮层内的粘连和瘢痕。

③第三支针刀松解右侧颧部软组织的粘连瘢痕　刀口线与人体纵轴一致，针刀体与皮肤垂直，严格按四步进针刀规程进针刀，针刀经皮肤、皮下组织筋膜达颧骨面，纵疏横剥 3 刀，然后调转刀口线 90°，沿颧骨骨面上下铲剥 3 刀，范围 0.5cm。然后提针刀于真皮内，针刀体与皮肤平等，向左提插切割 3 刀，范围 0.5cm，以松解真皮层内的粘连和瘢痕。

④第四、第五支针刀松解左侧额、颧部软组织的粘连瘢痕　针刀操作方法与第二、第三支针刀的操作方法相同。

⑤第六支针刀松解左侧颌部软组织的粘连瘢痕　刀口线与人体纵轴一致，针刀体与皮肤垂直，严格按四步进针刀规程进针刀，针刀经皮肤、皮肤组织筋膜达下颌角骨面，纵疏横剥 3 刀，然后调转刀口线 90°，向下铲剥 3 刀，当刀下有落空感时停止进针刀，一般铲剥的范围 0.5cm。然后提针刀于真皮内，针刀体与皮肤平等，向左提插切割 3 刀，范围 0.5cm，以松解真皮层内的粘连和瘢痕。

⑥第七支针刀松解右侧颌部软组织的粘连瘢痕　针刀操作方法与第六支针刀的操作方法相同。

4.2.2　第二次针刀松解眼眶附近、额部、眉弓、鼻部、两颊、唇及口周等处皮下硬节及条索

（1）体位　仰卧位。

（2）体表定位　眼眶附近、额部、眉弓、鼻部、两颊、唇及口周等处皮下硬节及条索。

（3）消毒　在施术部位，用碘伏消毒 2 遍，然后铺无菌巾，使治疗点正对洞巾中间。

（4）麻醉　用 1%利多卡因局部浸润麻醉，每个治疗点注药 1ml。

（5）刀具　面部美容专用针刀。

（6）针刀操作（图 10-2）

①第一支针刀松解右侧眉部皮肤、皮下的硬节和条索　从硬节和条索处进针刀，刀口线与人体纵轴一致，针刀体与皮肤垂直，严格按四步进针刀规程进针刀，针刀经皮肤、皮下组织筋膜达硬节条索，纵疏横剥 3 刀，然后提插切割 3 刀。

②第二支针刀松解左眉部皮肤、皮下的硬节和条索　针刀操作方法与第一支针刀的操作方法相同。

③第三支针刀松解右侧鼻翼部的硬节和条索　从硬节和条索处进针刀，刀口线与人体纵轴一致，针刀体与皮肤垂直，严格按四步进针刀规程进针刀，针刀经皮肤、皮下组织筋膜达硬节条索，纵疏横剥 3 刀，然后提插切割 3 刀。

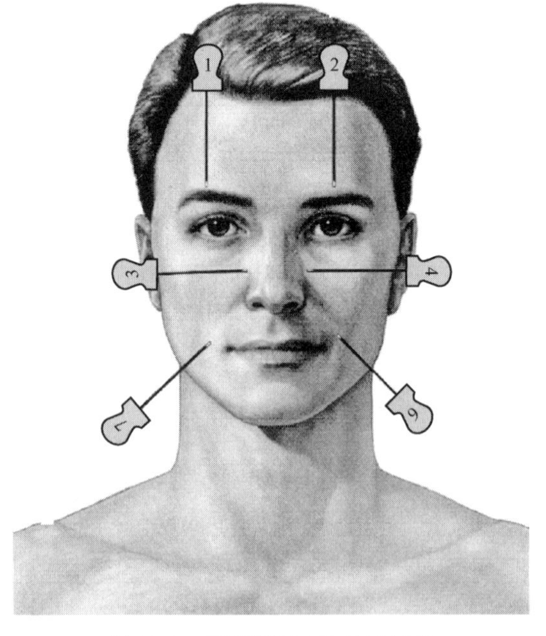

图 10-2　黄褐斑第二次针刀松解

④第四支针刀松解左眉部皮肤、皮下的硬节和条索　针刀操作方法与第三支针刀的操作方法相同。

⑤第五支针刀松解右侧口角轴的硬节和条索　从硬节和条索处进针刀，刀口线与人体纵轴一致，针刀体与皮肤垂直，严格按四步进针刀规程进针刀，针刀经皮肤、皮下组织筋膜达硬节条索，纵疏横剥 3 刀，然后提插切割 3 刀。

⑥第六支针刀松解左侧口角轴的硬节和条索　针刀操作方法与第五支针刀的操作方法相同。

5　针刀术后手法治疗

采用清洁面部皮肤后，医者用大拇指指腹点按面部印堂、攒竹、阳白、头维、太阳、四白、颧髎、地仓、承浆、听宫、听会；耳后翳风、风池，每穴点按 20 次后，加揉法 50 次，以渗透皮下为要领。沿着面部皮肤纹理，由下往上用无名指和中指的指腹打圆圈，重点为 3 条线路，一是承浆到翳风，二是地仓到听会，三是迎香到太阳，每条线路各 20 遍，3 日治疗 1 次，10 次为 1 个疗程。

二、雀斑

1　范围

本《规范》规定了雀斑的诊断和治疗。

本《规范》适用于雀斑的诊断和治疗。

2　术语和定义

下列术语和定义适用于本规范。

雀斑（Freckle）　本病是一种面部常见皮肤病，发生在颜面、颈部、手背等日晒部位。本病始发于学龄前儿童，少数自青春期发病，女多于男，多伴有家族史。皮损多为针尖至芝麻大小的圆形淡黄或褐色斑点，数目多少不定，散在或密集，对称分布，互不融合，无自觉症状，病程缓慢。夏季或日晒后颜色加深，数目增多，冬季色淡，数目减少。多见于皮肤白皙的女子。

3　诊断

3.1　临床表现

雀斑色素斑呈点状或圆形、卵圆形，或呈各种不规则的形态；分布在颜面部，尤其是鼻与两颊周围最为常见，大小如同针尖至米粒大，直径一般在 2mm 以下，呈淡褐色至深褐色不等；分布数量少者几十个，多者成百，多数呈密集分布，但互不融合，孤立地布散在面部周围，严重者也可见于手背、颈、耳前后、耳腔、肩臂等躯体暴露的部位。多数呈对称性。一般始发于 5～10 岁左右的儿童，女性明显多于男性，也可发生于青春期后的少女，到成年后（20 岁以后）多数色斑呈静止状态、停止发展。雀斑颜色的轻重、斑点数量的多少是随遗传程度、光照强度、年龄大小、地域不同、种族不同、职业与工作环境不同，甚至与心情不同、睡眠是否充足有一定关系。但这些关系中，主要与雀斑的遗传基因密切相关的。

3.2　诊断标准

依据临床表现可以确诊。

4　针刀治疗

4.1　治疗原则

根据对雀斑病因病理的分析可知，根据慢性软组织损伤病理构架的网眼理论，用针刀调节面部的弓弦力学的异常应力，恢复面部皮肤等软组织的营养，使其恢复正常，斑痕消失。

4.2　操作方法

4.2.1　第一次针刀松解面部动静态弓弦力学单元的粘连、瘢痕和挛缩

（1）体位　仰卧位。

（2）体表定位　面部皮肤、皮下及弓弦结合部。

（3）消毒　施术部位用碘伏消毒2遍，然后铺无菌洞巾，使治疗点正对洞巾中间。

（4）麻醉　1%利多卡因局部定点麻醉。

（5）刀具　应用面部美容针刀，0.5mm×30mm。

（6）针刀操作（图10-3，图10-4）

①第一支针刀松解面额部正中发际部的软组织的粘连瘢痕　刀口线与人体纵轴一致，针刀体与皮肤垂直，严格按四步进针刀规程进针刀，针刀经皮肤、皮下组织筋膜达额骨面，纵疏横剥3刀，然后调转刀口线90°，分别向上向下铲剥3刀，范围不超过1cm。

②第二支针刀松解右侧颧弓最高部软组织的粘连瘢痕　刀口线与颧弓纵轴一致，针刀体与皮肤垂直，严格按四步进针刀规程进针刀，针刀经皮肤、皮下组织筋膜达颧骨面，纵疏横剥3刀，调转刀口线90°，沿颧骨骨面上下铲剥3刀，范围不超过0.5cm。然后提针刀于真皮内，针刀体与皮肤平等，向左提插切割3刀，范围不超过1cm，以松解真皮层内的粘连和瘢痕。

③第三支针刀松解右侧颧弓最高部软组织的粘连瘢痕　针刀操作方法与第二支针刀的操作方法相同。

④第四支针刀松解印堂穴软组织的粘连瘢痕　刀口线与人体纵轴一致，针刀体与皮肤垂直，严格按四步进针刀规程进针刀，针刀经皮肤、皮下组织筋膜达额骨面，纵疏横剥3刀，然后调转刀口线90°，向下铲剥3刀，范围不超过0.5cm。

⑤第五支针刀松解右侧口角轴的硬节和条索　从硬节和条索处进针刀，刀口线与人体纵轴一致，针刀体与皮肤垂直，严格按四步进针刀规程进针刀，针刀经皮肤、皮下组织筋膜达硬节条索，纵疏横剥3刀，然后提插切割3刀。

⑥第六支针刀松解左侧口角轴的硬节和条索　针刀操作方法与第五支针刀的操作方法相同。

⑦第七支针刀松解鼻尖部软组织的粘连瘢痕　刀口线与人体纵轴一致，针刀体与皮肤垂直，严格按四步进针刀规程进针刀，针刀经皮肤、皮下组织筋膜达鼻尖面，纵疏横剥3刀，然后调转刀口线90°，向四周分别铲剥3刀，范围不超过0.5cm。

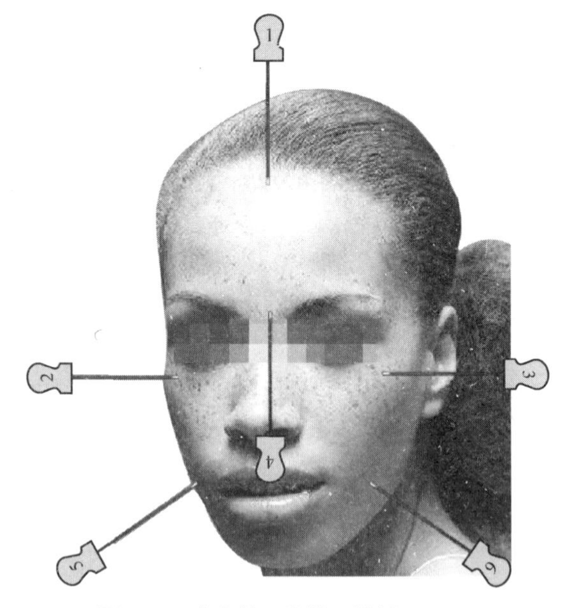

图10-3　雀斑第一次针刀松解（1）

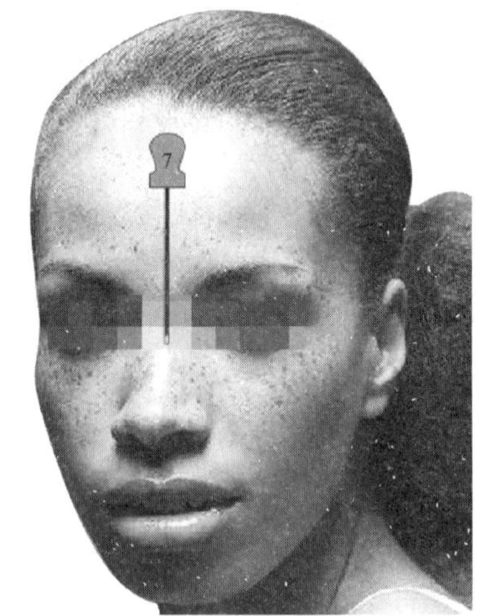

图10-4　雀斑第一次针刀松解（2）

4.2.2　*第二次针刀治疗——颈项部大“T”形针刀松解术*

针刀操作方法参见黄褐斑的第二次针刀治疗。

5　针刀术后手法治疗

针刀术后48小时可用手法治疗，以点、按、揉面部穴位为主。患者仰卧，医者坐于床头用双拇指揉压承泣穴，再用双拇指分推鼻子两侧，用掌跟搓摩面颊使面颊变得红润；以中指点四白穴，大拇指点阳白穴 10s，随即用大拇指和中指指腹点揉穴位，先顺时针揉 30 圈，后再逆时针揉 30 圈。然后再用中指指腹点揉颧髎穴，此穴点、按、揉三法并用，揉时由慢到快，最后点按头维、太阳、颧髎、外关、合谷、四白等穴；医者用左手大拇指点按患者右侧内关，用右手大拇指点按患者左侧的光明穴，然后再点按左侧内关穴和右侧光明穴，点按 30s，两侧时间一样。用两手大拇指点、按、揉足三里 1min 左右。做完以上步骤重复至面部发热，面部表皮充血为止。

三、酒糟鼻

1　范围

本《规范》规定了酒糟鼻的诊断和治疗。

本《规范》适用于酒糟鼻的诊断和治疗。

2　术语和定义

下列术语和定义适用于本规范。

酒糟鼻（Bottle nose）　本病俗称“红鼻子”或“红鼻头”，是发生在面部的一种慢性炎症性皮肤病。常发于颜面中部、鼻尖和鼻翼部，还可延及两颊、颌部和额部。轻度者只有毛细血管扩张，局部皮肤潮红，油脂多；重度的患者可出现红色小丘疹、脓疱，严重者鼻端肥大形成鼻赘。

3　诊断

3.1　临床表现

本病多见于中年人，女性多于男性，但男性患者病情较重，皮损好发于面部中央，对称分布，常见于鼻部、两颊、眉间、颏部。

3.2　诊断标准

本病为临床常见皮肤病，根据其临床症状易于诊断。酒糟鼻可出现：鼻子潮红，表面油腻发亮，持续存在伴有瘙痒、灼热和疼痛感。早期鼻部出现红色的小丘疹、丘疱疹和脓疱，鼻部毛细血管充血严重，肉眼可见明显树枝状的毛细血管分支，最终鼻子上出现大小不等的结节和凹凸不平的增生，鼻子肥大不适。

4　针刀治疗

4.1　治疗原则

依据人体弓弦力学系统理论及疾病病理构架的网眼理论，酒糟鼻是由于鼻部慢性感染以后遗留下来的鼻部软组织的粘连、瘢痕、挛缩和堵塞，应用针刀松解鼻部弓弦结合部及弦的应力异常点的粘连和瘢痕，人体通过自我代偿，增厚的皮肤变薄，肿大的鼻子逐渐恢复正常。

4.2　操作方法

（1）体位　仰卧位，头尽量后仰。

（2）体表定位　鼻肿大，原形硬结部。

（3）消毒　在施术部位，用碘伏消毒 2 遍，然后铺无菌巾，使治疗点正对洞巾中间。

（4）麻醉　用 1%利多卡因局部浸润麻醉，每个治疗点注药 1ml。

（5）刀具　面部专用弧形针刀。

（6）针刀操作（图 10-5，图 10-6）

①第一支针刀松解鼻尖、鼻翼部的硬结粘连　刀口线与人体纵轴垂直，从鼻尖进针刀，纵疏横剥 3 刀，遇硬结切 3 刀，然后，针刀退至皮下，针刀体分别向左右倾斜 45°，提插刀法切割 2 刀，以切开鼻翼部位的粘连和硬结，遇硬结切 3 刀。

②第二支针刀松解鼻背部硬结　刀口线与人体长轴一致，从鼻尖进针刀到皮下组织，沿鼻背方向提插刀法切割 3 刀，切割深度 0.2cm，遇硬结和条索状物，再切 3 刀。

术毕，创可贴覆盖刀口。

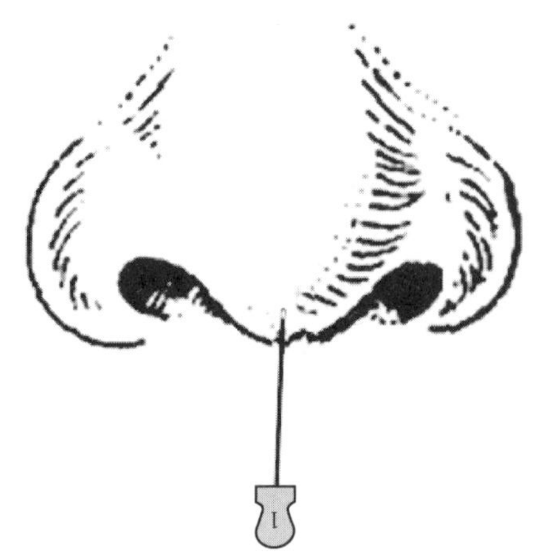

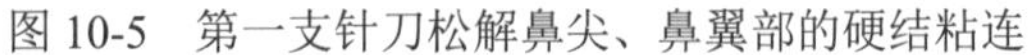

图 10-5　第一支针刀松解鼻尖、鼻翼部的硬结粘连

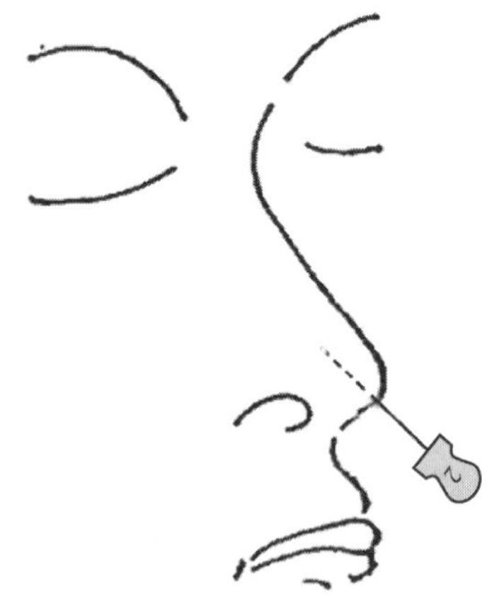

图 10-6　第二支针刀松解鼻背部硬结

（7）注意事项

①进针刀时，应避开表面扩大的毛细血管，针刀始终在皮下进行操作，不可进入鼻腔鼻孔内。

②根据病情，逐次松解。

③如果有螨虫的感染，可以选择使用一些杀螨药物，如硫磺软膏和新肤螨灵霜等。

5　针刀术后手法治疗

针刀术后一般无需手法治疗。

四、痤疮

1　范围

本《规范》规定了痤疮的诊断和治疗。

本《规范》适用于痤疮的诊断和治疗。

2　术语和定义

下列术语和定义适用于本规范。

痤疮（Acne）　本病是由于体内雄性激素增高，促使皮脂分泌旺盛，毛囊皮脂腺管闭塞，加上细菌侵袭，从而导致痤疮的发生。痤疮的发病与遗传因素、激素分泌、胃肠障碍、使用外搽药物、化妆品使用不当等有关。多数发生于 15～30 岁。痤疮主要有两种皮损：非炎症性皮损和炎症性皮损。非炎症性皮损即粉刺。依据粉刺是否有开口，又分为黑头粉刺和白头粉刺。炎症性皮损有多种表现：丘疹、脓疱、结节和囊肿。皮损好发于面颊、额部和鼻唇沟，其次是胸部、背部等。

3　诊断

3.1　临床表现

痤疮基本表现为毛囊性丘疹，中央有一黑点，称黑头粉刺；周围色红，挤压有米粒样白色脂栓排出，另有无黑头、成灰白色的小丘疹，称白头粉刺。若发生炎症，粉刺发红，顶部发生小脓疱，此时可影响容貌。破溃痊愈后，可遗留暂时色素沉着或有轻度凹陷的瘢痕，有的形成结节、脓肿、囊肿及瘢痕等多种形态的伤害，甚至破溃后形成多个窦道和瘢痕，严重者呈橘皮脸。临床上常以一、二种损害较为明显，往往同时存在油性皮脂溢出而并发头面部脂溢性皮炎，此时面部油腻发亮，还可发生成片的红斑，且覆盖上油性痂皮，常年不愈。发病人群以 15～30 岁为主，当年龄增长时，皮肤会慢慢由油转干，随着皮肤油脂的下降，青春痘的程度自然减轻。

3.2 诊断标准

（1）本病为毛囊性丘疹，好发于面颊、额部和鼻唇沟，其次是胸部、背部。眶周皮肤从不累及。

（2）开始时患者差不多都有黑头粉刺及油性皮脂溢出，还常有丘疹、结节脓疱、脓肿、窦道或瘢痕。

（3）病程长，多无自觉症状；如炎症明显时，则可引起疼痛和触疼症状。

4 针刀治疗

4.1 治疗原则

根据针刀医学对痤疮病因病理的分析及慢性软组织损伤病理构架的网眼理论，用针刀调节面、颈部的弓弦力学系统的异常应力，同时对痤疮部的损伤进行直接松解，恢复面部皮肤等软组织的营养，可使皮肤恢复正常功能。

4.2 操作方法

4.2.1 第一、第二次针刀治疗

参见黄褐斑第一、第二次针刀治疗。

4.2.2 第三次针刀治疗

（1）体位 仰卧位。

（2）体表定位 面部痤疮。

（3）消毒 施术部位用碘伏消毒 2 遍，然后铺无菌洞巾，使治疗点正对洞巾中间。

（4）麻醉 1%利多卡因局部定点麻醉。

（5）刀具 面部美容针刀，0.5mm×30mm。

（6）针刀操作（图 10-7）

①第一支针刀松解痤疮上部 从痤疮上缘进针刀，刀口线与人体纵轴一致，针刀体与皮肤垂直，严格按四步进针刀规程进针刀，经皮肤、皮下组织达痤疮，纵疏横剥 3 刀，再提插切割 3 刀，应切穿痤疮部的硬节组织，然后调转针刀体 90°，使针刀与皮肤平行，向下提插切割痤疮。

②第二支针刀松解痤疮下部 从痤疮下缘进针刀，刀口线与人体纵轴一致，针刀体与皮肤垂直，严格按四步进针刀规程进针刀，经皮肤、皮下组织达痤疮，纵疏横剥 3 刀，再提插切割 3 刀，应切穿痤疮部的硬节组织，然后调转针刀体 90°，使针刀与皮肤平行，向上提插切割痤疮，与第一支针刀相接。

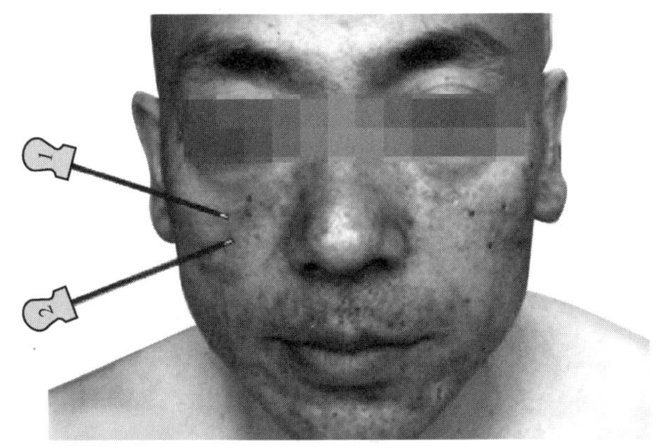

图 10-7 痤疮第三次针刀松解

（7）其他痤疮的针刀治疗 与第三次针刀治疗方法相同。

5 针刀术后手法治疗

针刀术后 48h 可采用手法治疗，以按、揉、运摩手法为主。取印堂、神庭、阳白、鱼腰、太阳、素

髎、迎香、禾髎、水沟、地仓，以按揉法为主，每日1次，每次15min。如痤疮已化脓，应避免在痤疮上直接按摩；如痤疮已愈合并形成瘢痕组织，按摩瘢痕组织，可使其软化。如胃肠功能紊乱者，可取下肢部的足阳明胃经，自上而下推擦15遍，并揉足三里2min，擦手三阳经15遍，提拿合谷、鱼际各2min；按揉肺俞、脾俞、胃俞、三焦俞、大肠俞，均以酸胀为度，沿顺时针方向摩腹5min；若青春期痤疮者，加揉下肢部的足少阴肾经和足太阳膀胱经。自上而下揉按15遍，并揉太溪、三阴交，每穴各2min，按揉肾俞、命门2min，均以酸胀为度，摩擦涌泉至热为度。

五、色素痣

1 范围

本《规范》规定了色素痣的诊断和治疗。

本《规范》适用于色素痣的诊断和治疗。

2 术语和定义

下列术语和定义适用于本规范。

色素痣（Pigmented nevus） 本病也简称色痣、斑痣或黑痣，是由正常含有色素的痣细胞所构成的最常见于皮肤性的肿瘤，偶见于黏膜表面。临床表现有多种类型。颜色多呈深褐或墨黑色，还有没有颜色的无色痣。依其基本的组织病理可分型为交界痣、皮内痣、混合痣。

3 诊断

3.1 临床表现

3.1.1 皮内痣

痣细胞巢位于真皮上部，成人常见，多见于头颈部。损害为圆顶状或蒂状的丘疹和结节，淡褐至深褐色，几毫米到几厘米大小，表面有或多或少毛发生长（图10-8）。

3.1.2 交界痣

痣细胞巢位于真皮基底部，大多在儿童期出现，好发于掌蹠、甲床及生殖器部位。损害扁平或略微隆起，直径5～6mm，圆形或卵圆形，界限清楚、褐色，中央色素比周围深，表面光滑无毛，皮纹存在（图10-9）。

3.1.3 混合痣

表皮及真皮内均有痣细胞巢。见于青少年或成年，损害特点介于交界痣与皮内痣之间（图10-10）。

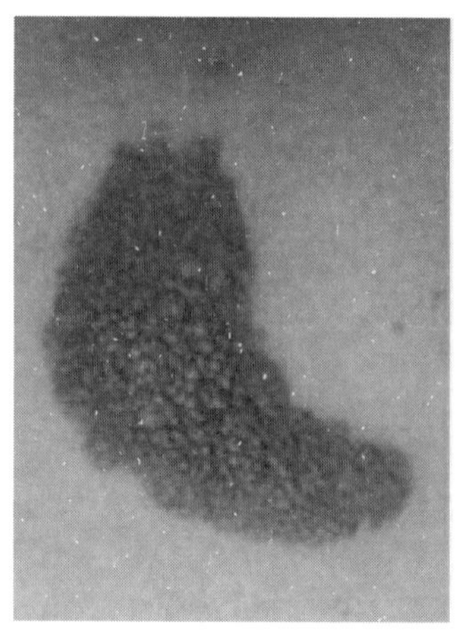

图10-8 皮内痣

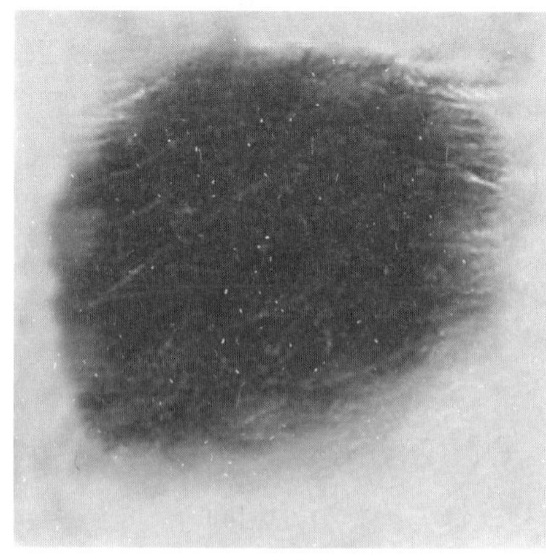

图10-9 交界痣

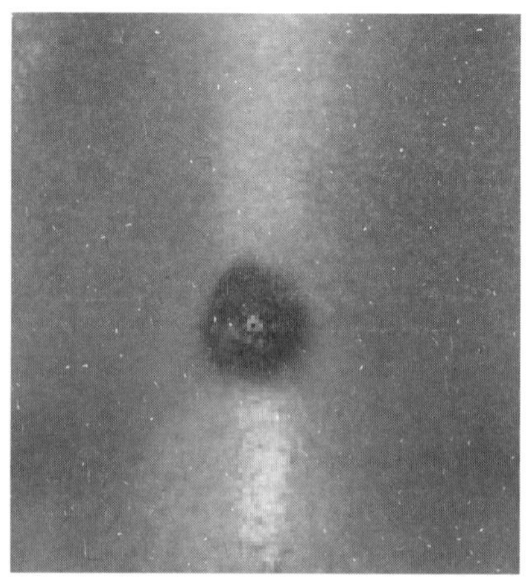

图10-10 混合痣

3.2　诊断标准

色素痣大小由几毫米到几厘米，甚至面积很大，常左右对称，边界清楚，边缘光滑，色泽均匀。根据痣细胞内色素含量不同，颜色可为黄、褐或黑色，但也可呈蓝、紫色或近肤色。有些损害处可贯穿着短而粗的黑色毛发。若痣在短期内迅速增大，色泽加深变黑，边缘发红不规则，表面出血、破损以及周围出现卫星状损害，表明痣有恶变征象，应予手术切除，及时送病理检查。

4　针刀治疗

根据慢性软组织损伤病理构架的网眼理论，用针刀调节面部的弓弦力学系统的异常应力，恢复面部皮肤等软组织的营养，从而达到治疗目的。

色素痣周围“十字”针刀松解术

（1）体位　仰卧位。

（2）体表定位　色素痣周围。

（3）消毒　施术部位用碘伏消毒 2 遍，然后铺无菌洞巾，使治疗点正对洞巾中间。

（4）麻醉　1%利多卡因局部定点麻醉。

（5）刀具　面部专用美容针刀，0.5mm×30mm。

（6）针刀操作（图 10-11）

①第一支针刀距色素痣上缘 0.5cm 定位　从定位处进针刀，刀口线与人体纵轴一致，针刀体与皮肤垂直，严格按四步进针刀规程进针刀，针刀经皮肤、皮肤组织筋膜达硬节条索，纵疏横剥 3 刀，然后向下提插切割 3 刀，切割范围超过病变中心。

②第二支针刀距色素痣下缘 0.5cm 定位　从定位处进针刀，刀口线与人体纵轴一致，针刀体与皮肤垂直，严格按四步进针刀规程进针刀，针刀经皮肤、皮下组织筋膜达硬节条索，纵疏横剥 3 刀，然后向下提插切割 3 刀，切割范围超过病变中心，与第一支针刀相接。

③第三支针刀距色素痣左侧缘 0.5cm 定位　从定位处进针刀，刀口线与人体纵轴一致，针刀体与皮肤垂直，严格按四步进针刀规程进针刀，针刀经皮肤、皮下组织筋膜达硬节条索，纵疏横剥 3 刀，然后向下提插切割 3 刀，切割范围超过病变中心。

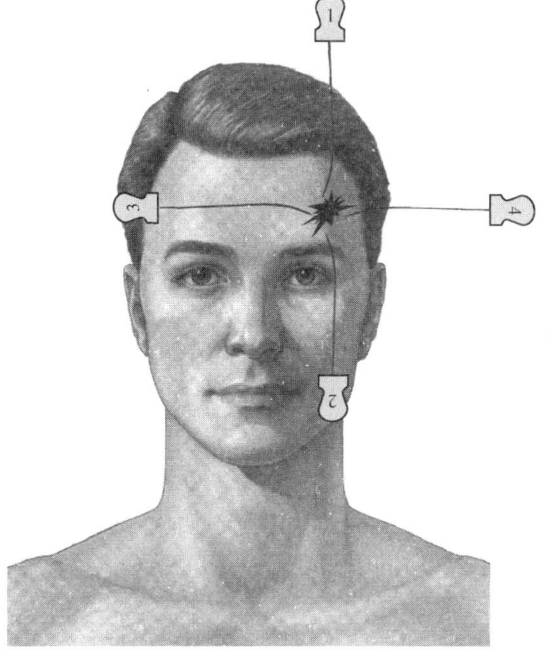

图 10-11　色素痣针刀松解

④第四支针刀距色素痣右侧缘 0.5cm 定位　从定位处进针刀，刀口线与人体纵轴一致，针刀体与皮肤垂直，严格按四步进针刀规程进针刀，针刀经皮肤、皮下组织筋膜达硬节条索，纵疏横剥 3 刀，然后向下提插切割 3 刀，切割范围超过病变中心，与第三支针刀相接。

5　针刀术后手法治疗

针刀术后一般无需手法治疗。

六、面部皱纹

1　范围

本《规范》规定了面部皱纹的诊断和治疗。

本《规范》适用于面部皱纹的诊断和治疗。

2 术语和定义

下列术语和定义适用于本规范。

面部皱纹（Facial wrinkles） 人类的面颈部皮肤常可见有呈条、带状的皱纹线，这些皱纹线的出现大多与皮肤老化有关，尤其是当皱纹线在数量上增多、沟纹加深时，无疑是皮肤老化的征象。皱纹是健美的大敌，颜面部和颈部是人们与外界交流的窗口，从无任何遮盖，特别是面部是显示人体美最重要的部位。因此，怎样推迟皱纹的产生、加重或减轻、除去已经出现的皱纹，便成为人们留住青春美容、延缓容貌衰老最为关心的问题。

3 诊断

3.1 临床表现

按照皱纹产生的原因，面部皱纹可分为3类。

（1）体位性皱纹线　在人体凡是运动幅度较大的部位都有宽松的皮肤，以适应肢体完成各种生理运动。这些充裕的皮肤在处于松弛状态时即自然形成宽窄、长短和深浅不等的皱纹线；当皮肤被拉紧时，皱纹线随即消失；当体位发生改变时，皱纹线出现的部位亦发生改变。这种随体位的不同而出现的皮肤皱纹线称为体位性皱纹线。这种皱纹线均出现在关节附近，人出生时即已存在，属于正常生理现象，而非皮肤老化表现。例如颈部、肘部和膝部的横行皮肤皱纹线即生来有之，随关节的屈伸状态的不同（即体位的不同），皱纹出现的侧别（前、后、内、外侧）和程度亦不相同，但皱纹线总是出现在皮肤松弛的一侧。但当人们进入壮年之后，随着年龄的不断增加和全身生理功能的逐渐降低、皮肤弹性亦逐渐减退，其表现为原来的体位性皱纹线逐渐加深和增多，这就是皮肤老化的表现。

（2）动力性皱纹线　动力性皱纹线的产生是面部表情肌收缩牵拉皮肤的结果。表情肌属皮肌，即起于骨面或筋膜，止于皮肤，收缩时牵拉皮肤。使皮肤呈现出各种不同形态、大小、深浅的皱纹，同时引起眼、耳、鼻、口等器官在形态、位置上发生相应的改变，从而显露出多姿多彩的表情，抒发和传递着内心世界各种复杂多变的情感和信息。由于万物之灵的人类具有高度的思维和语言能力，其表情常是千变万化、奥妙莫测的，因此表情肌数量多，结构精细，功能灵巧，各肌或肌群之间舒缩运动配合完美，从而使动力性皱纹线在形态和程度上也表现出多样性。当表情肌收缩时，肌纤维缩短，牵引皮肤形成与肌纤维长轴相垂直的皮肤皱纹线，这是动力性皱纹线的特点之一；另一特点是此线一旦形成，即使该表情肌未收缩，皱纹线也不会完全消失。因此，动力性皱纹线的出现，亦为老化的征象。对于个别人来说，只是出现时间的早晚和轻重程度的不同而已，这常与体质、情绪、工作环境和性质、职业等有关，瘦者或体弱者出现较早，胖者或体健者出现较晚，女性较男性出现要早；经常夸张性的面部表情可以加速此类线的提早出现或程度的加深。若皱纹明显加重，则更应视为老化的表现之一。

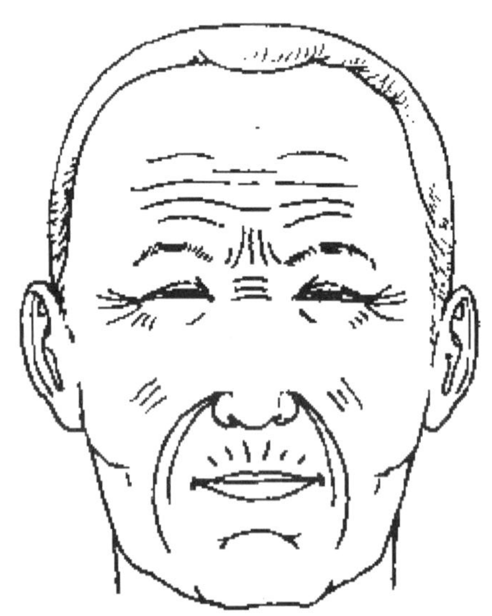

图 10-12　动力性皱纹线

面部主要的动力性皱纹线（图 10-12）有：

①额纹，俗称抬头纹，位于眉和眉间的上方至邻近前额发际处，呈横向排列，为额肌收缩所致，恰与额肌纤维走行方向垂直。沟纹一般为3～6条，可分为正中组和外侧组，前者在眉间上方，后者在眉的上方，正中组与外侧组之间可稍有连续或有分叉，外侧组的产生乃因额肌直接收缩所致，中间组的产生则系两侧额纹共同牵拉正中皮肤的结果。正常时，左、右额纹对称。额肌受面神经颞支支配，一侧面神经额支同时接受双侧皮质核束发来的冲动，故当面神经核下瘫（下运动神经元损伤）时，病灶侧额肌瘫痪，额纹消失；当面神经核上瘫（上运动神经元损伤）时，两侧额纹均正常存在。

额纹出现较早，少数人可于 20 多岁即开始展现。随着年龄的增长，皮肤逐渐老化，弹性下降，额纹也随之加深。坚持每天按摩皮肤，促进血液循环，改善皮肤营养，可延缓额纹的出现或加深。

②眉间纹位于两眉之间，多为 2～3 条，主为垂直走向，但下部纹常向两侧略呈八字形展开，亦与眉间肌纤维方向垂直。

③鼻根纹是位于鼻根部的横纹，常为 1～2 条，位于左、右内眦连线上方，此为纵行的降眉间肌收缩所致。

④眼睑纹布于上、下睑皮肤，为眼轮匝肌收缩所致。上睑纹细密明显，中间部呈垂直向，内侧部稍向内上方辐射，外侧部亦逐渐向外上方散开。下睑纹稍粗浅，呈垂直状或稍斜向外下，如有眼袋时皱纹不明显。

⑤鱼尾纹呈粗细不等的条纹状，沿外眦部作放射状排列，闭眼时因眼轮匝肌收缩致纹理更为明显。随着年龄的增长，皮肤弹性降低而松弛，鱼尾纹会逐渐加深并向两侧稍延伸。

⑥鼻唇沟纹构成鼻唇沟外侧缘，即位于颊脂垫与口轮匝肌相交处的皮肤皱襞，多为一条，但有时在主纹的内侧或外侧可有一与主纹相平行的次纹，次纹常较短浅。任何人在微笑时均可出现此纹，但年轻人在不笑时可消失。中年起则逐渐显露，不笑时也可存在，笑时则更明显。鼻唇沟纹若下延至下颌体下缘，则应视为明显老化的现象。鼻唇沟纹是上唇外上侧呈放射状排列的表情肌收缩所致，在年老者，也有因皮肤松弛所致的重力性皱纹相混，故亦有将鼻唇沟纹看作是混合性皱纹者。

⑦颊纹位于颊部，鼻唇沟纹的外侧，为一或数条，并略与鼻唇沟纹平行。较明显的颊纹常上延过颧部，并可与下睑外侧纹和下部鱼尾纹相连续。其产生原理同鼻唇沟纹，但出现较晚。瘦人的颊纹更为明显。

⑧唇纹是上、下唇的皮肤皱纹，在唇中部呈垂直状，两侧的纹理渐向外上（上唇）或外下（下唇）倾斜，在口角处则呈放射状排列。唇部因缺乏皮下组织，皮肤与口轮匝肌紧连。口轮匝肌又较宽，故皱纹呈现出密而细的特点，红唇处较明显；拱嘴时皮肤部可有 2～3 条粗纹，上唇者较明显。

⑨颏纹位于颏部，横行走向，多不明显，为颏部肌收缩所致。

⑩耳前纹位于耳轮脚与颧弓根之间及其上方，呈纵行走向，一般为 1～2 条，老者和瘦者明显。此纹为耳前肌收缩所致。

（3）重力性皱纹　重力性皱纹出现的时间较晚，多在 40 岁以后逐渐发生。其产生机制是因骨骼的萎缩、肌肉的松弛和皮肤弹性的减弱，加之皮下脂肪逐渐减少，在重力作用下皮肤松弛下垂所致。随着年龄的不断增长，上述变化越来越明显，重力性皱纹线也越来越多和加重。因此，在正常情况下，重力性皱纹线的出现亦是老化的征象之一。但在体弱多病和重症营养不良的情况下，也可出现重力性皱纹线，呈现出“小老头”“小老太”的征象，这种情况就不应视为老化的表现。不管什么情况，重力性皱纹线的出现，都与美容格格不入，必须尽早预防。

重力性皱纹线临床表现为：多发生在骨骼较突出处和肌肉较多处，乃因骨骼和肌肉的萎缩减少了对皮肤的支撑作用，加之皮肤弹性下降，皮肤在重力作用下松弛下垂。

在额部，由于颅顶骨（包括额骨）的萎缩，额肌和帽状腱膜松弛，额部皮肤弹性减弱而下垂所致的重力性皱纹线已融于动力性皱纹线，使额部皱纹加深。因此，试图将二者加以区别适无必要也不可能，而且在美容除皱术中也是采取同一术式施之。

在睑部，由于皮肤薄，皮下组织疏松，脂肪较少，当眼轮匝肌和额肌（额肌的少部纤维交错止于眼轮匝肌）松弛时，上睑皮肤即逐渐下垂形成所谓“肿眼泡”，以上睑外侧部为甚；在下睑，还因眶隔萎缩，眶内脂肪疝出，致皮肤臃肿下垂，形成所谓“眼袋”。“肿眼泡”和“眼袋”为睑部重力性皱纹的典型代表，明显有碍于美容，只能采取美容手术矫正。

当额肌和皱眉肌萎缩松弛时，眉间皮肤下垂可加重鼻根横纹。

因颧骨萎缩和口周辐射状肌松弛，颊脂体缩小，致使颧、颊部皮肤一并下垂。由于口角皮肤较固定，故下垂皮肤在口角外侧明显臃肿，甚至与松弛的下颌皮肤共同形成“重下颌”。

4 针刀治疗

4.1 治疗原则

依据人体弓弦力学系统理论及疾病病理构架的网眼理论，皱纹是由于面部弓弦力学系统的力平衡失调，在面部产生的条索状瘢痕。用针刀松解面部弓弦力学的粘连和瘢痕，恢复面部皮肤等软组织的营养，就能减少甚至消除皱纹。根据面部皱纹的位置不一样，我们将其分为四种类型，分别进行针刀整体松解。

4.2 操作方法

4.2.1 额部除皱术

（1）体位 仰卧位。

（2）体表定位 额部皮肤、皮下及弓弦结合部（图 10-13）。

（3）消毒 在施术部位，用碘伏消毒 2 遍，然后铺无菌巾，使治疗点正对洞巾中间。

（4）麻醉 用 1%利多卡因局部浸润麻醉，每个治疗点注药 1ml。

（5）刀具 面部专用防滑针刀。

（6）针刀操作（图 10-14）

第一、三、四、五、九支针刀松解额部右侧皱纹处软组织的粘连瘢痕。

第二、六、七、八、十支针刀松解额部左侧皱纹处软组织的粘连瘢痕。

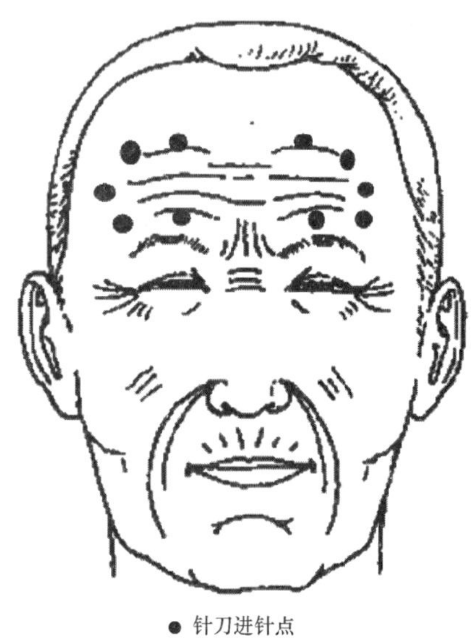

图 10-13 额部除皱针刀体表定位

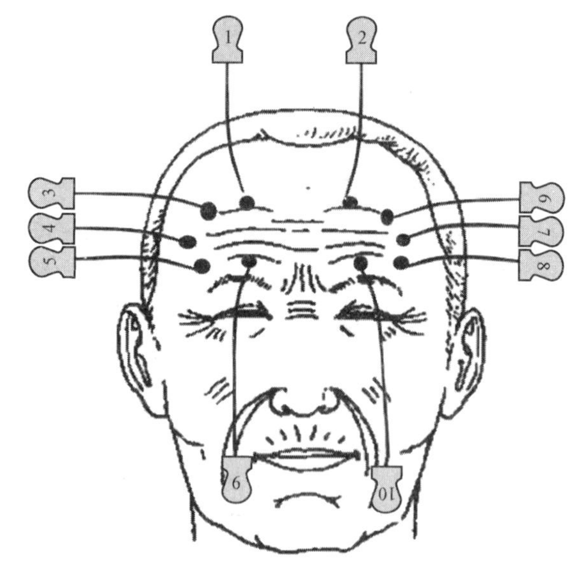

图 10-14 额部除皱针刀松解

①第一支针刀在右侧额部最上皱纹中点定点 刀口线与人体纵轴一致，针刀体与皮肤垂直，严格按四步进针规程进针刀，针刀经皮肤、皮下组织筋膜达额骨面，纵疏横剥 3 刀，然后调转刀口线 90°，贴骨面分别向上向下铲剥 3 刀，范围 0.5cm。

②第二支针刀松解额部左侧上部皱纹处软组织的粘连瘢痕 在左侧额部最上皱纹中点定点，针刀操作方法与第一支针刀相同。

③第三支针刀在第一支针刀进针点外 2cm 定点 刀口线与人体纵轴一致，针刀体与皮肤垂直，严格按四步进针规程进针刀，针刀经皮肤、皮下组织筋膜达额骨面，纵疏横剥 3 刀，然后贴骨面向内铲剥 3 刀，范围 0.5cm。

④第四支针刀在第三支针刀进针点下 1～2cm 定点 针刀操作方法与第一支针刀相同。

⑤第五支针刀在第四支针刀进针点下 1～2cm 定点 针刀操作方法与第一支针刀相同。

⑥第六支针刀在第二支针刀进针点外 2cm 定点 刀口线与人体纵轴一致，针刀体与皮肤垂直，严格按四步进针规程进针刀，针刀经皮肤、皮下组织筋膜达额骨面，纵疏横剥 3 刀，然后贴骨面向内铲剥 3

刀，范围 0.5cm。

⑦第七支针刀在第六支针刀进针点下 1～2cm 定点　针刀操作方法与第一支针刀相同。

⑧第八支针刀在第七支针刀进针点下 1～2cm 定点　针刀操作方法与第一支针刀相同。

⑨第九支针刀在右侧额部最下皱纹中点定点　刀口线与人体纵轴一致，针刀体与皮肤垂直，严格按四步进针规程进针刀，针刀经皮肤、皮下组织筋膜达额骨面，纵疏横剥 3 刀，然后调转刀口线 90°，贴骨面分别向上向下铲剥 3 刀，范围 0.5cm。

⑩第十支针刀松解额部左侧最下部皱纹处软组织的粘连瘢痕　在左侧额部最下皱纹中点定点，针刀操作方法与第九支针刀相同。

（7）注意事项

①针刀松解时，注意保护表皮层，不可刺开表皮。

②根据瘢痕长短及瘢痕的轻重程度，相距 7 日后做第二次松解术。第二次松解重复第一次的操作，只是松解的位置不一样。

4.2.2　鱼尾除皱术

（1）体位　仰卧位。

（2）体表定位　额部皮肤、皮下及弓弦结合部（图 10-15）。

（3）消毒　在施术部位，用碘伏消毒 2 遍，然后铺无菌巾，使治疗点正对洞巾中间。

（4）麻醉　用 1%利多卡因局部浸润麻醉，每个治疗点注药 1ml。

（5）刀具　面部专用防滑针刀。

（6）针刀操作（图 10-16）

第一、二、三支针刀松解右侧鱼尾纹处软组织的粘连瘢痕。

第四、五、六支针刀松解左侧鱼尾纹处软组织的粘连瘢痕。

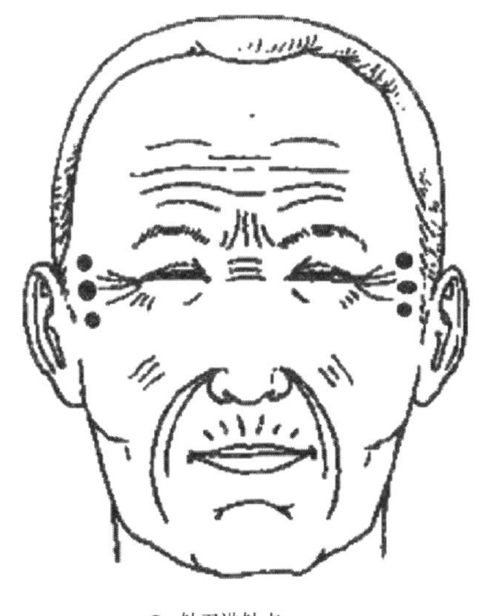

图 10-15　鱼尾除皱针刀体表定位

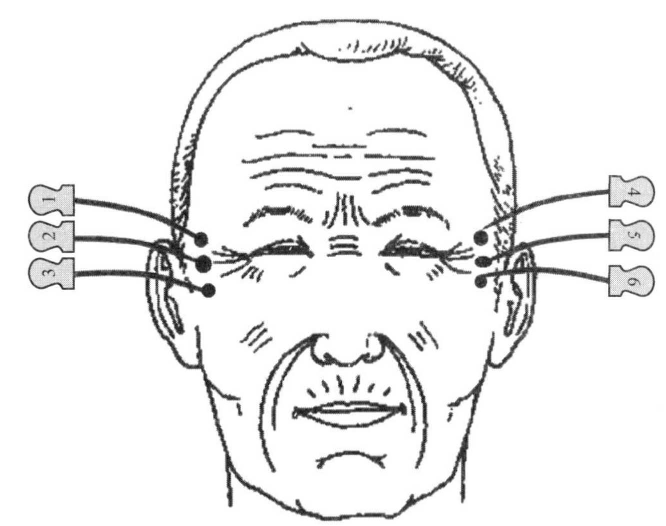

图 10-16　鱼尾除皱针刀松解

①第一支针刀在右侧鱼尾纹最上尾端（相当于眼眶外 3cm 上 2cm）定点　刀口线与人体纵轴一致，针刀体与皮肤垂直，严格按四步进针规程进针刀，针刀经皮肤、皮下组织筋膜达骨面，纵疏横剥 3 刀，然后贴骨面分别向内铲剥 3 刀，范围 0.5cm。

②第二支针刀在第一支针刀下 1～2cm 定点　针刀操作方法与第一支针刀相同。

③第三支针刀在第二支针刀下 1～2cm 定点　针刀操作方法与第一支针刀相同。

④第四支针刀在左侧鱼尾纹最上尾端（相当于眼眶外 3cm 上 2cm）定点　刀口线与人体纵轴一致，

针刀体与皮肤垂直，严格按四步进针规程进针刀，针刀经皮肤、皮下组织筋膜达骨面，纵疏横剥 3 刀，然后贴骨面分别向内铲剥 3 刀，范围 0.5cm。

⑤第五支针刀在第四支针刀下 1～2cm 定点　针刀操作方法与第一支针刀相同。

⑥第六支针刀在第五支针刀下 1～2cm 定点　针刀操作方法与第一支针刀相同。

（7）注意事项　同额部除皱术。

4.2.3　鼻唇沟纹除皱术

（1）体位　仰卧位。

（2）体表定位　鼻唇部皮肤、皮下及弓弦结合部（图 10-17）。

（3）消毒　在施术部位，用碘伏消毒 2 遍，然后铺无菌巾，使治疗点正对洞巾中间。

（4）麻醉　用 1%利多卡因局部浸润麻醉，每个治疗点注药 1ml。

（5）刀具　面部专用防滑针刀。

（6）针刀操作（图 10-18）

第一、二、三支针刀松解右侧鼻唇沟皱纹处软组织的粘连瘢痕。

第四、五、六支针刀松解左侧鼻唇沟皱纹处软组织的粘连瘢痕。

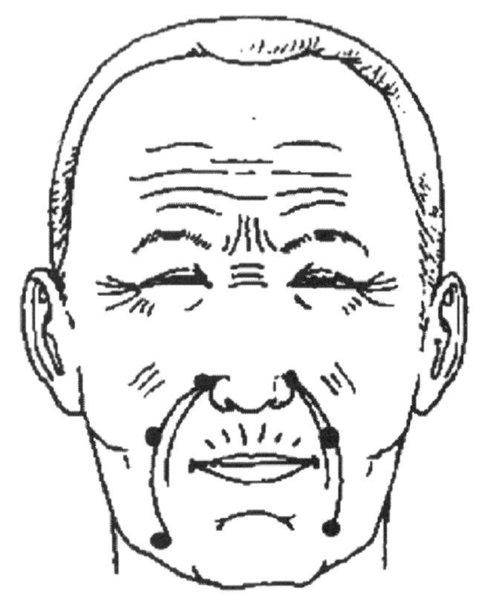

图 10-17　鼻唇沟纹除皱针刀体表定位

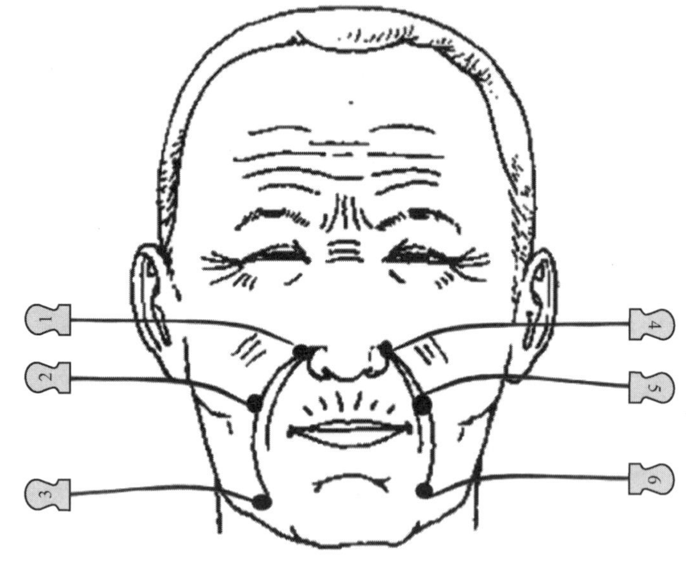

图 10-18　鼻唇沟纹除皱针刀松解

①第一支针刀在右侧鼻唇沟纹定点　刀口线与人体纵轴一致，针刀体与皮肤垂直，严格按四步进针规程进针刀，针刀经皮肤、皮下组织筋膜达骨面，纵疏横剥 3 刀，然后贴骨面分别向内下铲剥 3 刀，范围 0.5cm。

②第二支针刀在右侧口角外缘 3～4cm 定点　针刀操作方法与第一支针刀相同。

③第三支针刀在第二支针刀下 3cm 定点　针刀操作方法与第一支针刀相同。

④第四支针刀在左侧鼻唇沟纹定点　刀口线与人体纵轴一致，针刀体与皮肤垂直，严格按四步进针规程进针刀，针刀经皮肤、皮下组织筋膜达骨面，纵疏横剥 3 刀，然后贴骨面分别向内下铲剥 3 刀，范围 0.5cm。

⑤第五支针刀在左侧口角外缘 3～4cm 定点　针刀操作方法与第一支针刀相同。

⑥第六支针刀在第五支针刀下 3cm 定点　针刀操作方法与第一支针刀相同。

（7）注意事项　同额部除皱术。

4.2.4　面中部除皱术

（1）体位　仰卧位。

（2）体表定位　鼻唇部皮肤、皮下及弓弦结合部（图 10-19）。

（3）消毒　在施术部位，用碘伏消毒 2 遍，然后铺无菌巾，使治疗点正对洞巾中间。

（4）麻醉　用 1%利多卡因局部浸润麻醉，每个治疗点注药 1ml。

（5）刀具　面部专用防滑针刀。

（6）针刀操作（图 10-20）

第一、二、三支针刀松解右侧面中部皱纹处软组织的粘连瘢痕。

第四、五、六支针刀松解左侧面中部皱纹处软组织的粘连瘢痕。

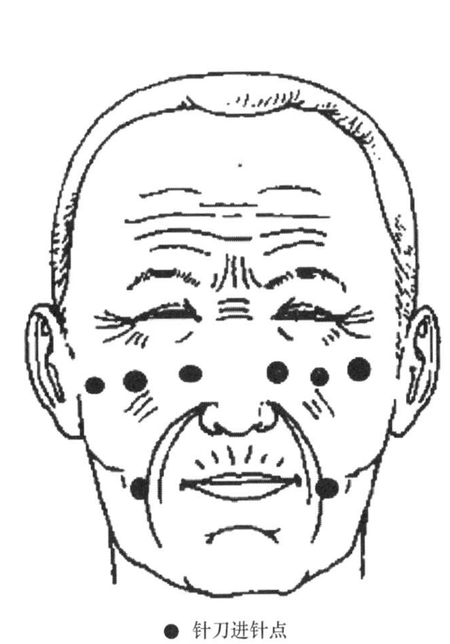

图 10-19　面中部除皱针刀体表定位

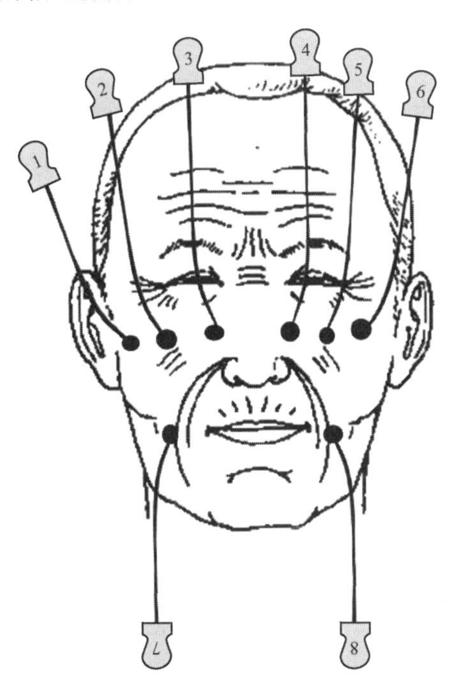

图 10-20　面中部除皱针刀松解

①第一支针刀在右侧颧弓外端定点　刀口线与人体纵轴一致，针刀体与皮肤垂直，严格按四步进针刀规程进针刀，针刀经皮肤、皮肤组织筋膜达骨面，纵疏横剥 3 刀，然后调转刀口线 90°，贴骨面分别向上、向下铲剥 3 刀，范围 0.5cm。

②第二支针刀在右侧颧弓中点定点　针刀操作方法与第一支针刀相同。

③第三支针刀在右侧颧弓内端定点　针刀操作方法与第一支针刀相同。

④第四支针刀在左侧颧弓外端定点　刀口线与人体纵轴一致，针刀体与皮肤垂直，严格按四步进针规程进针刀，针刀经皮肤、皮下组织筋膜达骨面，纵疏横剥 3 刀，然后调转刀口线 90°，贴骨面分别向上、向下铲剥 3 刀，范围 0.5cm。

⑤第五支针刀在左侧颧弓中点定点　针刀操作方法与第一支针刀相同。

⑥第六支针刀在左侧颧弓内端定点　针刀操作方法与第一支针刀相同。

⑦第七支针刀在右侧嘴角定点　针刀操作方法与第一支针刀相同。

⑧第八支针刀在左侧嘴角定点　针刀操作方法与第一支针刀相同。

（7）注意事项　同额部除皱术。

5　针刀术后手法治疗

针刀术后 48h 可采用手法治疗，用温水洗面后，患者仰卧。术者坐于患者头前，以橄榄油为递质，双手拇指横置于前额，从中间向两旁竖向交替行抹法 1min 左右；双手食、中、无名指，在两颊由内向外环形行抹法 1min 左右。双手拇指指腹从内眼角沿鼻翼两侧向下抹 5～10 遍，再用示指和中指内侧面从鼻根向鼻尖擦 3～5 遍；双手拇指指腹从水沟开始环唇抹 5～10 遍。用拇指点按攒竹、鱼腰、太阳、头维、睛明、四白、耳门、听宫、听会、迎香、大迎、颊车、下关，5～10 遍；印堂、水沟、承浆，3～5 遍。用双手示、中、无名指从颊下中央向两侧，再向上抹至两额角，随后拿风池、合谷结束治疗。

七、眼袋

1 范围

本《规范》规定了眼袋的诊断和治疗。

本《规范》适用于眼袋的诊断和治疗。

2 术语和定义

下列术语和定义适用于本规范。

眼袋（Baggy eyelids） 本病就是下眼睑浮肿，由于眼睑皮肤很薄，皮下组织薄而松弛，很容易发生水肿现象，从而产生眼袋。眼袋的形成有诸多因素，遗传是重要因素，而且随着年龄的增长愈加明显，眼袋系下睑皮肤、皮下组织、肌肉及眶隔松弛，眶后脂肪肥大，突出形成袋状突起称眼袋。

3 诊断

3.1 临床表现

由于眼袋的形成原因不同，它的临床表现的也有所差别。

（1）单纯眼轮匝肌肥厚型眼袋　由于遗传性因素，年轻时就有下睑眼袋。其突出特点为靠近下睑缘，呈弧形连续分布，皮肤并不松弛，多见于 20～32 岁年轻人。

（2）单纯皮肤松弛型眼袋　下睑及外眦皮肤松弛，但无眶隔松弛，故无眶隔脂肪突出，眼周出现细小皱纹，多见于 33～45 岁的中年人。

（3）下睑轻中度膨隆型眼袋　主要是眶隔脂肪的先天过度发育，多见于 23～36 岁的中青年人。

（4）下睑中重度膨隆型眼袋　同时伴有下睑的皮肤松弛，主要是皮肤、眼轮匝肌及眶隔松弛，造成眶隔脂肪由于重力作用脱垂，严重者外眦韧带松弛，睑板外翻，睑球分离，常常出现流泪，多见于 45～68 岁的中老年人。

3.2 诊断标准

依据临床表现可以明确诊断。

4 针刀治疗

4.1 治疗原则

根据头面部及眼部的弓弦力学系统以及慢性软组织损伤病理构架的网眼理论对眼部受力分析，用针刀松解头面部及眼部的弓弦力学的异常应力，从而恢复眼部的力学平衡，达到治疗目的。

4.2 操作方法

4.2.1 第一次针刀治疗

松解头面部动态、静态弓弦力学系统的粘连、瘢痕和挛缩。

（1）体位　仰卧位。

（2）体表定位　面部相应皮肤、皮下及弓弦结合部。

（3）消毒　施术部位用碘伏消毒 2 遍，然后铺无菌洞巾，使治疗点正对洞巾中间。

（4）麻醉　1%利多卡因局部定点麻醉。

（5）刀具　面部美容针刀，0.5mm×30mm。

（6）针刀操作（图 10-21）

①第一支针刀松解右侧额肌及筋膜的粘连瘢痕　刀口线与人体纵轴一致，针刀体与皮肤垂直，严格按四步进针刀规程进针刀，针刀经皮肤、皮下组织筋膜达额骨面，纵疏横剥 3 刀，然后调转刀口线 90°，

分别向上向下铲剥 3 刀，范围不超过 1cm。

②第二支针刀松解左侧额肌及筋膜的粘连瘢痕　刀口线与人体纵轴一致，针刀体与皮肤垂直，严格按四步进针刀规程进针刀，针刀操作方法与第一支针刀相同。

③第三支针刀松解右侧颧部软组织的粘连瘢痕　刀口线与人体纵轴一致，针刀体与皮肤垂直，严格按四步进针刀规程进针刀，针刀经皮肤、皮肤组织筋膜达颧骨面，纵疏横剥 3 刀，然后调转刀口线 90°，沿颧骨骨面上下铲剥 3 刀，范围不超过 0.5cm。

④第四支针刀松解左侧额、颧部软组织的粘连瘢痕　针刀操作方法与第三支针刀的操作方法相同。

4.2.2　*第二次针刀治疗*

松解眼部周围动态与静态弓弦力学系统的粘连、瘢痕和挛缩。

（1）体位　仰卧位。

（2）体表定位　眼部四周皮肤、皮下及弓弦结合部。

（3）消毒　施术部位用碘伏消毒 2 遍，然后铺无菌洞巾，使治疗点正对洞巾中间。

（4）麻醉　1%利多卡因局部定点麻醉。

（5）刀具　面部美容针刀，0.5mm×30mm。

（6）针刀操作（图 10-22）

①第一支针刀松解眼眶上缘软组织的粘连瘢痕　在眶上缘正中定点，刀口线与人体纵轴一致，针刀体与皮肤垂直，严格按四步进针刀规程进针刀，针刀经皮肤、皮肤组织筋膜达眶上缘骨面，纵疏横剥 3 刀，然后调转刀口线 90°，分别向下铲剥 3 刀，范围不超过 0.5cm。

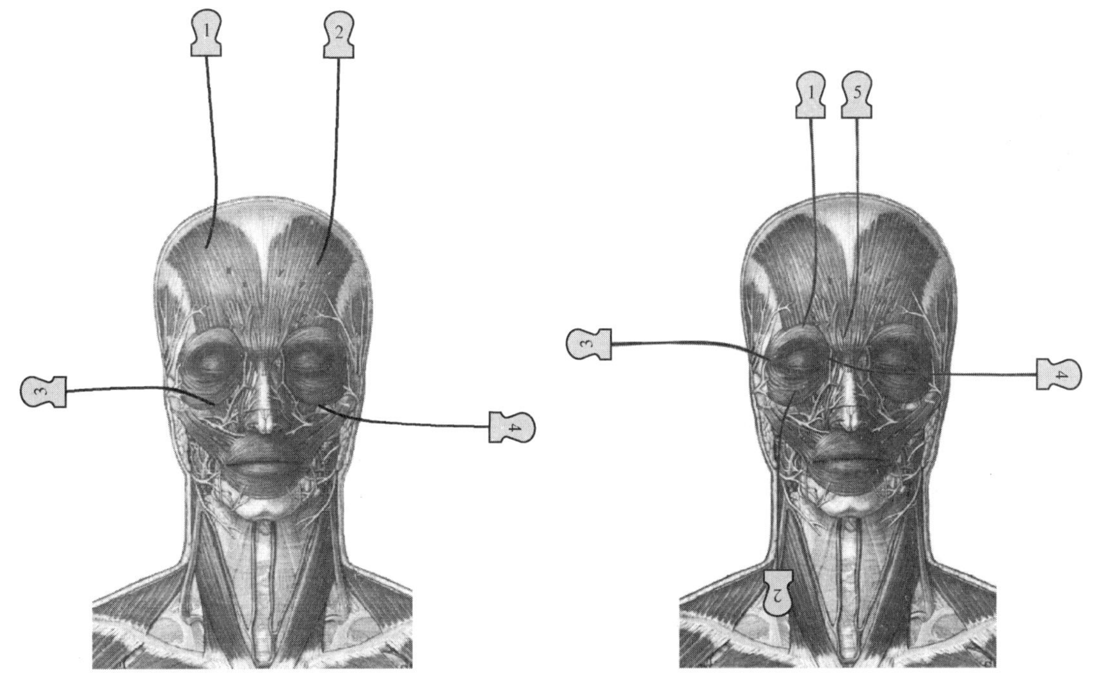

图 10-21　眼袋第一次针刀松解　　图 10-22　眼袋第二次针刀松解

②第二支针刀松解眶下缘软组织的粘连瘢痕　在眶下缘正中定点，刀口线与人体纵轴一致，针刀体与皮肤垂直，严格按四步进针刀规程进针刀，针刀操作方法与第一支针刀相同。

③第三支针刀松解眶外缘软组织的粘连瘢痕　在眼眶外缘骨突部定点，刀口线与人体纵轴垂直，针刀体与皮肤垂直，严格按四步进针刀规程进针刀，针刀经皮肤、皮肤组织筋膜达颧骨额突骨面，纵疏横剥 3 刀，然后调转刀口线 90°，沿颧骨骨面内铲剥 3 刀，范围不超过 0.2cm。

④第四支针刀松解眶内缘软组织的粘连瘢痕　在眼眶内缘骨突部定点，针刀操作方法与第三支针刀的操作方法相同。

⑤第五支针刀松解两眉连线中点处软组织的粘连　在印堂穴处进针刀，达骨面后纵疏横剥 3 刀。

（7）注意事项　眼部解剖精细，神经、血管众多，作眼部周围软组织的针刀松解，必须熟悉眼部的精细解剖及神经、血管的走行方向，否则可能引起严重的并发症，故初学者不能做眼部的针刀整体松解术。

5　针刀术后手法治疗

针刀术后 48h 可采用手法治疗，以摩擦类手法为主，配合点、按、揉、叩击等手法。

操作方法：用温水洗面后，患者仰卧，术者坐于患者头前，以维生素 E 胶囊中的黏稠液为递质，双手拇指横置于前额，从中间向两旁竖向交替行抹法 1min 左右；双手拇指指腹轻抹上下眼睑 10～15 次，双手示、中、无名指，在两颊由内向外环形行抹法 1min 左右。双手中指轻敲眼眶 1 分钟，双手拇指指腹从内眼角沿鼻翼两侧向下抹 5～10 遍，再用示指和中指内侧面从鼻根向鼻尖擦 3～5 遍；用拇指点按印堂、攒竹、鱼腰、太阳、头维、睛明、四白、承泣、耳门、听宫、听会、迎香、大迎、颊车、下关 5～10 遍；用双手示、中、无名指从颏下中央向两侧，再向上抹至两额角，随后拿风池结束治疗。

八、厚唇

1　范围

本《规范》规定了厚唇的诊断和治疗。

本《规范》适用于厚唇的诊断和治疗。

2　术语和定义

下列术语和定义适用于本规范。

厚唇（Thick lip）　唇的厚度是指口轻轻闭合时，上下红唇的厚度。医学美容专家认为，女性美唇标准应为上红唇 8.2mm，下红唇 9.1mm，男性比女性稍厚 2～3mm，唇厚度的年龄变化很明显，40 岁以后唇厚度明显变薄，另外，人种不同唇厚度也不同，非洲人的口唇较厚，北欧、北美人薄。一般认为上、下唇红唇中央厚度分别在 8～12mm 以上为厚唇。

3　诊断

3.1　临床表现

所谓“厚唇”，是指男性唇厚度上唇超过 9mm，下唇超过 10.5mm；女性上唇超过 8mm，下唇超过 9mm 为厚唇。厚唇与遗传及人种特征有关，也有的为局部慢性感染。唇黏膜下方的黏液腺由于种种原因刺激而增生肥大，在重力作用下还会有往下坠落的趋势，当说话或微笑时，正常部位的唇肌收缩迫使下坠处黏膜组织下垂外翻加重，厚唇从审美的角度来看，总是给人一种“愚钝”的感觉。重唇又称双唇或双上唇，可见上唇有两个唇缘。两唇缘间有横沟，为先天性发育畸形，重唇主要见于上唇，多在青春期表现最为明显，质地均匀，与正常无异，少数病人可能有家族史。该畸形对容貌影响很大，在闭口时畸形不显，开口时可见两唇缘，在两唇缘间有一横沟，笑时呈现两道清楚的红唇。

3.2　诊断标准

依据临床表现可以明确诊断。

4　针刀治疗

4.1　治疗原则

根据唇部的弓弦力学系统以及慢性软组织损伤病理构架的网眼理论对唇部受力分析，用针刀松解唇部弓弦力学的异常应力，从而恢复唇部的力学平衡，达到治疗目的。

4.2　操作方法

4.2.1　第一次针刀治疗

松解口唇部动静态弓弦力学系统的粘连、瘢痕和挛缩。

（1）体位　仰卧位。

（2）体表定位　唇部皮肤、皮下及弓弦结合部。

（3）消毒　施术部位用碘伏消毒2遍，然后铺无菌洞巾，使治疗点正对洞巾中间。

（4）麻醉　1%利多卡因局部定点麻醉。

（5）刀具　应用面部专用Ⅰ型4号直形针刀。

（6）针刀操作（图10-23）

①第一支针刀松解上唇正中部软组织的粘连瘢痕　刀口线与人体纵轴一致，针刀体与皮肤垂直，严格按四步进针刀规程进针刀，针刀经皮肤、皮下组织筋膜达硬节处，纵疏横剥3刀，然后提插切割3刀，范围不超过0.5cm。

②第二支针刀松解下唇正中部软组织的粘连瘢痕　针刀操作方法与第一支针刀的操作方法相同。

③第三支针刀松解上唇右侧软组织的粘连瘢痕　刀口线与人体纵轴一致，针刀体与皮肤垂直，严格按四步进针刀规程进针刀，针刀经皮肤、皮下组织筋膜达硬节处，纵疏横剥3刀，然后提插切割3刀，范围不超过0.5cm。

④第四支针刀松解上唇左侧软组织的粘连瘢痕　针刀操作方法与第三支针刀的操作方法相同。

⑤第五支针刀松解右侧口角轴的硬节和条索　从硬节和条索处进针刀，刀口线与人体纵轴一致，针刀体与皮肤垂直，严格按四步进针刀规程进针刀，针刀经皮肤、皮下组织筋膜达硬节条索，纵疏横剥3刀，然后提插切割3刀。

⑥第六支针刀松解左侧口角轴的硬节和条索　针刀操作方法与第五支针刀的操作方法相同。

⑦第七支针刀松解下唇右侧软组织的粘连瘢痕　刀口线与人体纵轴一致，针刀体与皮肤垂直，严格按四步进针刀规程进针刀，针刀经皮肤、皮下组织筋膜达硬节处，纵疏横剥3刀，然后提插切割3刀，范围不超过0.5cm。

⑧第八支针刀松解下唇左侧软组织的粘连瘢痕　针刀操作方法与第三支针刀的操作方法相同。

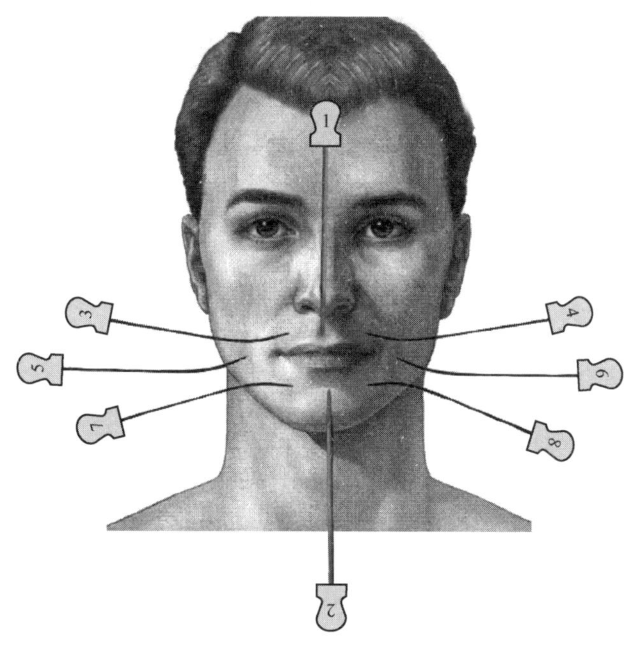

图10-23　厚唇第一次针刀松解

4.2.2　*第二次针刀治疗*

松解面部动态与静态弓弦力学系统的粘连、瘢痕和挛缩。

（1）体位　仰卧位。

（2）体表定位　面部皮肤、皮下及弓弦结合部。

（3）消毒　施术部位用碘伏消毒2遍，然后铺无菌洞巾，使治疗点正对洞巾中间。

（4）麻醉　1%利多卡因局部定点麻醉。

（5）刀具　应用面部专用防滑针刀。

（6）针刀操作（图10-24）

①第一支针刀松解右侧颧弓最高部软组织的粘连瘢痕　刀口线与颧弓纵轴一致，针刀体与皮肤垂直，严格按四步进针刀规程进针刀，针刀经皮肤、皮肤组织筋膜达颧骨面，纵疏横剥3刀，调转刀口线90°，沿颧骨骨面上下铲剥3刀，范围不超过0.5cm。然后提针刀于真皮内，针刀体与皮肤平等，向左提插切割3刀，范围不超过1 cm，以松解真皮层内的粘连和瘢痕。

②第二支针刀松解左侧颧弓最高部软组织的粘连瘢痕　针刀操作方法与第一支针刀的操作方法相同。

③第三支针刀松解右侧下颌角软组织的粘连瘢痕　刀口线与人体纵轴一致，针刀体与皮肤垂直，严格按四步进针刀规程进针刀，针刀经皮肤、皮下组织筋膜达下颌骨面，纵疏横剥3刀，然后调转刀口线90°，向下铲剥3刀，范围不超过0.5cm。

④第四支针刀松解左侧下颌角软组织的粘连瘢痕　针刀操作方法与第三支针刀的操作方法相同。

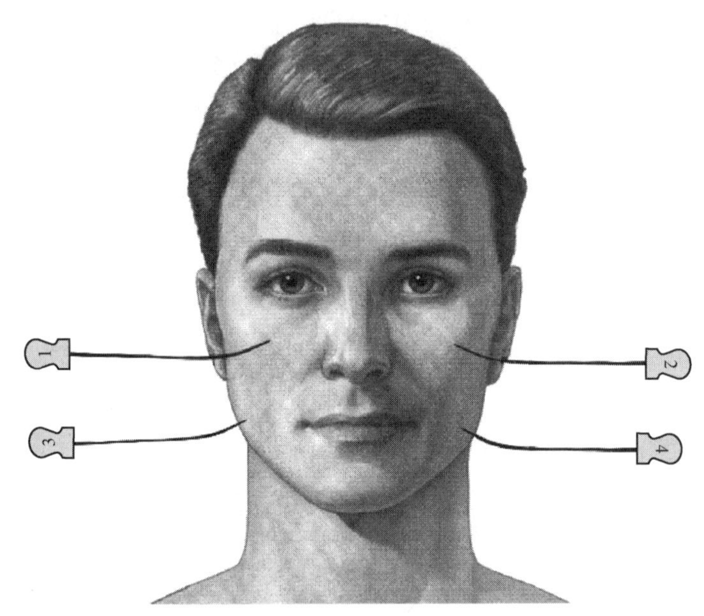

图10-24　厚唇第二次针刀松解

5　针刀术后手法治疗

针刀术后一般无需手法治疗。

九、唇裂手术后瘢痕

1　范围

本《规范》规定了唇裂手术后瘢痕的诊断和治疗。

本《规范》适用于唇裂手术后瘢痕的诊断和治疗。

2　术语和定义

下列术语和定义适用于本规范。

唇裂手术后瘢痕（Scar after cleft lip surgery）　唇裂是口腔颌面部较常见的先天畸形，发病率有上升的趋势，我国在20世纪60年代统计为1/1000，1988年统计则为1.82/1000，进行整形手术所留下的瘢痕，严重影响患者的面貌。

唇裂手术后瘢痕主要由于整形手术后皮肤缺损面积较大，创口经肉芽形成、创缘的向心性收缩、上皮再生覆盖等步骤而形成的。

3　诊断

3.1　临床表现

唇裂手术后瘢痕主要为增生性瘢痕和挛缩性瘢痕。增生性瘢痕明显高于周围正常皮肤，局部增厚变硬。在早期因有毛细血管充血，瘢痕表面呈红色、潮红或紫色。在此期，痒和痛为主要症状，甚至可因搔抓而致表面破溃。在经过相当一段时期后，充血减少，表面颜色变浅，瘢痕逐渐变软、平坦，痒痛减轻以致消失，这个增生期的长短因人和病变部位不同而不同。一般来讲，儿童和青壮年增生期较长，而50 岁以上的老年人增生期较短，而唇部因血供比较丰富如瘢痕增生期较长，与周围正常皮肤一般有明显的界线。增生性瘢痕的收缩性较挛缩性瘢痕为小，挛缩瘢痕两侧的皮肤及皮下组织可以逐渐伸长，成为蹼状的瘢痕挛缩，称蹼状挛缩瘢痕。

3.2　诊断标准

依据临床表现可以明确诊断。

4　针刀治疗

4.1　治疗原则

依据针刀医学关于慢性软组织损伤的理论，慢性软组织损伤病理构架的网眼理论及针刀闭合性手术理论，用针刀对手术切口处所产生的粘连、瘢痕进行松解，使唇部力学动态平衡得到恢复。

4.2　操作方法

（1）体位　仰卧位。

（2）体表定位　分别于瘢痕纵轴平行左右旁开 1cm，瘢痕纵轴两端旁开 1cm 定位。

（3）消毒　施术部位用碘伏消毒 2 遍，然后铺无菌洞巾，使治疗点正对洞巾中间。

（4）麻醉　1%利多卡因局部定点麻醉。

（5）刀具　使用面部专用防滑针刀。

（6）操作针刀（图 10-25、图 10-26）

①第一支针刀松解瘢痕右侧上部粘连点　刀口线与人体纵轴方向平行，针刀体与瘢痕呈 45° 角，严格按四步进针规程进针刀，从体表定位点进针刀，刺入表皮后，向瘢痕方向进针刀，用提插刀法切开瘢痕真皮层，然后进针刀到皮下与筋膜之间，纵疏横剥 3 刀，范围不超过 0.5cm。

②第二支针刀松解瘢痕右侧中部粘连点　针刀操作参照第一支针刀松解方法。

③第三支针刀松解瘢痕右侧下部粘连点　针刀操作参照第一支针刀松解方法。

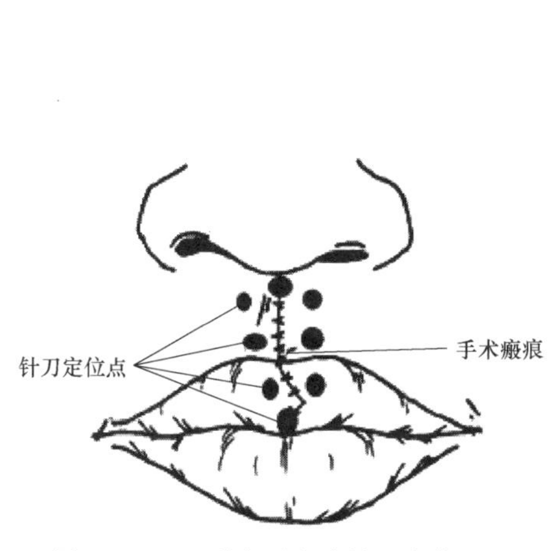

图 10-25　唇裂术后瘢痕针刀定位

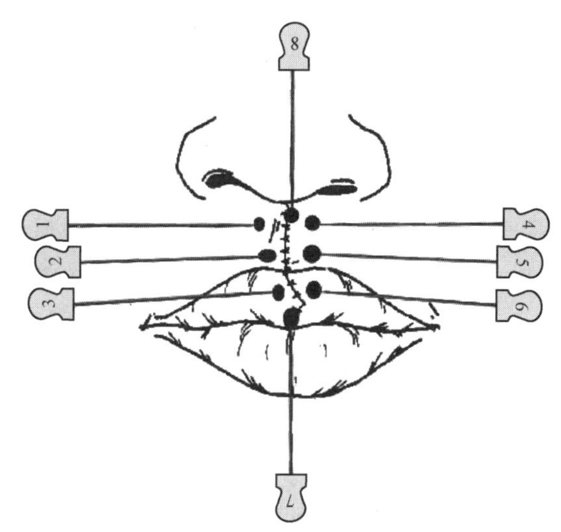

图 10-26　唇裂手术后瘢痕针刀松解

④第四支针刀松解瘢痕左侧上部粘连点　针刀操作参照第一支针刀松解方法。

⑤第五支针刀松解瘢痕左侧中部粘连点　针刀操作参照第一支针刀松解方法。

⑥第六支针刀松解瘢痕左侧下部粘连点　针刀操作参照第一支针刀松解方法。

⑦第七支针刀松解瘢痕下端粘连点　刀口线与人体纵轴方向平行，针刀体与瘢痕皮面垂直，严格按四步进针规程进针刀，从体表定位点进针刀，刺入表皮后，在真皮层内沿瘢痕方向上提插切割 3 刀，起到瘢痕中段，以切开瘢痕真皮层，然后退针刀进针处，向下刺入，达瘢痕中间，向上提插切割 3 刀，起到瘢痕中段，以切开瘢痕。

⑧第八支针刀松解瘢痕上端粘连点　针刀操作参照第七支针刀松解方法。

（7）注意事项

①针刀松解时，注意保护表皮层，不可刺开表皮。

②根据瘢痕长短及瘢痕的轻重程度，相距 5～7 天后做第二次松解术。第二次松解重复第一次的操作，只是松解的位置不一样。在瘢痕松解手术间歇期可同时进行其他深层软组织粘连瘢痕的针刀松解。

5　针刀术后手法治疗

针刀术后 48h 后可采用手法治疗，用温水洗面后，患者仰卧。术者坐于患者头前，以橄榄油为递质，双手拇指指腹从水沟开始环唇抹 5～10 遍。用拇指点按攒竹、鱼腰、太阳、头维、睛明、四白、耳门、听宫、听会、迎香、大迎、颊车、下关 5～10 遍，印堂、水沟、承浆 3～5 遍；用双手示、中、无名指从颊下中央向两侧，再向上抹至两额角，随后拿曲池、合谷结束治疗。

十、乳头内陷

1　范围

本《规范》规定了乳头内陷的诊断和治疗。

本《规范》适用于乳头内陷的诊断和治疗。

2　术语和定义

下列术语和定义适用于本规范。

乳头内陷（Crater nipple）　女性乳头不突出于乳晕的表面，甚至凹陷沉没于皮面，局部如同火山口状，这种情况称作乳头内陷，不仅外观不雅，严重内陷则使婴儿难以吸吮乳汁，给患者带来生活上不便及心理的压抑。针刀闭合性手术松解乳头周围软组织的粘连和瘢痕，可治愈本病。

3　诊断

3.1　临床表现

乳头内陷的程度有所差别，有的仅表现为乳头的退缩，重者表现为乳头凹入甚至翻转。临床上可将乳头内陷分为 3 型：

Ⅰ型：乳头部分内陷，乳头颈存在，能轻易用手使内陷乳头挤出，挤出后乳头大小与常人相似。

Ⅱ型：乳头全部凹陷在乳晕之中，但可用手挤出乳头，乳头较正常为小，多半没有乳头颈部。

Ⅲ型：乳头完全埋在乳晕下方，无法使内陷乳头挤出。

3.2　诊断标准

依据临床表现即可诊断。

4　针刀治疗

4.1　治疗原则

依据人体弓弦力学系统理论及疾病病理构架的网眼理论，乳头内陷是由于乳头周围软组织的粘连和瘢痕牵拉乳头所致，应用针刀准确松解粘连和瘢痕，恢复乳头的正常位置。

4.2 操作方法

（1）体位　仰卧位。

（2）体表定位　乳头为中心，向上、下、内、外各 1cm 定点（图 10-27）。

（3）消毒　在施术部位，用碘伏消毒 2 遍，然后铺无菌巾，使治疗点正对洞巾中间。

（4）麻醉　用 1%利多卡因局部浸润麻醉，每个治疗点注药 1ml。

（5）刀具　Ⅰ型直形针刀。

（6）针刀操作（图 10-28）

①第一支针刀从乳头上部定位点进针刀　刀口线与人体纵轴平行，针刀体与皮肤平面呈 90° 角，针刀经皮肤、皮下组织，当刀下有韧性感时，提插切割 3 刀，然后针刀体向上倾斜，使刀刃向乳头方向，纵疏横剥 3 刀，以松解乳头悬韧带的粘连和瘢痕。最后将针刀刺入达乳头下方中心点位置。

②第二支针刀从乳头下部定位点进针刀　刀口线与人体纵轴平行，针刀体与皮肤平面呈 90° 角，针刀经皮肤、皮下组织，当刀下有韧性感时，提插切割 3 刀，然后针刀体向下倾斜，使刀刃向乳头方向，纵疏横剥 3 刀，以松解乳头悬韧带的粘连和瘢痕。最后将针刀刺入达乳头下方中心点位置，与第一支针刀相接。

③第三支针刀从乳头内侧定位点进针刀　刀口线与人体纵轴垂直，针刀体与皮肤平面呈 90° 角，针刀经皮肤、皮下组织，当刀下有韧性感时，提插切割 3 刀，然后针刀体向内侧倾斜，使刀刃向乳头方向，纵疏横剥 3 刀，以松解乳头悬韧带的粘连和瘢痕。最后将针刀刺入达乳头下方中心点位置。

④第四支针刀从乳头外侧定位点进针刀　刀口线与人体纵轴垂直，针刀体与皮肤平面呈 90° 角，针刀经皮肤、皮下组织，当刀下有韧性感时，提插切割 3 刀，然后针刀体向外侧倾斜，使刀刃向乳头方向，纵疏横剥 3 刀，以松解乳头悬韧带的粘连和瘢痕。最后将针刀刺入达乳头下方中心点位置，与第三支针刀相接。

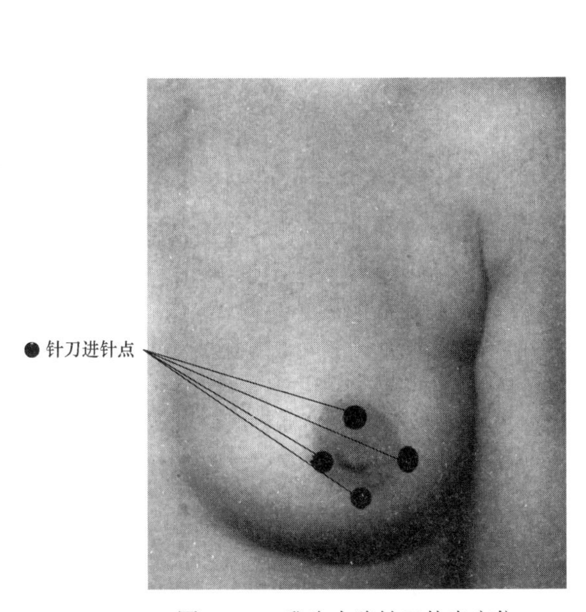

图 10-27　乳头内陷针刀体表定位

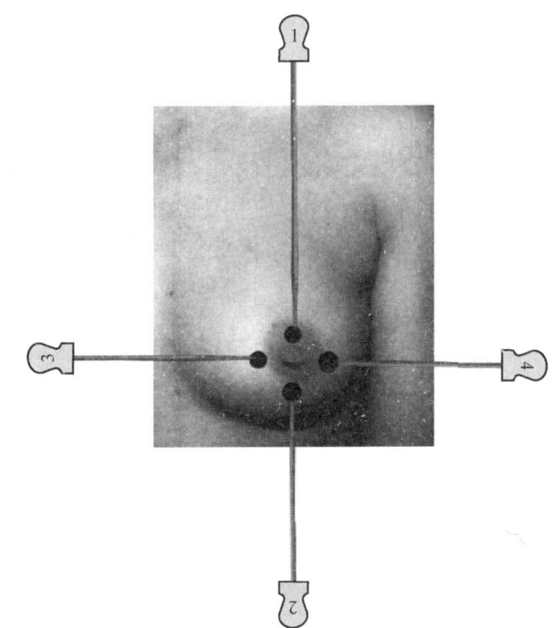

图 10-28　乳头内陷针刀松解

5 针刀术后手法治疗

针刀术后 48 小时可采用手法治疗，将两拇指平行放在乳头两侧，慢慢由乳头向两侧方向拉开，牵拉乳晕皮肤及皮下组织，使乳头向外突出，然后将两拇指分别放在乳头上下两侧，由乳头向上下纵行拉开，再用拇指、示指和中指捏住乳头轻轻向外牵拉数次。以上步骤重复多次，每次练习持续 5min，使乳头突出。

十一、条索状瘢痕挛缩

1　范围

本《规范》规定了条索状瘢痕挛缩的诊断和治疗。

本《规范》适用于条索状瘢痕挛缩的诊断和治疗。

2　术语和定义

下列术语和定义适用于本规范。

条索状瘢痕挛缩（Cord-like scar contracture）　真皮组织的瘢痕挛缩是整形外科临床中的常见病，外科手术治疗可以矫正瘢痕挛缩，但手术本身所遗留瘢痕痕迹或损伤皮肤造成血供不良而导致坏死等却是外科手术不能解决的问题。

3　诊断

3.1　临床表现

随着条索状瘢痕所在的部位不同，条索状瘢痕挛缩的临床表现各异。

如在颈部或关节部位，可造成明显的牵拉畸形，伸屈活动受限，跨过发育期的时间长的条索状瘢痕挛缩还可以造成面部和四肢关节的继发性的骨发育不良、形态畸形和功能障碍。

表皮的瘢痕呈条索状或片状，让患者伸屈关节，使瘢痕处于紧张状态，垂直于瘢痕长轴可自由横行推动瘢痕，或是使瘢痕处于松弛状态，沿瘢痕长轴可自由推动瘢痕，说明该瘢痕与深部组织无粘连，中间有脂肪层。

患者的自觉症状是：条索状瘢痕所在的部位有牵拉、紧张感，颈部或关节周围软组织的酸痛不适，晨起时尤其明显，活动后缓解。

3.2　诊断标准

（1）病史　烧伤史、外伤史，手术史。

（2）患者的自觉症状　一般都可以用手指指出最紧张不适的部位。

（3）触诊　判断瘢痕的厚薄，紧张度，可移动性，与深部组织的关系，粘连与否，瘢痕挛缩的范围。

4　针刀治疗

4.1　治疗原则

依据人体弓弦力学系统理论及疾病病理构架的网眼理论，条索状瘢痕挛缩的本质是真皮组织的缺损与挛缩，而瘢痕挛缩是条索状瘢痕内真皮组织的纵向内应力过度增高造成的，其载体是瘢痕内的真皮组织纤维，所以只要用针刀分段切开松解，同时保持表皮的完整和连续性，就可以达到治愈条索状瘢痕挛缩的目的，且不留瘢痕。

4.2　操作方法

（1）体位　根据瘢痕位置，选用不同的体位，肌肉放松。

（2）体表定位　与瘢痕纵轴平行左右旁开 1cm，瘢痕纵轴两端旁开 1cm（图 10-29）。

（3）消毒　在施术部位，用碘伏消毒 2 遍，然后铺无菌巾，使治疗点正对洞巾中间。

（4）麻醉　用 1%利多卡因局部浸润麻醉，每个治疗点注药 1ml。

（5）刀具　Ⅰ型 4 号直形针刀。

（6）针刀操作（图 10-30）

①第一支针刀松解瘢痕左侧粘连点　刀口线与重要神经血管平行，针刀体与瘢痕呈 45° 角，从体表定位点进针刀，针刀经刺入表皮后，向瘢痕方向进针刀，用提插刀法切开瘢痕真皮层。

②第二支针刀松解瘢痕右侧粘连点　针刀操作参照第一支针刀松解方法。

③第三支针刀松解瘢痕顶端粘连点　刀口线与重要神经血管平行，针刀体与瘢痕呈 45° 角，从体表

定位点进针刀，针刀经刺入表皮后，沿瘢痕纵轴方向进针刀，用提插刀法切开瘢痕真皮层。

④第四支针刀松解瘢痕另一端粘连点　针刀操作参照第三支针刀松解方法。

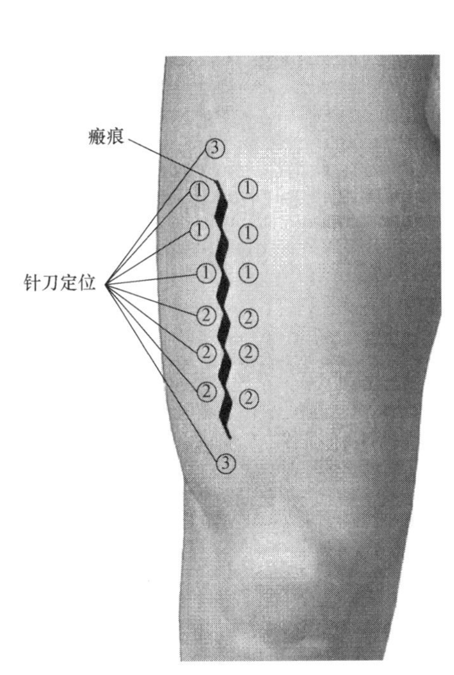

图 10-29　瘢痕体表定位

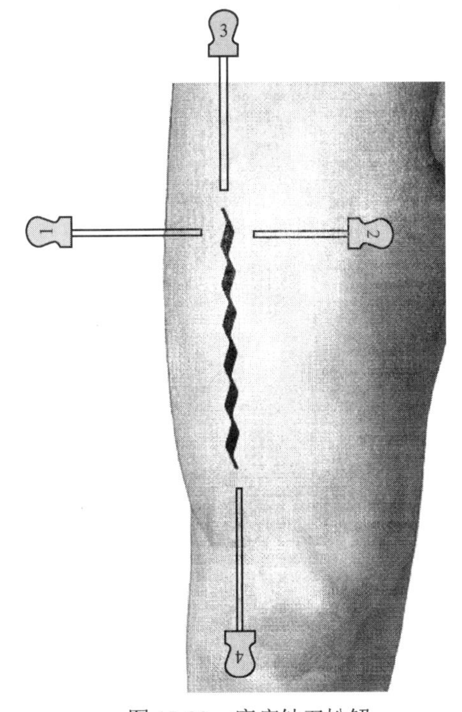

图 10-30　瘢痕针刀松解

（7）注意事项

①针刀松解时，注意保护表皮层，不可刺开表皮。

②根据瘢痕长短及瘢痕的轻重程度，相距 7 日后做第二次松解术。第二次松解重复第一次的操作，只是松解的位置不一样。

③对关节周围的瘢痕，如影响了关节功能，针刀松解参照创伤性关节性关节强直的针刀治疗。

5　针刀术后手法治疗

根据瘢痕的部位，施以局部按压手法，对关节周围的瘢痕，术后采用对抗牵引手法，逐渐拉开挛缩的关节周围软组织的粘连。

十二、马蹄内翻足

1　范围

本《规范》规定了马蹄内翻足的诊断和治疗。

本《规范》适用于马蹄内翻足的诊断和治疗。

2　术语和定义

下列术语和定义适用于本规范。

马蹄内翻足（Talipes equinovarus）　本病主要指因腓骨肌瘫痪导致的足内翻肌力不平衡，造成足下垂和内翻畸形。

3　诊断

3.1　临床表现

主要表现为足下垂，有向内翻转倾向，足外缘或足背着地，半数有前足内收、内旋畸形。若跖腱膜挛缩，可合并高弓足畸形。跟腱挛缩时，马蹄畸形固定，常伴有跟骨内翻、内旋；若胫距关节、跗间关节畸形及关节周围组织挛缩时，马蹄内翻畸形成为骨性畸形。

3.2 诊断标准

根据临床表现和 X 线片可做出诊断。

4 针刀治疗

4.1 治疗原则

马蹄内翻足是由于小腿踝足部的软组织粘连瘢痕后引起的畸形。根据针刀医学闭合性手术理论及软组织损伤病理构架的网眼理论，应用针刀整体松解、剥离、铲除粘连、挛缩及瘢痕组织，针刀术后，配合手法将残余的粘连瘢痕拉开，可以矫正畸形，从而达到治疗目的。

4.2 操作方法

4.2.1 第一次针刀治疗

见痉挛性脑瘫第七次针刀松解腓肠肌与比目鱼肌内外侧缘之间的纵行粘连瘢痕。

4.2.2 第二次针刀治疗

见痉挛性脑瘫第八次针刀松解跟腱周围的粘连瘢痕。

4.2.3 第三次针刀治疗

见痉挛性脑瘫第九次针刀松解三角韧带及周围的粘连瘢痕。

4.2.4 第四次针刀治疗

见痉挛性脑瘫第十次针刀松解跗跖关节囊、跗跖韧带及周围的粘连瘢痕。

4.2.5 第五次针刀治疗

见痉挛性脑瘫第十一次针刀松解踝关节外侧关节囊，相关韧带及周围的粘连瘢痕。

5 针刀术后手法治疗

每次针刀术毕，均进行手法治疗。先作踝关节对抗牵引 2～3min，然后作踝关节外翻、外旋运动数次。

十三、足踇外翻

1 范围

本《规范》规定了足踇外翻的诊断和治疗。

本《规范》适用于足踇外翻的诊断和治疗。

2 术语和定义

下列术语和定义适用于本规范。

足踇外翻（Hallux valgus foot） 第一跖骨内收、踇趾外翻畸形，引起局部疼痛和穿鞋障碍，称为踇外翻，是常见的足部畸形。女性多见，男女比例可达 1:40。针刀闭合性手术疗效满意。

3 诊断

3.1 临床表现

（1）第一跖趾关节向内突起和行走痛是这类患者最重要主诉，穿鞋后有压痛，于关节内突部分，常有胼胝和红肿。

（2）关节背、内方有踇囊炎发生，有压痛。

（3）踇趾外翻，压于第二趾背，则第二趾常伴有锤状趾。

（4）第一跖趾关节跖面负重痛、触痛和胼胝，平跖足多见。

（5）X 线检查，除上述踇外翻特征外，还有：

①第一跖趾关节附近骨质增生，尤以跖骨头内侧为著，跗囊炎的阴影适合于增生骨部位。

②籽骨移位或分离。

③关节半脱位或脱位。

3.2　诊断标准

根据上述的临床表现、X 线检查及测量跗外翻角度大于 20°，可做出诊断。

4　针刀治疗

4.1　治疗原则

依据人体弓弦力学系统理论及疾病病理构架的网眼理论，跗外翻是由于穿鞋紧，足纵弓前部长期劳损，第一跖趾关节弓弦力学系统紊乱，破坏了第一跖趾关节局部的力学平衡，导致第一跖趾关节的关节囊、韧带及跗收肌的粘连瘢痕和挛缩所引起的畸形。应用针刀整体松解、剥离、铲除粘连、挛缩及瘢痕组织，配合手法治疗，纠正畸形，恢复关节的正常功能。

4.2　操作方法

4.2.1　第一次针刀松解第一跖趾关节内侧的粘连瘢痕

（1）体位　仰卧位。

（2）体表定位　踝关节中立位。

（3）消毒　在施术部位，用碘伏消毒 2 遍，然后铺无菌巾，使治疗点正对洞巾中间。

（4）麻醉　用 1%利多卡因局部浸润麻醉，每个治疗点注药 1ml。

（5）刀具　Ⅰ型针刀及专用弧形针刀。

（6）针刀操作（图 10-31）

①第一支针刀松解跖趾关节关节囊跖骨头内侧附着处的粘连瘢痕　在第一跖趾关节跖骨头内侧定位。使用专用弧形针刀，刀口线与足趾纵轴方向一致，针刀体与皮肤呈 90° 角，按针刀四步进针规程，从定位处刺入，向下直刺到第一跖骨头，然后调转刀口线 90°，针刀体向跖骨侧倾斜 60°，沿跖骨头弧度，向关节方向铲剥 3 刀，范围 0.5cm。

②第二支针刀松解跖趾关节内侧关节囊行经线路的粘连瘢痕　在第一跖趾关节间隙内侧定位。使用Ⅰ型 4 号针刀，刀口线与足趾纵轴方向一致，针刀体与皮肤呈 90° 角，按针刀四步进针规程，从定位处刺入，针刀经皮肤，皮下组织，刀下有韧性感时，即达到增厚的跖趾关节关节囊，继续进针刀 1mm，提插刀法切割 3 刀，然后再行纵疏横剥 3 刀，范围 0.5cm。

③第三支针刀松解跖趾关节关节囊趾骨头内侧附着处的粘连瘢痕　在第一跖趾关节趾骨底内侧定位。使用专用弧形针刀，刀口线与足趾纵轴方向一致，针刀体与皮肤呈 90° 角，按针刀四步进针规程，从定位处刺入，向下直刺到第一趾骨底，然后调转刀口线 90°，针刀体向趾骨侧倾斜 60°，沿趾骨底弧度，向关节方向铲剥 3 刀，范围 0.5cm。

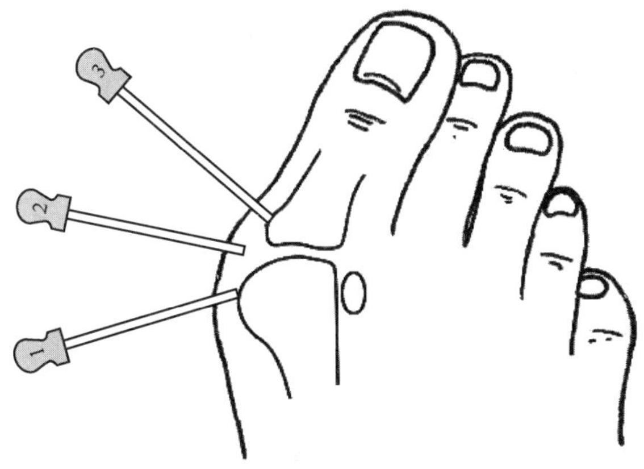

图 10-31　针刀松解第一跖趾关节内侧的粘连瘢痕

4.2.2　第二次针刀松解第一跖趾关节外侧的粘连瘢痕

（1）体位　仰卧位。

（2）体表定位　踝关节中立位。

（3）消毒　在施术部位，用碘伏消毒2遍，然后铺无菌巾，使治疗点正对洞巾中间。

（4）麻醉　用1%利多卡因局部浸润麻醉，每个治疗点注药1ml。

（5）刀具　Ⅰ型针刀及专用弧形针刀。

（6）针刀操作（图10-32）

①第一支针刀松解跖趾关节关节囊跖骨头内侧附着处的粘连瘢痕　在第一跖趾关节跖骨头内侧定位。使用专用弧形针刀，刀口线与足趾纵轴方向一致，针刀体与皮肤呈90°角，按针刀四步进针规程，从定位处刺入，向下直刺到第一跖骨头，然后调转刀口线90°，针刀体向跖骨侧倾斜60°，沿跖骨头弧度，向关节方向铲剥3刀，范围0.5cm。

②第二支针刀松解跖趾关节内侧关节囊行经线路的粘连瘢痕　在第一跖趾关节间隙内侧定位，使用Ⅰ型4号针刀，刀口线与足趾纵轴方向一致，针刀体与皮肤呈90°角，按针刀四步进针规程，从定位处刺入，针刀经皮肤，皮下组织，刀下有韧性感时，即达到增厚的跖趾关节关节囊，继续进针刀1mm，提插刀法切割3刀，然后再行纵疏横剥3刀，范围0.5cm。

③第三支针刀松解跖趾关节关节囊趾骨头内侧附着处的粘连瘢痕　在第一跖趾关节趾骨底内侧定位。使用专用弧形针刀，刀口线与足趾纵轴方向一致，针刀体与皮肤呈90°角，按针刀四步进针规程，从定位处刺入，向下直刺到第一趾骨底，然后调转刀口线90°，针刀体向趾骨侧倾斜60°，沿趾骨底弧度，向关节方向铲剥3刀，范围0.5cm。

④第四支针刀松解踇收肌附着处的粘连瘢痕　在第一支针刀远端0.5cm定位，使用Ⅰ型4号针刀，刀口线与足趾纵轴方向一致，针刀体与皮肤呈90°角，按针刀四步进针规程，从定位处刺入，针刀经皮肤，皮下组织，刀下有韧性感时，即达到踇收肌附着处，应用提插刀法切割2～3刀，刀下有落空感时停止。然后再行纵疏横剥3刀，范围0.5cm。

⑤第五支针刀松解外侧籽骨软组织附着处的粘连瘢痕　在第三支针刀近端0.5cm，籽骨处定位，如定位困难，可以在电视透视下定位。使用专用弧形针刀，刀口线与足趾纵轴方向一致，针刀体与皮肤呈90°角，按针刀四步进针规程，从定位处刺入，向下直刺到外侧籽骨，然后沿籽骨四周边缘分别用提插刀法切割3刀。

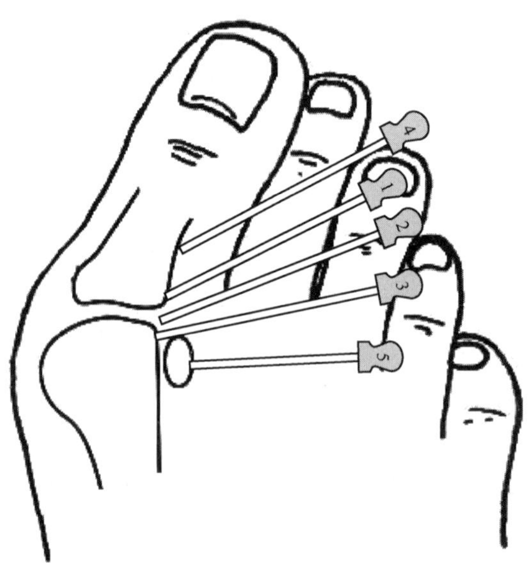

图10-32　针刀松解第一跖趾关节外侧的粘连瘢痕

4.2.3 第三次针刀松解第一跖趾关节背侧的粘连瘢痕

（1）体位 仰卧位。

（2）体表定位 踝关节中立位。

（3）消毒 在施术部位，用碘伏消毒2遍，然后铺无菌巾，使治疗点正对洞巾中间。

（4）麻醉 用1%利多卡因局部浸润麻醉，每个治疗点注药1ml。

（5）刀具 Ⅰ型针刀及专用弧形针刀。

（6）针刀操作（图10-33）

①第一支针刀松解跖趾关节关节囊跖骨头背内侧附着处的粘连瘢痕 在第一跖趾关节跖骨头背内侧定位。使用专用弧形针刀，刀口线与足趾纵轴方向一致，针刀体与皮肤呈90°角，按针刀四步进针规程，从定位处刺入，向下直刺到第一跖骨头背内侧，然后调转刀口线90°，针刀体向跖骨侧倾斜60°，沿跖骨头弧度，向关节方向铲剥3刀，范围0.5cm。

②第二支针刀松解跖趾关节关节囊跖骨头背侧中部附着处的粘连瘢痕 在第一跖趾关节跖骨头背侧中部定位。使用专用弧形针刀，刀口线与足趾纵轴方向一致，针刀体与皮肤呈90°角，按针刀四步进针规程，从定位处刺入，向下直刺到第一跖骨头背侧中部，然后调转刀口线90°，针刀体向跖骨侧倾斜60°，沿跖骨头弧度，向关节方向铲剥3刀，范围0.5cm。

③第三支针刀松解跖趾关节关节囊跖骨头背外侧附着处的粘连瘢痕 在第一跖趾关节跖骨头背外侧定位。使用专用弧形针刀，刀口线与足趾纵轴方向一致，针刀体与皮肤呈90°角，按针刀四步进针规程，从定位处刺入，向下直刺到第一跖骨头背外侧，然后调转刀口线90°，针刀体向跖骨侧倾斜60°，沿跖骨头弧度，向关节方向铲剥3刀，范围0.5cm。

④第四支针刀松解跖趾关节背侧关节囊行经线路的粘连瘢痕 在第一跖趾关节背侧间隙定位，使用Ⅰ型4号针刀，刀口线与足趾纵轴方向一致，针刀体与皮肤呈90°角，按针刀四步进针规程，从定位处刺入，针刀经皮肤，皮下组织，刀下有韧性感时，即达到增厚的跖趾关节关节囊，继续进针刀1mm，提插刀法切割3刀，然后再行纵疏横剥3刀，范围0.5cm。

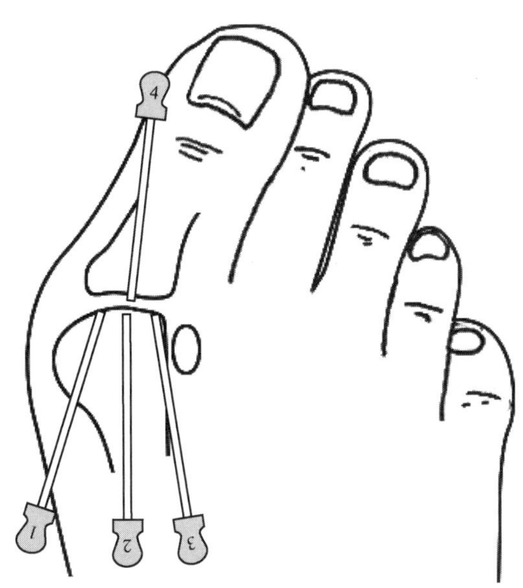

图10-33 针刀松解第一跖趾关节背侧的粘连瘢痕

5 针刀术后手法治疗

每次针刀术后被动牵拉踇趾做环转运动。

十四、肥胖症

1 范围

本《规范》规定了肥胖症的诊断和治疗。

本《规范》适用于肥胖症的诊断和治疗。

2 术语和定义

下列术语和定义适用于本规范。

肥胖症（Obesity） 本病是指人体脂肪积聚过多而造成体重增加，是临床常见的一种代谢性和营养性疾病。肥胖可分为单纯性肥胖和继发性肥胖两大类。单纯性肥胖所在占比例高达99%。单纯性肥胖是一种不明原因的肥胖，医学上也把它称之为原发性肥胖，可能与遗传、饮食和运动习惯有关。所谓继发性肥胖，是指由于其他健康问题所导致的肥胖。可因下丘脑、垂体、甲状腺、肾上腺和性腺疾病所致。其中成人以库欣综合征和甲状腺功能低下性肥胖为多见，儿童中以颅咽管瘤所致的下丘脑性肥胖为最多。

3 诊断

3.1 临床表现

肥胖症可见于任何年龄，女性较多见，多有进食过多或运动不足病史，常有肥胖家族史。轻度肥胖多无症状；中重度肥胖症可引起气急、关节痛、肌肉酸痛、体力活动减少以及焦虑、抑郁等。肥胖症还可伴随或并发睡眠中阻塞性呼吸暂停、胆囊疾病、高尿酸血症和痛风、骨关节病、静脉血栓、生育功能受损以及某些癌肿发病率增高等，且麻醉或手术的并发症增多。肥胖症及其一系列慢性伴随病、并发症严重影响患者健康、正常生活及工作能力。

3.2 诊断标准

（1）体重超过标准20%或体重指数（BMI）超过24。

（2）男性腰围≥85cm，女性腰围≥80cm为腹型肥胖。

（3）用CT或MRI扫描腹部第四至五腰椎水平面计算内脏脂肪面积时，以腹内脂肪面积≥100cm^{2}作为判断腹内脂肪增多的切点。

4 针刀治疗

4.1 治疗原则

针刀医学依据调节肥胖症患者腹部、腰部及四肢部相关经络的电生理线路，选取手足阳明经穴、足太阴经穴、足太阳经穴、任脉及督脉腧穴进行治疗，达到减肥之效果。

4.2 操作方法

4.2.1 *第一次针刀治疗 调节腹部经络的电生理线路*

（1）体位　仰卧位。

（2）体表定位　中脘，水分，天枢，关元，气海。

（3）消毒　在施术部位用碘伏消毒2遍，然后铺无菌洞巾，使治疗点正对洞巾中央。

（4）麻醉　1%利多卡因局部定点麻醉。

（5）刀具　选用Ⅰ型4号直形针刀。

（6）针刀操作（图10-34）

①中脘穴　在上腹部，前正中线上，脐上4寸处定一点，刀口线和人体纵轴平行，针刀体与皮肤平面垂直刺入0.8cm，行纵行疏通、横行剥离2～3刀。

②水分穴　在上腹部，前正中线上，脐上1寸处定一点，刀口线和人体纵轴平行，针刀体与皮肤平面垂直刺入0.8cm，行纵行疏通、横行剥离2～3刀。

③天枢穴　在腹部，横平脐中，前正中线旁开2寸定一点，刀口线和人体纵轴平行，针刀体与皮肤

平面垂直刺入 0.8cm，行纵行疏通、横行剥离 2～3 刀。

④气海穴　在下腹部，前正中线上，当脐中下 1.5 寸处定一点，刀口线和人体纵轴平行，针刀体与皮肤平面垂直刺入 0.8cm，行纵行疏通、横行剥离 2～3 刀。

⑤关元穴　在下腹部，前正中线上，当脐中下 3 寸处定一点，刀口线和人体纵轴平行，针刀体与皮肤平面垂直刺入 0.8cm，行纵行疏通、横行剥离 2～3 刀。

4.2.2　第二次针刀治疗　调节腰部经络的电生理线路

（1）体位　俯卧位。

（2）体表定位　肾俞，志室，秩边，承扶。

（3）消毒　在施术部位用碘伏消毒 2 遍，然后铺无菌洞巾，使治疗点正对洞巾中央。

（4）麻醉　1%利多卡因局部定点麻醉。

（5）刀具　选用Ⅰ型 4 号直形针刀。

（6）针刀操作（图 10-35）

①肾俞穴　在腰区，第二腰椎棘突下，后正中线旁开 1.5 寸处定一点，刀口线和人体纵轴平行，针刀体与皮肤平面垂直刺入 1.5cm，行纵行疏通、横行剥离 2～3 刀。

②志室穴　在腰区，第二腰椎棘突下，后正中线旁开 3 寸处定一点，刀口线和人体纵轴平行，针刀体与皮肤平面垂直刺入 1.5cm，行纵行疏通、横行剥离 2～3 刀。

③秩边穴　在骶区，横平第四骶后孔，骶正中嵴旁开 3 寸定一点，刀口线和人体纵轴平行针刀体与皮肤平面垂直刺入 1.5cm，行纵行疏通、横行剥离 2～3 刀。

④承扶穴　在大腿后面，臀下横纹的中点定一点，刀口线和人体纵轴平行，针刀体与皮肤平面垂直刺入 1.5cm，行纵行疏通、横行剥离 2～3 刀。

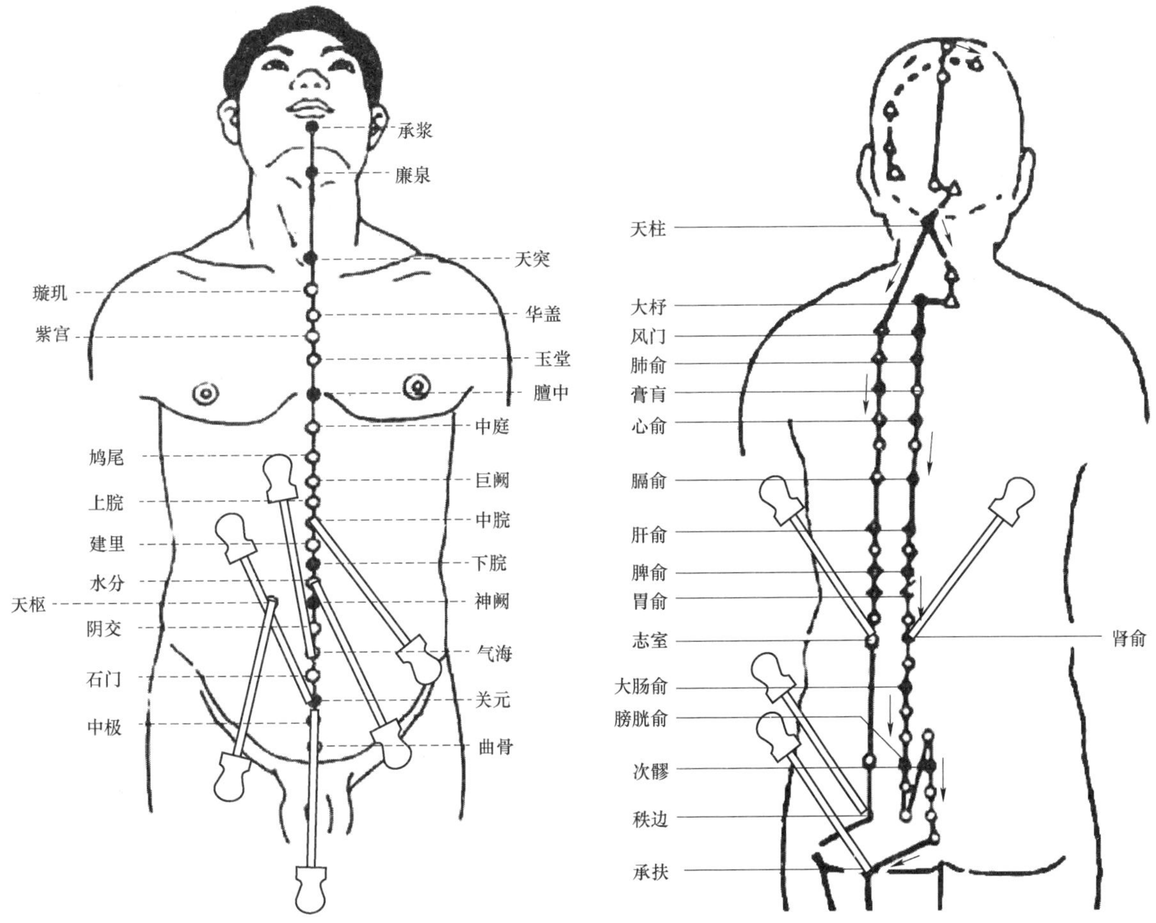

图 10-34　从中脘、水分、天枢、气海、关元穴进针刀方法

图 10-35　从肾俞、志室、秩边、承扶穴进针刀方法

4.2.3 第三次针刀治疗 调节背腰段脊柱弓弦力学系统

（1）体位 俯卧位。

（2）体表定位 在T_6～T_{10}棘突节段上，以正中线旁开3cm定点，共8～10点。

（3）消毒 在施术部位用碘伏消毒2遍，然后铺无菌洞巾，使治疗点正对洞巾中央。

（4）麻醉 1%利多卡因局部定点麻醉。

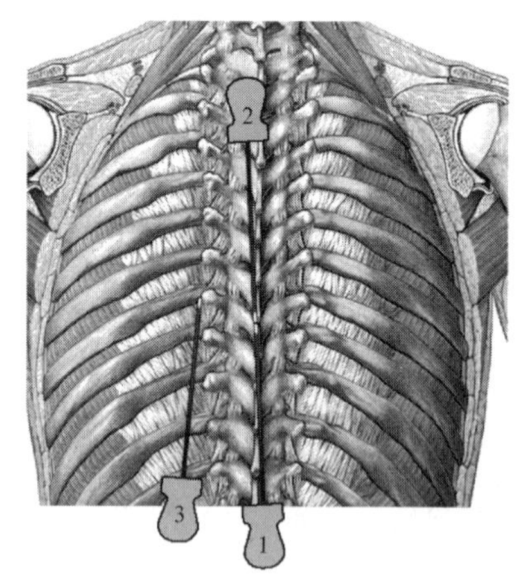

图10-36 松解T_6棘上韧带、T_6～T_7棘间韧带及两侧关节囊韧带

（5）刀具 选用Ⅰ型4号直形针刀。

（6）针刀操作 以松解T_6棘上韧带、T_6～T_7棘间韧带及两侧关节囊韧带为例（图10-36）。

①第一支针刀松解T_6棘上韧带 在T_6棘突顶点下缘定位，从棘突顶点进针刀，刀口线与脊柱纵轴平行，针刀经皮肤、皮下组织，直达棘突骨面，在骨面上纵疏横剥2～3刀，范围不超过1cm，然后贴骨面向棘突两侧分别用提插刀法切割2刀，深度不超过0.5cm。其他棘上韧带松解方法与此相同。

②第二支针刀松解T_6～T_7棘间韧带 在T_6棘突顶点下缘定位，从T_6棘突下缘进针刀，刀口线与脊柱纵轴平行，针刀经皮肤、皮下组织，直达棘突骨面，调转刀口线90°，沿L_4棘突上缘用提插刀法切割2～3刀，深度不超过1cm。其他棘间韧带松解方法与此相同。

③第三支针刀松解T_6左侧肋横突关节囊韧带 在T_5～T_6棘突顶点旁开3cm定点，刀口线与脊柱纵轴平行，针刀体与皮肤呈90°，针刀经皮肤、皮下组织、胸腰筋膜、竖脊肌，直达横突骨面，沿横突向外到肋横突关节囊，纵疏横剥2～3刀，范围不超过2cm。右侧肋横突关节囊韧带参照左侧操作进行。

其余节段参照T_6节段进行针刀操作。

（7）针刀术后手法 先松弛背部肌肉及软组织，根据胸椎错位类型，分别选用龙层花整脊手法，用俯卧位双向分压法、旋转分压法、俯卧冲压法、仰卧垫压复位法、立位靠墙垫压复位法或坐位扳肩膝顶复位法，年老或骨质疏松者，用悬提摇摆复位法等以纠正脊椎的仰旋、俯旋、侧弯侧摆错位。

4.2.4 第四次针刀治疗 调节四肢部经络的电生理线路

（1）体位 仰卧位。

（2）体表定位 曲池，合谷，足三里，丰隆，三阴交，内庭。

（3）消毒 在施术部位用碘伏消毒2遍，然后铺无菌洞巾，使治疗点正对洞巾中央。

（4）麻醉 1%利多卡因局部定点麻醉。

（5）刀具 选用Ⅰ型4号直形针刀。

（6）针刀操作

①曲池穴 在肘区，屈肘成直角，在尺泽和肱骨外上髁连线重点凹陷处定1点，刀口线和人体上肢纵轴平行，针刀体与皮肤平面垂直刺入1cm，行纵行疏通、横行剥离2～3刀（图10-37）。

②合谷穴 在手背，第二掌骨桡侧的中点处定1点，刀口线和人体上肢纵轴平行，针刀体与皮肤平面垂直刺入1cm，行纵行疏通、横行剥离2～3刀（图10-37）。

③足三里穴 在小腿外侧，犊鼻下3寸，胫骨前嵴外一横指处定1点，刀口线和人体下肢纵轴平行，针刀体与皮肤平面垂直刺入1cm，行纵行疏通、横行剥离2～3刀（图10-38）。

④丰隆穴 在小腿外侧，外踝尖上8寸，胫骨前肌外缘定1点，刀口线和人体下肢纵轴平行，针刀体与皮肤平面垂直刺入1cm，行纵行疏通、横行剥离2～3刀（图10-38）。

⑤三阴交穴 在小腿外侧，胫骨内侧缘后方凹陷处定1点，刀口线和人体下肢纵轴平行，针刀体与皮肤平面垂直刺入1cm，行纵行疏通、横行剥离2～3刀（见图4-28从三阴交穴进针刀）。

⑥内庭穴　在足背，在第二、3 趾间，趾蹼缘后方赤白肉际处，定 1 点，刀口线和人体下肢纵轴平行，针刀体与皮肤平面垂直刺入 1cm，行纵行疏通、横行剥离 2～3 刀（图 10-38）。

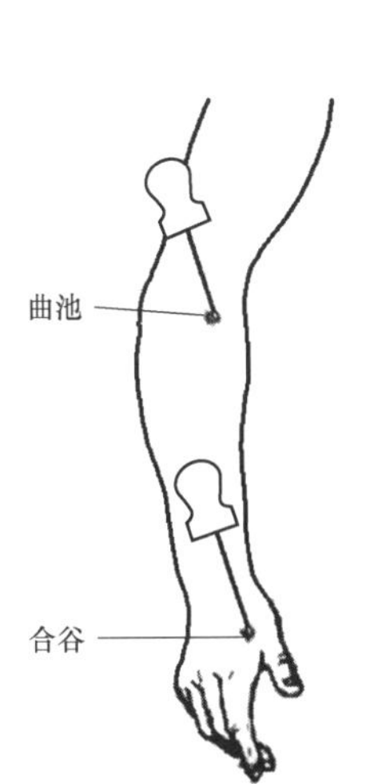

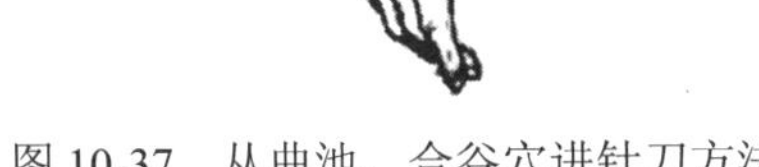

图 10-37　从曲池、合谷穴进针刀方法

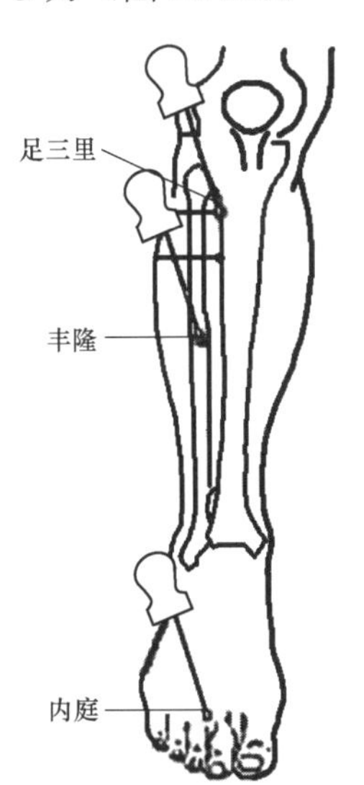

图 10-38　从足三里、丰隆、内庭穴进针刀方法

5　针刀术后手法治疗

针刀术后 48h 腹部可采用手法治疗，选取任脉、带脉；腧穴取中脘、水分、神阙、天枢、大巨、气海、关元、大横、水道、足三里、丰隆、三阴交；每次选取 6～8 穴。患者仰卧位，全身放松，先顺时针按摩腹部 3min，依次按推腹部的任脉、带脉，每经操作 80～100 次/分，持续 8min；再点按中脘、水分、天枢、大巨、气海、关元、丰隆、三阴交等穴位，每穴 1min，以酸胀疼痛但能够耐受为宜。腹部摩法，用手掌推带脉 5min；以神阙为中心，顺时针做摩法，力量由轻到重再转至轻，带动皮下组织运动，速度由慢到快再转至慢，每次 10min，每日 1 次，6 次为 1 个疗程。